Lefel 3

Iechyd a Gofal Cymdeithasol

Egwyddorion a Chyd-destunau

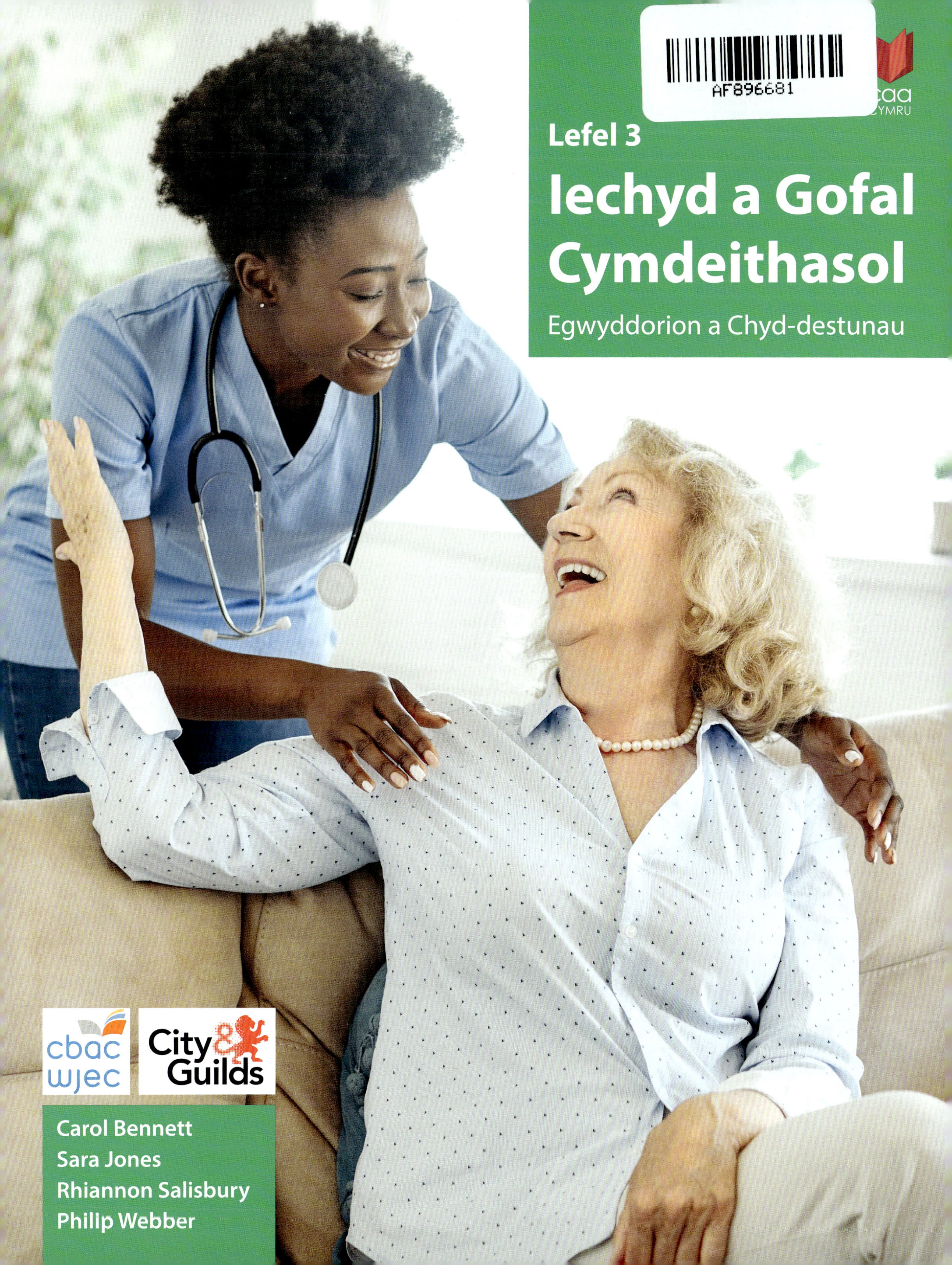

cbac wjec

City & Guilds

Carol Bennett
Sara Jones
Rhiannon Salisbury
Philip Webber

Lefel 3 Iechyd a Gofal Cymdeithasol: Egwyddorion a Chyd-destunau

Ariennir yn Rhannol gan **Lywodraeth Cymru**
Part Funded by **Welsh Government**

Cyhoeddwyd dan nawdd Cynllun Adnoddau Addysgu a Dysgu CBAC

Cyhoeddwyd gan CAA Cymru, Adeiladau'r Fagwyr, Llanfihangel Genau'r Glyn, Aberystwyth, Ceredigion SY24 5AQ

Cyhoeddwyd gyntaf yn 2024 gan CAA Cymru – un o frandiau Atebol

ISBN 978-1-80106-441-5

Ymgynghorwyr pwnc: Amanda Jones a Dr Angharad Jones, Canolfan Addysg Gofal Iechyd, Prifysgol Aberystwyth
Paratowyd y testun Cymraeg gan Lydia Jones
Golygu a Prawfddarllen: Glyn Saunders Jones, Esyllt Roberts, Eirian Jones ac Elen Beynon
Rheolwr hawlfreintiau: Sion Saunders-Jones
Dyluniwyd gan Owain Hammonds

Llun y clawr: iStock
Argraffwyd a rhwymwyd yng Nghymru

Mae cofnod catalog ar gyfer y cyhoeddiad hwn ar gael gan Lyfrgell Genedlaethol Cymru a'r Llyfrgell Brydeinig.

Cynnwys

Cyflwyniad

Mae'r llyfr hwn wedi'i gynllunio i gefnogi dysgwyr sy'n astudio cymwysterau Iechyd a Gofal Cymdeithasol Lefel 3 CBAC a City & Guilds: Egwyddorion a Chyd-destunau. Mae'r cymhwyster hwn wedi'i gynllunio ar gyfer dysgwyr ôl-16 sydd â diddordeb mewn dysgu mwy am y sectorau iechyd a gofal cymdeithasol yng Nghymru a thu hwnt.

Bydd y cymhwyster hwn yn rhoi llwybr dilyniant addas ar gyfer y rhai ohonoch sydd wedi astudio cymwysterau Lefel 2 o fewn y maes iechyd a gofal cymdeithasol, a chymwysterau gofal plant, gan gynnwys:

- Lefel 2 Iechyd a Gofal Cymdeithasol: Egwyddorion a Chyd-destunau
- TGAU Iechyd a Gofal Cymdeithasol, a Gofal Plant
- Lefel 2 Iechyd a Gofal Cymdeithasol: Craidd, neu
- Lefel 2 Gofal, Chwarae, Dysgu a Datblygiad Plant: Craidd.

Mae'r cymhwyster hwn yn addas hefyd ar gyfer y rhai ohonoch sydd heb astudio Iechyd a Gofal Cymdeithasol o'r blaen ond sy'n gallu astudio Lefel 3. Gall y rhai sy'n dilyn y cymhwyster hwn fod yn yr ysgol neu'r coleg ac yn meddwl am ddechrau gyrfa ym maes iechyd a gofal cymdeithasol, neu eisoes mewn swydd efallai, yn dechrau gyrfa newydd neu wedi gweithio ers peth amser yn y sector Gofal Cymdeithasol. Beth bynnag ydy eich sefyllfa, mae'r llyfr hwn ar eich cyfer chi!

Mae gweithio ym maes iechyd a gofal cymdeithasol – yn cefnogi plant a phobl ifanc neu oedolion – yn gofyn am lawer iawn o sgiliau a gwybodaeth y byddwch yn parhau i'w dysgu trwy gydol eich gyrfa. Bydd y cymhwyster hwn yn eich galluogi i ddysgu ac arddangos gwybodaeth, sgiliau a dealltwriaeth o fewn cyd-destun gwasanaethau iechyd a gofal cymdeithasol. Mae'r wybodaeth, y ddealltwriaeth a'r sgiliau y mae angen i chi eu hennill o fewn y cymhwyster hwn yn adeiladu ar gynnwys y cymhwyster Iechyd a Gofal Cymdeithasol: Craidd. Mae'n un o ofynion Gofal Cymdeithasol Cymru bod unigolyn sy'n gweithio yn y sector Iechyd a Gofal Cymdeithasol angen y cymhwyster Craidd a chymhwyster Ymarfer perthnasol i weithio o fewn rhai swyddi penodol.

Bydd y cymhwyster hwn yn rhoi sylfaen addas i chi ar gyfer astudio iechyd a gofal cymdeithasol trwy amrywiaeth o gyrsiau addysg uwch gwahanol, neu brentisiaethau. Gallwch hefyd fynd ymlaen i astudio cymwysterau eraill o fewn y cymwysterau iechyd a gofal cymdeithasol a gofal plant, er enghraifft cymwysterau Ymarfer Iechyd a Gofal Cymdeithasol Lefel 2 a Lefel 3. Bydd hyn yn rhoi sylfaen wych i chi i gefnogi eich gwaith fel y gallwch fynd ymlaen i ddatblygu a dysgu mwy yn y dyfodol.

Nod y cymhwyster hwn ydy eich galluogi i ennill gwybodaeth a dealltwriaeth o:

- egwyddorion a gwerthoedd ymarfer Iechyd a Gofal Cymdeithasol a sut i'w cymhwyso i amrywiaeth o gyd-destunau iechyd a gofal cymdeithasol
- arferion myfyriol a'r ffyrdd gorau i ymateb i anghenion personol pob unigolyn
- dulliau gweithio a threfniadau sy'n hybu a chefnogi arferion da a lles pobl trwy ganolbwyntio ar yr unigolyn ym maes iechyd a gofal cymdeithasol
- sut i ddadansoddi, dehongli a gwerthuso gwahanol ddamcaniaethau ym maes iechyd a gofal cymdeithasol gyda chyfle hefyd i fyfyrio ar sut y gall y damcaniaethau hynny ddylanwadu ar ymarfer
- sut mae newidiadau polisi yn effeithio ar y ffordd y mae'r gwasanaeth yn cael ei gyflawni a'i wella.

Bydd gofyn i chi hefyd wneud asesiadau di-arholiad. Mae'r rhain yn cynnwys tasgau a osodir gan CBAC. Er mwyn cyflawni a chwblhau'r tasgau hyn yn llwyddiannus bydd gofyn i chi dynnu ar eich gwybodaeth a'ch dealltwriaeth. Dylech gael digon o amser a chymorth i'ch helpu i baratoi ar gyfer yr asesiadau hyn.

Uned 4

Deall sut mae cyflyrau cyffredin yn effeithio ar y corff dynol

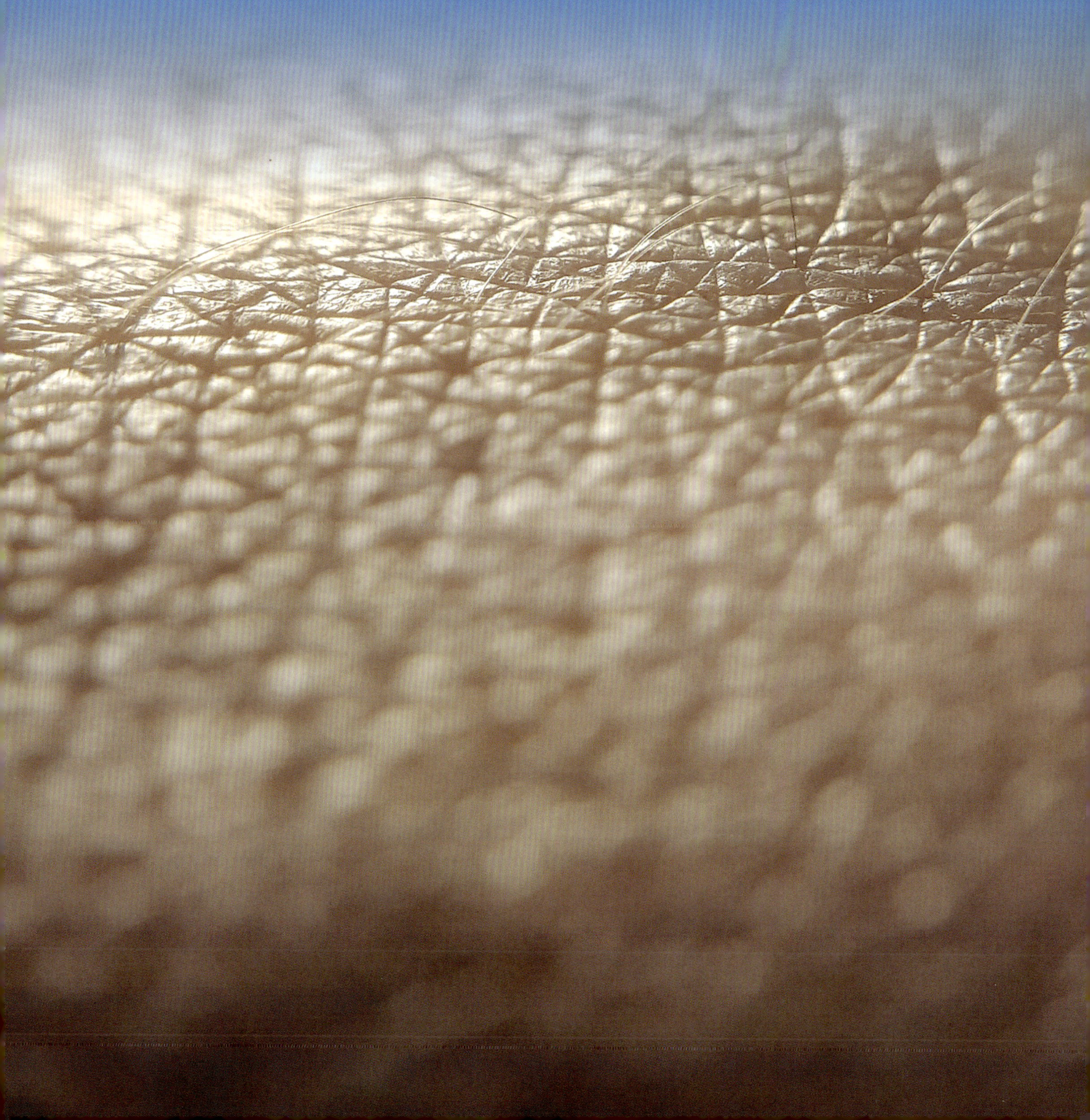

Uned 4: Cyflwyniad

Deall sut mae cyflyrau cyffredin yn effeithio ar y corff dynol

Trosolwg

Yn yr uned hon, byddwch yn dysgu mwy am nifer o gyflyrau cyffredin yn ogystal â deall mwy amdanyn nhw a'r hyn sy'n gyfrifol am y cyflyrau hyn. Bydd cyfle hefyd i ddysgu mwy am sut mae'r cyflyrau hyn yn effeithio ar y corff dynol. Byddwn hefyd yn edrych i weld beth yw'r gofal a'r cymorth sydd ar gael i unigolion sy'n byw gyda chyflyrau ffisiolegol. Bydd cyfle hefyd i ddysgu mwy am yr her y gall pobl eu hwynebu wrth iddyn nhw fyw gydag effeithiau'r cyflyrau hyn.

Asesu

Bydd yr uned hon yn cael ei hasesu'n fewnol trwy gyfrwng un aseiniad. Bydd angen i chi ysgrifennu erthygl a pharatoi ffeithlun ar gyflwr heintus a ffisiolegol penodol ar gyfer ei gyflwyno i gylchgrawn iechyd a gofal cymdeithasol.

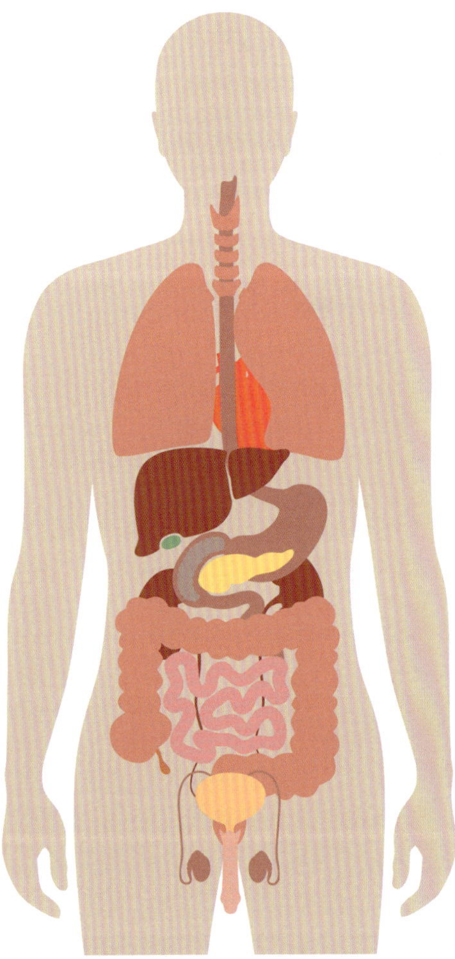

Byddwch yn treulio cyfanswm o 15 awr yn paratoi'r dystiolaeth ar gyfer yr asesiad hwn, gan gwblhau'r gwaith o dan oruchwyliaeth. Mae'r aseiniad yn seiliedig ar dasg sy'n cynnwys ysgogiad (*stimulus*). Bydd yr ysgogiad ar gyfer yr asesiad di-arholiad hwn yn newid bob blwyddyn.

Asesiad di-arholiad yn cynnwys tasgau wedi'u gosod gan CBAC lle mae gofyn i ddysgwyr ddefnyddio eu gwybodaeth a'u dealltwriaeth o'r ffordd y mae cyflyrau cyffredin yn effeithio ar y corff dynol. Mae'r dasg yn seiliedig ar ddau ysgogiad a fydd wedi'u cynnwys yn y Pecyn Asesu a fydd ar gael i ganolfannau ar wefan ddiogel CBAC ar ddydd Llun cyntaf mis Medi bob blwyddyn. Bydd y dasg ar gyfer yr asesiad di-arholiad hwn yn aros yr un fath am oes y fanyleb fel y'i cyhoeddir yn y Pecyn Asesu sydd ar gael o wefan ddiogel CBAC.

Mae'r amodau sy'n cael eu rhestru ym manyleb CBAC yn cynnwys enghreifftiau o gyflyrau penodol sy'n gyffredin yma yng Nghymru. Dydy'r rhestr yn y fanyleb ddim yn cynnwys y cyfan o'r cyflyrau cyffredin. Mae'n bosib felly y bydd y sbardunau fydd yn cael eu defnyddio yn yr Asesiad Di-arholiad yn cynnwys cyflyrau eraill sy'n gyffredin yng Nghymru.

Deunyddiau Asesu Enghreifftiol (Asesiad Mewnol Di-arholiad)

Tasg 1

Gofynnwyd i chi ysgrifennu erthygl a pharatoi ffeithlun ar gyflyrau heintus penodol a chyflyrau ffisiolegol ar gyfer cylchgrawn iechyd a gofal cymdeithasol. Mae'n rhaid i'ch erthygl ymwneud â'r cyflwr ffisiolegol sy'n cael ei drafod yn Sbardun 1. Bydd angen i chi wedyn baratoi ffeithlun ar gyfer yr haint sy'n cael ei drafod yn Sbardun 2. Bydd angen i chi dreulio 15 awr ar y dasg hon. Bydd angen i chi baratoi dim mwy na 3,000 o eiriau ar gyfer y dasg hon (sy'n cynnwys testun y ffeithlun). Gallwch ddefnyddio'r adnoddau canlynol wrth gwblhau'r dasg hon:

- Meddalwedd Technoleg Gwybodaeth a Chyfathrebu (TGCh).
- Y ddau sbardun. Gallwch ddefnyddio'r nodiadau wnaethoch chi eu paratoi yn y dosbarth. Cofiwch nad oes modd paratoi mwy na 6 ochr o bapur maint A4. Gallwch ysgrifennu eich nodiadau neu gallwch ddefnyddio'r cyfrifiadur. Bydd angen i chi ddefnyddio eich geiriau eich hun a pheidio â defnyddio nodiadau sydd wedi'u paratoi yn barod. Bydd eich athro/aseswr yn gwneud yn siŵr eich bod yn cadw o fewn rheolau'r canllawiau sydd yn eu lle. Bydd y nodiadau hyn yn cael eu cadw gan y ganolfan sy'n gyfrifol am yr asesiad.

Ar gyfer cyflawni'r dasg hon bydd rhyddid i chi ddefnyddio'r rhyngrwyd.

Sbardun 1:

Cyflwr ffisiolegol – Diabetes Math 2: Mae tua 250,000 o bobl yng Nghymru yn dioddef o wahanol fathau o diabetes. Mae hynny tua 8% o boblogaeth Cymru. Mae tua 16,000 o achosion o diabetes Math 1. Amcangyfrifir bod tua 61,000 o bobl sydd eto i dderbyn diagnosis o diabetes Math 2. Fe amcangyfrifir hefyd bod tua 350,000 o bobl sy'n debygol o ddioddef o diabetes Math 2 yn y dyfodol o ganlyniad i fod dros bwysau ac o fod yn ordew. Yn ôl data diweddar a gyhoeddwyd gan Diabetes UK Cymru mae 7.6% yn dioddef o diabetes yng Nghymru. Mae hyn yn cymharu â 6.8% yng Ngwledydd Prydain. Amcangyfrifir bod cymaint â 256,000 o bobl sy'n byw yng Nghymru yn dioddef o diabetes. Yn ôl Iechyd Cyhoeddus Cymru mae tua 60% o oedolion yng Nghymru dros bwysau neu'n ordew. Er nad ydy pob achos o diabetes Math 2 yn cael ei achosi drwy fod dros y pwysau sy'n cael ei argymell mae bod yn ordew yn cynyddu'r risg o ddatblygu diabetes. Mae oedran, hanes teuluol ac ethnigrwydd hefyd yn gallu cyfrannu at y risg. Gellir atal neu arafu'r rhan fwyaf o achosion o diabetes Math 2 drwy fwyta yn iach, ymarfer, cadw'n heini a chadw o fewn y pwysau sy'n cael ei argymell ar gyfer yr unigolyn. Yn ôl Diabetes UK Cymru mae'n bwysig i bawb adnabod yr arwyddion o diabetes yn gynnar. Bydd derbyn diagnosis cynnar yn gwneud byd o wahaniaeth i fywyd yr unigolyn.

Ffynhonnell: Diabetes UK Cymru

Sbardun 2:

Cyflwr heintus – Achos o Twbercwlosis (TB): Ym mis Mai 2019 yn Llwynhendy, Sir Gaerfyrddin fe gafwyd clwstwr o achosion o Twbercwlosis (TB). Yn dilyn marwolaeth un person yn lleol cynigiwyd sgrinio'r boblogaeth leol i weld os oedd eraill yn dioddef o'r haint. Dangosodd y sgrinio bod 29 o bobl wedi cael yr haint a bod 80 person arall wedi bod mewn cyswllt â'r rhai oedd wedi derbyn diagnosis eu bod yn dioddef o'r haint. Yn ôl Iechyd Cyhoeddus Cymru roedd tebygolrwydd cryf y byddai mwy o achosion yn dod i'r amlwg dros gyfnod o amser. Y cam nesaf felly oedd cysylltu â'r bobl leol hynny oedd wedi bod mewn cysylltiad â'r rhai oedd wedi'u cadarnhau eu bod yn dioddef o TB. Byddai hynny'n golygu sgrinio mwy o bobl nad oedd wedi'u canfod yn gynharach. Byddai sgrinio hefyd yn golygu bod modd cynnal mwy o brofion ar y bobl hyn a chynnig triniaeth bellach os oedd angen. Yn ôl Dr Brendan Mason, Iechyd Cyhoeddus Cymru, byddai sgrinio yn cynnig "cam cadarnhaol i ddod â'r haint dan reolaeth". Nododd Dr Brendan Mason hefyd fod y clwstwr yma o TB yn cyd-fynd â'r hyn oedd yn digwydd ar draws y byd sef cyflawni'r nod o ddileu TB yn gyfan gwbl erbyn 2015.

Ffynhonnell: Iechyd Cyhoeddus Cymru 2019

Gan gyfeirio at Sbardun 1 bydd rhaid i'ch erthygl gynnwys ymateb i'r cwestiynau isod:

(a) Eglurwch achosion ac effeithiau posibl y cyflwr y cyfeirir ato yn y Sbardun. Rhaid i'ch ateb gyfeirio at:

- achosion posibl y cyflwr
- yr arwyddion a'r symptomau
- yr effeithiau tymor byr ar y corff
- yr effeithiau hirdymor ar y corff
- yr effaith ar fywyd bob dydd.

[22 marc]

(b) Disgrifiwch y mathau o strategaethau lleihau risg a fyddai modd eu gweithredu i gefnogi iechyd a lles unigolion sy'n byw gyda'r cyflwr y cyfeirir ato yn y sbardun. **[10 marc]**

(c) Asesu'r math o ofal a chymorth a fydd eu hangen ar yr unigolion sy'n dioddef o'r haint, eu teuluoedd a'u ffrindiau a'r gymuned yn ehangach wrth iddyn nhw geisio delio gyda'r cyflwr sy'n cael ei nodi yn y sbardun. Bydd angen i'ch ateb gyfeirio at fodelau gwahanol o iechyd a lles. **[18 marc]**

Gan gyfeirio at Sbardun 2 bydd rhaid i'ch ffeithlun gynnwys ymateb i'r cwestiynau isod:

(ch) Ewch ati i lunio ffeithlun sy'n amlinellu eich dealltwriaeth o'r haint yn Sbardun 2. Rhaid i'ch ateb gyfeirio at:

- y math o haint
- beth sy'n achosi'r haint
- y cylch trosglwyddo ar gyfer yr haint gan gynnwys sut mae'n mynd i mewn i'r corff
- unrhyw ddifrod hirdymor sy'n gallu digwydd o ganlyniad i'r haint.

[10 marc]

CYFANSWM: 60 marc

Gellir asesu'r holl gynnwys trwy unrhyw un o'r amcanion asesu (AA):

Amcan asesu	Dyraniad y marciau (%)
AA1 – Dangos gwybodaeth a dealltwriaeth o ystod o gysyniadau, gwerthoedd a materion allweddol sy'n berthnasol i iechyd a gofal cymdeithasol.	30-34%
AA2 – Cymhwyso gwybodaeth a dealltwriaeth o egwyddorion a chyd-destunau iechyd a gofal cymdeithasol.	33-37%
AA3 – Dadansoddi a gwerthuso damcaniaethau ac ymarfer iechyd a gofal cymdeithasol er mwyn dangos dealltwriaeth, myfyrio ar sut y gallan nhw ddylanwadu ar arfer, llunio barn resymegol a dod i gasgliadau.	31-35%

Meysydd cynnwys

Wrth astudio Uned 4, efallai y byddwch yn cael eich asesu ar bob un o'r pum maes cynnwys. Yn yr adran hon o'r canllaw astudio, mae pum pennod sy'n cwmpasu rhai agweddau ar y cynnwys hwnnw.

Pennod	Meysydd cynnwys
Pennod 1	4.1 Mathau o heintiau a'u hachosion, y ffyrdd mae heintiau'n cael eu trosglwyddo a'r cyflyrau dilynol
Pennod 2	4.2 Achosion ac effeithiau amrywiaeth o gyflyrau ffisiolegol
Pennod 3	4.3 Sut mae cyflyrau cyffredin yn effeithio ar y corff dynol
Pennod 4	4.4 Gofal a chymorth wrth fyw gyda heriau a chyflyrau ffisiolegol
Pennod 5	4.5 Strategaethau lleihau risg y gellir eu gweithredu er mwyn cefnogi iechyd a llesiant

4.1: Mathau o heintiau a'u hachosion, y ffyrdd mae heintiau'n cael eu trosglwyddo a'r cyflyrau dilynol

Beth ydy haint?

Mae'n bwysig gwybod a deall y canlynol:

- Mae haint yn cael ei achosi pan fydd organeb estron yn ymledu i feinweoedd y corff. Mae sawl math gwahanol o haint.
- Mae'r mathau gwahanol o heintiau a'u symptomau yn dibynnu ar yr organeb sy'n gyfrifol yn ogystal â lleoliad yr haint
- Mae gan heintiau a'r ffyrdd y maen nhw'n mynd i mewn i'r corff gylchred drosglwyddo

Mae modd diffinio haint fel ymosodiad ar y corff, neu ran o'r corff, gan **ficro-organebau** sy'n ffynnu ar achosi niwed posibl. Pathogenau neu gyfryngau heintus ydy'r enwau ar y ficro-organeb heintus sy'n gyfrifol am achosi haint.

Yn 2018 nododd Sefydliad Iechyd y Byd bod clefydau heintus ymhlith y deg prif achos marwolaeth ledled y byd. Mae heintiau resbiradol, clefydau dolur rhydd a twbercwlosis yn rhai o'r prif achosion marwolaeth. Mewn rhai gwledydd, heintiau ar y system resbiradol a chlefydau sy'n achosi dolur rhydd ydy dau brif achos marwolaeth. Yn y Deyrnas Unedig, rhwng 1915 a 1945, roedd heintiau yn achosi nifer fawr o farwolaethau ond erbyn 2015,

Termau allweddol

Cyflwr trosglwyddadwy: cyflwr sy'n gallu cael ei drosglwyddo o un unigolyn i'r llall.

Cyflwr anhrosglwyddadwy: cyflwr sydd ddim yn gallu cael ei drosglwyddo'n uniongyrchol o un unigolyn i'r llall.

Cyflwr/Clefyd: yn achosi newidiadau i weithrediad arferol y corff, gan arwain at symptomau a heriau penodol.

Cyflwr heintus: cyflwr sy'n cael ei achosi gan ficro-organeb. Mae'n gallu bod yn gyflwr trosglwyddadwy neu anhrosglwyddadwy.

Micro-organebau: mae'r rhain ym mhob man, gan gynnwys ar arwynebau'r corff fel ar y croen, yn y system dreulio, a mannau eraill sy'n agored i'r byd y tu allan (fel y geg, y system resbiradol uchaf, y llwybr atgenhedlu, a'r llwybr wrinol). Dydy'r rhan fwyaf o ficro-organebau ddim yn achosi niwed i'r corff dynol ac mae rhai hyd yn oed yn fuddiol i'r corff.

Trosglwyddo: y broses o yrru haint o un person i berson arall, o anifail i berson, neu o'r amgylchedd i berson.

Heintiau acíwt: yn arwain at glefyd dirybudd neu gyflym, sydd ond yn parhau am gyfnod byr, fel y ffliw.

Heintiau cronig: cyflwr sy'n datblygu dros gyfnod ac yna clefyd cynyddol fel canser, sy'n gallu parhau am fisoedd neu flynyddoedd.

canser, cyflyrau'r galon neu gyflyrau eraill oedd prif achosion marwolaeth. Bu gostyngiad yn nifer y bobl a fu farw o glefydau heintus yn yr ugeinfed ganrif. Cafwyd gwared â heintiau fel poliomyelitis (polio), difftheria, tetanws, y pâs, y frech goch, clwy'r pennau, a rwbela fwy neu lai erbyn ail hanner yr ugeinfed ganrif, o ganlyniad i sefydlu cynllun imiwneiddio plant.

Mae cyfryngau heintus yn achosi newidiadau i weithrediad y corff dynol mewn ffyrdd gwahanol i'w gilydd. Os nad ydy'r **pathogen** yn cynhyrchu unrhyw dystiolaeth o newidiadau i'r corff, mae'n asymptomatig (ddim yn achosi symptomau) ond os oes gwahaniaeth amlwg yng ngweithrediad arferol y corff neu ran o'r corff, mae'n cael ei alw'n glefyd.

Mae pathogenau hefyd yn amrywio o ran difrifoldeb y clefydau maen nhw'n eu hachosi a sut maen nhw'n cael eu trosglwyddo. Os gellir trosglwyddo'r pathogen o un unigolyn i'r llall, mae'r cyflwr sy'n deillio o hyn yn glefyd trosglwyddadwy.

Mae llawer o bathogenau sydd fel arfer yn ddiniwed yn gallu achosi haint o dan rai amgylchiadau. Bydd y rhan fwyaf o bathogenau yn achosi haint mewn unrhyw unigolyn iach. Fodd bynnag, dim ond mewn unigolyn sy'n agored i niwed (unigolyn y mae mecanwaith ei system imiwnedd ar gyfer ymladd y pathogen yn isel) y bydd pathogen manteisgar (*opportunistic*) yn achosi clefyd.

Yn gyffredinol, bydd haint yn datblygu i fod yn glefyd pan fo arwyddion a symptomau'r haint yn nodedig a gellir ei wahaniaethu oddi wrth gyflyrau eraill.

Termau allweddol

Heintiau lleol/systemig: dim ond yn effeithio ar un rhan o'r corff neu un organ, fel heintiau wrinol y bledren. Mae heintiau systemig difrifol yn gallu peryglu bywyd, fel sepsis neu sioc septig.

Pathogenau: organebau sy'n achosi clefydau fel bacteria (e.e. gwenwyn bwyd), ffyngau (e.e. tarwden y traed [*athlete's foot*]), feirysau (e.e. ffliw), protosoa (e.e. malaria) a pharasitiaid (e.e. pla llau).

Cofiwch. Bydd angen i chi wybod am amrywiaeth o wahanol fathau o heintiau a bod symptomau heintiau yn dibynnu ar yr organebau sy'n gyfrifol, yn ogystal â safle'r heintiau.

Y mathau cyffredin o heintiau a'u hachosion:

Heintiau prion: clefydau trosglwyddadwy na ellir eu trin, fel Clefyd Creutzfeldt-Jakob (CJD) a chlefydau niwroddirywiol.

Heintiau sy'n gysylltiedig â gofal iechyd: yn datblygu mewn amgylchedd gofal iechyd fel ysbyty, wedi'u hachosi gan ymyriadau (triniaeth feddygol/llawfeddygol) neu gysylltiad yn y lleoliad fel MRSA (Methicillin-Resistant Staphyloccus Aureus).

Heintiau bacteriol, e.e. clefyd Lyme, llid yr ymennydd a niwmonia.

Heintiau ffwngaidd, e.e. tarwden (*ringworm*), tarwden y traed a haint llygad keratitis.

Heintiau parasitig, e.e. llyngyr (*worms*), gwiddon (*mites*) a llau (*lice*).

Heintiau feirol, e.e. y ffliw, brech yr ieir a thwymyn y chwarennau (*glandular fever*).

Heintiau protosoaidd, e.e. malaria a thocsoplasmosis.

Mathau o Haint

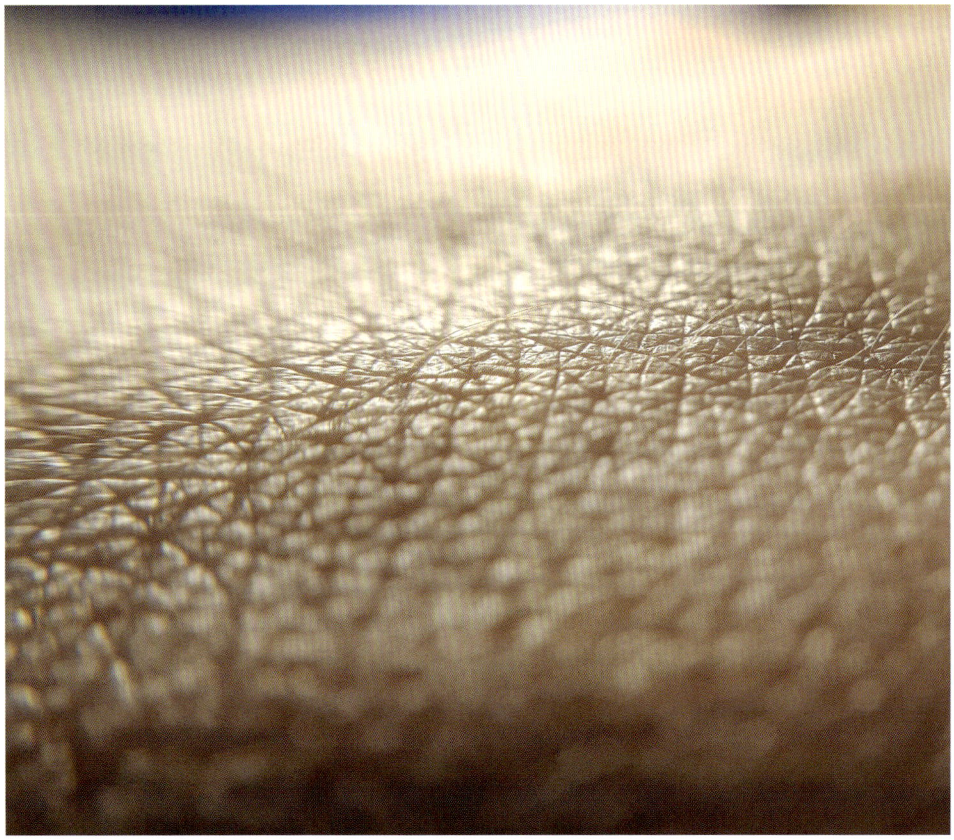

Cytrefu

Mae cytrefu (*colonisation*) yn broses lle mae gwahanol fathau o ficro-organebau yn tyfu ac yn byw ar y corff neu o fewn y corff. Mae'r rhain yn cynnwys mannau fel y croen, trwyn, ceg, gwddf, gwain (*vagina*) a'r coluddyn mawr. Mae'r micro-organebau a geir fel arfer ar ran benodol o'r corff yn cael eu galw'n fflora sy'n preswylio a gallan nhw dyfu a dyblygu ond dydyn nhw ddim yn achosi clefydau. Bydd haint yn digwydd pan fydd micro-organeb newydd neu breswyl yn ymosod ar ran o'r corff lle nad ydy'r prosesau amddiffyn arferol yn gwbl effeithiol. Mae'r pathogen yn achosi newid i weithrediad y corff.

Haint systemig

Mae haint systemig yn gallu cael ei achosi gan feirysau neu facteria sy'n ymledu trwy systemau'r corff. Rhai o arwyddion cyffredin a symptomau haint systemig ydy gwres neu oerfel, tymheredd corff annormal, pwls cyflym, ac anadlu'n gyflym.

Dydy heintiau systemig ddim bob amser yn fwy difrifol na heintiau lleol, er eu bod yn effeithio ar fwy o'r corff. Mae modd cyfeirio at **heintiau bacteriol** systemig fel sepsis. Dydy hwn ddim yn **gyflwr trosglwyddadwy**, ond mae'r pathogenau sy'n achosi sepsis fel arfer yn heintus.

Haint lleol

Mae **haint lleol** yn cael ei achosi fel arfer gan facteria neu feirysau lle mae'r symptomau wedi'u cyfyngu i un man, h.y. mewn un rhan benodol o'r corff. Rhai o arwyddion a symptomau cyffredin haint lleol ydy gwres, chwydd, poen (yn y man yr effeithir arno), a chochni.

Heintiau acíwt a chronig

- Mae **heintiau acíwt** fel arfer yn ymddangos yn ddirybudd neu'n parhau am gyfnod byr.
- Mae **haint cronig** yn gallu digwydd yn araf dros gyfnod estynedig ac yn gallu parhau am fisoedd neu flynyddoedd.

Heintiau sy'n Gysylltiedig â Gofal Iechyd (HCAIs)

Mae **heintiau sy'n gysylltiedig â gofal iechyd (HCAIs)** yn heintiau cysylltiedig â chyflwyno gwasanaethau gofal iechyd mewn amgylchedd gofal iechyd. Mae HCAIs yn cael eu hachosi naill ai gan ymyriadau gofal iechyd fel triniaeth feddygol neu lawfeddygol neu ddod i gysylltiad ag eraill o fewn lleoliad gofal iechyd. Y mannau mwyaf cyffredin yn y corff dynol ar gyfer HCAIs ydy'r llwybr wrinol, y llwybr resbiradol, y llif gwaed a chlwyfau. Mae'r micro-organebau sy'n achosi HCAIs yn gallu deillio o **fflora sy'n preswylio o fewn y claf ei hunan** neu o fod mewn amgylchedd ysbyty neu drwy weithwyr ysbyty. Bydd angen i staff meddygol adnabod y cleifion hynny sydd mewn perygl o haint sy'n gysylltiedig â gofal iechyd. Mae'r rhai sydd mewn perygl yn cynnwys babanod ifanc, babanod sydd wedi cael eu geni yn gynnar a phlant ifanc sy'n ddifrifol wael. Ymhlith y rhai eraill sy'n fwy agored i risg o haint ydy'r rhai sy'n fregus yn ogystal â'r henoed sydd â chyflyrau meddygol fel diabetes neu COPD. Mae pobl sy'n derbyn triniaeth canser fel cemotherapi hefyd gydag imiwnedd isel ac o ganlyniad maen nhw mewn perygl o ddal haint.

Ffactorau sy'n cyfrannu at ddatblygiad HCAIs:

- llawdriniaeth neu salwch, sy'n effeithio ar amddiffynfa arferol yr unigolyn i wrthsefyll heintiau.
- diffyg glendid dwylo'r gweithwyr gofal iechyd, sy'n gallu bod yn gyfrwng i ledaenu micro-organebau. Mae methu â golchi dwylo yn drylwyr yn ffactor hanfodol sy'n gallu cyfrannu at ledaenu HCAIs.

> Mae effeithiau andwyol HCAIs i'r claf, y costau staffio ychwanegol mewn lleoliad gofal iechyd, a'r GIG yn gallu bod yn sylweddol. Mae HCAIs yn gallu ymestyn cyfnod y claf yn yr ysbyty, y cyfnod ymadfer (convalescence) cyn dychwelyd yn ôl i'r gwaith, achosi anabledd ac anghysur, a hyd yn oed achosi marwolaeth y claf.

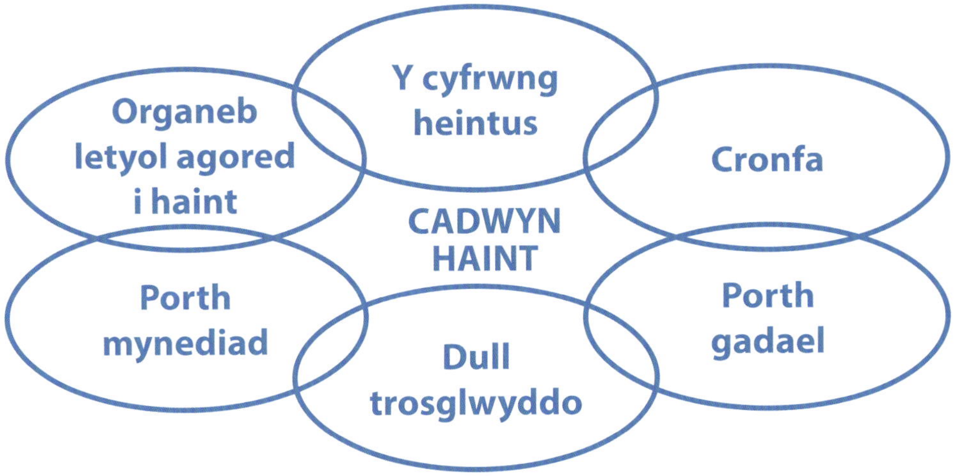

Y gylchred ar gyfer trosglwyddo heintiau

Gellir disgrifio'r gylchred ar gyfer trosglwyddo heintiau fel cadwyn sy'n cynnwys chwe chyswllt:

- y cyfrwng heintus
- cronfa
- porth gadael
- dull trosglwyddo
- porth mynediad
- organeb letyol agored i haint.

1. Cyfrwng heintus – Dyma'r ficro-organeb neu'r pathogen sy'n achosi'r haint (bacteria, feirws, ffyngau, protosoa, prion, neu barasit).

2. Cronfa – Tarddiad yr haint neu'r amgylchedd lle mae'r ficro-organeb fel arfer yn byw ynddo a lle bydd yn tyfu. Mae cronfa heintiau yn cynnwys pobl, anifeiliaid a'r amgylchedd. Mae gan lawer o glefydau heintus cyffredin gronfeydd dynol sy'n gallu dangos effeithiau afiechyd neu beidio dangos effeithiau afiechyd.

Cludydd (*carrier*) ydy person sydd ddim yn dangos arwyddion o'r haint ond sy'n gallu trosglwyddo'r pathogen i eraill. Cludydd asymptomatig neu iach ydy unigolyn sydd ddim yn profi symptomau er ei fod wedi cael ei heintio.

- Cludwyr sy'n magu haint (*incubatory carriers*) ydy unigolion sy'n gallu trosglwyddo'r pathogen yn ystod y cyfnod magu cyn i arwyddion yr haint ymddangos.
- Cludwyr ymadferol (*convalescent carrier*) ydy unigolion sydd wedi gwella o'r haint ond sy'n parhau i allu trosglwyddo'r haint i eraill.
- Cludwyr cronig ydy unigolion sy'n parhau i fod yn gronfa ar gyfer pathogen am fisoedd neu hyd yn oed am flynyddoedd ar ôl iddyn nhw gael eu heintio.

3. Porth gadael – Dyma lwybr yr organeb heintus wrth iddi adael y gronfa. Cyn i'r haint gael ei drosglwyddo i letywr newydd, mae'n rhaid i'r ficro-organeb adael y gronfa.

4. Dull trosglwyddo – Dyma'r cysylltiad rhwng tarddiad yr haint (cronfa) a'r porth mynediad. Ar ôl i ficro-organeb adael ei tharddiad neu gronfa, mae angen dull trosglwyddo i gyrraedd person arall. Mae tri phrif ddull o drosglwyddo haint:

- Trosglwyddo uniongyrchol: sef trosglwyddo'r ficro-organeb yn uniongyrchol o berson i berson trwy gyffyrddiad, gan gynnwys cusanu a chyfathrach rywiol. Mae lledaeniad o ganlyniad i wasgaru defnynnau (*droplet infection*) hefyd yn fath o drosglwyddiad uniongyrchol ond dim ond os ydy'r ffynhonnell neu'r lletywr o fewn ychydig fetrau i'w gilydd. Gall tisian, pesychu, poeri, siarad neu ganu arwain at ledaenu defnynnau i lygaid, trwyn neu geg person arall.
- Trosglwyddo anuniongyrchol – trosglwyddiad gan gyfrwng (*vehicle-borne transmission*). Cyfrwng ydy unrhyw beth sy'n darparu dull o gludo a chyflwyno cyfrwng heintus i berson arall trwy borth mynediad addas. Gall ffomid (*fomite*) (deunydd neu wrthrych nad ydyn nhw'n fyw) fel teganau, hancesi, dillad budron, offer bwyta neu goginio, offer llawfeddygol a gorchuddion clwyfau fod yn gyfrwng trosglwyddo.
- Trosglwyddo anuniongyrchol – trosglwyddiad trwy gludwr (*vector-borne transmission*). Y cludwr ydy anifail neu bryfyn sy'n cludo'r cyfrwng heintus yn yr achos hwn. Gall trosglwyddo ddigwydd pan fydd y pryfyn yn chwistrellu ei boer wrth frathu'r croen neu pan fydd anifail yn brathu neu'n gadael ysgarthion neu rywbeth arall ar y croen neu'r clwyf.

Bydd angen i chi ddeall sut mae micro-organebau yn cael eu trosglwyddo i mewn i'r corff. Mae'r dulliau hyn o drosglwyddo'n cynnwys:

- Trosglwyddo yn yr aer: gall hyn gynnwys trosglwyddo'r cyfrwng heintus trwy ddefnynnau neu lwch. Gall defnynnau wedi anweddu sy'n cael eu creu wrth i berson sydd wedi'i heintio beswch neu disian aros yn yr aer am gyfnod hir. Gall gronynnau llwch sy'n cynnwys cyfrwng heintus hefyd gael eu trosglwyddo yn yr aer i berson arall.
- Trosglwyddo gan ddŵr ac amlynciad (*ingestion*): mae micro-organebau yn gallu achosi clefyd. Gall pathogenau gael mynediad i system dreulio'r corff drwy'r geg pan fo person yn bwyta bwyd neu'n yfed diod sydd wedi'i halogi. Dyma sut mae micro-organau fel e-coli a Salmonela yn cael mynediad i mewn i'r system dreulio.
- Trosglwyddo trwy hylifau'r corff: mae'r hylifau hyn yn cynnwys gwaed, semen, secretiad o'r fagina (*vaginal secretion*), clwyfau a'r poer. Mae'r trosglwyddiad o'r hylifau hyn o un person i berson arall (drwy gyswllt uniongyrchol yn unig) yn arwain at ledaeniad clefydau trosglwyddadwy fel Hepatitis B, Hepatitis C a ludwr HIV/AIDS.

5. Porth mynediad – Mae'r cyfrwng heintus yn mynd i mewn i gorff yr unigolyn (sef y lletywr). Mae'r croen fel arfer yn rhwystro cyfryngau heintus. Fodd bynnag, bydd unrhyw doriad yn y croen yn borth mynediad i'r haint. Yn aml bydd micro-organebau yn mynd i mewn i gorff lletywr yn yr un ffordd ag y maen nhw'n gadael y ffynhonnell.

Gweithgaredd 1

Ar un adeg, roedd y frech wen yn glefyd heintus hynod gyffredin. Y feirws Variola oedd yn gyfrifol am heintio'r corff a bu'n gyfrifol am rhwng 300–500 miliwn o farwolaethau ledled y byd. Cafodd yr achos olaf naturiol o'r frech wen ei gofnodi yn 1977 ac o ganlyniad fe nododd Sefydliad Iechyd y Byd bod y frech wen wedi cael ei dileu yn fyd-eang yn 1980. Digwyddodd hyn o ganlyniad i greu brechlyn y frech wen yn 1796. Hwn oedd y brechlyn cyntaf i gael ei ddatblygu'n llwyddiannus.

Cwestiwn. Pa ran o'r gylchred ar gyfer trosglwyddo heintiau a dorrwyd wrth greu brechlyn y frech wen?

Ateb. Dydy pobl sydd wedi'u brechu ddim yn lletywyr agored i haint bellach, felly maen nhw'n cael eu hamddiffyn rhag cael y clefyd a throsglwyddo'r pathogen. O ganlyniad, mae'r gylchred trosglwyddo wedi'i thorri.

6. Lletywr sy'n agored i haint – Y person y mae'r haint yn cael ei drosglwyddo iddo. Mae lletywr sy'n agored i haint yn gallu bod yn unrhyw berson sydd mewn perygl o gael ei heintio. Os ydy system amddiffyn naturiol y corff dynol yn cael ei wanhau mewn unrhyw ffordd yna gall y person fod mewn perygl o gael ei heintio. Dyma rai enghreifftiau o unigolion sy'n fwy agored i haint:

- babanod neu oedolion hŷn
- unigolion sydd ar ganol triniaeth sy'n gwanhau eu system imiwnedd, e.e. cemotherapi ar gyfer trin canser, meddyginiaeth steroid ar gyfer rhai cyflyrau tymor hir, a meddyginiaeth sy'n cael ei defnyddio yn dilyn trawsblaniad organ.
- unigolion sy'n byw gyda chyflyrau diffyg imiwnedd, e.e. diabetes, HIV neu lewcemia.

Bydd trosglwyddo'r haint yn digwydd pan fydd y cyfrwng heintus (micro-organeb) yn gadael y gronfa neu'r lletywr gwreiddiol trwy'r porth gadael, yn cael ei drosglwyddo cyn mynd i mewn i borth mynediad i heintio organeb letyol newydd sy'n agored i haint.

Er mwyn i haint gael ei drosglwyddo, mae'n rhaid i bob dolen yn y gylchred trosglwyddo fod yn bresennol. Bydd tynnu un ddolen yn y gadwyn yn atal y gylchred rhag trosglwyddo haint.

Heintiau cyffredin, arwyddion, symptomau a chyflyrau o ganlyniad i hynny, a sut maen nhw'n cael eu trosglwyddo

Mae pedwar prif gategori o ficro-organebau sy'n gallu achosi haint yn y corff dynol: bacteria, feirysau, ffyngau a protosoa. Dyma enghreifftiau o heintiau cyffredin, y cyflyrau sy'n deillio ohonyn nhw a sut y gellir eu trosglwyddo o un unigolyn i unigolyn arall.

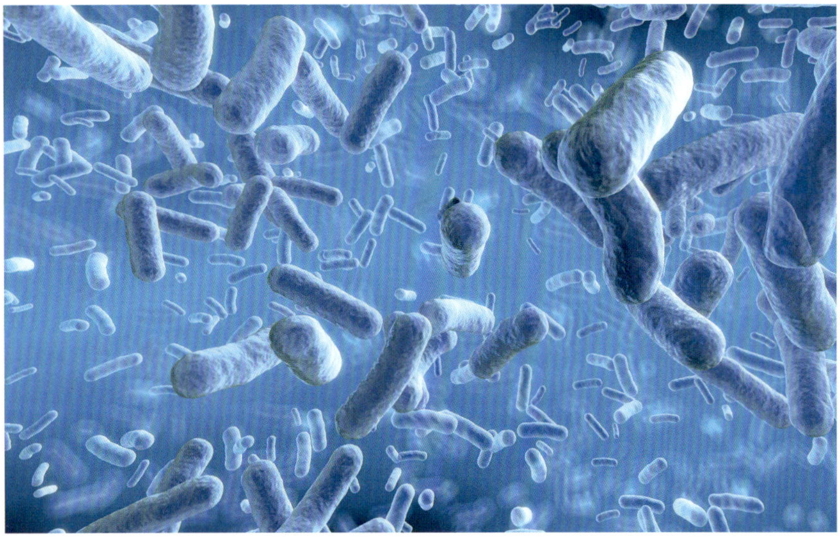

Heintiau Bacteriol

Bacteria ydy'r pathogenau mwyaf cyffredin sy'n achosi heintiau. Gall cannoedd o wahanol facteria achosi heintiau yn y corff dynol. Mae'r rhain yn cael eu cludo gan aer, dŵr, bwyd, hylifau'r corff, meinweoedd y corff a gwrthrychau anfyw (*inanimate objects*). Bydd haint bacteriol fel arfer yn cael ei drin â gwrthfiotig a'r gwrthfiotig sy'n cael ei ddefnyddio yn dibynnu ar y math o facteria sy'n achosi'r haint.

Cyflwr		Arwyddion a symptomau	Dull trosglwyddo
Llid yr ymennydd bacteriol *Haint bacteriol*	Mae llid yr ymennydd yn haint ar y pilenni (*membranes*) sy'n amgylchynu ac yn amddiffyn yr ymennydd. Un o achosion llid yr ymennydd ydy haint bacteriol y gall unigolyn sydd wedi'i heintio ei gludo'n asymptomatig yn y trwyn.	■ Twymyn/gwres ■ Cur pen difrifol ■ Gwddf stiff ■ Sensitif i olau ■ Brech croen sydd ddim yn diflannu pan fydd rhywun yn rholio gwydr drosto ■ Cyfogi	■ **Trosglwyddo yn yr aer** trwy fewnanadlu'r haint pan fydd yr unigolyn sydd wedi'i heintio yn pesychu neu'n tisian ac mae unigolyn arall yn mewnanadlu'r defnynnau resbiradol sydd wedi'u heintio. ■ **Trosglwyddo uniongyrchol** trwy rannu secretiad resbiradol neu secretiad o'r gwddf (fel poer) yn ogystal â chyswllt agos (er enghraifft, pesychu neu gusanu).
Clefyd Lyme *Haint bacteriol*	Mae clefyd Lyme yn achosi llid sy'n effeithio ar sawl un o systemau'r corff dynol.	■ Lludded (blinder eithafol) ■ Poen yn y cymalau a chymalau'n chwyddo ■ Twymyn/gwres ■ Cur pen ■ Symptomau tebyg i ffliw	Haint sy'n cael ei drosglwyddo gan gludwyr pan fydd trogod (*ticks*) (gwiddon tebyg i bryfyn sy'n byw mewn tir coediog a glaswellt hir) yn trosglwyddo bacteria o anifeiliaid gwyllt a'i basio i bobl trwy eu brathiad.
Niwmonia *Haint bacteriol*	Mae niwmonia yn ymosod ar feinwe'r ysgyfaint gan achosi iddyn nhw chwyddo. Gan amlaf bydd hyn yn cael ei achosi gan haint bacteriol a hynny'n achosi trafferthion anadlu, poen yn y frest a pheswch.	■ Peswch parhaus ■ Twymyn/gwres ■ Poen sydyn yn y frest wrth anadlu a pheswch ■ Trafferth anadlu ■ Cynhyrchu mwcws (melyn, gwyrdd neu'n cynnwys gwaed)	■ **Trosglwyddo yn yr aer** trwy fewnanadlu'r haint pan fydd yr unigolyn sydd wedi'i heintio yn pesychu neu'n tisian ac mae unigolyn arall yn mewnanadlu'r defnynnau resbiradol sydd wedi'u heintio. ■ **Trosglwyddo gan gyfrwng arall** e.e. trwy'r geg neu'r llygaid pan fydd person yn cyffwrdd ag arwyneb y mae unigolyn sydd wedi'i heintio wedi pesychu neu disian arno.
Twbercwlosis (TB) *Haint bacteriol*	Mae twbercwlosis (TB) yn haint bacteriol sy'n effeithio ar yr ysgyfaint yn bennaf. Fodd bynnag, gall effeithio ar rannau eraill o'r corff dynol, fel y system gyhyrysgerbydol (*musculoskeletal*), y system nerfol, a'r system dreulio. Yn ôl Iechyd Cyhoeddus Cymru, roedd 182 achos o TB yng Nghymru yn 2019–2020 (sy'n cyfateb i 6.3 achos i bob 100,000 o'r boblogaeth).	■ Colli pwysau a diffyg archwaeth bwyd ■ Twymyn/gwres ■ Lludded (blinder eithafol) ■ Chwysu yn y nos ■ Peswch parhaus ■ Mwcws gwaedlyd	**Trosglwyddo yn yr aer;** mae'n bosibl i unigolyn gael ei heintio pan fydd unigolyn sydd wedi'i heintio yn pesychu neu'n tisian ac mae unigolyn arall yn mewnanadlu'r defnynnau resbiradu sydd wedi'u heintio.

Heintiau Ffwngaidd

Gall **heintiau ffwngaidd** ymddangos yn unrhyw le ar y corff dynol. Dydy'r rhan fwyaf o ffyngau ddim yn niweidiol i bobl, ond gall rhai ohonyn nhw achosi clefydau o dan amodau penodol. Mae ffyngau'n ffynnu ar y croen mewn mannau cynnes, llaith fel cesail y forddwyd (*groin*), rhwng bysedd y traed, ac yn y geg. Mae ffyngau hefyd yn aml yn effeithio ar yr ewinedd, a gall heintiau mwy difrifol effeithio ar yr ysgyfaint. Meddyginiaethau gwrthffyngol sy'n cael eu defnyddio i drin heintiau ffwngaidd fel arfer

Cyflwr		Arwyddion a symptomau	Dull trosglwyddo
Haint ffwngaidd ar yr ewinedd (Onychomycosis) *Haint ffwngaidd* 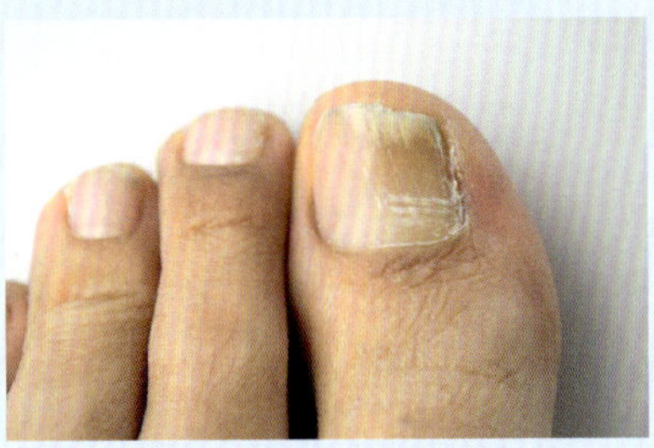	Mae onychomycosis yn haint ffwngaidd sy'n effeithio ar ewinedd y traed yn fwy nag ewinedd y dwylo, er y gellir trosglwyddo'r haint i ewinedd y dwylo yn sgil cyswllt ag ewinedd y traed.	Poen, ewinedd yn tewychu, fflawio (*flaking*) a newid eu lliw.	■ **Trosglwyddo uniongyrchol** trwy gyffwrdd ag ewinedd eraill sydd wedi'u heintio. ■ **Trosglwyddo trwy gyfrwng arall** drwy gysylltiad â gwrthrychau sydd wedi'u halogi, e.e. esgidiau neu sanau neu gerdded yn droednoeth ar lawr lle mae sborau ffwngaidd neu sborau burum.
Tarwden (*Ringworm*) (Tinea corporis) *Haint ffwngaidd* 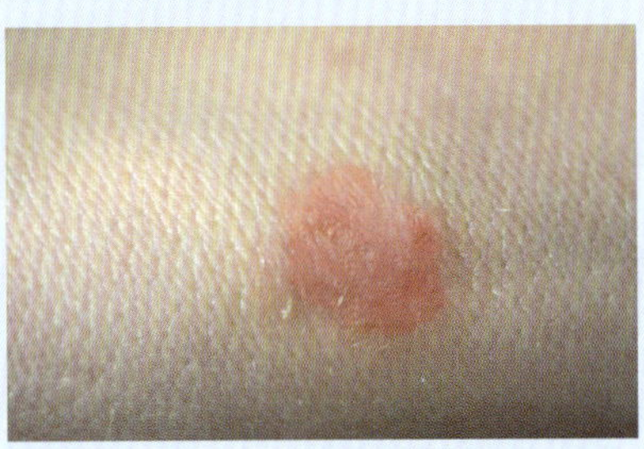	Haint ffwngaidd sy'n gallu achosi brech debyg i gylchoedd ar y croen.	Brech gron, goch a choslyd gyda darn clir o groen yn y canol.	■ **Trosglwyddo uniongyrchol** wrth gael cyswllt â chroen unigolyn heintus (croen wrth groen). ■ **Trosglwyddo gan gyfrwng arall** e.e. trwy gyffwrdd â dillad person sydd wedi'i heintio neu hyd yn oed drwy gyffwrdd arwyneb neu wrthrych sydd wedi bod mewn cysylltiad â chroen unigolyn sydd wedi'i heintio.

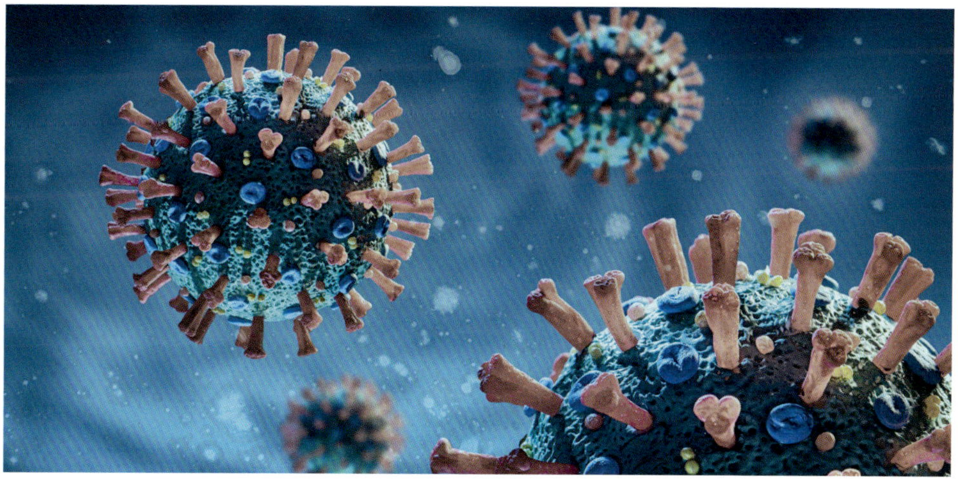

Heintiau Feirol

Mae **heintiau feirol** yn dibynnu ar feirysau sy'n atgynhyrchu trwy fynd i mewn i gelloedd byw y corff dynol. Bydd feirysau yn heintio cell letyol trwy gyflwyno eu deunydd genetig i'r celloedd hynny a chymryd drosodd eu gwaith arferol er mwyn cynhyrchu gronynnau feirws eraill. Fel arfer, does dim angen triniaeth ar gyfer heintiau feirol. Mewn rhai achosion fodd bynnag, maen nhw'n cael eu trin â meddyginiaeth gwrthfeirol.

Cyflwr		Arwyddion a symptomau	Dull trosglwyddo
Brech yr ieir *Haint feirol*	Y feirws varicella-zoster sy'n achosi brech yr ieir. Mae'n haint heintus iawn. Gall unigolion fod yn heintus ddeuddydd cyn i'r arwyddion ymddangos nes bod crach wedi ffurfio ar y pothelli tua phum niwrnod ar ôl iddyn nhw ymddangos gyntaf. Gall gymryd hyd at dair wythnos i arwyddion a symptomau ymddangos ar ôl i unigolyn gael ei heintio.	■ Twymyn/gwres ■ Teimlo'n anhwylus yn gyffredinol ■ Brech sy'n cosi ■ Pothelli sy'n llawn hylif	■ **Trosglwyddo uniongyrchol** (trwy gyffwrdd pothelli, poer, neu fwcws person sydd wedi'i heintio'n uniongyrchol). ■ **Trosglwyddo yn yr aer** (pan fydd unigolyn sydd â brech yr ieir yn pesychu neu'n tisian ac mae unigolyn arall yn mewnanadlu'r gronynnau sydd wedi'u heintio). ■ **Trosglwyddo drwy gyfrwng arall** (trwy gyffwrdd ag eitemau wedi'u halogi, fel dillad unigolyn sydd wedi'i heintio).
Y Ffliw *Haint feirol*	Haint resbiradol acíwt cyffredin sy'n effeithio ar y trwyn, y gwddf a'r ysgyfaint. Yn y rhan fwyaf o achosion, bydd y ffliw yn achosi symptomau ysgafn ac yn clirio o fewn ychydig ddyddiau. Fodd bynnag, gall achosi symptomau difrifol ac o bosibl marwolaeth mewn unigolion â system imiwnedd sydd dan fygythiad.	■ Twymyn/gwres ■ Cur pen ■ Peswch ■ Dolur gwddf ■ Trwyn yn llawn ■ Blinder cyffredinol	■ **Trosglwyddo yn yr aer;** pan fydd unigolyn sydd â'r ffliw yn pesychu neu'n tisian ac unigolyn arall yn anadlu'r gronynnau sydd wedi'u heintio. ■ **Trosglwyddo uniongyrchol** trwy gyffwrdd poer/mwcws person sydd wedi'i heintio'n uniongyrchol.

Heintiau Protosoaidd

Mae **heintiau protosoaidd** yn cael eu trosglwyddo trwy lyncu cyst (sef cyfnod segur cylch bywyd y protosoa) a geir mewn cig heb ei goginio neu garthion cathod, trosglwyddiad rhywiol, neu drwy bryfed. Mae protosoa i'w cael ym mhobman. Maen nhw'n byw yn aml yn y pridd neu mewn dŵr. Mae'r driniaeth yn dibynnu ar y math o brotosoa sy'n achosi'r haint.

Cyflwr		Arwyddion a symptomau	Dull trosglwyddo
Toxoplasmosis *Haint protosoaidd* 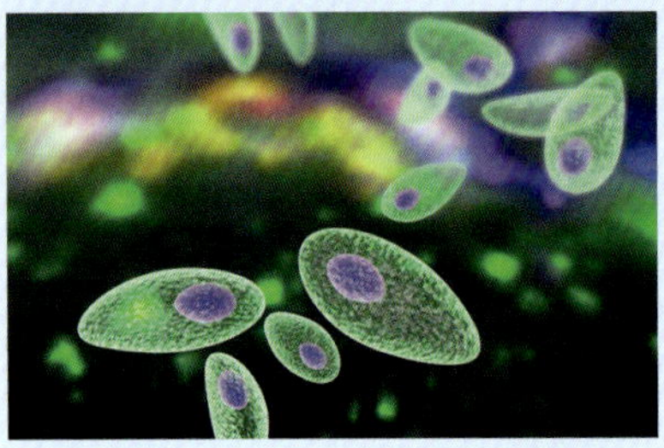	Yng ngwledydd Prydain, mae toxoplasmosis yn haint sy'n cael ei drosglwyddo amlaf o ysgarthion cathod sydd wedi'u heintio â pharasit. Mae hefyd yn cael ei drosglwyddo drwy beidio â golchi dwylo yn ddigon gofalus. Gellir ei ddal hefyd o badell gwasarn (*litter*) cathod neu bridd sydd wedi'i halogi wrth weithio mewn gardd.	■ Asymptomatig fel arfer ■ Symptomau tebyg i'r ffliw	**Trosglwyddo gan gyfrwng** fel bwyta cig amrwd neu gig heb ei goginio'n iawn neu lyncu cyst y mae cath yn ei basio drwy ei hysgarthion. Dull trosglwyddo arall ydy dod i gysylltiad â phadell gwasarn cathod neu bridd (e.e. wrth arddio) neu drwy fwyta ffrwythau neu lysiau sydd heb eu golchi).
Malaria *Haint protosoaidd* 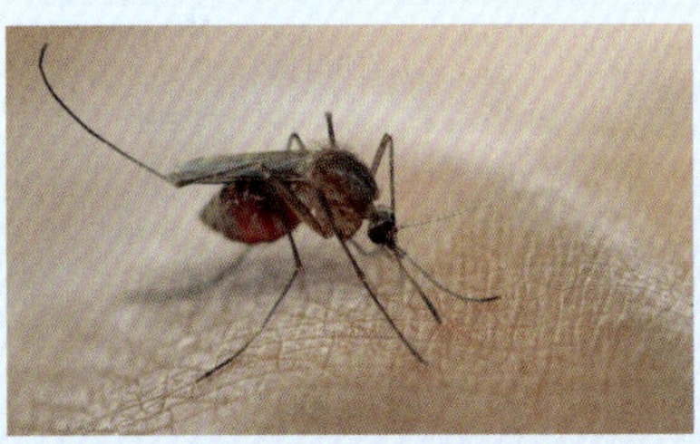	Clefyd trofannol ydy malaria. Mae'r rhan fwyaf o achosion o falaria a marwolaethau o ganlyniad i falaria i'w gweld yn yr Is-Sahara yn Affrica, De-ddwyrain Asia, Dwyrain y Môr Canoldir, Gorllewin y Môr Tawel, a Chyfandiroedd America. Mae rhai unigolion yn fwy agored i ddatblygu symptomau malaria a chlefydau difrifol nag eraill, e.e. babanod, plant o dan bump oed, ac unigolion sy'n byw gyda system imiwnedd sydd dan fygythiad.	■ Symptomau tebyg i'r ffliw ■ Twymyn/gwres ■ Cur pen ■ Clefyd melyn ■ Confylsiwn	**Trosglwyddo gan gludwyr** (*vector-borne*): Mae pryfyn (mosgito) yn codi'r parasit sydd i'w gael yng nghelloedd coch gwaed person sydd wedi'i heintio. Pan fydd mosgito yn glanio ar unigolyn sydd wedi'i heintio, mae'r mosgito yn cymryd ychydig bach o waed, sy'n cynnwys parasitiaid malaria microsgopig. Mae'r parasitiaid hyn yn cymysgu â phoer y mosgito ac yn cael eu chwistrellu i'r unigolyn nesaf sy'n cael ei frathu.

Heintiau Parasitig

Gellir trosglwyddo **heintiau parasitig** mewn sawl ffordd, er enghraifft, trwy ddŵr sydd wedi'i halogi, bwyd, gwastraff, pridd, gwaed a chyswllt rhywiol. Gall rhai parasitiaid gael eu lledaenu gan bryfed sy'n cario'r clefyd o un person i'r llall. Mae parasitiaid yn byw ar organebau lletyol byw.

Dydy effaith rhai parasitiaid ar eu lletywyr ddim yn amlwg; fodd bynnag, bydd rhai parasitiaid eraill yn tyfu, yn atgynhyrchu, neu'n cael mynediad i mewn i systemau'r corff dynol, gan achosi haint. Does dim angen triniaeth ar rai heintiau parasitig a gall yr haint ddiflannu ar ei ben ei hun. Mae rhai meddyginiaethau wedi'u creu i ddileu parasitiaid neu leihau nifer y llyngyr yn ddigonol er mwyn clirio symptomau. Mae rhai gwrthfiotigau a meddyginiaethau gwrthffyngol yn effeithiol yn erbyn rhai heintiau parasitig. Fodd bynnag, does dim un cyffur effeithiol ar gyfer rhai heintiau parasitig.

Cyflwr		Arwyddion a symptomau	Dull trosglwyddo
Llau *Haint parasitig* 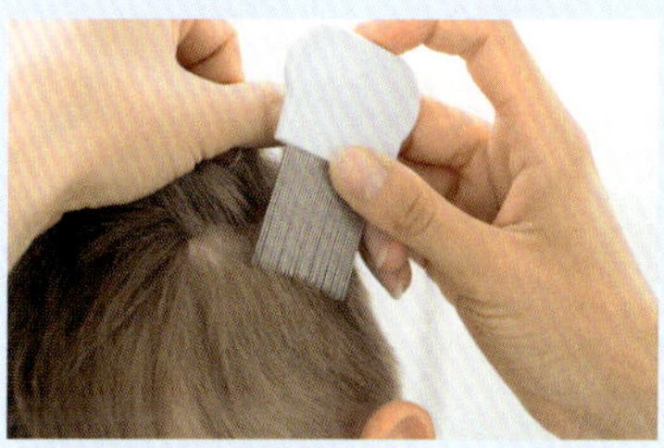	Mae llau pen yn gyffredin mewn unigolion sy'n cymysgu'n agos gydag unigolion eraill, fel plant mewn ysgol.	■ Croen pen sy'n cosi ■ Teimlo fel petai rhywbeth yn symud yn y gwallt.	■ **Trosglwyddo uniongyrchol;** trosglwyddo o berson i berson drwy gysylltiad uniongyrchol â gwallt. ■ **Trosglwyddo gan gyfrwng** trwy gyffwrdd ag eitemau wedi'u halogi, fel dillad unigolyn sydd wedi'i heintio.
Llyngyr rhuban *Haint parasitig* 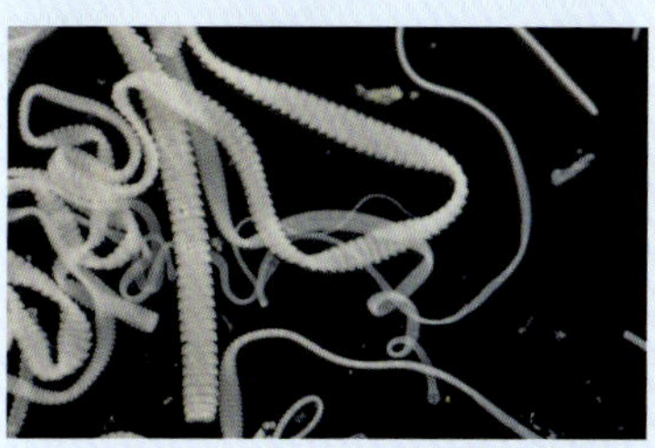	Mae llyngyr rhuban (*tapeworm*) yn llyngyr gwastad sy'n ymosod ar y system dreulio pan fydd wyau yn cyrraedd y corff trwy fwyta bwyd sydd wedi'i heintio, fel cig amrwd neu gig sydd heb ei goginio'n ddigon da. Hefyd, gall unigolion gael eu heintio os ydyn nhw'n dod i gysylltiad ag ysgarthion anifeiliaid neu ddŵr sydd wedi'i halogi.	■ Wyau mewn carthion ■ Poen yn yr abdomen ■ Cwsg aflonydd ■ Newid archwaeth ■ Colli pwysau	**Trosglwyddo gan gyfrwng** trwy'r llwybr ysgarthol-geneuol gan fwyd a dŵr wedi'u halogi ag wyau neu larfa'r llyngyr rhuban.
Clefyd crafu *Haint parasitig*	Mae'r clefyd crafu (*scabies*) yn gyflwr sy'n gwneud i'r croen gosi. Mae hyn o ganlyniad i widdon sy'n tyllu haenau allanol y croen.	■ Cosi ■ Brech	**Trosglwyddo uniongyrchol** o berson i berson drwy gyswllt uniongyrchol ac estynedig (croen wrth groen).

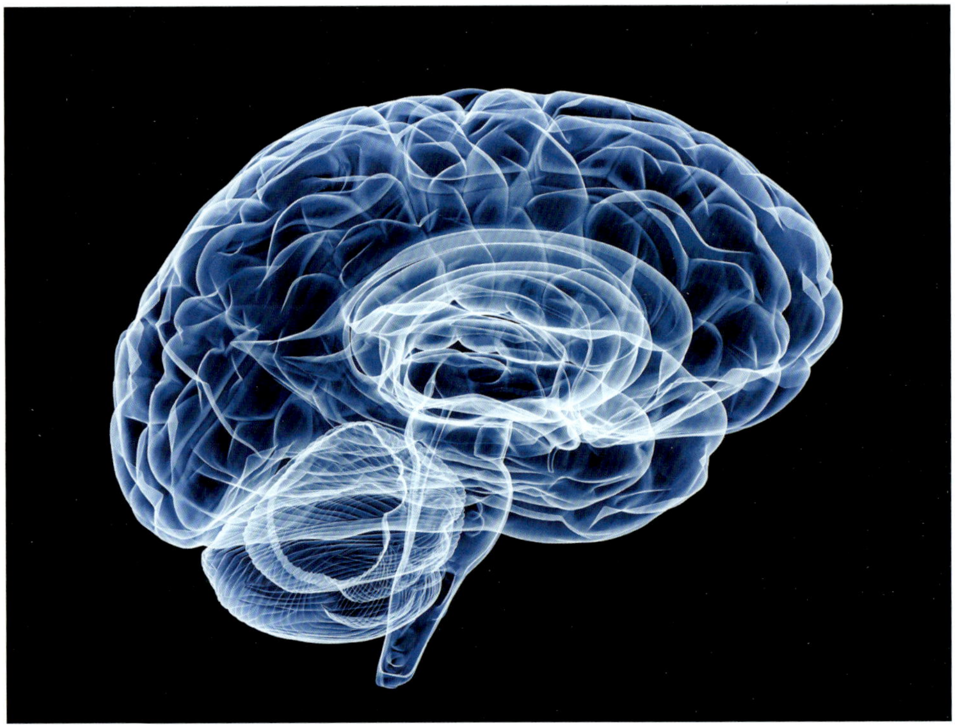

Heintiau Prion

Dydy micro-organebau ddim yn achosi **heintiau prion**; protein ydy prion sy'n gallu achosi i'r proteinau sydd i'w cael fel arfer yn yr ymennydd blygu mewn ffordd annormal gan achosi clefydau niwroddirywiol (sef newidiadau i'r cof, symudiad ac ymddygiad). Gall clefydau prion effeithio ar bobl ac anifeiliaid ac felly mae'n bosibl ei drosglwyddo trwy gynhyrchion cig sydd wedi'u heintio. Ar hyn o bryd, does dim triniaeth ar gyfer heintiau prion.

Cyflwr		Arwyddion a symptomau	Dull trosglwyddo
■ **Clefyd Creutzfeldt-Jakob (CJD)** ■ **Clefyd Creutzfeldt-Jakob Ysbeidiol (CJD)** ■ **Clefyd Amrywiolyn Creutzfeldt-Jakob (vCJD)** *Haint prion*	Mae CJD yn gyflwr cynyddol ac angheuol prin sy'n effeithio ar yr ymennydd a'r system nerfol ehangach. Bydd mwyafrif yr unigolion sy'n byw gyda CJD yn marw o fewn blwyddyn ers dechrau'r symptomau.	■ Symptomau tebyg i ddementia ■ Colli cydbwysedd a chydsymud ■ Colli golwg ■ Colli symudedd	Mae arbenigwyr o'r farn y gallai math hŷn o glefyd prion sydd i'w gael mewn defaid fod wedi newid (mwtanu) a lledaenu i wartheg sy'n cael eu bwydo ar gig o ddefaid sy'n cynnwys olion fersiwn o'r prion sydd wedi mwtanu. Maen nhw'n credu bod unigolion, wedyn, wedi bwyta cynhyrchion cig eidion oedd wedi'i halogi (mae rheoliadau ffermio llym yng ngwledydd Prydain erbyn hyn er mwyn osgoi'r trosglwyddiad hwn).
Clefyd Creutzfeldt-Jakob iatrogenig (iCJD)			**Trosglwyddo gan gyfrwng** sef lledaenu o unigolyn sy'n byw gyda CJD trwy driniaeth feddygol neu lawfeddygol.

Dulliau trosglwyddo

Pathogen	Enghreifftiau o ddull trosglwyddo
Bacteria	**Trosglwyddo uniongyrchol:** rhannu secretiadau resbiradol a chorn gwddf (e.e. poer), cyswllt agos (e.e. pesychu neu gusanu) neu gyswllt estynedig.
	Trosglwyddo gan gyfrwng: trosglwyddo trwy'r llwybr ysgarthol-geneuol (*faecal-oral*) gan fwyd neu ddŵr sydd wedi'i halogi, trwy'r geg neu'r llygaid, person yn cyffwrdd â rhywbeth y mae unigolyn sydd wedi'i heintio wedi pesychu neu disian arno.
	Trosglwyddo gan gludwyr: pryfed yn codi bacteria o anifeiliaid ac yn trosglwyddo'r bacteria i bobl trwy eu brathu.
	Trosglwyddo yn yr aer: gellir anadlu'r haint pan fydd unigolyn sydd wedi'i heintio yn pesychu neu'n tisian ac unigolyn arall yn anadlu'r gronynnau sydd wedi'u heintio.
Feirws	**Trosglwyddo uniongyrchol:** cyffwrdd â phothelli, mwcws neu boer person sydd wedi'i heintio'n uniongyrchol; cyswllt geneuol-geneuol (*oral-to-oral*) neu gyswllt geneuol-gwenerol (*oral-to-genital*) drwy gyswllt â briw, poer, neu ardal o amgylch neu yn y geg neu'r organau cenhedlu; trwy gyfnewid gwahanol hylifau'r corff â phobl sydd wedi'u heintio, e.e. gwaed, llaeth y fron, semen neu secretiadau o'r wain. Gellir ei drosglwyddo hefyd o fam i blentyn yn ystod beichiogrwydd a genedigaeth; drwy gyfnewid gwaed â phobl sydd wedi'u heintio. Gellir ei drosglwyddo hefyd pan fo unigolyn sydd wedi'i heintio yn asymptomatig.
	Trosglwyddo gan gyfrwng: yn gallu cael ei drosglwyddo trwy'r geg neu'r llygaid pan fydd person yn cyffwrdd â rhywbeth y mae unigolyn â'r haint wedi pesychu neu disian arno; cyffwrdd ag eitem sydd wedi'i halogi, fel dillad unigolyn sydd wedi'i heintio; trosglwyddo trwy'r llwybr ysgarthol-geneuol (*faecal-oral*) gan fwyd neu ddŵr sydd wedi'i halogi.
	Trosglwyddo yn yr aer: Gellir anadlu'r haint pan fydd yr unigolyn sydd wedi'i heintio yn pesychu neu'n tisian ac unigolyn arall yn anadlu'r gronynnau sydd wedi'u heintio.
Ffyngau	**Trosglwyddo uniongyrchol:** trosglwyddo o berson i berson drwy gyswllt uniongyrchol (croen wrth groen neu ewin-wrth-ewin).
	Trosglwyddo gan gyfrwng: cyswllt ag eitemau sydd wedi'u halogi gyda'r ffyngau, e.e. esgidiau, sanau, cerdded yn droednoeth, neu gyffwrdd â mainc ystafell newid neu wrthrych arall sydd wedi bod mewn cyswllt â chroen unigolyn sydd wedi'i heintio.
	Trosglwyddo yn yr aer: anadlu'r sborau ffwngaidd sy'n bresennol yn yr amgylchedd.
Protosoaidd	**Trosglwyddo gan gyfrwng:** bwyta cig amrwd neu gig sydd wedi'i heintio neu heb ei goginio'n iawn; llyncu cyst y mae cathod yn eu pasio yn eu hysgarthion trwy ddod i gysylltiad â gwasarn cathod neu bridd (e.e. wrth arddio neu fwyta ffrwythau neu lysiau sydd heb eu golchi).
	Trosglwyddo gan gludwyr: pryfyn (fel y mosgito) yn codi'r parasit a geir yng nghelloedd coch gwaed person sydd wedi'i heintio. Pan fydd mosgito yn brathu unigolyn sydd â malaria, bydd yn cymryd ychydig bach o waed sy'n cynnwys y parasit; bydd y parasit hwnnw'n cymysgu gyda phoer y mosgito ac yna'n cael ei drosglwyddo i'r unigolyn nesaf sy'n cael ei frathu.
Parasitiaid	**Trosglwyddo uniongyrchol:** trosglwyddo o berson i berson drwy gyswllt uniongyrchol â gwallt; trosglwyddo o berson i berson trwy gyswllt uniongyrchol ac estynedig (croen-wrth-groen).
	Trosglwyddo gan gyfrwng: drwy gyffwrdd ag eitemau sydd wedi'u halogi, fel dillad unigolyn sydd wedi'i heintio; lledaenu trwy'r llwybr ysgarthol-geneuol gan fwyd neu ddŵr wedi'u halogi ag wyau neu larfa'r llyngyr rhuban.
Prion	**Trosglwyddo gan gyfrwng**: lledaeniad o unigolyn sydd wedi'i heintio trwy gyswllt â meinwe sydd wedi'i heintio neu driniaeth feddygol neu lawfeddygol na chafodd ei sterileiddio'n ddigonol.

Gweithgaredd 2

1. Dyma fwy o enghreifftiau o heintiau bacteriol:
   - MRSA (methicillin-resistant Staphylococcus Aureus)
   - Clostridioides difficile (C. difficile)

   Ymchwiliwch i'r cyflyrau uchod yn annibynnol er mwyn cynhyrchu map meddwl neu dabl o'r arwyddion a'r symptomau sy'n gysylltiedig â phob cyflwr. Eglurwch hefyd sut y gellir trosglwyddo pob un o'r cyflyrau.

2. Dyma fwy o enghreifftiau o heintiau ffwngaidd:
   - Tinea pedis (tarwden y traed – *athlete's foot*)
   - Candida albicans (llindag y geg – *oral thrush*)

   Ymchwiliwch i'r cyflyrau uchod yn annibynnol er mwyn cynhyrchu map meddwl neu dabl o'r arwyddion a'r symptomau sy'n gysylltiedig â phob cyflwr. Eglurwch hefyd sut y gellir trosglwyddo pob un o'r cyflyrau.

3. Dyma fwy o enghreifftiau o heintiau feirol:
   - Rhinofeirws (annwyd)
   - Norofeirws
   - Y frech goch
   - Feirws HIV (*Human Immunodeficiency Virus*)
   - Hepatitis A, Hepatitis B a Hepatitis C
   - Herpes

   Ymchwiliwch i'r cyflyrau uchod yn annibynnol er mwyn cynhyrchu map meddwl neu dabl o'r arwyddion a'r symptomau sy'n gysylltiedig â phob cyflwr. Eglurwch hefyd sut y gellir trosglwyddo pob un o'r cyflyrau.

4. Enghraifft arall o haint protosoaidd ydy:
   - Cryptosporidiosis

   Ymchwiliwch i'r cyflwr uchod yn annibynnol er mwyn cynhyrchu map meddwl neu dabl o'r arwyddion a'r symptomau sy'n gysylltiedig â'r cyflwr. Eglurwch hefyd sut y gellir ei drosglwyddo.

Tasg:

Ewch ati i greu adnodd adolygu sy'n amlinellu'r gylchred ar gyfer trosglwyddo un haint bacteriol, un haint ffwngaidd, un haint feirol, un haint protosoaidd, un haint parasitig, ac un haint prion.

4.2: Achosion ac effeithiau amrywiaeth o gyflyrau ffisiolegol

Mae'n rhaid i chi wybod a deall:

- achosion amrywiaeth o gyflyrau ffisiolegol
- effeithiau y gall cyflyrau ffisiolegol eu cael ar unigolion
- effaith ar weithgareddau bywyd bob dydd

Term allweddol

Cyflwr ffisiolegol ydy pan na fydd organau'r corff yn gweithio'n iawn a hynny'n achosi symptomau sy'n gallu arwain at afiechyd.

Achosion cyflyrau ffisiolegol

Y broses heneiddio

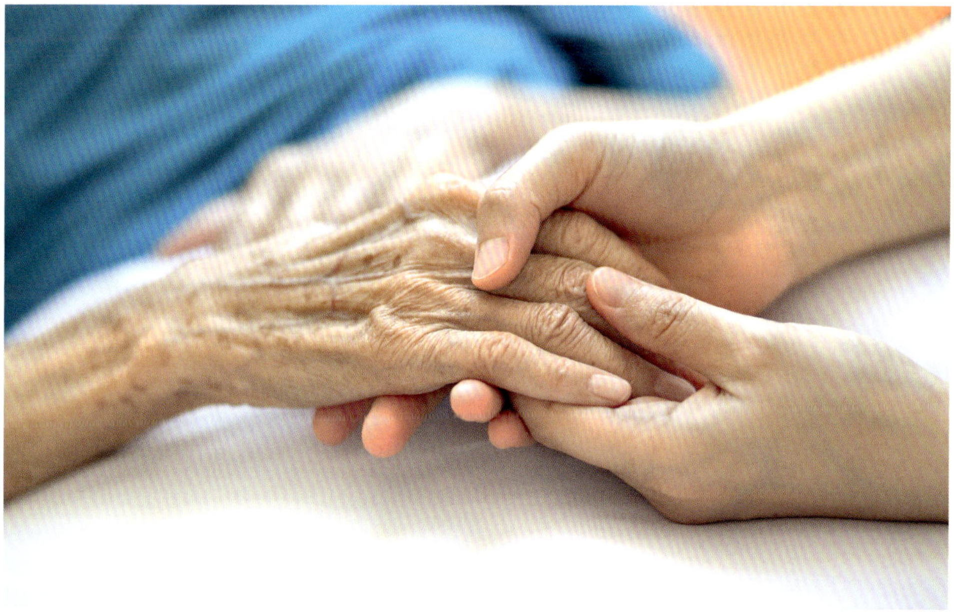

Dangosodd data a gyhoeddwyd gan Lywodraeth Cymru ym mis Hydref 2018 fod tua 25% o boblogaeth Cymru dros 60 oed, a bod dros un rhan o dair o'r unigolion hynny yn 75 oed o leiaf. Oherwydd gwelliannau mewn safonau byw mewn sawl rhan o'r byd, disgwylir y bydd cyfran poblogaeth y byd dros 60 oed wedi dyblu erbyn 2050 (WHO, 2018). Gydag unigolion yn byw'n hirach, bydd anghenion gofal a chymorth yn newid oherwydd cyflyrau ffisiolegol sy'n cael eu hachosi gan y broses heneiddio.

Rhai o'r cyflyrau ffisiolegol sy'n cael eu hachosi gan y broses heneiddio yw dementia, osteoarthritis, ac osteoporosis. Er bod heneiddio yn ffactor risg ar gyfer y cyflyrau hyn, dydyn nhw ddim yn ganlyniadau anorfod o'r broses heneiddio.

Dementia	■ mae'n effeithio'n bennaf ar unigolion hŷn sy'n cael diagnosis o symptomau sy'n effeithio ar y cof, meddwl ac ymddygiad, gan wneud bywyd bob dydd yn anodd ■ gall yr effeithiau gynnwys: mwy o orbryder, iselder, crwydro, ymddygiad ymosodol a gweld drychiolaethau. Mae anymataliaeth pledren yn gyffredin yn y camau diweddarach ac mae rhai unigolion yn profi anymataliaeth y coluddyn, problemau archwaeth a cholli pwysau ■ amcangyfrifir bod tua 525,000 o unigolion yn byw gyda dementia yn y DU (*Hwb Ystadegau Dementia*) ■ mae'r risg o ddatblygu dementia yn cynyddu gydag oedran
Osteoarthritis (OA)	■ cyflwr dirywiol cronig ar y cymalau ■ un o achosion mwyaf cyffredin anabledd mewn oedolion hŷn ■ mae'n cael ei ystyried yn aml fel 'traul' ar y cymalau oherwydd newidiadau niweidiol i'r cartilag cymalol sy'n amddiffyn y cymalau (bydd y cartilag yn treulio'n raddol, ac wedyn bydd esgyrn cymal yn rhwbio yn erbyn ei gilydd, gan achosi niwed, poen, chwyddo a stiffrwydd) ■ mae ymchwil wedi dangos bod sawl ffactor yn achosi i OA ddatblygu, a hyd yn hyn dydyn ni ddim yn gwybod beth ydy'r union achos; credir bod anaf i'r cymalau, oedran, cyflyrau eraill sy'n effeithio ar y cymalau, gordewdra a geneteg yn chwarae rhan
Osteoporosis	■ mae màs esgyrn yn amrywio gydag oedran ac wrth i'r corff heneiddio, mae dwysedd yr esgyrn yn dirywio gan arwain at osteoporosis (asgwrn mandyllog) ■ mae unigolion sy'n byw gydag osteoporosis mewn mwy o berygl o dorri esgyrn ■ mae unigolion yn aml yn byw'n asymptomatig nes bod asgwrn yn torri; wedyn bydd pelydrau-X yn cadarnhau osteoporosis

Cyflyrau awto-imiwn

Mae cyflyrau awto-imiwn yn digwydd pan fo'r mecanwaith sy'n galluogi'r system imiwnedd i adnabod y gwahaniaeth rhwng celloedd y corff a chelloedd allanol yn torri i lawr. Mae hyn yn achosi i'r corff ymosod ar ei gelloedd ei hun mewn camgymeriad. Mae mwy nag 80 o wahanol gyflyrau awto-imiwn yn effeithio ar wahanol systemau'r corff.

Mae sglerosis ymledol (MS), diabetes mellitus sy'n ddibynnol ar inswlin (IDDM), myasthenia gravis ac arthritis gwynegol yn **gyflyrau awto-imiwn cyffredin**.

Sglerosis ymledol (MS)	■ cyflwr sy'n effeithio ar y meinwe inswleiddio amddiffynnol (gwain fyelin) o amgylch nerfau'r ymennydd, llinyn y cefn, a'r nerfau o amgylch y corff ■ mae'n achosi heriau i gydsymudiad y corff, golwg, cydbwysedd a theimlad ■ mae'n cyfyngu'n ddifrifol ar swyddogaeth nerfau
Diabetes Mellitus Math I	■ mae'n cael ei alw hefyd yn ddiabetes mellitus sy'n ddibynnol ar inswlin ■ mae'n cael ei achosi pan fydd y system imiwnedd yn cynhyrchu gwrthgyrff sy'n dinistrio celloedd y pancreas sy'n ymwneud â chynhyrchu inswlin ■ dydy'r pancreas felly ddim yn gallu cynhyrchu inswlin sy'n golygu nad ydy'r corff yn gallu rheoli glwcos gwaed
Myasthenia gravis	■ mae'n effeithio ar un o bob 30,000 o unigolion (menywod yn bennaf) ■ mae'n gyflwr cynyddol; mae'r cyhyrau ysgerbydol yn dod yn raddol yn llai ymatebol, gan arwain at anawsterau anadlu ■ mae gwrthgyrff sy'n cael eu cynhyrchu gan y system imiwnedd yn ymosod ar gysylltiadau rhwng y nerfau a'r cyhyrau ysgerbydol ■ mae'n arwain at fethiant y cyhyrau i gyfangu fel bod y corff yn gallu symud
Arthritis gwynegol (RA)	■ cyflwr cynyddol sy'n achosi llid a phoen yn y cymalau a rhannau eraill o'r corff fel y llygaid, y system gardiofasgwlaidd a'r system resbiradol ■ dydy system imiwnedd y corff ddim yn adnabod leinin y cymalau ac yn eu camgymryd am gelloedd allanol, gan arwain at ryddhau cemegau llidiol

Diffyg maethol

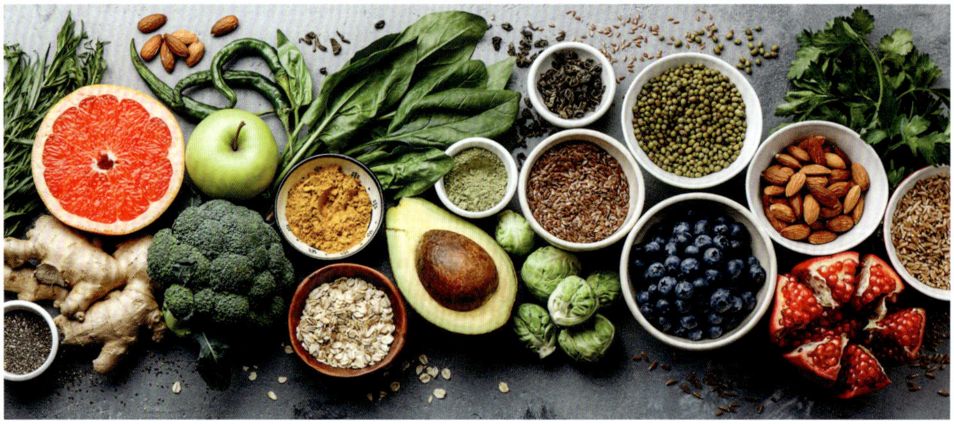

Gweithgaredd 1

Lluniwch fwydlen saith diwrnod sy'n cynnwys enghreifftiau o fwydydd y dylid eu bwyta os am leihau'r tebygolrwydd o ddatblygu diffygion maethol.

Gall y diffyg maethol hwn arwain at gyflyrau fel anemia, diffyg haearn, anemia o ganlyniad i diffyg ffolad (*folate deficiency*) yn ogystal â'r llech/osteomalasia.

Mae diffyg maethol yn cyfeirio at ddiffyg maetholion hanfodol (fel fitaminau a mwynau) yn y deiet, gan arwain at afiechyd neu gamfaethiad. Dydy rhai pobl yng Nghymru ddim yn gallu fforddio bwydydd iach, ac felly maen nhw'n dibynnu ar dewisiadau rhatach, llai iach. Felly, mae camfaethiad yn gyffredin, nid o reidrwydd oherwydd diffyg bwyd ond o fwyta bwydydd llai maethlon.

Dau o'r **diffygion maethol mwyaf cyffredin** a welir yng Nghymru ydy anemia a'r llech (*rickets*).

Anemia	■ cyflwr sy'n effeithio ar y gwaed
	■ mae angen nifer iach o gelloedd coch y gwaed (erythrocytau) cylchredol sy'n cynnwys protein o'r enw haemoglobin i ddosbarthu ocsigen o amgylch y corff; os ydy'r lefel haemoglobin yn y gwaed yn isel neu os nad oes digon o erythrocytau, neu os bydd yr erythrocytau sydd ar gael yn cael eu difrodi, fydd gan yr unigolion ddim digon o ocsigen yn cylchredeg yn y gwaed
	■ mae'n gwneud i unigolion deimlo'n flinedig, yn oer, yn ddryslyd, yn methu canolbwyntio, gydag ewinedd brau, ac mewn achosion difrifol, gall arwain at newidiadau i'r galon, fel curiad calon afreolaidd (arrhythmia)
	■ mae sawl math o anemia yn gysylltiedig â diffygion maethol; y rhai mwyaf cyffredin ydy:
	  ■ **anemia diffyg haearn** sy'n cael ei achosi gan lefelau isel o haearn yn cylchredeg yn y gwaed am nad oes digon o haearn yn cael ei amsugno o'r deiet
	  ■ **anemia diffyg ffolad**, sydd hefyd â'r enw anemia megaloblastig, ac sy'n deillio o ddiffyg asid ffolig yn cylchredeg yn y gwaed, gan achosi erythrocytau mwy na'r arfer

Y llech (*rickets*) ac osteomalasia (esgyrn meddal)	■ achosir gan ddiffyg fitamin D a/neu ddiffyg calsiwm, gan arwain at feddalu neu wanhau esgyrn mewn plant ■ arwyddion cyffredin y llech (*rickets*) mewn plant ydy gwendid cyhyrau, coesau bwa, oedi mewn twf a gweithrediad echddygol, a phoen yn y coesau, yr asgwrn cefn a'r pelfis ■ mewn oedolion, gellir gweld cyflwr tebyg o'r enw osteomalasia, sy'n digwydd hefyd oherwydd diffyg fitamin D; mae osteomalasia yn achosi'r un arwyddion â'r llech (*rickets*)

Dewisiadau ffordd o fyw

Yn ôl Sefydliad Iechyd y Byd, mae dewisiadau ffordd o fyw yn cyfrif am hyd at 60% o glefydau y gellir eu hatal, gan effeithio'n sylweddol ar lesiant corfforol a meddyliol. Mae dewisiadau ffordd o fyw a allai arwain at fwy o risg o achosi clefyd yn cynnwys deietau sydd ddim yn iach, BMI uchel (indecs màs y corff), diffyg ymarfer corff, ysmygu tybaco, yfed alcohol, camddefnyddio sylweddau a straen.

Dau o'r **cyflyrau mwyaf cyffredin a achosir gan ddewisiadau ffordd o fyw gwael** yng Nghymru ydy clefyd yr afu/iau sy'n gysylltiedig ag alcohol a diabetes mellitus Math 2.

Clefyd yr afu/iau sy'n gysylltiedig ag alcohol	■ mae'n digwydd o ganlyniad i yfed gormod o alcohol dros amser hir ■ yr afu/iau ydy'r organ sy'n gyfrifol am fetaboleiddio (torri i lawr) alcohol yn y corff; os na all yr afu/iau ddal i fyny â metaboleiddio symiau mawr o alcohol, a bod unigolyn yn parhau i yfed alcohol, mae'r afu/iau yn cael ei niweidio ■ i ddechrau, bydd unigolion sy'n yfed llawer iawn o alcohol yn datblygu afu/iau brasterog lle bydd yr afu/iau yn storio glwcos wedi'i amsugno o'r alcohol fel braster, gan achosi i'r afu/iau ehangu ■ mae ymchwil yn awgrymu, os bydd unigolyn yn stopio yfed alcohol ar y cam hwn, yna gellir gwrthdroi niwed i'r afu/iau ■ os bydd unigolyn yn parhau i yfed alcohol, bydd y niwed yn gwaethygu, gan achosi llid i'r afu/iau a chreithio parhaol, na ellir ei wrthdroi ■ cyfeirir at y cam hwn fel sirosis yr afu/iau
Diabetes Mellitus Math 2	■ mae'n cael ei alw hefyd yn ddiabetes mellitus sydd ddim yn ddibynnol ar inswlin ■ mae'n digwydd pan nad ydy celloedd y pancreas sy'n cynhyrchu inswlin i reoleiddio lefelau glwcos yn y gwaed yn cynhyrchu digon o inswlin, neu os nad ydy'r inswlin a gynhyrchir yn lleihau lefelau glwcos yn y gwaed ■ yn hanesyddol, mae diagnosis o ddiabetes Math 2 wedi digwydd mewn unigolion dros 40 oed oherwydd gordewdra, diffyg ymarfer corff a dewisiadau deietegol gwael ■ yn ystod y blynyddoedd diwethaf, mae diabetes Math 2 wedi dod yn gyffredin mewn plant a phobl ifanc am nad ydyn nhw'n gwneud ymarfer corff neu ddim ond ychydig iawn o ymarfer corff, a deiet gwael

Gweithgaredd 2

Gwnewch ddau boster (un ar glefyd yr afu/iau sy'n gysylltiedig ag alcohol a'r llall ar diabetes mellitus Math 2) sy'n rhoi cyngor i unigolion ar:

- beth sy'n achosi'r cyflyrau hyn
- y risgiau sy'n gysylltiedig â'r cyflyrau hyn
- beth ellir ei wneud i leihau'r risg o ddatblygu'r cyflyrau hyn

Achosion genynnol ac etifeddol

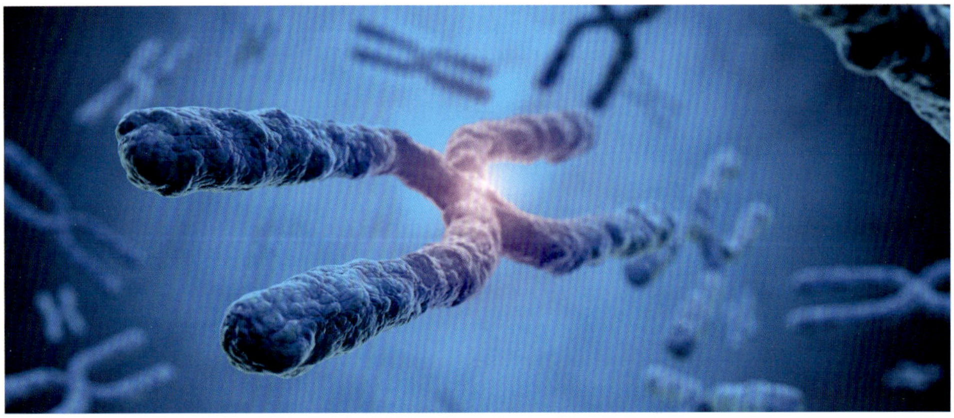

O bryd i'w gilydd mae newidiadau'n digwydd yn y genynnau y mae unigolion yn eu hetifeddu oddi wrth eu rhieni, gan achosi cyflyrau sy'n bresennol o'u genedigaeth a allai effeithio ar fywyd bob dydd. Os oes hanes teuluol o rai cyflyrau genynnol, efallai y bydd rhieni sy'n cynllunio beichiogrwydd yn cael cynnig profion genetig a chwnsela genetig.

Dau o'r **cyflyrau etifeddol mwyaf cyffredin** sydd i'w gweld yng Nghymru ydy dystroffi cyhyrol a ffibrosis systig.

Dystroffi cyhyrol	■ mae sawl math o ddystroffi cyhyrol, sydd i gyd yn gyflyrau cynyddol; maen nhw'n achosi i gyhyrau'r corff wanhau ac yn y pen draw yn achosi heriau o ran symudedd ■ mewn rhai mathau o ddystroffi cyhyrol, mae unigolion yn wynebu heriau gyda swyddogaeth y galon ac anadlu, a allai fyrhau eu bywyd ■ Dystroffi cyhyrol Duchenne (DMD) ydy un o'r mathau mwyaf cyffredin o ddystroffi cyhyrol, sy'n effeithio'n bennaf ar ddynion oherwydd mwtaniad sy'n effeithio ar y genynnau gwrywaidd. Mae DMD yn gallu effeithio ar fenywod, ond mae'n anghyffredin iawn. ■ Fel arfer, ceir diagnosis o DMD yn ystod plentyndod cynnar, pan fydd y plentyn yn dechrau cerdded. Dyma'r math mwyaf difrifol o ddystroffi cyhyrol, sy'n achosi heriau cymhleth, a dim ond hyd at eu harddegau neu 20au cynnar y bydd unigolion sy'n cael diagnosis yn byw oherwydd yr effaith ar gyhyrau'r system resbiradol
Ffibrosis Systig (CF)	■ cyflwr sy'n effeithio ar brotein a geir yng nghelloedd pilenni mwcws y systemau resbiradol a threulio gan achosi i'r corff gynhyrchu gormod o fwcws trwchus a gludiog ■ bydd y mwcws trwchus a gludiog hwn yn achosi llid a all arwain at rwystrau a heintiau, gan wneud anadlu a threulio bwyd yn anodd ■ rhaid i unigolion sy'n byw gyda CF ddilyn cyfundrefn therapi corfforol a chymryd meddyginiaeth i leihau mwcws ac atal heintiau ■ mae CF yn gyflwr sy'n byrhau bywyd. Fodd bynnag, gyda dewis ehangach o ddewisiadau o ran triniaeth mae gobeithion newydd o ran trin Ffibrosis Systig. Mae'r triniaethau hyn yn cynnwys trawsblaniad. Gall unigolyn sy'n byw gyda CF bellach fyw i'w pedwardegau a thu hwnt i hynny

Anaf adeg geni

O bryd i'w gilydd yn ystod cyfnod y geni, yn enwedig yn ystod genedigaeth anodd, gall anaf ddigwydd i'r babi. Gall ffactorau risg o anafiadau i fabanod ar adeg geni fod oherwydd maint y babi, p'un a ydy'r babi yn cael ei eni'n gynnar, os ydy'r cyfnod esgor wedi bod yn un hir neu os ydy'r fam tros ei phwysau.

Mae parlys yr ymennydd (*cerebral palsy*) yn un cyflwr sy'n deillio o **anaf adeg geni**.

Parlys yr Ymennydd	■ cyflwr sy'n effeithio ar y system nerfol sy'n deillio o anaf i'r ymennydd ar adeg geni ■ gall arwain at amrywiaeth o anableddau o rai ysgafn i rai difrifol iawn ■ gall unigolion sy'n byw gyda pharlys yr ymennydd wynebu heriau bob dydd o ran symudedd a chyhyrau tynn (sbastigedd), cydbwysedd, cydsymud (ataxia), lleferydd, golwg, gwybyddiaeth, ymddygiad a dysgu ■ bydd difrifoldeb parlys yr ymennydd yn amrywio o unigolyn i unigolyn. Mae hyn yn dibynnu ar ba ran o'r ymennydd sydd wedi'i anafu a hefyd beth ydy oedran yr unigolyn gan fod y cyflwr yn amrywio'n ôl oedran

Yr effeithiau y gall cyflyrau ffisiolegol eu cael ar unigolion a'r effaith ar weithgareddau bywyd bob dydd

Iechyd meddwl ac iechyd emosiynol (yr unigolyn, ei deulu, ei ffrindiau, a'i gylch ehangach)

- Mae ymchwil wedi dangos bod cysylltiad cryf rhwng iechyd corfforol, meddyliol ac emosiynol.
- Dangosodd un astudiaeth fod hyd at un o bob tri unigolyn sy'n byw gyda chyflyrau ffisiolegol tymor hir hefyd yn profi cyflyrau salwch meddwl, fel gorbryder ac iselder. Mae effaith byw gyda chyflwr iechyd corfforol ac iechyd meddwl yn arwain at ganlyniadau iechyd gwaeth ac ansawdd bywyd is. Bydd llawer o unigolion sy'n cael diagnosis o gyflyrau ffisiolegol tymor hir sy'n effeithio ar weithgareddau bywyd bob dydd yn mynd trwy broses alaru cyn addasu i'w cyflwr.
- Yn aml iawn, bydd unigolyn sy'n byw gyda chyflwr ffisiolegol tymor hir yn profi newid dros amser o ran ei rôl. Mae hynny'n gallu effeithio ar yr ymdeimlad o hunaniaeth. Gall y rôl hefyd newid perthynas â theulu, ffrindiau a'r cylch ehangach wrth i'w anghenion gofal a chymorth newid. Gall yr unigolyn deimlo'n ddibynnol ar yr unigolion sy'n ei gefnogi, a gall hynny naill ai gryfhau'r berthynas neu roi straen arni. Efallai y bydd angen teulu, ffrindiau, cymdogion, grwpiau cymorth, cymunedau crefyddol ac ysbrydol a darparwyr gofal iechyd i gynorthwyo ar wahanol adegau neu am resymau eraill amrywiol.

- Gall **gofalwyr** ddarparu cymorth corfforol ac ymarferol gyda gweithgareddau bywyd bob dydd, cefnogaeth emosiynol neu gymorth meddygol. Gall darparu gofal a chymorth i aelod o'r teulu neu ffrind sy'n byw gyda chyflwr ffisiolegol tymor hir sy'n effeithio ar weithgareddau bywyd bob dydd fod yn heriol iawn yn feddyliol ac yn gorfforol. Efallai y bydd gofalwyr hefyd yn teimlo eu bod wedi'u hynysu'n gymdeithasol, gan golli allan ar ryngweithio cymdeithasol y tu allan i'r cartref.

  Yn ôl diffiniad Deddf Gwasanaethau Cymdeithasol a Llesiant (Cymru) 2014, **gofalwr** ydy:

> unrhyw un sy'n gofalu, yn ddi-dâl, am ffrind neu aelod o'r teulu na all, oherwydd salwch, anabledd, problem iechyd meddwl neu ddibyniaeth ymdopi heb eu cefnogaeth.

Cyflogaeth

Gan ddibynnu ar y cyflwr ffisiolegol a sut y gallai'r cyflwr effeithio ar yr unigolyn, gellir wynebu heriau cyflogaeth. Yn aml iawn, bydd cyflyrau ffisiolegol yn effeithio ar gyflogaeth oherwydd symptomau cynnar fel blinder ac anhwylder cyffredinol cyn i arwyddion a symptomau corfforol ddod i'r amlwg. Mae gan gyflogwyr ddyletswydd gofal cyfreithiol i wneud addasiadau rhesymol er mwyn sicrhau bod unigolion sy'n byw gyda chyflyrau ffisiolegol yn gallu parhau i weithio.

Yn y rhan fwyaf o achosion**,** gall **gwneud addasiadau rhesymol** olygu:

- addasu lleoliad gweithio, fel darparu desg neu ddarparu cadair i'r swyddfa y gellir addasu eu huchder yn ôl y galw
- newid cynllun y lle gwaith er mwyn gwneud y lleoliad yn hygyrch a hwylus
- darparu toiled neu ystafell newid pwrpasol.

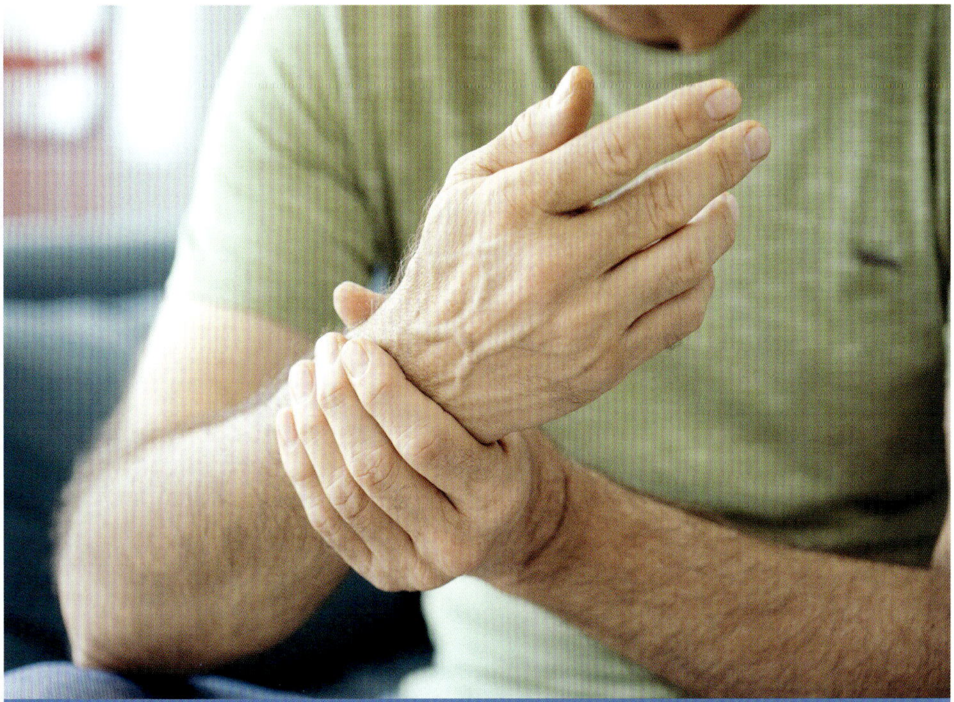

ASTUDIAETH ACHOS

Senario: Mae Siôn yn 46 oed ac wedi gweithio fel rheolwr Technoleg Gwybodaeth mewn swyddfa brysur ers dros ugain mlynedd. Ar ôl ymweld â'i feddyg teulu sawl gwaith yn cwyno am flinder a phoen yn ei arddyrnau a'r ddwy benelin, mae Siôn yn ddiweddar wedi cael diagnosis o Arthritis Gwynegol.

Pa addasiadau rhesymol y gallai cyflogwr Siôn eu gwneud er mwyn sicrhau nad ydy ei waith yn effeithio ar ei gyflwr?

Symudedd

Gall llawer o gyflyrau ffisiolegol effeithio ar symudedd (y gallu i symud). Mae hyn yn golygu y gall unigolyn wynebu sawl her wrth symud neu gerdded. Gall poen cyhyrysgerbydol, poen nerfol, gwendid cyhyrau, parlys, problemau cydbwysedd neu ordewdra achosi anawsterau symudedd.

Gall heriau symudedd olygu bod unigolyn yn cael anhawster gyda gweithgareddau bywyd bob dydd, e.e. angen cymorth i ymolchi, gwisgo, paratoi prydau bwyd a gallu bod yn bresennol yn y gwaith, cyflogaeth a gweithgareddau cymdeithasol.

Yn dilyn **asesiad o anghenion gofal**, gall therapydd galwedigaethol gynorthwyo unigolion sy'n wynebu heriau gyda'u symudedd gydag addasiadau i'r cartref neu waith ac offer pwrpasol i'w helpu yn y gwaith. Efallai y bydd cymhorthion symudedd, fel ffyn baglau, cadeiriau olwyn arbenigol neu sgwteri symudedd yn cael eu hargymell i alluogi unigolion i gymryd rhan mewn gweithgareddau bywyd bob dydd.

Gweithgaredd 3

Cerddwch o amgylch eich cartref neu goleg/ysgol, gan wneud rhestr o bryderon posibl y gall unigolyn sy'n profi heriau symudedd eu hwynebu. Beth ellid ei wneud i sicrhau bod symudedd yn bosibl yn yr amgylchiadau hyn?

Cymeriant maethol a hydradu

Yn gyffredinol, mae bwyd maethlon a hydradu digonol yn cael effaith sylweddol ar iechyd y corff.

Mae sawl cyflwr ffisiolegol yn gallu effeithio ar gymeriant maethol; dyma rai enghreifftiau isod:

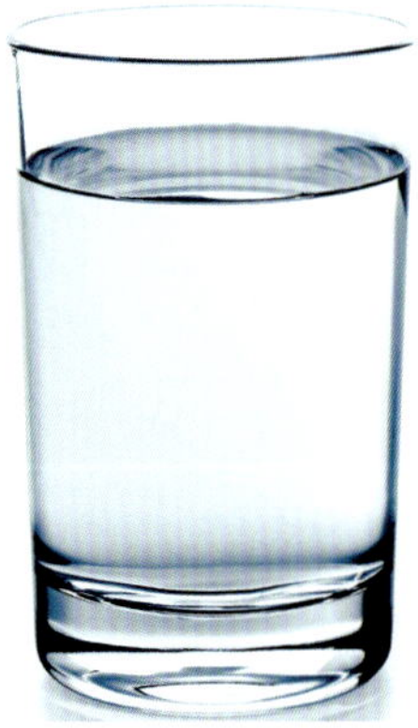

Unigolion sy'n byw gyda dementia	Gallan nhw anghofio bwyta neu efallai y bydd angen eu hatgoffa i fwyta
Unigolion sy'n byw gyda chyflyrau sy'n effeithio ar lyncu (e.e. MS, myasthenia gravis, dystroffi cyhyrol, strôc, neu MND	Gallan nhw wynebu her o ran llyncu bwyd a allai olygu nad ydyn nhw'n cael digon o faetholion
	Efallai y byddan nhw'n teimlo embaras am fwyta'n araf neu eu bod yn bwyta'n flêr
Unigolion sy'n byw gydag amhariad ar eu golwg	Efallai na fyddan nhw'n gallu paratoi bwyd

Gall rhai meddyginiaethau a roddir ar gyfer cyflyrau ffisiolegol hefyd achosi diffyg archwaeth neu gallan nhw achosi cyfog.

Gall sawl cyflwr ffisiolegol effeithio ar hydradu; dyma rai enghreifftiau:

Unigolion sy'n byw gyda dementia	Gallan nhw anghofio yfed neu efallai y bydd angen eu hatgoffa i yfed
Unigolion sy'n byw gyda chyflyrau a allai effeithio ar y system gyhyrysgerbydol (e.e. osteoarthritis)	Efallai y byddan nhw'n cael anawsterau wrth godi cwpan/gwydryn
Unigolion sy'n byw gyda chyflyrau sy'n effeithio ar reolaeth ar y bledren	Efallai y byddan nhw'n poeni nad ydyn nhw'n gallu rheoli eu hunain o ran mynd i'r toiled. O ganlyniad, gallan nhw benderfynu yfed llai er mwyn osgoi'r broblem
	Efallai y byddan nhw'n poeni am fethu â chyrraedd y toiled mewn pryd ac unwaith eto efallai y byddan nhw'n penderfynu yfed llai

Gall rhai meddyginiaethau a roddir ar gyfer rhai cyflyrau ffisiolegol achosi i'r unigolyn basio dŵr yn aml. Os nad ydyn nhw'n parhau i yfed gall hyn arwain at ddiffyg dŵr yn y corff sef bod y corff yn dadhydradu. Ewch i dudalen 31 i weld copi o'r siart pwrpasol sydd ar gael ar gyfer cadw cofnod o'r bwyd a'r diod y mae'r claf yn ei dderbyn.

Gellir defnyddio siart tebyg i'r un yn y ddelwedd isod mewn lleoliadau gofal iechyd cymunedol i fonitro maeth a hydradu.

GIG CYMRU NHS WALES

Siart Cofnod Bwyd a Hylif ar gyfer Lleoliadau Cymunedol Cymru Gyfan

Cofnodwch yr holl Fwyd ac Atchwanegiadau Maeth sy'n cael eu bwyta, a phob Diod neu Ddiod Faethol sy'n cael eu hyfed. Os na chymerwyd DIM, nodwch y rheswm dros hynny ar y siart.

Cofiwch:

- Cofnodwch bopeth y mae'r person ei fwyta neu ei yfed drwy gydol y dydd
- Disgrifiwch y math o fwyd e.e. cig eidion, bara, tatws rhost
- Wrth nodi'r maint, cofnodwch faint gymerwyd mewn gwirionedd e.e. ½ bowlen fach o gawl
- Nodwch faint o hylif a yfwyd

Enw:	Lleoliad:	Dyddiad:	Pwysau corff (kg)
Dyddiad geni:	Pwy ofynnodd am y siart:		Dyddiad y cofnod:

Pryd/Byrbryd	Bwydydd / atchwanegiadau maethol diodydd / diodydd maethol / deiet arbennig e.e purée	Faint a gymerwyd				
		Faint a roddwyd (SML)	Faint a gymerwyd Dim, ¼, ½, ¾, Cyfan)	Hylif a yfwyd (mls)	Hylif a basiwyd	Gweithred a Llofnod
Brecwast						
Grawnfwyd						
Llaeth / Siwgr						
Bwyd wedi'i goginio						
Bara / Tôst						
Cynnyrch taenu						
Diodydd						
Canol Bore						
Byrbryd						
Diodydd						
Cinio						
Cawl						
Prif fwyd						
Tatws / Reis						
Llysiau						
Pwdin						
Diodydd						
Canol Prynhawn						
Byrbryd						
Diodydd						
Swper						
Cawl						
Prif fwyd						
Tatws / Reis						
Llysiau						
Pwdin						
Diodydd						
Gyda'r Hwyr						
Byrbryd						
Diodydd						
Gyda'r Nos						
Byrbryd						
Diodydd						
Cyfanswm hylifau a yfwyd mewn ½ awr / Cyfanswm hylif a basiwyd mewn ½ awr						
Unrhyw faeth arall						

F9151011 WG 10-12532

Hylendid personol

Mae hylendid personol yn cyfeirio at gynnal glendid y corff dynol. Mae'r arferion bob dydd sy'n gysylltiedig â hylendid personol yn cynnwys:

- ymolchi (bath neu gawod)
- gofalu am y geg
- arferion glendid o rhan glanweithdra gyda mynd i'r toiled
- gofalu am y gwallt
- gwisgo

Gall rhai cyflyrau ffisiolegol olygu bod unigolion yn wynebu sawl her wrth ofalu am eu hylendid personol:

- oherwydd amhariad corfforol neu bod ganddyn nhw lai o egni o ganlyniad uniongyrchol i'w cyflwr
- oherwydd afiechyd meddwl neu leihad o ran gallu gwybyddol (*cognitive function*) fel eu bod yn llai abl i ddelio ag arferion glendid o ddydd i ddydd.

Efallai y bydd angen cymorth ar unigolion i gynnal hylendid personol o ran cynnal eu hurddas. Bydd angen hefyd ystyried eu harferion diwylliannol a'u credoau ynghylch hylendid personol. Gallai hyn yn ei dro arwain at bod yr unigolyn yn teimlo'n hollol ddibynnol ar eraill.

Bydd effaith methu â chynnal hylendid personol yn amrywio o unigolyn i unigolyn. Mae'n bosibl y bydd yn effeithio ar unigolyn o ran ei hunan-barch, hyder a llesiant cyffredinol. Yn gymdeithasol, efallai y bydd pobl yn osgoi unigolion os nad ydyn nhw'n gofalu am eu hylendid personol, gan olygu bod yr unigolion hynny'n encilio o weithgareddau cymdeithasol sy'n arwain at unigrwydd ac arwahanrwydd.

Effaith seicolegol

Gall derbyn diagnosis o gyflwr ffisiolegol gael effaith seicolegol sylweddol ar unigolion. Ar ôl cael diagnosis, gall unigolion:

- brofi newidiadau i'w hunan-barch
- pryderu am y cyflwr a'i effeithiau tymor hir
- teimlo dicter, tristwch neu alar
- ofni triniaeth neu driniaethau meddygol y mae angen iddyn nhw eu derbyn
- teimlo ofn neu embaras o orfod dibynnu ar eraill
- teimlo pryderon ynghylch newidiadau posibl i ymddangosiad neu ddelwedd y corff.

Gweithgaredd 4

Dewiswch un cyflwr ffisiolegol sy'n effeithio ar iechyd corfforol. Gwnewch fap meddwl o'r effaith seicolegol ar unigolyn sy'n cael diagnosis o'ch cyflwr dewisol.

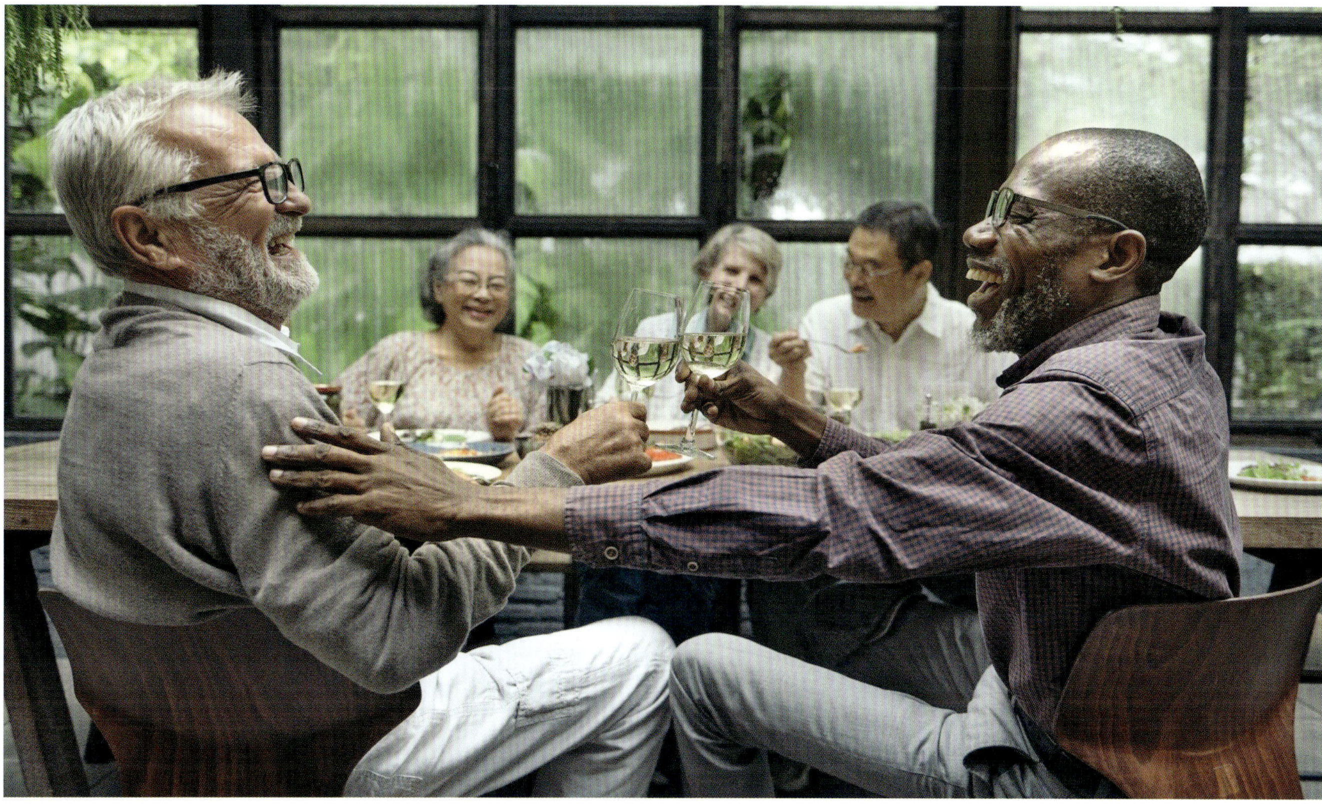

Rhyngweithio cymdeithasol

Gall unigolyn sy'n cael diagnosis o gyflwr ffisiolegol penodol brofi anawsterau cymdeithasol sy'n gallu arwain at encilio o weithgareddau cymdeithasol. Efallai y bydd yr unigolyn yn teimlo embaras oherwydd y diagnosis a gorfod esbonio beth oedd y diagnosis. Gall rhai cyflyrau ffisiolegol sy'n effeithio ar leferydd arwain at unigolion yn teimlo na allan nhw gyfathrebu ar lafar heb gymorth. O ganlyniad, efallai na fyddan nhw'n teimlo'n gyfforddus mewn bod yn rhan o sawl sefyllfa gymdeithasol.

Darllen ac ymchwil pellach

Age UK – Cyfyrau ac afiechydon
https://www.ageuk.org.uk/cymraeg/age-cymru/

Alzheimer's Research UK – Dementia Statistics Hub
https://www.dementiastatistics.org/

Arthritis Foundation **https://www.arthritis.org/**

Canolfan Bobath (Parlys yr Ymennydd) **https://www.bobath.org.uk/**

Diabetes UK **https://www.diabetes.org.uk/**

Cymdeithas MS **https://www.mssociety.org.uk/**

Muscular Dystrophy UK **https://www.musculardystrophyuk.org/**

National Rheumatoid Arthritis Society **https://nras.org.uk/**

GIG Cymru – Siart Cofnodi Bwyd a Hylif Cymru Gyfan ar gyfer Lleoliadau Cymunedol **https://gov.wales/sites/default/files/publications/2019-06/all-wales-food-and-fluid-record-chart-for-community-settings.pdf**

Cymdeithas Frenhinol Osteoporosis **https://theros.org.uk/**

SCOPE **https://www.scope.org.uk/**

Sefydliad Iechyd y Byd (5 Chwefror 2018) Ageing and Health
https://www.who.int/news-room/fact-sheets/detail/ageing-and-health

4.3: Cyflyrau cyffredin sy'n effeithio ar unigolion yng Nghymru a'u heffaith ar fywyd bob dydd

Mae'n rhaid i chi wybod a deall:

- y cyflyrau cyffredin a geir yng Nghymru
- effaith cyflyrau cyffredin ar y corff dynol
  - arwyddion a symptomau
  - effeithiau tymor byr a/neu dymor hir
  - effaith fach a/neu fawr ar fywyd bob dydd
  - anghenion gofal a chymorth

Mae rhai cyflyrau sy'n effeithio ar y corff dynol i'w gweld yn arferol yng Nghymru. Mae Iechyd Cyhoeddus Cymru a Llywodraeth Cymru yn monitro'r cyflyrau hyn a'r effaith y maen nhw'n ei chael ar y corff dynol, er mwyn sicrhau bod gwasanaethau iechyd a gofal cymdeithasol yn cael eu targedu tuag at gyflyrau sy'n gyffredin yng Nghymru.

Cyflyrau cyffredin sy'n effeithio ar y system gardiofasgwlaidd

Mae'r system gardiofasgwlaidd yn cynnwys y gwaed, y pibellau gwaed o amgylch y corff a'r galon. Mae clefyd coronaidd y galon, angina, arrhythmia a damwain serebro-fasgwlaidd (strôc) yn enghreifftiau o rai cyflyrau sy'n effeithio ar y system gardiofasgwlaidd.

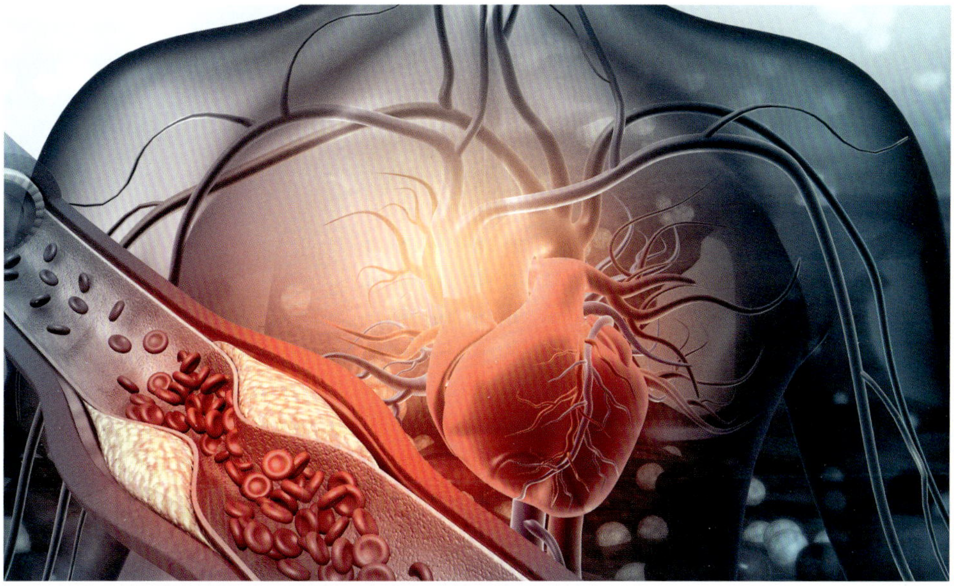

Termau allweddol

Cyflyrau acíwt – cyflyrau sy'n dangos symptomau difrifol a sydyn; fel arfer bydd y cyflwr yn gwella'n fuan; fodd bynnag, gall y cyflyrau hyn arwain at gyflyrau cronig os nad ydyn nhw'n cael eu trin

Cyflyrau cronig – cyflyrau sy'n datblygu ac yn gwaethygu dros gyfnod o amser

Arwyddion – nodweddion y gellir eu gweld trwy arsylwi, e.e. cochni, chwyddo, gwres

Symptomau – beth fydd yr unigolyn yn ei deimlo ac yn cwyno amdano, e.e. cur pen, pendro, cyfog, peswch, poen a dryswch

Gweithgaredd 1

Ymchwiliwch i'r ystadegau diweddaraf ar y clyfyrau cyffredin, h.y. faint o bobl sy'n cael eu heffeithio yng Nghymru, y ffactorau risg a thriniaethau. Lluniwch fap meddwl sy'n dangos eich canfyddiadau.

Cyflwr		Arwyddion / Symptomau
Clefyd coronaidd y galon *(cyflwr ffisiolegol)*	Mae clefyd coronaidd y galon yn gyflwr sy'n digwydd pan fydd placiau brasterog yn rhwystro rhydwelïau'r galon (*atherosglerosis*), gan leihau llif y gwaed i'r cyhyr cardiaidd (y galon).	Gall clefyd coronaidd y galon amrywio yn ôl yr unigolyn – efallai y bydd rhai unigolion yn profi symptomau difrifol, efallai na fydd eraill yn profi fawr ddim. Mae arwyddion a symptomau yn gyffredinol yn cynnwys: ■ angina (gweler isod) ■ teimlo'n benysgafn ■ teimlo'n wan ■ cyfog neu deimlad o ddiffyg traul ■ teimlo'n fyr o anadl ■ poen bol ■ poen gwddf
Angina (*cyflwr ffisiolegol*)	Mae angina yn cyfeirio at boen a thyndra anghyfforddus yng nghanol y frest. Mae hyn yn digwydd pan fydd y rhydwelïau sy'n cyflenwi gwaed llawn ocsigen i'r cyhyr cardiaidd yn culhau.	Gall arwyddion a symptomau angina amrywio yn ôl yr unigolyn; fodd bynnag, maen nhw fel arfer yn cynnwys: ■ poen difrifol yn y frest ■ trymder a thyndra yn y frest ■ gall y poen ymestyn i'r gwddf, yr ên, y breichiau a'r cefn ■ gall symptomau stopio ychydig funudau wedi gorffwys
Arrhythmia (*cyflwr ffisiolegol*)	Mae arrhythmia yn golygu annormaledd o ran sut mae'r galon yn cynnal ei rhythm (neu'n curo). Gall hyn achosi i'r galon guro'n rhy araf (*bradycardia*) neu'n rhy gyflym (*tachycardia*).	Gall arwyddion a symptomau arrhythmia amrywio yn ôl yr unigolyn; fodd bynnag, maen nhw fel arfer yn cynnwys: ■ teimlo'n benysgafn ■ teimlo'n wan ■ crychguriadau (teimlad o ddirgrynu yn y frest) ■ teimlo'n fyr o anadl
Damwain Serebro-fasgwlaidd (*cyflwr ffisiolegol*)	Mae damwain serebro-fasgwlaidd (CVA, sydd hefyd yn cael ei alw'n strôc) yn digwydd pan na fydd digon o waed sy'n llawn ocsigen yn cyrraedd rhan o'r ymennydd. Mae dau fath o CVA: ■ **Damwain Serebro-fasgwlaidd Ischaemic CVA** – mae'r math mwyaf cyffredin o strôc yn digwydd pan fydd tolchen yn blocio pibell waed sy'n mynd â gwaed llawn ocsigen i'r ymennydd, gan olygu nad ydy'r ymennydd yn cael ocsigen. ■ **Damwain Serebro-fasgwlaidd Gwaedlifol (*Haemorrhagic CVA*)** – mae'n digwydd pan fydd un o'r pibellau gwaed sy'n mynd â gwaed llawn ocsigen i'r ymennydd yn rhwygo (wedi byrstio), gan olygu nad ydy'r ymennydd yn cael ocsigen.	Gall arwyddion a symptomau strôc amrywio yn ôl yr unigolyn a pha ran o'r ymennydd sy'n brin o ocsigen. Mae arwyddion a symptomau cyffredinol yn cynnwys: ■ cur pen sydyn ■ colli cydbwysedd a chydsymud ■ diffyg teimlad neu barlys yn yr wyneb, breichiau neu goesau ar un ochr y corff ■ anhawster wrth siarad

Cyflyrau cyffredin sy'n effeithio ar y system resbiradol

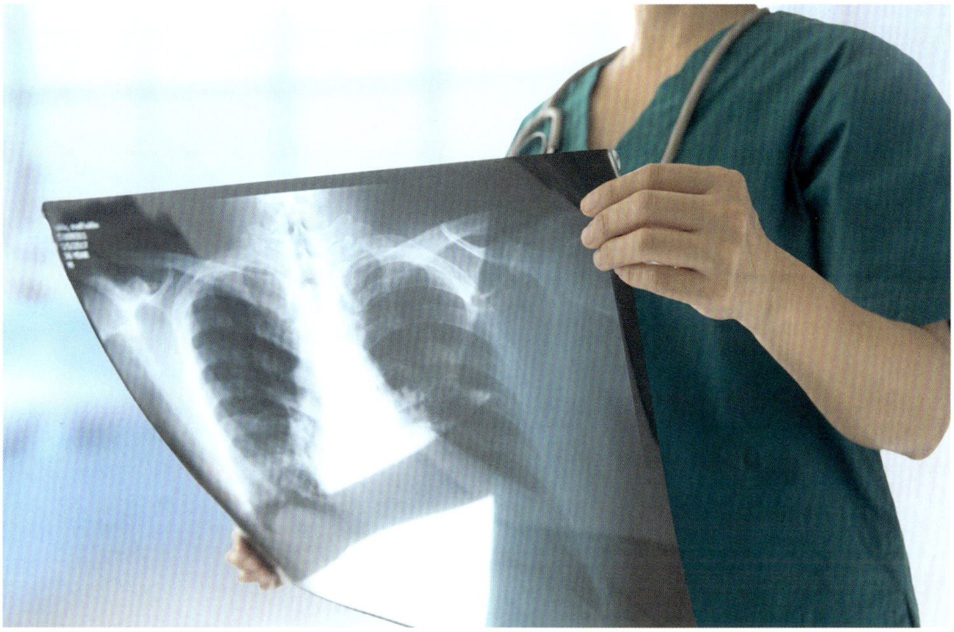

Mae'r system resbiradol yn cynnwys y strwythurau sy'n helpu anadlu, cyflenwi ocsigen i'r corff, a chael gwared ar garbon deuocsid o'r corff.

Mae asthma, clefyd rhwystrol cronig yr ysgyfaint (COPD) a twbercwlosis yn enghreifftiau o rai cyflyrau sy'n effeithio ar y system resbiradol.

Cyflwr		Arwyddion / Symptomau
Asthma (*cyflwr ffisiolegol*)	Mae asthma yn cyfeirio at gyflwr sy'n cael ei achosi pan fydd y llwybrau anadlu yn culhau a chwyddo, gan arwain at beswch, gwichian wrth anadlu ac anhawster anadlu.	Gall arwyddion a symptomau asthma amrywio yn ôl yr unigolyn; fodd bynnag, mae arwyddion a symptomau cyffredin yn cynnwys: ■ bod yn fyr o anadl ■ sŵn chwibanu wrth allanadlu ■ tyndra neu boen yn y frest
Clefyd rhwystrol cronig yr ysgyfaint (COPD) (*cyflwr ffisiolegol*)	Mae clefyd rhwystrol cronig yr ysgyfaint (COPD) yn gyflwr cronig ar yr ysgyfaint sy'n achosi rhwystr yn y llwybrau anadlu gan arwain at anhawster anadlu. Mae COPD yn derm a ddefnyddir ar gyfer llawer o gyflyrau anadlol cronig fel emffysema (difrod i alfeoli'r ysgyfaint) a broncitis (llid ar y llwybrau anadlu).	Gall arwyddion a symptomau COPD amrywio yn ôl yr unigolyn; fodd bynnag, mae arwyddion a symptomau cyffredin yn cynnwys: ■ bod yn fyr o anadl ■ peswch sy'n creu fflem ■ sŵn gwichian wrth anadlu i mewn ac allan ■ heintiau rheolaidd ar y frest

Y Pas (*Whooping cough*) *(cyflwr heintus)*	Mae'r pas (sydd hefyd yn cael ei alw'n *pertussis*) yn cael ei achosi gan facteriwm sy'n heintio'r system resbiradol. Mae'n effeithio ar fabanod o enedigaeth i 6 mis oed yn bennaf, er y gall pobl ifanc yn eu harddegau ac oedolion gael eu heffeithio hefyd.	Gall arwyddion cyntaf a symptomau'r pas amrywio yn ôl yr unigolyn; fodd bynnag, mae arwyddion a symptomau cyffredin yn cynnwys: ■ anhwylder cyffredinol ■ symptomau tebyg i ffliw: trwyn yn rhedeg, twymyn ■ peswch sych ysgafn Tua 2 wythnos ar ôl yr haint, gall y symptomau canlynol ddigwydd: ■ pyliau hir o besychu sy'n para mwy na munud ■ peswch gyda sŵn "hŵŵŵp" ■ ymddangos fel petai'n cael trafferth anadlu
Y Ffliw *(cyflwr heintus)*	Mae'r ffliw yn gyflwr sy'n effeithio ar y system resbiradol ac yn cael ei achosi gan feirws sy'n heintio'r llwybr resbiradol.	Gall arwyddion a symptomau'r ffliw amrywio yn ôl yr unigolyn; fodd bynnag, mae arwyddion a symptomau cyffredin yn cynnwys: ■ twymyn ■ oerfel (teimlo'n oer er gwaethaf twymyn) ■ cur pen ■ trwyn yn rhedeg ■ dolur gwddf ■ peswch ■ blinder

Gweithgaredd 2

Ymchwiliwch i ystadegau diweddaraf y cyflyrau uchod, h.y. faint o bobl sy'n cael eu heffeithio yng Nghymru, y ffactorau risg a thriniaeth. Lluniwch fap meddwl sy'n dangos eich canfyddiadau.

Cyflyrau cyffredin sy'n effeithio ar y system nerfol

Y system nerfol sy'n gyfrifol am gynnal rheolaeth yn y corff dynol, amddiffyniad, y cof a sut ydyn ni'n dysgu.

Mae Meningitis (Llid yr ymennydd) yn gyflwr sy'n effeithio ar y system nerfol.

Cyflwr		Arwyddion / Symptomau
Meningitis *(cyflwr heintus)*	Mae meningitis yn haint ar y pilenni sy'n amgylchynu ac yn amddiffyn yr ymennydd; gall fod yn meningitis bacteriol neu feirol. **Meningitis feirol:** ydy'r mwyaf cyffredin, a achosir gan feirws sy'n effeithio ar bilenni'r ymennydd; mae'r symptomau'n ysgafn ac yn diflannu o fewn 14 diwrnod **Meningitis bacteriol:** ddim mor gyffredin ac yn digwydd pan fo bacteria yn heintio pilenni'r ymennydd; fodd bynnag, mae'n fwy difrifol, gyda nifer o gymhlethdodau posibl.	Gall arwyddion a symptomau meningitis amrywio yn ôl yr unigolyn; fodd bynnag, mae arwyddion a symptomau cyffredin yn cynnwys: ■ gwddf stiff ■ cur pen ■ twymyn ■ dwylo a thraed oer ■ chwydu ■ ffotoffobia (casáu goleuadau llachar) ■ dryswch

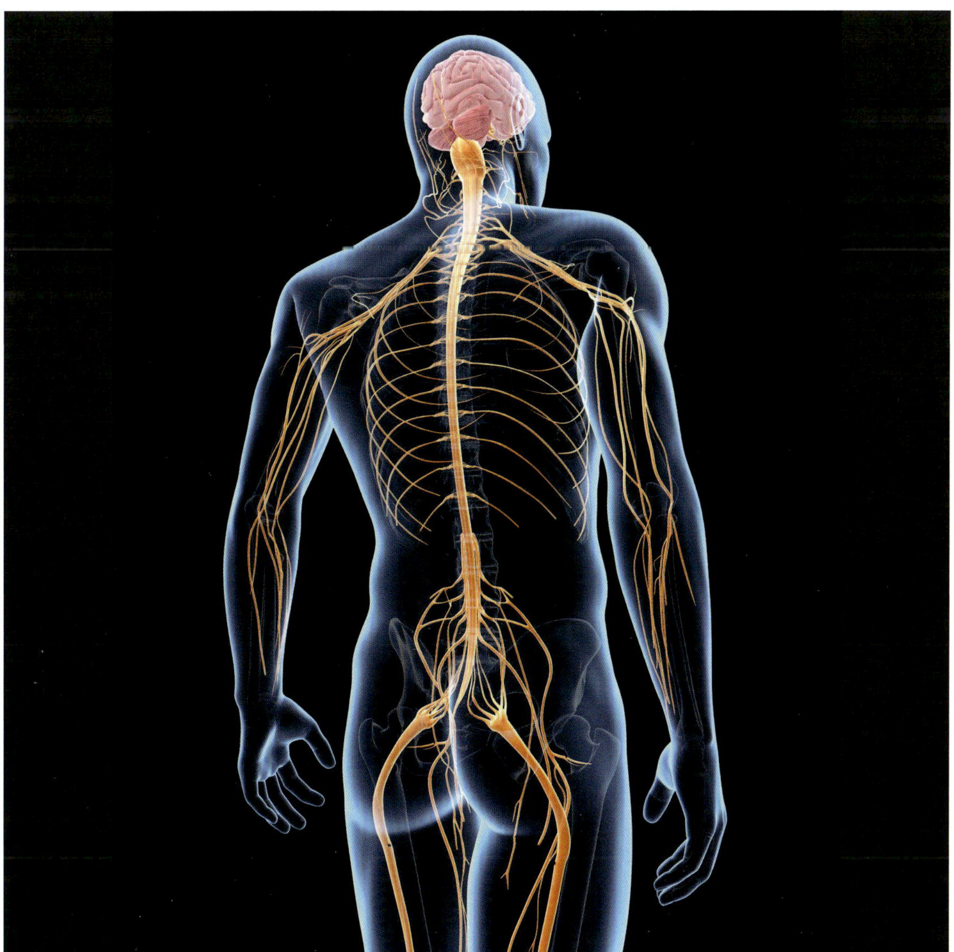

Gweithgaredd 3

Dyma rai enghreifftiau o gyflyrau eraill sy'n effeithio ar y system nerfol:

- Anaf sbinol
- Clefyd niwronau motor (MND)
- Parlys yr Ymennydd (*Cerebral Palsy*)
- Clefyd Parkinson
- Niwropathi ymylol (*Peripheral neuropathy*)
- Sglerosis ymledol (MS)

Ymchwiliwch yn annibynnol i'r cyflyrau uchod er mwyn llunio map meddwl neu dabl am yr arwyddion a'r symptomau sy'n gysylltiedig â phob cyflwr a thriniaeth, a'r dewisiadau o ran bob cyflwr.

Cyflyrau cyffredin sy'n effeithio ar y system endocrinaidd

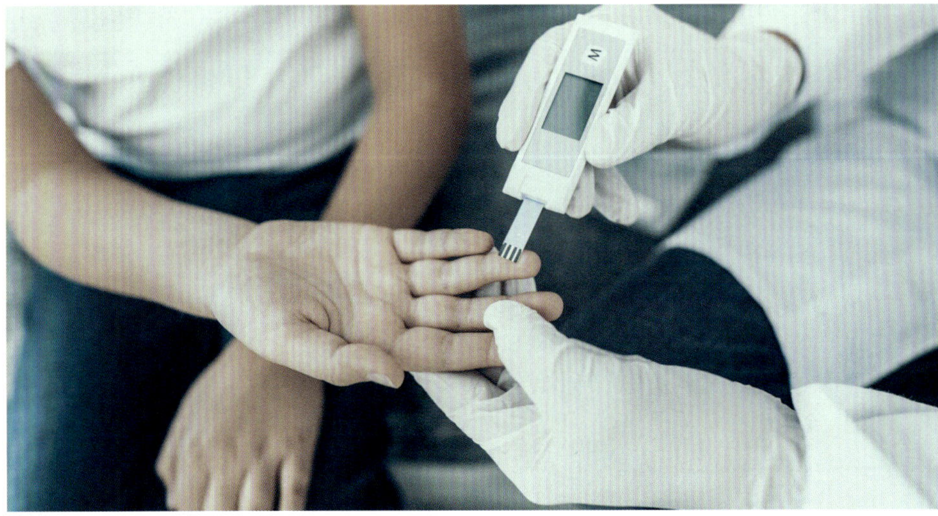

Gweithgaredd 4

Dyma rai enghreifftiau o gyflyrau eraill sy'n effeithio ar y system endocrinaidd:

- Diabetes insipidus
- Isthyroidedd (*Hypothyroidism*)
- Gorthyroidedd (*Hyperthyroidism*)

Ymchwiliwch yn annibynnol i'r cyflyrau uchod er mwyn llunio map meddwl neu dabl am yr arwyddion a'r symptomau sy'n gysylltiedig â phob cyflwr, a'r dewisiadau o ran trin pob cyflwr.

Trwy rwydwaith cymhleth o chwarennau ac organau, mae'r system endocrinaidd yn gyfrifol am reoleiddio lefelau hormonau yn y corff. Mae twf, datblygiad, metaboledd ac atgenhedlu yn dibynnu ar y system endocrinaidd.

Mae diabetes (Math 1 a Math 2) yn gyflwr sy'n effeithio ar y system endocrinaidd.

Cyflwr		Arwyddion / Symptomau
Diabetes Mellitus (*cyflwr ffisiolegol*)	Mae diabetes mellitus Math 1 (a elwir hefyd yn ddiabetes mellitus dibynnol ar inswlin) yn cael ei achosi pan fydd y system imiwnedd yn cynhyrchu gwrthgyrff sy'n dinistrio'r celloedd pancreas sy'n gysylltiedig â chynhyrchu inswlin. Dydy'r pancreas felly ddim yn gallu cynhyrchu inswlin sy'n golygu nad ydy'r corff yn gallu rheoli glwcos gwaed. Gwneir diagnosis o ddiabetes mellitus Math I gan amlaf yn ystod plentyndod a glasoed, er y gall rhai oedolion gael diagnosis hefyd. Mae diabetes mellitus Math 2 (sydd hefyd yn cael ei alw'n ddiabetes nad yw'n ddibynnol ar inswlin) yn digwydd pan nad ydy celloedd y pancreas sy'n cynhyrchu inswlin i reoleiddio lefelau glwcos yn y gwaed yn cynhyrchu digon o inswlin, neu os nad ydy'r inswlin a gynhyrchir yn lleihau lefelau glwcos yn y gwaed. Yn hanesyddol, mae diagnosis o ddiabetes Math 2 wedi digwydd mewn unigolion dros 40 oed oherwydd gordewdra, diffyg ymarfer corff a dewisiadau deietegol gwael. Yn ystod y blynyddoedd diwethaf, mae diabetes Math 2 wedi dod yn gyffredin mewn plant a phobl ifanc oherwydd diffyg ymarfer corff neu ychydig iawn o ymarfer corff a dewisiadau deietegol gwael mewn plant bach.	Mae arwyddion a symptomau diabetes Math 1 a Math 2 yn cynnwys: ■ teimlo'n sychedig ■ pasio dŵr yn aml, yn enwedig yn y nos ■ anhwylder cyffredinol ■ colli pwysau heb geisio gwneud hynny ■ golwg aneglur ■ toriadau neu glwyfau sy'n araf yn gwella ■ arogl melys ar yr anadl

Cyflyrau cyffredin sy'n effeithio ar y system dreulio

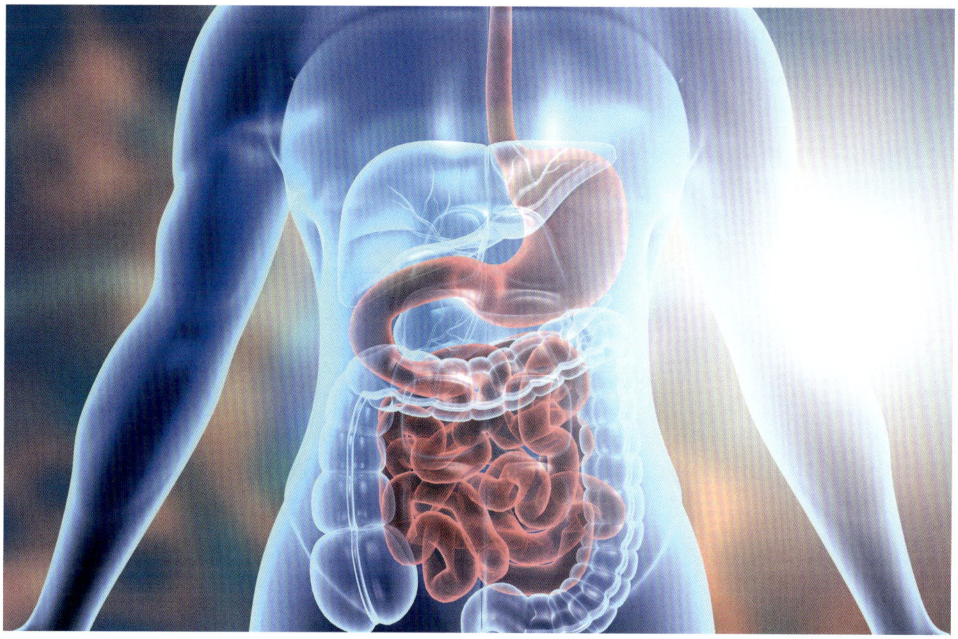

Mae'r system dreulio yn torri bwyd i lawr ac yn galluogi maetholion i gael eu hamsugno i'r llif gwaed er mwyn cael eu defnyddio o amgylch y corff.

Mae norofeirws yn gyflwr sy'n effeithio ar y system endocrinaidd.

Gweithgaredd 5

Dyma rai enghreifftiau o gyflyrau eraill sy'n effeithio ar y system dreulio:

- Clefyd Crohn
- Clefyd coeliag
- Syndrom coluddyn llidus (IBS)
- Llid briwiol y colon (*Ulcerative colitis*)

Ymchwiliwch yn annibynnol i'r cyflyrau uchod er mwyn llunio map meddwl neu dabl am yr arwyddion a'r symptomau sy'n gysylltiedig â phob cyflwr, a'r dewisiadau o ran trin pob cyflwr.

Cyflwr		Arwyddion / Symptomau
Norofeirws *(cyflwr heintus)*	Mae norofeirws (sydd hefyd yn cael ei alw'n "haint chwydu'r gaeaf") yn cael ei achosi gan feirws sy'n arwain at chwydu difrifol a dolur rhydd sy'n para hyd at ddau ddiwrnod.	Mae arwyddion a symptomau cyffredinol norofeirws yn cynnwys: ■ cyfog ■ chwydu ■ dolur rhydd ■ twymyn ■ cur pen ■ anhwylder cyffredinol (blinder, teimlo'n sâl)

Cyflyrau cyffredin sy'n effeithio ar nifer o systemau'r corff

Rhai enghreifftiau o **gyflyrau heintus** yw'r ffliw, y frech goch, llid yr ymennydd (*meningitis*), MRSA, clwy'r pennau, norofeirws, twbercwlosis (TB) a'r pas.

Cyflwr		Arwyddion / Symptomau
Twbercwlosis *(cyflwr heintus)*	Mae twbercwlosis (TB) yn cael ei achosi trwy anadlu defnynnau o beswch unigolyn sydd wedi'i heintio gan facteriwm o'r enw *Mycobacterium tuberculosis*. Mae TB yn effeithio ar yr ysgyfaint yn bennaf; fodd bynnag, gall effeithio ar bob rhan o'r corff, gan gynnwys y system nerfol, y system arennol a'r system gyhyrysgerbydol.	Gall arwyddion a symptomau TB amrywio yn ôl yr unigolyn a pha ran o'r corff sy'n cael ei heffeithio; fodd bynnag, mae arwyddion a symptomau cyffredin yn cynnwys: ■ peswch parhaus sy'n codi fflem gwaedlyd ■ chwarennau lymff mwy ■ anhwylder cyffredinol ■ colli archwaeth a cholli pwysau ■ twymyn a chwysu yn y nos ■ blinder
Sepsis *(cyflwr heintus)*	Gall sepsis fod yn gyflwr sy'n peryglu bywyd ac mae'n cael ei achosi gan system imiwnedd y corff yn gorymateb i haint. Mae sepsis yn aml yn cael ei alw'n wenwyn gwaed neu septisemia. Fodd bynnag, dydy sepsis ddim yn effeithio ar y gwaed yn unig; mae'n gallu effeithio ar y corff cyfan, gan gynnwys yr organau.	Gall arwyddion a symptomau sepsis amrywio yn ôl yr unigolyn a pha ran o'r corff sy'n cael ei heffeithio; fodd bynnag, mae arwyddion a symptomau cyffredin yn cynnwys: ■ cyfradd curiad y galon yn cynyddu ■ pwysedd gwaed isel (isbwysedd) ■ twymyn a/neu gryndod ■ dryswch ■ diffyg anadl ■ poen a/neu anghysur ■ croen llaith
MRSA *(cyflwr heintus)*	Mae MRSA (*Staphylococcus aureus* sy'n gwrthsefyll methicillin) yn facteriwm sy'n gallu heintio unrhyw ran o'r corff; mae'n gallu gwrthsefyll gwrthfiotigau cyffredin ac mae'n anodd ei drin. Mae tua 1 o bob 3 person yn cario'r bacteriwm hwn ar eu croen neu eu trwyn. Dydy hyn ddim yn achosi problem mewn pobl iach. Mewn unigolion sydd ag imiwnedd gwan neu'n agored i haint (e.e. babanod neu oedolion hŷn), gall achosi haint difrifol.	Mae arwyddion a symptomau arferol haint MRSA ar y croen yn cynnwys: ■ cochni ar ran o'r croen ■ llid ■ poen ■ twymyn ■ toriadau/briwiau neu glwyfau sy'n cymryd amser hir i wella Mae arwyddion a symptomau arferol haint MRSA mewnol yn cynnwys: ■ twymyn a/neu gryndod ■ dryswch ■ anhwylder cyffredinol (blinder, teimlo'n sâl) ■ diffyg anadl

→

Y frech goch (*measles*) *(cyflwr heintus)*	Mae'r frech goch yn gyflwr heintus iawn sy'n effeithio ar y system resbiradol, gan achosi brech ar y corff ac anhwylder cyffredinol. Er ei fod yn gyflwr resbiradol, gall effeithio ar systemau eraill y corff fel y brif system nerfol, gan achosi dallineb, ffitiau a dadhydradu difrifol.	Mae arwyddion a symptomau arferol y frech goch yn cynnwys: ■ twymyn ■ trwyn yn rhedeg ■ peswch ■ ffotoffobia (casáu goleuadau llachar) ■ brech amlwg
Clwy'r pennau (*mumps*) *(cyflwr heintus)*	Mae clwy'r pennau yn haint feirol sy'n achosi i chwarennau poer yn yr wyneb a'r gwddf chwyddo i ddechrau. O bryd i'w gilydd, bydd clwy'r pennau'n achosi cymhlethdodau difrifol (yn enwedig mewn oedolion), e.e.: ■ llid yn y ceilliau a'r ofarïau ■ llid yn y pancreas ■ llid yn yr ymennydd a'r pilenni o amgylch yr ymennydd (fel yn achos meningitis) ■ byddardod	Gall arwyddion a symptomau'r frech goch amrywio yn ôl yr unigolyn, ac ni fydd rhai unigolion yn profi unrhyw symptomau; fodd bynnag, mae arwyddion a symptomau cyffredinol yn cynnwys: ■ twymyn ■ cur pen ■ poen gwddf ■ colli archwaeth ■ anhwylder cyffredinol (blinder, teimlo'n sâl)

Gweithgaredd 6

Dyma enghreifftiau o gyflyrau eraill a allai effeithio ar nifer o systemau'r corff:

- Yr eryr (*shingles*)
- Arthritis gwynegol
- Dystroffi cyhyrol
- Syndrom ofarïau polysystig (PCOS)
- Cyflyrau awto-imiwn

Ymchwiliwch yn annibynnol i'r cyflyrau uchod er mwyn llunio map meddwl neu dabl am yr arwyddion a'r symptomau sy'n gysylltiedig â'r cyflyrau, a'r dewisiadau o ran eu trin.

Alergedd

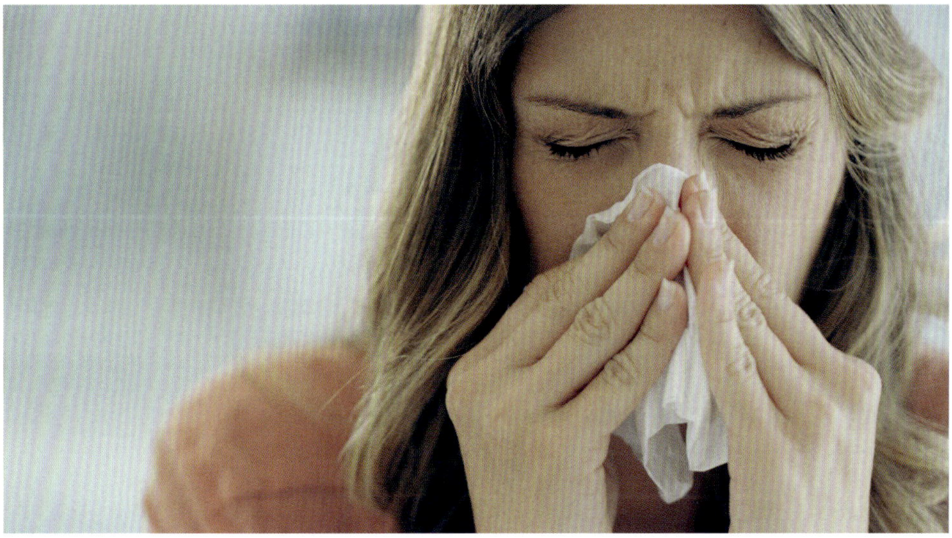

Gweithgaredd 7

Mae cyflyrau alergedd yn dod yn fwyfwy cyffredin. Mae ymchwil yn dangos bod alergeddau yn fwy cyffredin mewn gwledydd datblygedig nag mewn gwledydd sy'n datblygu. Allwch chi awgrymu beth ydy'r rheswm am hyn?

Gellir defnyddio'r term alergedd i ddisgrifio nifer o gyflyrau sy'n gorysgogi'r system imiwnedd. Mae enghreifftiau o wahanol fathau o alergedd yn cynnwys adweithiau croen fel urticaria (*hives*), alergedd bwyd, clefyd y gwair, alergedd llwch a'r ymateb llidiog sy'n gyfrifol am asthma ac ecsema.

Mae canlyniad alergedd yn amrywio o berson i berson. Bydd y rhan fwyaf o bobl yn profi adweithiau ysgafn iawn y gellir eu trin â meddyginiaeth dros y cownter fel meddyginiaethau gwrth-histamin. Efallai y bydd eraill yn profi adweithiau anaffylacsis sy'n cyflwr sy'n rhoi bywyd y claf mewn peryg. Fe fydd angen meddyginiaethau fel adrenalin a bydd angen iddyn nhw gario meddyginiaeth bob amser rhag ofn y bydd adwaith.

Dangosir enghreifftiau o alergeddau, a rhannau'r corff y mae alergeddau yn effeithio arnynt, yn y tabl isod:

Alergedd	Rhan yr effeithir arni	Arwyddion a symptomau
Clefyd y gwair	Sinysau a'r ceudod trwynol	Tisian, cosi y tu mewn i'r trwyn, trwyn yn rhedeg a llygaid coch
Urticaria	Croen	Brech chwyddedig a choslyd sydd fel arfer yn diflannu ar ôl diwrnod neu ddau
Alergeddau bwyd	System dreulio	Fel arfer dolur rhydd sydd ddim yn para'n hir
Asthma	System resbiradol	Diffyg anadl, y frest yn dynn a sŵn gwichlyd wrth allanadlu
Anaffylacsis	Systemig (h.y. yn effeithio ar y corff cyfan)	Urticaria, anhawster anadlu, llwybrau anadlu wedi'u cyfyngu, chwydu, pwysedd gwaed isel, cyfradd curiad y galon yn cyflymu, poen yn yr abdomen a chwydu

Canser

Defnyddir y term canser i ddisgrifio grŵp o glefydau sy'n cael eu diffinio gan newidiadau yng nghelloedd y corff a allai ledaenu o'u man gwreiddiol i rannau eraill y corff. Mae canser yn dechrau pan fydd y celloedd yn ymrannu (trwy fitosis) yn afreolus, gan arwain at ffurfio lwmp neu diwmor. Gall sawl ffactor wneud i unigolyn fod yn fwy agored i ddatblygu canser nag eraill, gan gynnwys ffordd o fyw, yr amgylchedd a ffactorau genetig.

Mae dros 200 o wahanol fathau o ganser yn effeithio ar wahanol rannau o'r corff. Y canserau canlynol ydy'r rhai mwyaf cyffredin y ceir diagnosis ohonynt yng Nghymru, ac maen nhw'n cyfrif am fwy na hanner y canserau:

- canser y colon/coluddyn
- canser y prostad
- canser y fron
- canser yr ysgyfaint

Rhannau eraill o'r corff dynol sy'n cael eu heffeithio'n gyffredin gan ganser yw'r aren, y pancreas, y bledren, lewcemia, yr ofari, y groth, yr ymennydd a'r oesoffagws.

Gweithgaredd 8

Mae'n anodd darogan pam y mae un unigolyn yn datblygu canser ac un arall ddim. Fodd bynnag, mae ymchwil yn awgrymu y gallai rhai ffactorau risg gynyddu siawns unigolyn o ddatblygu canser.

Ymchwiliwch i'r ffactorau risg sy'n gysylltiedig â'r canserau a restrir uchod a lluniwch adnodd adolygu (e.e. poster gyda nodiadau eglurhaol) i'w drafod gyda gweddill y grŵp.

Effeithiau tymor byr byw gyda chyflyrau cyffredin

Dyma rai effeithiau tymor byr posibl o fyw gyda chyflwr:

- anhwylder cyffredinol (blinder, teimlo'n sâl)
- gorflinder
- ymdopi â phoen
- rhwystredigaeth, dicter a gorbryder, o wybod y bydd y cyflwr yn gwaethygu
- effaith addasu i feddyginiaeth
  - trefn cymryd meddyginiaeth
  - sgileffeithiau
- newidiadau i ffordd o fyw, e.e. newidiadau i ddeiet, ymarfer corff, rhoi'r gorau i ysmygu, lleihau faint o alcohol sy'n cael ei yfed a lleihau straen
- addasu i archwiliadau meddyg teulu a/neu ysbyty yn rheolaidd ac apwyntiadau monitro.

Effeithiau tymor hir byw gyda chyflyrau cyffredin

Dyma rai effeithiau tymor hir posibl o fyw gyda chyflwr:

- newidiadau gwybyddol gyda meddwl, dysgu a chynllunio
- newidiadau emosiynol yn arwain at iselder
- newidiadau yn y gallu i gyfathrebu
- colli cydsymud a chydbwysedd, gan achosi heriau symudedd a risg uwch o gwympo
- risg o gydafiachedd (*cormorbidity*) – os cewch ddiagnosis o un cyflwr, mae'n fwy tebygol y byddwch yn derbyn diagnosis o rai eraill
- risg o amlgyffuriaeth (*poly-pharmacy*) – sef sawl meddyginiaeth wahanol yn cael ei roi i un person
- llai o imiwnedd o ganlyniad i naill ai'r cyflwr neu effeithiau meddyginiaeth sy'n arwain at fwy o risg o heintiau, fel niwmonia neu MRSA
- byw gyda stigma sy'n gysylltiedig a ffordd o fyw o ganlyniad i rai cyflyrau.

Effaith ar fywyd bob dydd

Mae byw gyda chyflwr yn effeithio ar wahanol unigolion mewn ffyrdd gwahanol. Mae hyn yn dibynnu ar amgylchiadau unigol y claf yn ogystal â'r diagnosis mae'r claf yn ei dderbyn. Mae rhai cyflyrau yn rhai cynyddol, sy'n golygu na fyddan nhw'n effeithio ar fywyd bob dydd yn syth. Yn hytrach, bydd angen i drefn arferol unigolyn newid dros amser er mwyn delio ag anhawster cynyddol gyda bywyd o ddydd i ddydd.

Dyma rai enghreifftiau posibl o'r effaith ar fywyd bob dydd:

- mae ymrwymiad/baich amser o reoli rhai cyflyrau yn haws delio â nhw (e.e. newidiadau o ran deiet, ymarfer corff, a chymryd meddyginiaeth yn union fel y disgrifir a rheoli sgileffeithiau) wrth fyw o ddydd i ddydd
- gall rhyngweithio cymdeithasol fod yn anodd oherwydd diffyg gwybodaeth pobl eraill o'r cyflwr
- gall cyfleoedd o ran gwaith gael eu cyfyngu, yn enwedig os oes angen gwneud gwaith shifft sy'n gallu ymyrryd â threfniadau cymryd meddyginiaeth neu gael triniaeth
- efallai y bydd goblygiadau o ran gyrru, yn dibynnu ar y math o gyflwr a'i ddifrifoldeb
- efallai y bydd angen cynllunio ychwanegol wrth deithio neu fynd ar wyliau, e.e. sicrhau bod cyflenwad digonol o feddyginiaeth ar gael a bod modd darparu ar gyfer anghenion deietegol
- effaith emosiynol
- effaith seicolegol
- effeithiau ar fywyd teuluol, perthynas ag eraill, gwaith a gweithgareddau cymdeithasol
- gall llai o symudedd a gwendid corfforol arwain at anhawster wrth wneud pethau bob dydd fel gwisgo, sefyll, cerdded, ymolchi ac ati
- gellid lleihau'r risg o ddisgyn gyda chefnogaeth gweithwyr proffesiynol fel Therapydd Galwedigaethol i wneud addasiadau i'r cartref neu ffisiotherapydd i ddarparu ymarferion.

Darllen ac ymchwil pellach

Allergy UK **https://www.allergyuk.org/**

Sefydliad Prydeinig y Galon **https://www.bhf.org.uk/**

Sefydliad Prydeinig yr Ysgyfaint **https://www.blf.org.uk/**

Cancer Research UK: ystadegau achosion canser **https://www.cancerresearchuk.org/health-professional/cancer-statistics/incidence**

GIG: Iechyd A-Z **https://www.nhs.uk/conditions/**

Coleg Brenhinol y Therapyddion Galwedigaethol **https://www.rcot.co.uk/about-occupational-therapy/what-is-occupational-therapy**

ATEB I'R GWEITHGAREDD
Gweithgaredd 7

Mae ymchwil diweddar yn dangos bod plant yn y gwledydd datblygedig (gwledydd Gorllewinol) yn fwy tebygol o gael afiechydon gan nad ydyn nhw'n dod i gyffyrddiad â microbau sy'n achosi haint. O ganlyniad, mae eu lefel ymwrthedd yn isel. Mewn gwledydd sy'n datblygu fodd bynnag mae'r plant yn magu mwy o ymwrthedd i ficrobau heintus gan eu bod nhw'n dod i gysylltiad â baw a sawl germ yn gyson. O ganlyniad, mae eu lefel ymwrthedd yn uchel.

4.4: Anghenion gofal a chymorth wrth fyw gyda chyflyrau ffisiolegol a wynebu heriau

Mae'n rhaid i chi wybod a deall:

- anghenion gofal a chymorth unigolion wrth fyw gyda chyflyrau ffisiolegol a heriau
- modelau amrywiol o iechyd a llesiant

Anghenion gofal a chymorth

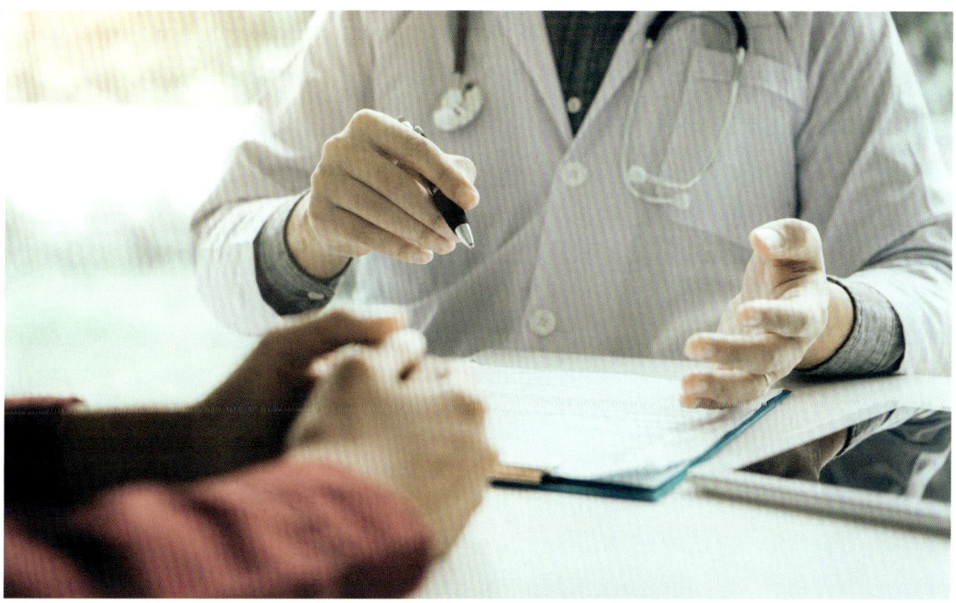

Asedau a chryfderau

Mae **dull gofal a chymorth sy'n seiliedig ar gryfderau** yn gwerthfawrogi gallu, sgiliau, gwybodaeth, cysylltiadau a photensial unigolion sydd angen gofal, eu ffrindiau, eu teulu a'u cylch ehangach wrth fyw gyda chyflyrau sy'n effeithio ar weithgareddau bywyd bob dydd. Mae'r ffactorau hyn yn cael eu hystyried yn "asedau".

Trwy ganolbwyntio ar asedau a chryfderau unigolyn sy'n byw gyda chyflwr sy'n effeithio ar fywyd bob dydd, ni fydd ymarferwyr iechyd a gofal cymdeithasol yn anwybyddu'r heriau y mae unigolion yn eu hwynebu. Yn hytrach, fe fyddan nhw'n edrych ar y pethau cadarnhaol er mwyn defnyddio dull o ofal sy'n seiliedig ar gryfderau.

Diagnosis a monitro'r cyflwr

Dyma enghraifft o bwy sy'n gallu gwneud diagnosis o gyflwr:

- meddygon: Meddyg Teulu (GP) sy'n gweithio mewn meddygfa leol, neu Ymgynghorydd Arbenigol sy'n gweithio mewn ysbyty
- nyrsys a bydwragedd arbenigol cofrestredig
- amrywiaeth o weithwyr proffesiynol perthynol i iechyd sydd wedi'u hyfforddi i wneud diagnosis, e.e. podiatregydd, orthoptydd, a ffisiotherapydd.

Mae'r term **gwneud diagnosis** yn disgrifio'r broses o ddadansoddi arwyddion a symptomau, tra bod y term **diagnosis** yn disgrifio datganiad neu gasgliad wrth wneud diagnosis o gyflwr. Gall gwneud diagnosis gynnwys edrych ar hanes meddygol yr unigolyn, archwiliad corfforol, sgan a phelydr-X, profion gwaed a throeth (*urine*), neu lawdriniaeth fach (e.e. cymryd biopsi).

Ar ôl gwneud diagnosis, gall monitro cyflwr gynnwys sawl apwyntiad rheolaidd gyda meddyg teulu, ymgynghorydd ysbyty neu nyrs arbenigol. Gellir defnyddio sgan, profion gwaed a throeth, a chynnal archwiliad corfforol i fonitro'r cyflwr.

Gweithgaredd 1

Dewiswch ddau gyflwr a drafodir ym Mhennod 4.2 a Phennod 4.3 ac esboniwch sut mae'r cyflyrau hyn yn derbyn diagnosis a'u monitro i gynnal llesiant.

Asesiad o anghenion gofal a chymorth

Bydd tîm amlddisgyblaethol (dan arweiniad Ymarferydd Cofrestredig fel arfer, gyda mewnbwn gan Therapi Galwedigaethol a thîm gofal iechyd) yn asesu anghenion gofal a chymorth yr unigolyn sydd angen gofal. Bydd yr unigolyn a'i deulu/gofalwr hefyd yn cymryd rhan, ac yn cael mewnbwn yn yr asesiad, er mwyn sicrhau bod y cynllun gofal a chymorth yn canolbwyntio ar yr unigolyn. Felly, dylai'r unigolyn gael ei rymuso drwy gael llais/dewis/rheolaeth dros y gofal a'r cymorth mae'n eu derbyn sy'n cynyddu anghenion hunan-barch ac annibyniaeth yr unigolyn.

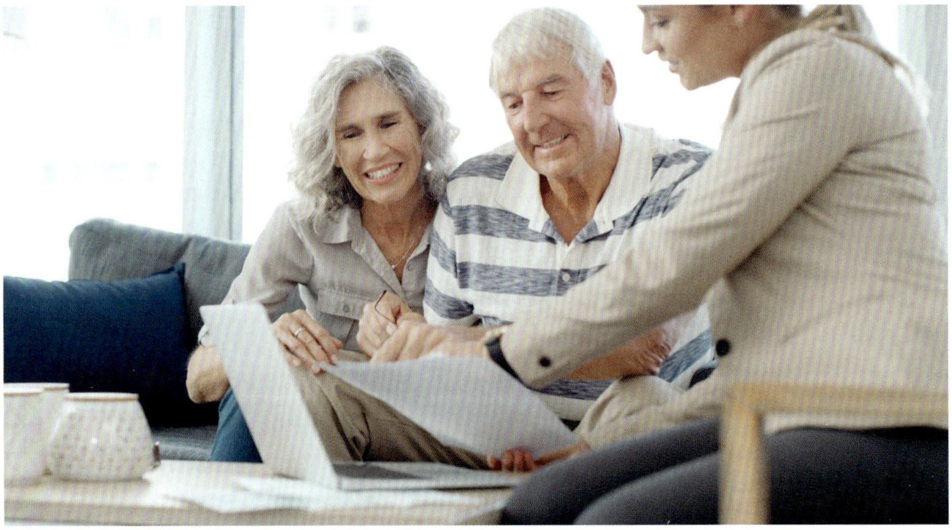

Y nod wrth asesu anghenion ydy:

- sicrhau bod anghenion llesiant yr unigolyn yn cael eu bodloni
- sicrhau bod gan yr unigolyn lais, dewis a rheolaeth dros y gofal a'r cymorth mae'n eu derbyn
- helpu'r unigolyn i fod mor annibynnol â phosibl.

Bydd yr asesiad yn cynnwys pennu nodau a chanlyniadau dymunol yr unigolyn sy'n derbyn gofal a chymorth a sut y bydd y rhain yn cael eu cyflawni. Bydd canlyniadau'r asesiadau yn wahanol i bob unigolyn.

Gellir cynnal asesiad gofalwr hefyd, os ydy hynny'n briodol, er mwyn sicrhau bod hawliau gofalwyr yn cael eu cynnal, a phwyso a mesur pa wasanaethau cymorth y gallai'r gofalwr elwa ohonyn nhw.

Ymyriadau, gofal, cymorth a chyngor er mwyn gwella llesiant

Yn dilyn asesiad o anghenion gofal a chymorth, bydd cynllun gofal a chymorth personol yn cael ei baratoi yn seiliedig ar anghenion yr unigolyn neu'r canlyniadau a ddymunir.

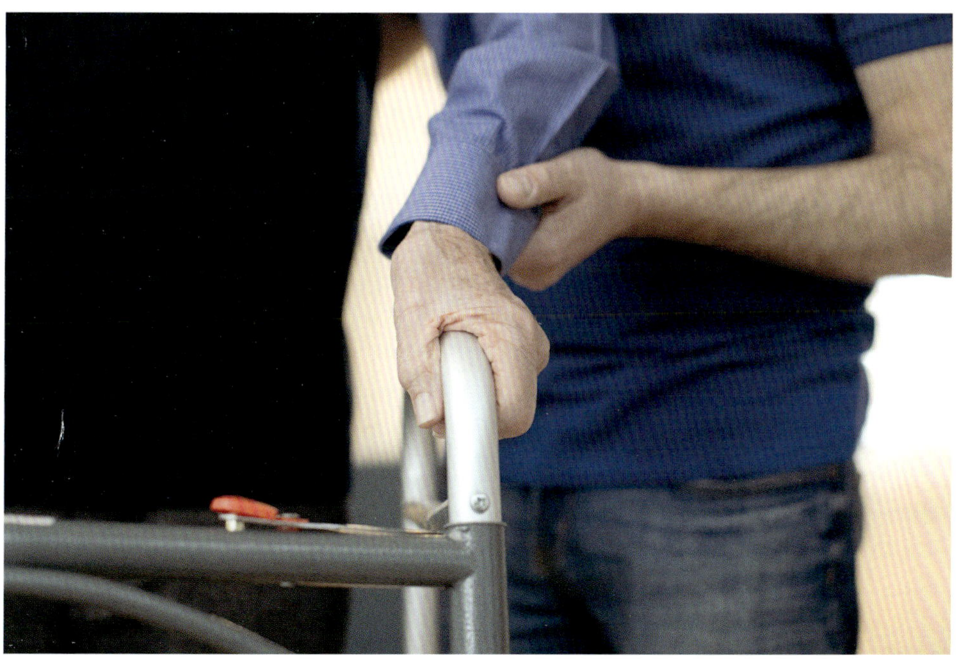

Gall ymyriad gynnwys:

- cymorth gyda symudedd, lleferydd ac amhariadau gwybyddol sy'n gysylltiedig â'r cyflwr
- cyngor i wella iechyd a llesiant
- darparu cymhorthion ac addasiadau i'r cartref i gynorthwyo annibyniaeth

- cymorth gyda thasgau byw arferol lle gall symudedd gael ei effeithio
- cymorth gyda phroblemau iechyd meddwl o ganlyniad i fyw gyda chyflwr, e.e. grwpiau cefnogi, cwnsela
- rhoi gwybodaeth ac addysg i deuluoedd, gofalwyr a'r cyhoedd ar y cyflwr, yr effaith ar yr unigolyn sy'n byw gyda'r cyflwr, a chyngor ar y ffordd orau o'u cefnogi.

Gofal seibiant

Yn aml iawn, mae gofalu am berthynas, ffrind, neu gymydog yn cymryd cryn dipyn o amser. Nod gofal seibiant, felly, ydy rhoi seibiant i ofalwyr o'u rôl ofalu. Mae'n rhoi amser i ofalwyr ofalu am eu hiechyd a'u llesiant eu hunain. Gall gofal seibiant wella'r berthynas rhwng y gofalwr a'r unigolyn sy'n derbyn gofal a chymorth, ac mae'n rhoi'r cyfle i'r unigolyn sy'n derbyn gofal a chymorth ryngweithio â phobl eraill y tu allan i'w gylch arferol.

Gellir darparu gofal seibiant yng nghartref yr unigolyn ei hun, mewn canolfannau dydd, hosbis, neu gartrefi preswyl / gofal nyrsio.

Rhaglenni adsefydlu

Nod rhaglenni adsefydlu ydy galluogi unigolion sy'n byw gyda chyflyrau i adfer eu hannibyniaeth. Pan fydd unigolion yn byw gyda chyflwr cronig neu hirdymor, efallai y bydd gofyn iddynt addasu eu ffordd o fyw, yn enwedig os ydy'r cyflwr yn achosi cymhlethdodau sy'n gallu arwain at heriau.

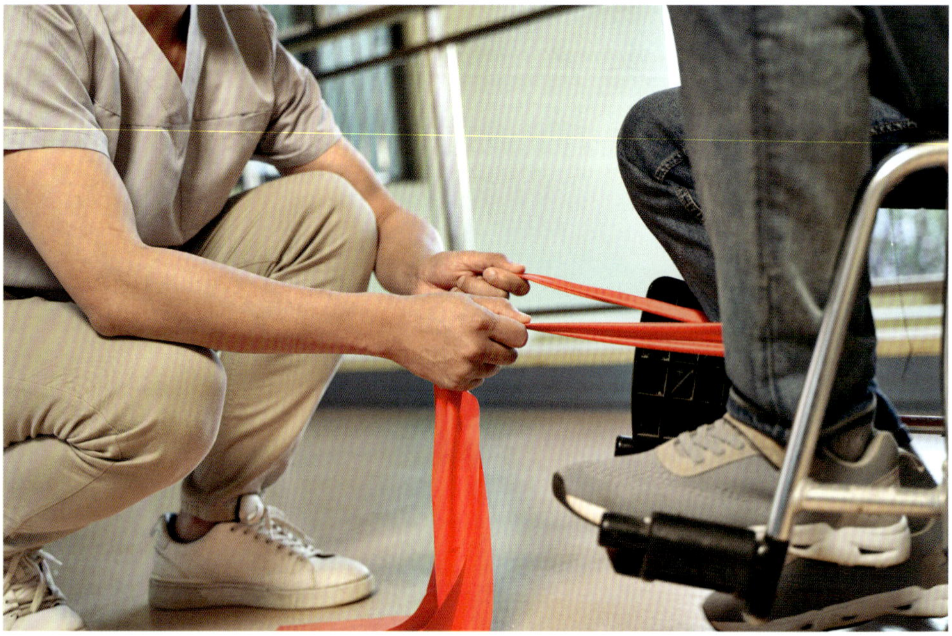

Mae rhaglenni adsefydlu fel arfer yn cynnwys amrywiaeth o weithwyr iechyd proffesiynol, fel therapydd galwedigaethol, ffisiotherapydd a therapydd lleferydd ac iaith.

Mae enghreifftiau o raglenni adsefydlu yn cynnwys:

- rhaglenni adsefydlu cardiaidd wedi'u hanelu at unigolion sydd wedi profi trawiad ar y galon sef *myocardial infarction* neu sydd wedi cael llawdriniaeth ddargyfeiriol ar y galon
- rhaglenni adsefydlu niwrolegol wedi'u hanelu at unigolion sy'n byw gydag effeithiau anafiadau trawmatig i'r ymennydd
- rhaglenni adsefydlu symudedd wedi'u hanelu at unigolion sydd wedi cael llawdriniaeth i osod cymal newydd.

Gweithgaredd 2

Dewiswch ddau gyflwr a drafodir ym Mhenodau 4.2 a 4.3 ac ewch ati i baratoi taflen wybodaeth ar gyfer pob un cyflwr i ddangos:

- sut y gallai rhaglenni adsefydlu fod o fudd i unigolion sy'n byw gyda'r cyflyrau hyn
- yr amrywiaeth o weithwyr iechyd a gofal cymdeithasol proffesiynol a allai gyfrannu at raglenni adsefydlu.

Modelau iechyd a llesiant

Dylai dysgwyr allu cymhwyso'r gwahanol fodelau iechyd a llesiant at amrediad o gyflyrau ffisiolegol.

Mae tri model iechyd a llesiant:

1. Model cymdeithasol iechyd a llesiant

Mae model cymdeithasol iechyd a llesiant yn canolbwyntio ar sut mae ffactorau cymdeithasol, economaidd ac amgylcheddol yn dylanwadu ar iechyd a llesiant, ac yn ystyried yr amgylchedd (e.e. tai gwael, llygredd, deiet gwael a thlodi) fel achos salwch. Mae hefyd yn awgrymu bod unigolion yn cael eu 'cau allan' gan rwystrau cymdeithasol, nid gan eu hiechyd, amhariad neu'r hyn sy'n eu gwneud yn wahanol.

Agweddau cadarnhaol:	■ yn annog newid cymdeithasol drwy ddarparu mynediad at wasanaethau iechyd a gofal cymdeithasol ■ yn grymuso unigolion i wneud penderfyniadau am eu hiechyd eu hunain.
Agweddau negyddol:	■ yn dibynnu ar unigolion i ddewis derbyn neu ddeall gwybodaeth am hybu iechyd ■ yn dibynnu ar gymhelliant unigolion i wneud newidiadau i'w hymddygiad.

2. Model meddygol iechyd a llesiant

Mae model meddygol iechyd a llesiant yn tybio bod salwch neu afiechyd yn bodoli ac yn ystyried "iechyd" fel absenoldeb afiechyd. Mae'n pwysleisio diagnosis clinigol (profion labordy) ac ymyrraeth feddygol (e.e. meddyginiaeth) wrth drin clefyd neu ei symptomau.

Agweddau cadarnhaol:	■ yn cydnabod y gall y rhan fwyaf o afiechydon gael eu trin ag ymyrraeth feddygol ■ wedi arwain at ddatblygiadau yn y dewis o driniaethau, fel triniaethau canser.
Agweddau negyddol:	■ dim ystyriaeth i ffactorau eraill posibl sy'n achosi salwch ■ yn gweld unigolyn sy'n byw gydag anabledd yn broblem, ac felly yn cael eu cyfyngu gan eu cyflwr ■ yn canolbwyntio ar driniaeth ac nid ar addysg iechyd a hybu iechyd i leihau'r risg o salwch.

Gweithgaredd 3

Dewiswch un cyflwr iechyd sy'n cael ei drafod ym Mhenodau 4.2 a 4.3. Ewch ati i drafod y cyflwr mewn perthynas â'r modelau cymdeithasol, meddygol a bioseicogmdeithasol o ran iechyd a llesiant y claf. Paratowch asesiad o'r gofal a'r cymorth y gallai fod ei angen ar yr unigolion, eu teulu, ffrindiau ac eraill wrth iddyn nhw fyw gyda'r cyflwr.

3. Model bioseicogymdeithasol iechyd a llesiant

Mae model bioseicogymdeithasol (*biopsychosocial*) iechyd a llesiant yn ymgorffori dulliau rhyngweithio rhwng ffactorau biolegol, seicolegol a chymdeithasol er mwyn helpu i benderfynu pam mae anhwylder ar unigolyn o bosibl.

Agweddau cadarnhaol:	■ yn gweld unigolyn yn byw yn llawn gyda ffactorau cymhleth sy'n effeithio ar iechyd a llesiant ■ yn integreiddio gwasanaethau gofal iechyd a gofal cymdeithasol ■ mae gofal a chymorth wedi'u teilwra i'r unigolyn.
Agweddau negyddol:	■ yn meddwl bod pob salwch (yn enwedig salwch meddwl) yn fioseicogymdeithasol ■ yn ystyried effeithiau cymdeithas ar yr unigolyn; fodd bynnag, efallai ei bod yn anymarferol ystyried yr holl ffactorau cymdeithasol wrth wneud diagnosis neu drin unigolyn.

> Mae'r gefnogaeth feddygol yn fy nghadw i'n fyw, ond y gefnogaeth seicolegol a chymdeithasol sy'n fy ngalluogi i fyw.
>
> *The Patient Patient, 2013*

Darllen ac ymchwil pellach

Adsefydlu cardiaidd, British Heart Foundation
https://www.bhf.org.uk/what-we-do/in-your-area/wales

Adsefydlu symudedd
https://www.physio.co.uk/index.php

Adsefydlu niwrolego
https://www.royalfree.nhs.uk/services/neurosciences?q=%2Fservices%2Fservices-a-z%2Fneurosciences%2Fneurological-rehabilitation-centre-nrc%2F#tab-overview

4.5: Strategaethau lleihau risgiau y gellir eu gweithredu er mwyn cefnogi iechyd a llesiant

Term allweddol

Sefydliadau'r trydydd sector – yn y sector iechyd a gofal cymdeithasol, elusennau, grwpiau cymunedol neu grwpiau gwirfoddol ydy'r rhain sy'n gweithio er budd y cyhoedd er mwyn hybu ymwybyddiaeth o gyflyrau sy'n effeithio ar y corff dynol, gan ddarparu cefnogaeth i unigolion sy'n byw gyda chyflyrau penodol a'u teuluoedd, a gwella llesiant unigolion.

Mae'n rhaid i chi wybod a deall:

- y prif fentrau a strategaethau hybu iechyd presennol y gellir eu gweithredu er mwyn cefnogi iechyd a llesiant.

Dyma rai strategaethau lleihau risg y gallai unigolion sy'n byw â chyflwr sydd wedi derbyn diagnosis eu gweithredu er mwyn cefnogi eu hiechyd a'u llesiant:

- cadw at drefn meddyginiaeth ar bresgripsiwn
- gwneud addasiadau i'r cartref er mwyn lleihau'r risg o ddisgyn oherwydd heriau symudedd
- mynd i apwyntiadau adolygu rheolaidd gyda'r tîm iechyd a gofal cymdeithasol amlddisgyblaethol, gan gynnwys ymgynghorwyr ysbyty, nyrsys arbenigol, meddygon teulu, nyrsys cymunedol, therapyddion galwedigaethol, ffisiotherapyddion, gweithwyr cymdeithasol ac ati
- gwneud mwy o weithgarwch corfforol er mwyn cynnal symudedd
- gostwng lefelau straen drwy ofalu am lesiant personol.

Cynyddu ymwybyddiaeth y cyhoedd o'r cyflyrau

Gall gweithgareddau hybu iechyd godi ymwybyddiaeth drwy drefnu digwyddiadau codi arian lleol a chenedlaethol, sefydlu rhwydweithiau cefnogi penodol a thrwy ddylanwadu ar wleidyddion ynghylch polisïau cenedlaethol, er enghraifft.

Cynyddu ymwybyddiaeth y cyhoedd o'r gwasanaethau sydd ar gael

Mae sefydliadau'r trydydd sector yn lleol ac yn genedlaethol yn helpu i gynyddu ymwybyddiaeth y cyhoedd o effeithiau cyflyrau sy'n effeithio ar y corff dynol. Mae'r sefydliadau hyn hefyd yn addysgu'r cyhoedd am wasanaethau iechyd a gofal cymdeithasol sydd ar gael i unigolion sy'n byw gyda chyflyrau a'u teuluoedd a allai ddarparu cymorth a gweithgareddau i hybu eu hiechyd a'u llesiant.

Yn aml, bydd sefydliadau'r trydydd sector yn:

- cynnig gwybodaeth am y cyflwr
- darparu gwybodaeth a chefnogaeth i unigolion sy'n byw gyda chyflwr
- darparu gwybodaeth am ble y gall unigolion sy'n byw gyda chyflwr gael mynediad at wasanaethau gofal a chymorth addas
- trefnu rhwydwaith cymorth i deuluoedd, ffrindiau a'r cylch ehangach sy'n gofalu am unigolion sy'n byw gyda chyflwr
- cynnig gwybodaeth am driniaethau a therapïau a allai fod yn ddefnyddiol wrth fyw gyda chyflwr
- darparu'r wybodaeth a'r adnoddau diweddaraf i weithwyr iechyd proffesiynol sy'n rhoi gofal a chymorth i unigolion sy'n byw gyda chyflwr
- trefnu digwyddiadau codi arian yn lleol ac yn genedlaethol er mwyn codi ymwybyddiaeth o gyflwr, e.e.
    - trefnu heriau a digwyddiadau er mwyn casglu nawdd a darparu adnoddau a syniadau codi arian
    - codi arian yn genedlaethol drwy redeg marathon, gwerthu cacennau, diwrnod gwisgo lliw penodol ac ati
    - codi arian yn lleol sy'n aml yn cael ei drefnu gan grwpiau cefnogi lleol
    - codi arian corfforaethol – gall sefydliadau neu gwmnïau mawr bennu "elusen y flwyddyn"
- codi ymwybyddiaeth drwy ddylanwadu ar wleidyddion ynghylch polisïau cenedlaethol a allai effeithio ar wasanaethau gofal a chymorth i unigolion sy'n byw gyda chyflwr

Gwybod am fentrau a strategaethau hybu iechyd cyfredol

Mae mentrau a strategaethau hybu iechyd yn cael eu hanelu at unigolion sy'n byw gyda chyflyrau sy'n effeithio ar y corff dynol neu gyda'r nod o leihau'r risg o ddatblygu cyflyrau. Mae'r strategaethau hyn yn hybu:

- gwella hydradu a maeth
- gostwng pwysau'r corff mewn unigolion â BMI uchel
- cadw at drefnau meddyginiaeth ar bresgripsiwn
- pwysigrwydd bod yn bresennol mewn apwyntiadau rheolaidd
- gwneud mwy o weithgarwch corfforol i gynnal symudedd
- gostwng lefelau straen drwy ofalu am lesiant personol.

Gweithgaredd 1

Dyma enghreifftiau o sefydliadau sy'n ceisio codi ymwybyddiaeth o'r gwasanaethau sydd ar gael:

- Parkinson's UK Cymru
- Age Cymru
- National Rheumatoid Arthritis Society (NRAS)
- Target Ovarian Cancer
- Ymddiriedolaeth Sepsis y Deyrnas Unedig

Ymchwiliwch i'r sefydliadau uchod a lluniwch fap meddwl o'r gwasanaethau y maen nhw'n eu cynnig wrth godi ymwybyddiaeth y cyhoedd o'r cyflwr y maen nhw'n ei gynrychioli.

Dewiswch amrywiaeth o sefydliadau sy'n cynrychioli'r cyflyrau sy'n cael eu trafod ym mhenodau 4.2 a 4.3 cyn mynd ati i chwilio sut maen nhw'n codi ymwybyddiaeth o'r cyflwr.

Gweithgaredd 2

Allwch chi feddwl am fentrau neu strategaethau hybu iechyd sy'n cefnogi iechyd a llesiant yng Nghymru gyda'r nod o leihau risg?

Dull gofal a chymorth person-ganolog – cymryd risgiau cadarnhaol

Mae cymryd risgiau cadarnhaol yn golygu pwyso a mesur manteision ac anfanteision cymryd risgiau. Nod cymryd risgiau cadarnhaol mewn cyd-destun iechyd a gofal cymdeithasol, a dull gofal a chymorth person-ganolog, ydy galluogi unigolion sy'n derbyn gofal a chymorth i gymryd risg er mwyn gwella ansawdd eu bywyd a rheoli'r risgiau hynny.

Mae cymryd risgiau yn rhan o'n bywydau bob dydd, a thrwy beidio â chymryd risgiau, byddai rhwystrau yn ein hatal rhag cyflawni ein nodau. Pan fydd gweithwyr iechyd a gofal cymdeithasol proffesiynol yn gweithio gydag unigolion agored i niwed i hybu eu hawl i wneud dewisiadau, gall hynny gynnwys cymryd risg. Mae cymryd risg cadarnhaol yn golygu na fydd yr unigolyn yn gwangalonni rhag cymryd risg. Mae'n golygu y bydd y gweithiwr iechyd a gofal cymdeithasol proffesiynol yn helpu'r unigolyn i ddeall beth ydy'r risg a sut y gellir ei reoli. Trwy reoli cymryd risg cadarnhaol, bydd iechyd a llesiant yr unigolyn hefyd yn cael ei hybu.

Trwy adael i'r unigolyn wneud dewis gwybodus am gymryd risgiau a chefnogi cymryd risgiau mewn ffordd gadarnhaol, mae gweithwyr iechyd a gofal cymdeithasol proffesiynol yn hybu cryfderau'r unigolyn. Bydd hyn yn helpu'r unigolyn i ddysgu o'r risg y gallai ei gymryd a deall canlyniadau cymryd y risg.

Mae cefnogi unigolion sy'n derbyn gofal a chymorth i gymryd risgiau yn:

- rhoi cymorth i'r unigolyn ddatblygu gwytnwch
- galluogi'r unigolyn i fagu annibyniaeth, hunanhyder a hunan-barch
- galluogi'r unigolyn i gydnabod ei hawl i wneud dewisiadau a phenderfyniadau am ei fywyd ei hun

Mae asesu risg ac asesu effaith risg yn hanfodol wrth gefnogi unigolion i wneud dewisiadau. Mae'n golygu sicrhau cydbwysedd rhwng darparu cymorth i'r unigolyn i wneud ei ddewisiadau ei hun a chefnogi'r hawl i wneud dewis hefyd. I wneud hyn, bydd yn rhaid i'r gweithiwr iechyd a gofal cymdeithasol ymarfer o fewn y ddeddfwriaeth er mwyn sicrhau bod unigolion yn ddiogel [Deddf Iechyd a Diogelwch yn y Gwaith 1974] wrth gynnal eu hawliau i wneud dewisiadau [Deddf Gwasanaethau Cymdeithasol a Llesiant (Cymru) 2014, Deddf Hawliau Dynol (1998) a Deddf Galluedd Meddyliol (2005)].

Clinigau iechyd rhywiol: cefnogi, gwneud diagnosis a chynnig triniaeth sy'n lleihau'r stigma sy'n perthyn i glefydau a drosglwyddir yn rhywiol (*STIs*).

Cefnogaeth camddefnyddio sylweddau: siarad â rhywun ydy'r cam cyntaf i gael yr help sydd ei angen ac mae gwasanaeth cyswllt 24/7 ar-lein a thros y ffôn ar gyfer cymorth camddefnyddio alcohol a chyffuriau. Gall camddefnyddio sylweddau effeithio ar bobl waeth beth fo'u hoedran, cefndir

Gweithgaredd 3

Meddyliwch am risgiau syml y gallech fod wedi'u cymryd yr wythnos hon, e.e. croesi'r ffordd, torri papur gyda siswrn, cerdded i lawr y grisiau, dal y bws, gyrru i'r coleg ac ati.

- Sut fyddech chi wedi teimlo pe baech chi wedi cael eich atal rhag cymryd y risgiau hyn?
- Ydych chi'n meddwl y byddai eich bywyd yn wahanol pe baech wedi cael eich atal rhag cymryd y risgiau hyn?
- Ydych chi wedi cymryd risg sy'n effeithio ar eich bywyd? Sut mae hyn wedi effeithio ar eich iechyd a'ch llesiant?

neu darddiad ethnig, a gall arwain at broblemau sylweddol sy'n effeithio ar iechyd, llesiant ac amgylchiadau cymdeithasol unigolyn ac ar y bobl o'i gwmpas.

Gofal sy'n seiliedig ar gryfderau ac sy'n canolbwyntio ar ganlyniadau

Mae gofal sy'n canolbwyntio ar ganlyniadau yn disgrifio'r hyn yr hoffai unigolyn ei gyflawni drwy nodau realistig y gall yr unigolyn, ei deulu, neu ei ofalwr weithio tuag atyn nhw er mwyn cefnogi iechyd a llesiant. Bydd y canlyniadau'n amrywio o berson i berson oherwydd byddan nhw'n cael eu harwain gan yr hyn sy'n bwysig i'r unigolyn.

Mae gofal sy'n canolbwyntio ar ganlyniadau yn sicrhau:

- dull sy'n seiliedig ar gryfderau wrth ddarparu gofal, cymorth a chynhwysiant
- gofal a chymorth person-ganolog
- bod yr hyn y gall yr unigolion ei wneud gyda'u sgiliau, cryfderau, galluoedd a'u rhwydwaith cymunedol eu hunain yn cael ei amlygu
- bod lleisiau unigolion yn cael eu clywed, a bydd eraill yn gwrando arnyn nhw ac yn gweithredu arnyn nhw wrth ddarparu gofal a chymorth
- bod unigolion yn bartneriaid cyfartal mewn penderfyniadau a wneir am y gwasanaethau gofal a chymorth maen nhw'n eu derbyn
- bod unigolion yn cael eu grymuso, gan gynnwys hunanymwybyddiaeth, hunanofal a gwasanaethau eirioli
- bod gwasanaethau iechyd a gofal cymdeithasol yn cael eu darparu mewn ffordd ddi-dor, gan fodloni anghenion unigolion, ac yn cael eu darparu mor agos at eu cartrefi â phosibl
- bod diogelu yn gyfrifoldeb ar bawb, ac mae'n ofynnol i bob gweithiwr proffesiynol a sefydliad unigol wneud popeth o fewn eu gallu i sicrhau bod llesiant plant ac oedolion sydd mewn perygl yn cael eu hamddiffyn rhag camdriniaeth, triniaeth amhriodol, esgeulustod neu niwed.

Mewn ffordd gyfannol, mae dull gofal a chymorth sy'n seiliedig ar gryfderau yn dangos galluoedd, cryfderau ac amgylchiadau unigolyn, yn hytrach na chanolbwyntio ar yr heriau y gallent eu hwynebu. Mae'n golygu cefnogi unigolion i oresgyn rhwystrau er mwyn cefnogi iechyd a llesiant.

Elfen bwysig o ddull gofal a chymorth sy'n seiliedig ar gryfderau ac sy'n canolbwyntio ar ganlyniadau ydy nad ydy'r ffocws ar y canlyniad neu'r nod, ond yn hytrach ar sut mae pethau'n cael eu gwneud. Mae'n ymwneud â sut mae gweithwyr iechyd a gofal cymdeithasol proffesiynol yn defnyddio eu sgiliau wrth weithio gydag unigolion, eu teuluoedd a'r gymuned y maen nhw'n byw ynddi er mwyn datrys sefyllfa benodol. Y nod ydy sicrhau gwell canlyniadau iechyd a llesiant i unigolion.

Dydy darparu gwasanaethau gofal a chymorth mewn ffordd sy'n seiliedig ar gryfderau ac sy'n canolbwyntio ar ganlyniadau ddim yn golygu darparu llai o wasanaethau cymorth i unigolion. Mae'n golygu gweithio gydag unigolion i nodi'r ffordd orau o ddefnyddio eu cryfderau a'r adnoddau sydd ganddynt ar y pryd neu y gallan nhw gael mynediad atyn nhw. Yn yr un ffordd, mae'n golygu bod y cymorth, y cyngor a'r gefnogaeth gywir ar gael i unigolion pan fydd eu hangen arnyn nhw.

Darllen ac ymchwil pellach

Age Cymru **https://www.ageuk.org.uk/cymraeg/age-cymru/**

National Rheumatoid Arthritis Society (NRAS) **https://nras.org.uk/**

Parkinson's UK Cymru **https://www.parkinsons.org.uk/cy/about-us/parkinsons-uk-cymru**

Target Ovarian Cancer **https://targetovariancancer.org.uk/?gclid=Cj0KCQjwnoqLBhD4ARIsAL5JedLTlaiajwPQW0r8ABwHk7nYs_Hb0fgVvWSj8NLRIN9jkvw0fRFdGCgaApQXEALw_wcB**

Ymddiriedolaeth Sepsis y Deyrnas Unedig **https://sepsistrust.org/**

ATEB I'R GWEITHGAREDD
Gweithgaredd 2: Enghreifftiau

Helpa Fi i Stopio
Curwch Ffliw
Cynllun Gwên
Cadw'n Iach, Cadw'n Gynnes, Cadw'n Ddiogel
Beth am Siarad â Fi?

Uned 5

Cefnogi unigolion sy'n wynebu risg i gyflawni'r canlyniadau maen nhw'n dymuno eu cael

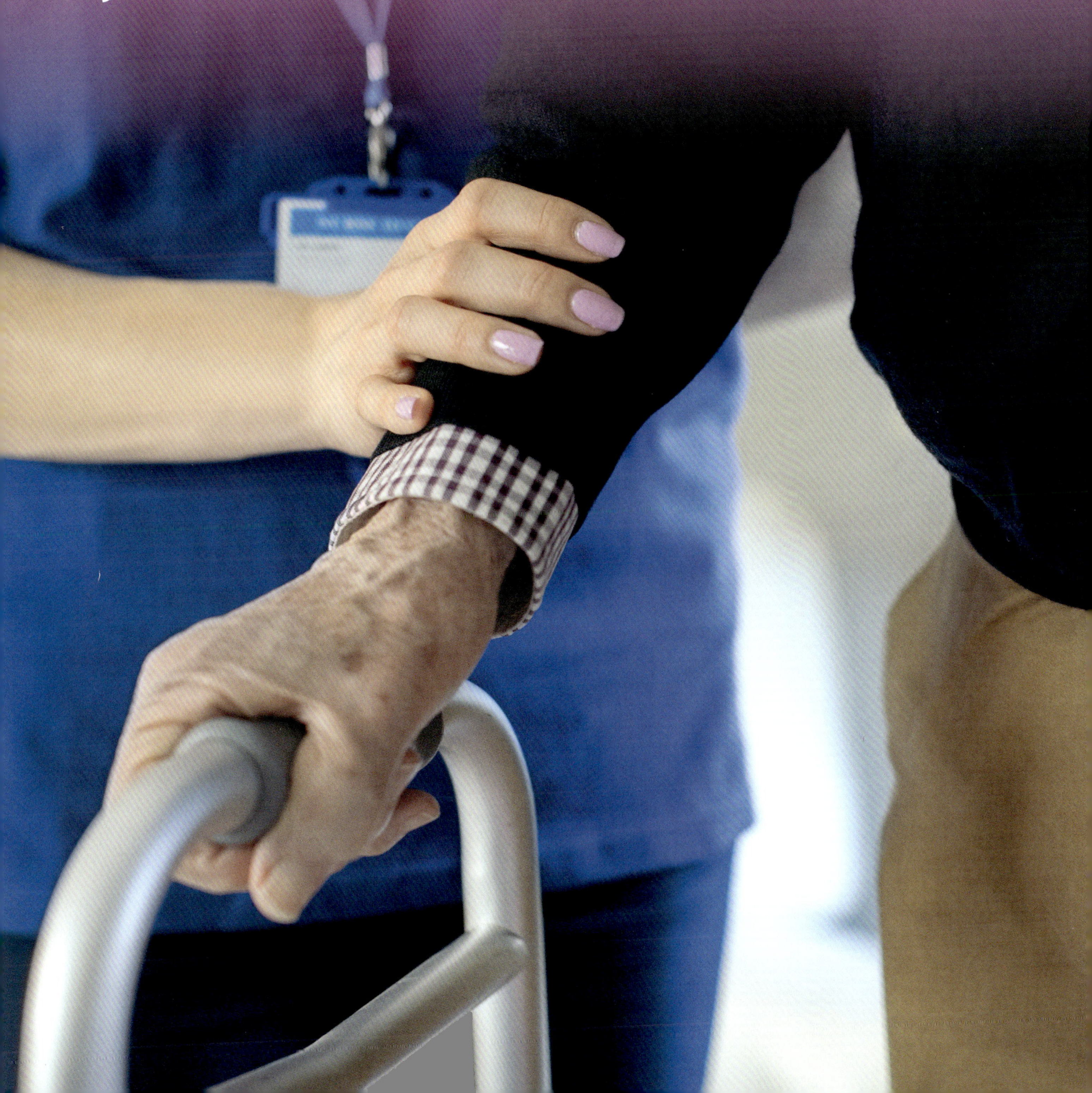

Uned 5: Cyflwyniad: Trosolwg o'r Uned hon

Cefnogi unigolion sy'n wynebu risg i gyflawni'r canlyniadau maen nhw'n dymuno eu cael

Pwrpas yr uned hon ydy ennill gwybodaeth a dealltwriaeth o:

- ffactorau sy'n effeithio ar ymddygiad oedolion
- safbwyntiau sy'n effeithio ar ymddygiad oedolion
- strategaethau a dulliau sy'n cefnogi oedolion i fabwysiadu patrymau ymddygiad cadarnhaol
- ffactorau a allai gyfrannu at unigolion yn wynebu risg o gael eu cam-drin a'u hesgeuluso
- gofynion deddfwriaeth, rheoliadau a chodau ymddygiad ar gyfer diogelu ac amddiffyn unigolion sy'n wynebu risg yn y sector iechyd a gofal cymdeithasol
- dulliau o sicrhau hawliau unigolion, gan adeiladu ar Uwch Gyfrannol Uned 3: Hybu hawliau unigolion ar bob cam o'r rhychwant oes

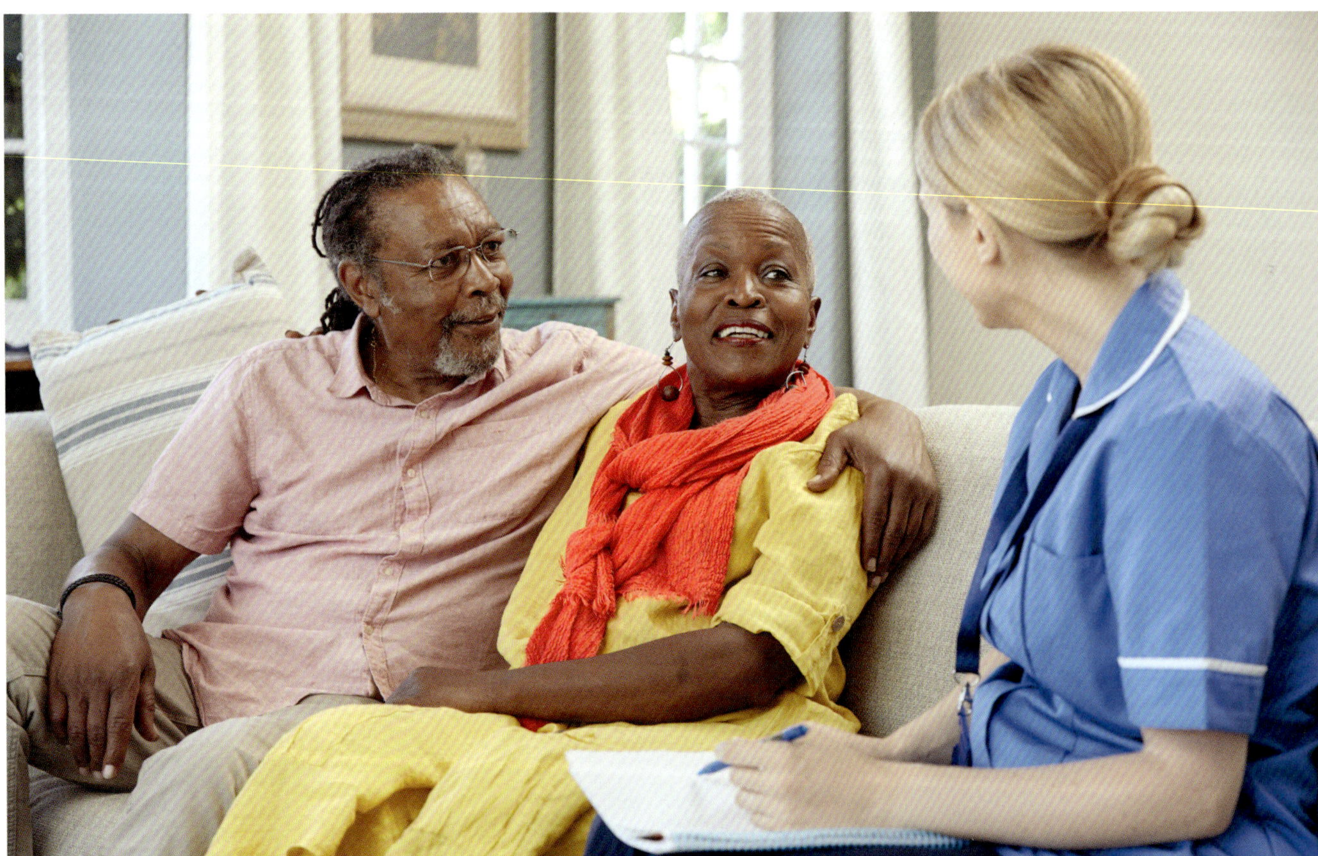

Asesu

Mae hwn yn asesiad di-arholiad sy'n cynnwys dwy dasg. Mae'r ddwy dasg yn ymwneud â'r Pecyn Asesu a ddarperir trwy wefan ddiogel CBAC ar ddydd Llun cyntaf mis Medi pob blwyddyn. Yn y ddwy dasg asesu mae'n rhaid i ddysgwyr ddefnyddio eu gwybodaeth a'u dealltwriaeth o sut i gefnogi unigolion sy'n wynebu risg i gyflawni'r canlyniadau maen nhw'n dymuno eu cael.

Bydd tasgau yr asesiad di-arholiad hwn yn parhau yr un fath am oes y fanyleb. Fe'i cyhoeddir o fewn y deunydd asesu enghreifftiol sydd ar gael o wefan ddiogel CBAC.

Mae'r asesiad hwn yn cyfrannu 25% at Radd Gyffredinol y Diploma. Mae pob cwestiwn yn orfodol. Dylai ymgeiswyr fod yn gyfarwydd â holl gynnwys y fanyleb a fydd yn cael ei asesu gan y tri amcan asesu isod:

Amcan Asesu (AA)	% o'r marciau sy'n cael eu dyrannu
AA1 – Dangos gwybodaeth a dealltwriaeth o ystod o gysyniadau, gwerthoedd a materion allweddol sy'n berthnasol i iechyd a gofal cymdeithasol.	30-34%
AA2 – Cymhwyso gwybodaeth a dealltwriaeth o egwyddorion a chyd-destunau iechyd a gofal cymdeithasol.	33-37%
AA3 – Dadansoddi a gwerthuso damcaniaethau ac ymarfer iechyd a gofal cymdeithasol i ddangos dealltwriaeth, gan fyfyrio ar eu dylanwad.	31-35%

Meysydd cynnwys

Wrth astudio Uned 5, cewch eich asesu ar bob un neu rai o'r pum maes cynnwys canlynol:

Mapio cynnwys asesu	Manylion y bennod
5.1 Ffactorau a allai gyfrannu at risg unigolion o ddioddef cam-drin ac esgeuluso	Pennod 1 Beth ydy ystyr 'unigolion sy'n wynebu risg o gael eu cam-drin a'u hesgeuluso'? Beth ydy'r ffactorau sy'n cynyddu'r risg y bydd unigolion yn wynebu risg o gael eu cam-drin a'u hesgeuluso? Ymarfer asesu yn seiliedig ar gwestiynau'r deunydd asesu enghreifftiol.
5.2 Ffactorau a all effeithio ar hawliau unigolion sy'n wynebu risg yn y sector iechyd a gofal cymdeithasol.	Pennod 2 Pa ffactorau allai effeithio ar hawliau unigolion sy'n wynebu risg yn y sector iechyd a gofal cymdeithasol? Ymarfer asesu yn seiliedig ar gwestiynau'r deunydd asesu enghreifftiol.
5.3 Gofynion deddfwriaeth, rheoliadau a chodau ymddygiad/ymarfer ar gyfer diogelu ac amddiffyn unigolion sy'n wynebu risg yng Nghymru a'r Deyrnas Unedig (DU).	Pennod 3 Deddfwriaeth, rheoliadau a chodau ymddygiad/ymarfer ar gyfer diogelu ac amddiffyn plant sy'n wynebu risg. Deddfwriaeth, rheoliadau a chodau ymddygiad/ymarfer ar gyfer diogelu ac amddiffyn oedolion all fod yn wynebu risg. Ymarfer asesu yn seiliedig ar gwestiynau'r deunydd asesu enghreifftiol.
5.4 Dulliau o sicrhau hawliau unigolion sy'n wynebu risg yn y sector iechyd a gofal cymdeithasol.	Pennod 4 Yr arferion a'r dulliau sy'n sicrhau hawliau unigolion sy'n wynebu risg yn y sector iechyd a gofal cymdeithasol. Ymarfer asesu yn seiliedig ar gwestiynau'r deunydd asesu enghreifftiol.
5.5 Sut y gall gweithwyr unigol a'r gwasanaethau a ddarperir ganddyn nhw hybu cynhwysiant.	Pennod 5 Sut y gall gweithwyr unigol ym maes iechyd a gofal cymdeithasol hybu a gwneud y gwasanaethau a ddarperir ganddyn nhw'n fwy cynhwysol? Ymarfer asesu yn seiliedig ar gwestiynau'r deunydd asesu enghreifftiol.

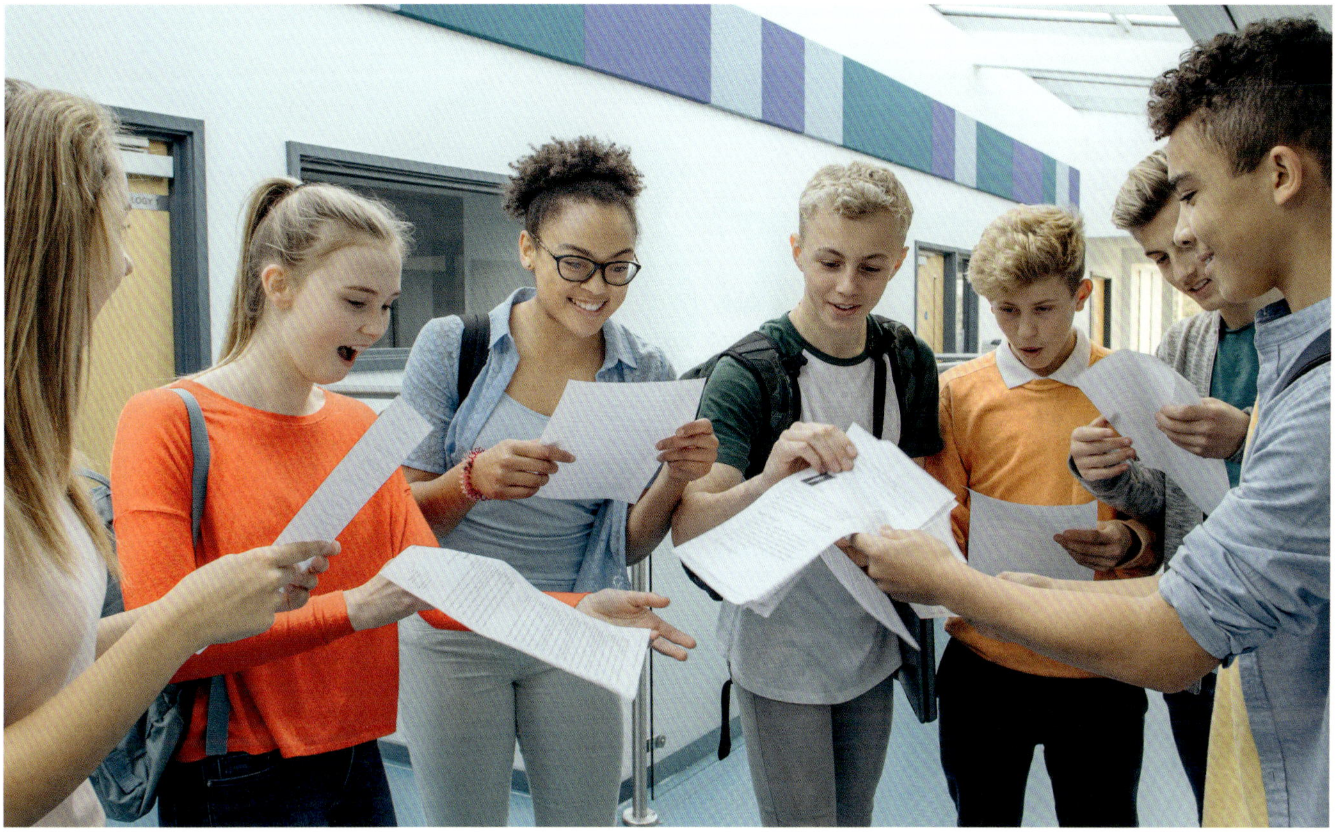

Tasgau: Deunyddiau Asesu Enghreifftiol

(ar gael ar wefan cymwysterau CBAC)

Gallwch ddewis sut i gyflwyno'r wybodaeth. Mae'n bosib defnyddio tabl os ydych chi'n dymuno.

Bydd angen i chi dreulio tua 5 awr yn cwblhau'r dasg hon.
Cyfanswm Marciau (Tasg 1 a Thasg 2): (100 marc)

Bydd cyd-destun yr astudiaeth achos yn newid yn flynyddol, ond bydd y tasgau a osodir yn parhau i fod yr un fath.

Cyflwyniad i'r asesiad

Drwy'r asesiad hwn, byddwch yn dangos eich gwybodaeth a hefyd eich dealltwriaeth trwy gwblhau'r Uned hon. Nod Uned 5 ydy cefnogi unigolion sy'n wynebu risg i gyflawni'r canlyniadau maen nhw'n dymuno eu cael. Byddwch yn dangos eich gwybodaeth a'ch dealltwriaeth trwy gwblhau Uned 3 hefyd sydd gyda'r nod o hybu hawliau unigolion ar bob cam o'r rhychwant oes.

Yr Asesiad

Yn yr asesiad hwn bydd gofyn i chi baratoi eich ymateb i'r astudiaeth achos ganlynol o unigolyn a enwir fel PB yn y proffil hwn. Mae'r proffil hwn yn broffil o unigolyn mewn perygl.

PROFFIL PB

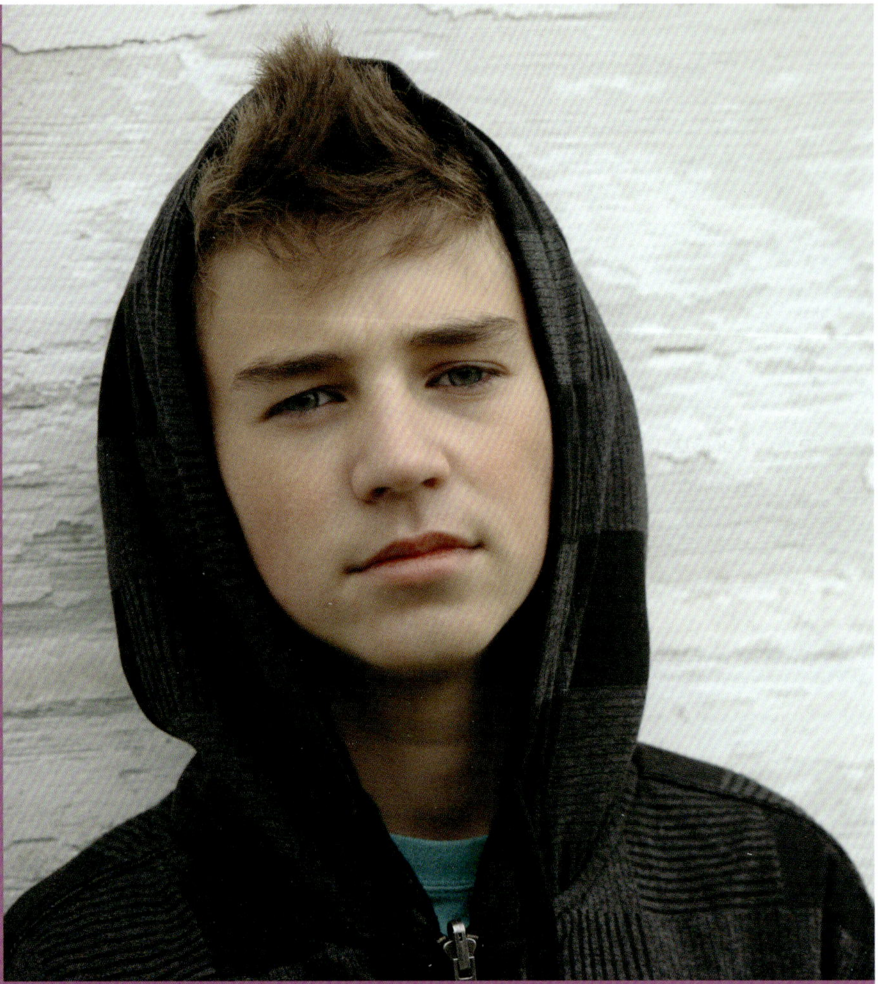

Mae PB wedi bod yn hysbys i'r Gwasanaethau Plant ers blynyddoedd lawer ac wedi cael cefnogaeth gan amrywiaeth eang o weithwyr a gwasanaethau iechyd a gofal cymdeithasol. Cafodd PB ei fabwysiadu yn 2 oed ar ôl dioddef o ganlyniad i gam-drin corfforol yn y cartref. Roedd ei fam enedigol yn gaeth i gyffuriau a bu farw ei dad genedigol pan oedd yn ifanc iawn. Dechreuodd ei fam enedigol berthynas newydd â dyn a oedd yn cam-drin PB yn gorfforol.

Erbyn cyrraedd 11 oed, roedd PB wedi dechrau camymddwyn yn yr ysgol a gartref. Dechreuodd chwarae triwant o'r ysgol ac ymwneud â mân droseddu a dwyn o siopau. Doedd ei rieni mabwysiadol ddim yn gwybod sut i reoli a chefnogi eu mab. Ers hynny mae PB wedi dweud iddo gael ei gosbi gartref a bod y cosbau hyn wedi dod yn fwyfwy difrifol dros amser. Mewn ymateb i hynny, mae PB yn fwy gofidus ac yn hynod ymosodol, a gwelwyd ei ymddygiad yn gwaethygu ymhellach.

Yn 15 oed, cafodd PB ddedfryd o garchar mewn Sefydliad Troseddau Ieuenctid. Roedd PB wedi dwyn sawl gwaith o gartref y teulu, gan gynnwys eiddo personol a gemwaith. Neilltuwyd gweithiwr cymdeithasol benywaidd i PB oherwydd teimlwyd y byddai o fudd i PB ac yn ei helpu i deimlo llai o fygythiad. Yn ystod y cyfnod hwn, dechreuodd PB ddefnyddio iaith hiliol. Wrth gael ei holi am hyn, dywedodd PB wrth ei weithiwr cymdeithasol ei fod wedi clywed gweithwyr cymorth yn defnyddio sylwadau tebyg a'i fod wedi meddwl bod hyn yn dderbyniol.

Yn 16 oed, rhyddhawyd PB ar drwydded a chafodd ddychwelyd i gartref ei rieni mabwysiadol. Fe wnaeth rhieni PB ei helpu pan gafodd ei ryddhau gyda chefnogaeth y tîm troseddau ieuenctid, yr awdurdod lleol a'r trydydd sector i sicrhau lleoliad gwaith di-dâl. Erbyn hyn mae PB yn 17 oed, a gyda chymorth Tîm Amlddisgyblaethol gan gynnwys ei weithiwr cymdeithasol, seiciatrydd a chwnselydd, mae wedi prosesu'r hyn a ddigwyddodd yn ei orffennol ac yn deall sut mae'r digwyddiadau hynny wedi cyfrannu at ei sefyllfa bresennol. Mae wedi cwblhau'r profiad gwaith di-dâl yn llwyddiannus ac mae'n gobeithio ennill lle ar brentisiaeth trwsio ceir mewn coleg addysg bellach lleol. Ar hyn o bryd mae'n byw mewn llety byw â chymorth, gan dderbyn cymorth y staff i ddatblygu ei sgiliau byw fel ei fod yn gallu byw bywyd annibynnol. Hoffai PB symud i mewn i dŷ cymdeithasol, fodd bynnag, mae gan ei weithiwr cymdeithasol bryderon o hyd ynghylch pa mor llwyddiannus y byddai'n delio â hynny a rheoli ei denantiaeth. Ar hyn o bryd does ganddo ddim cysylltiad â'i fam enedigol na'i rieni mabwysiadol; fodd bynnag, mae wedi dweud bod ganddo ddiddordeb mewn cysylltu â nhw yn y dyfodol.

Tasg 1 [66 marc]

Deunydd asesu enghreifftiol

Rydych chi'n weithiwr cymdeithasol dan hyfforddiant, yn cefnogi'r gweithiwr cymdeithasol sydd wedi bod yn gweithio gyda PB ers blynyddoedd lawer. Mae hi wedi gofyn i chi baratoi nodiadau achos ar gyfer PB wrth iddo bontio i gam nesaf ei fywyd. Gofynnwyd i chi gyflwyno eich nodiadau achos i gydweithwyr tîm amlddisgyblaethol er mwyn sicrhau bod y cyfnod pontio yn llwyddiannus a'r canlyniadau'n gadarnhaol.

Mae nodiadau achos yn gofnod o ryngweithio, arsylwadau a gweithredoedd. Maen nhw'n gofnodion manwl o wybodaeth sy'n gysylltiedig ag unrhyw unigolyn penodol. Maen nhw wedi'u cynllunio i gofnodi a helpu i drosglwyddo gwybodaeth fanwl i'r gweithiwr cymdeithasol nesaf. Fe'u defnyddir hefyd i gyfathrebu â gweithwyr proffesiynol eraill a allai fod yn gysylltiedig ag achos yr unigolyn.

Dylai eich nodiadau achos fod ar ffurf cyflwyniad a dylen nhw gynnwys nodiadau ysgrifenedig manwl i ddangos tystiolaeth glir o'r canlynol:

(a) Esboniad o'r ffactorau a gyfrannodd at y ffaith bod yr unigolyn wedi wynebu risg o gael ei gam-drin a'i esgeuluso yn y gorffennol. **[20 marc]**

Band AA2: Cymhwyso gwybodaeth a dealltwriaeth o egwyddorion a chyd-destunau iechyd a gofal cymdeithasol.

Band marciau uchaf i ddyfarnu 17–20 marc: Ymateb ardderchog sy'n rhoi esboniad manwl a chydlynol o'r ffactorau a gyfrannodd at y ffaith bod yr unigolyn wedi wynebu risg o gael ei gam-drin a'i esgeuluso yn y gorffennol. Mae'r ymateb yn dangos gwybodaeth a dealltwriaeth drylwyr sy'n cael eu cymhwyso'n gyson i gyd-destun y dasg.

(b) Amlinelliad o unrhyw risg cyfredol o gam-drin ac esgeuluso y mae angen eu cyfleu i'r gwasanaethau cymdeithasol a'r tîm amlddisgyblaethol. **[5 marc]**

Band AA1: Dangos gwybodaeth a dealltwriaeth o ystod o gysyniadau, gwerthoedd a materion allweddol sy'n berthnasol i iechyd a gofal cymdeithasol

Band marciau uchaf i ddyfarnu 3–5 marc: Ymateb da iawn sy'n amlinellu'n glir y risgiau cyfredol o gam-drin ac esgeuluso y dylid eu cyfleu i'r tîm amlddisgyblaethol. Mae'r ymateb yn dangos ystod o wybodaeth a dealltwriaeth gywir sy'n berthnasol i ofynion y dasg.

(c) Disgrifiad o'r ffactorau perthnasol a allai fod wedi effeithio ar hawliau'r unigolyn sy'n wynebu risg wrth ddefnyddio gwasanaethau iechyd a gofal cymdeithasol yn y gorffennol. **[10 marc]**

Byddwch yn defnyddio eich gwybodaeth a'ch dealltwriaeth o hawliau unigolion, a gafwyd trwy gwblhau *Uned 3: Hybu hawliau unigolion ar bob cam o'r rhychwant oes.*

Band AA1: Dangos gwybodaeth a dealltwriaeth o ystod o gysyniadau, gwerthoedd a materion allweddol sy'n berthnasol i iechyd a gofal cymdeithasol.

Band marciau uchaf i ddyfarnu 8–10 marc: Ymateb ardderchog sy'n darparu disgrifiad manwl a chydlynol o ffactorau perthnasol a effeithiodd ar hawliau'r unigolyn sy'n wynebu risg wrth gael mynediad at wasanaethau iechyd a gofal cymdeithasol yn y gorffennol. Mae'r ymateb yn dangos gwybodaeth a dealltwriaeth fanwl a chywir sy'n berthnasol i ofynion y dasg.

(ch) Esboniad o'r ffactorau perthnasol cyfredol a allai effeithio ar yr unigolyn wrth gyflawni canlyniadau cadarnhaol yn y dyfodol. **[13 marc]**

Band AA2: Cymhwyso gwybodaeth a dealltwriaeth o egwyddorion a chyd-destunau iechyd a gofal cymdeithasol

Band marciau uchaf i ddyfarnu 11–13 marc: Ymateb ardderchog sy'n rhoi esboniad manwl a chydlynol o'r ffactorau perthnasol cyfredol a allai effeithio ar yr unigolyn wrth gyflawni canlyniadau cadarnhaol yn y dyfodol. Mae'r ymateb yn dangos gwybodaeth a dealltwriaeth fanwl a chywir sy'n berthnasol i ofynion y dasg.

(d) Awgrymiadau o ffyrdd y mae'r gweithwyr iechyd a gofal cymdeithasol a nodwyd yn y proffil, a'r gwasanaethau y maen nhw'n eu darparu, yn gallu hybu cynhwysiant i'r unigolyn sy'n wynebu risg. **[18 marc]**

Band AA1: Dangos gwybodaeth a dealltwriaeth o ystod o gysyniadau, gwerthoedd a materion allweddol sy'n berthnasol i iechyd a gofal cymdeithasol.

Band marciau uchaf i ddyfarnu 16–18 marc: Ymateb ardderchog sy'n rhoi awgrymiadau manwl a chydlynol o ffyrdd y mae gweithwyr iechyd a gofal cymdeithasol yn y proffil yn darparu gwasanaethau ac yn hybu cynhwysiant i'r unigolyn sy'n wynebu risg. Bydd yr ateb yn eang o ran cwmpas. Mae'r ymateb yn dangos gwybodaeth a dealltwriaeth drylwyr sy'n cael eu cymhwyso'n gyson i gyd-destun y dasg.

Tasg 2 **[34 marc]**

Fel unigolyn risg uchel, mae'n bwysig sicrhau bod unrhyw weithwyr iechyd a gofal cymdeithasol yn y dyfodol yn diogelu ac yn amddiffyn yr unigolyn sy'n wynebu risg. Er mwyn gwneud hyn a chefnogi newid llwyddiannus i PB, mae'n ofynnol i chi gynhyrchu gwybodaeth sy'n cyfrannu at gynllun gofal a chymorth personol i'w gynorthwyo trwy ei gyfnod pontio er mwyn hybu canlyniadau llwyddiannus. Rhaid i'r wybodaeth honno gynnwys:

(a) Archwiliad o sut mae deddfwriaeth berthnasol a chodau ymddygiad/ymarfer yn diogelu ac amddiffyn unigolion sy'n wynebu risg. **[16 marc]**

Band AA3: Dadansoddi a gwerthuso egwyddorion a chyd-destunau iechyd a gofal cymdeithasol i ddangos dealltwriaeth, gan gynnwys unrhyw ddylanwad ar ymarfer, llunio barn resymegol a dod i gasgliadau.

Band marciau uchaf i ddyfarnu 14–16 marc: Ymateb ardderchog sy'n darparu archwiliad manwl a chraff sy'n:

- cyfeirio'n glir ac yn gywir at ddeddfwriaeth a chodau ymddygiad/ymarfer perthnasol.
- dangos dealltwriaeth hyderus o sut mae deddfwriaeth a chodau ymddygiad/ymarfer yn diogelu ac yn amddiffyn yr unigolyn sy'n wynebu risg.
- mae'r ymateb yn dangos sgiliau dadansoddi a gwerthuso cyson a phriodol sy'n cael eu defnyddio mewn ffordd effeithiol.

(b) Asesiad o sut y gall arferion iechyd a gofal cymdeithasol ddiogelu unigolion a sut y gellir defnyddio dulliau i sicrhau hawliau'r unigolyn sy'n wynebu risg. **[18 marc]**

Band AA3: Dadansoddi a gwerthuso egwyddorion a chyd-destunau iechyd a gofal cymdeithasol i ddangos dealltwriaeth, gan gynnwys unrhyw ddylanwad ar ymarfer, llunio barn resymegol a dod i gasgliadau.

Band marciau uchaf i ddyfarnu 16–18 marc: Ymateb ardderchog sy'n darparu asesiad manwl a pherswadiol o:

- sut y gall arferion iechyd a gofal cymdeithasol ddiogelu unigolion.
- sut y gellid defnyddio dulliau i ddiogelu hawliau'r unigolyn sy'n wynebu risg.
- mae'r ymateb yn dangos sgiliau dadansoddi/gwerthuso cyson a phriodol sy'n cael eu defnyddio mewn ffordd effeithiol.

Arweiniad i'r asesiad

Bydd gennych gyfanswm o 15 awr i gwblhau'r asesiad, gan ganiatáu hyd at 10 awr ar gyfer ysgrifennu / teipio eich ymateb. Bydd angen i chi gwblhau'r gwaith ymchwil ar y rhyngrwyd cyn dechrau'r asesiad.

Bydd rhaid i chi ddewis un astudiaeth achos (sef A neu B) i ddarparu eich tystiolaeth ar gyfer cwblhau Tasg 1 a Thasg 2. Bydd rhaid defnyddio'r un astudiaeth achos ar gyfer y ddwy dasg.

Tasg 1: Bydd angen i chi baratoi nodiadau sy'n cynnwys gwybodaeth gyfredol fydd yn seiliedig ar naill ai astudiaeth achos A neu astudiaeth achos B. Cofiwch ei bod yn hanfodol fod eich nodiadau yn seiliedig ar gefnogi unigolion sy'n wynebu risg a sut orau i sicrhau bod yr unigolyn yn derbyn cefnogaeth sy'n adlewyrchu dymuniadau'r unigolyn. Bydd angen i chi dreulio tua 10 awr ar y dasg hon. Fe fyddai'n syniad da i ddefnyddio'r adnoddau canlynol ar gyfer cwblhau'r dasg hon:

- Adnoddau a Meddalwedd Technoleg Gwybodaeth a Chyfathrebu
- Astudiaethau achos
- Nodiadau dosbarth. Dylai'r rhain gynnwys uchafswm o chwe ochr o bapur A4. Gallwch naill ai ysgrifennu eich nodiadau neu gallwch ddefnyddio cyfrifiadur i wneud hynny. Cofiwch ddefnyddio eich geiriau eich hun bob tro. Peidiwch â defnyddio nodiadau sydd wedi eu paratoi o flaen llaw. Eich tiwtor/aseswr sy'n gyfrifol am adolygu'r nodiadau i sicrhau eu bod o fewn y canllawiau.

Bydd y cyfan o'r nodiadau a ddefnyddir yn ystod yr asesiad yn cael eu cadw gan y ganolfan. Ni fydd mynediad i'r rhyngrwyd wrth gwblhau'r dasg hon.

Tasg 2: Mae'n ofynnol i chi baratoi'r wybodaeth a fydd yn cyfrannu at gynllun gofal a chymorth personol sy'n seiliedig ar naill ai astudiaeth achos A neu astudiaeth achos B. Rhaid i'ch nodiadau achos fod yn seiliedig ar gefnogi unigolion sy'n wynebu risg a sut orau i sicrhau bod yr unigolyn yn derbyn cefnogaeth sy'n adlewyrchu dymuniadau'r unigolyn. Bydd angen i chi dreulio tua 5 awr ar y dasg hon.

Gallwch ddefnyddio'r adnoddau canlynol wrth gwblhau'r dasg hon:

- Adnoddau a Meddalwedd Technoleg Gwybodaeth a Chyfathrebu
- Astudiaethau achos
- Nodiadau dosbarth. Dylai'r rhain gynnwys uchafswm o chwe ochr o bapur A4. Gallwch naill ai ysgrifennu eich nodiadau neu gallwch ddefnyddio cyfrifiadur i wneud hynny. Cofiwch ddefnyddio eich geiriau eich hun pob tro. Peidiwch â defnyddio nodiadau sydd wedi eu paratoi o flaen llaw. Eich tiwtor/aseswr sy'n gyfrifol am adolygu'r nodiadau i sicrhau eu bod o fewn y canllawiau uchod.

Bydd y cyfan o'r nodiadau a ddefnyddir yn ystod yr asesiad yn cael eu cadw gan y ganolfan.

Eich tiwtor/aseswr sy'n gyfrifol am adolygu'r nodiadau i sicrhau eu bod o fewn y canllawiau uchod. Caniateir mynediad i'r rhyngrwyd ar gyfer cwblhau'r dasg hon.

5.1: Ffactorau a allai gyfrannu at unigolion mewn perygl o gael eu cam-drin ac esgeuluso

Mae Deddf Gwasanaethau Cymdeithasol a Llesiant (Cymru) 2014 yn diffinio **unigolyn sy'n wynebu risg** fel person sy'n profi neu mewn perygl o gael ei gam-drin, ei esgeuluso, neu ddioddef mathau eraill o niwed; ac sydd ag anghenion gofal a chymorth.

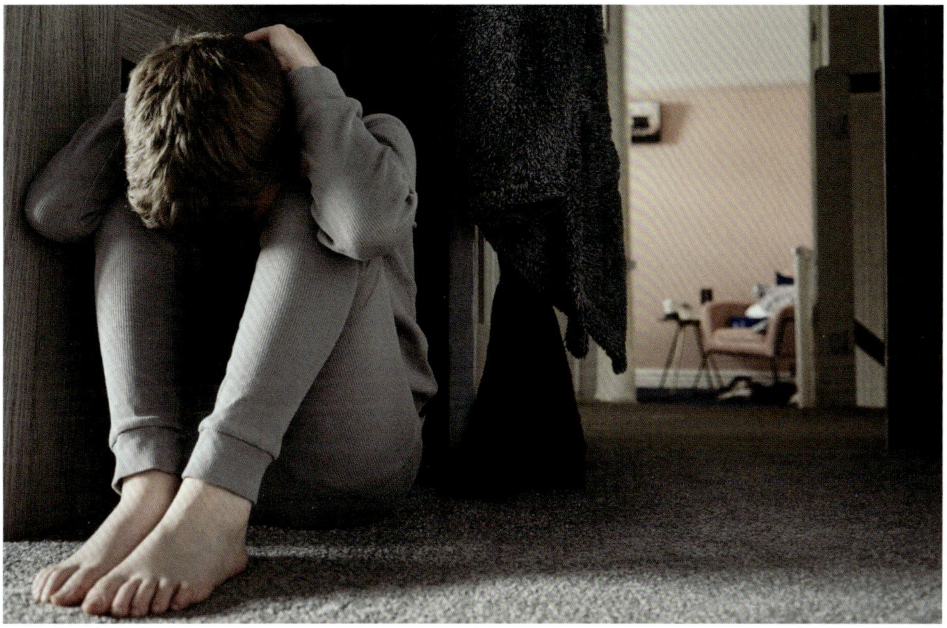

Termau allweddol

Esgeuluso: methu â darparu gofal priodol fel peidio â darparu dŵr i'w yfed.

Cam-drin: gweithred fwriadol i achosi niwed neu ofid. Cam-drin unigolyn gan un neu fwy o bobl sy'n torri ei hawliau sifil, cyfreithiol neu hawliau dynol y person hwnnw. Gall camdriniaeth fod ar sawl ffurf ac mae'n effeithio yr unigolyn sy'n derbyn y gwasanaeth, ei deulu a hyd yn oed y gymuned ehangach.

Y gwahaniaeth rhwng esgeulustod a chamdriniaeth: enghraifft o esgeulustod ydy methu â gosod diod o fewn cyrraedd defnyddiwr gwasanaeth tra bod camdriniaeth yn golygu gosod diod allan o gyrraedd defnyddiwr y gwasanaeth yn fwriadol.

Hawliau dynol: dyma egwyddorion ymddygiad dynol a ddisgwylir gan bawb waeth beth fo'u cenedligrwydd, rhyw/rhywedd, tarddiad ethnig, man preswylio neu grefydd.

Hawliau sifil: yr hawl i ryddid a chydraddoldeb gwleidyddol a chymdeithasol, fel yr hawl i siarad yn rhydd (mae hyn yn cefnogi hyrwyddo hawliau dynol).

Hawliau cyfreithiol: dyma'r rheolau a nodir gan y system gyfreithiol, fel amddiffyn y person neu ei eiddo (er enghraifft, mae dwyn yn drosedd).

Anweithred (*Act of omission*): methu â darparu rhywbeth y mae defnyddiwr y gwasanaeth ei angen, fel eu meddyginiaeth.

Ymddygiad rheolaethol: dominyddu neu reoli unigolyn.

Ymddygiad gorfodaethol (*Coercieve behaviour*): unigolyn yn cael ei drin a'i reoli gan un arall, fel arfer trwy fygythiad.

Dadrymuso (*Disempower*): gwneud unigolyn neu grŵp yn llai hyderus neu'n llai tebygol o lwyddo.

Mathau o gamdriniaeth

Cam-drin yw creulondeb, trais neu ymddygiad ymledol a achosir i rywun gan berson arall. Gall y rhai sy'n cam-drin achosi niwed corfforol, rhywiol, seicolegol neu emosiynol. Gall unrhyw un, o unrhyw oedran, rhyw, hil, neu gefndir ddioddef o effeithiau camdriniaeth.

Math	Enghreifftiau	Arwyddion posibl
Cam-drin corfforol	Taro, slapio, gorddefnyddio neu gamddefnyddio meddyginiaeth, ataliaeth ormodol neu sancsiwn amhriodol.	Amharodrwydd i ddadwisgo o flaen eraill, llawer o gleisiau neu fân gleisiau mewn gwahanol fannau gydag esboniad anghyson a gwahanol, esgyrn wedi torri, cleisio ar arddyrnau, sy'n arwydd o ataliaeth orfodol.
Cam-drin rhywiol	Treisio, ymosodiad rhywiol, neu weithredoedd rhywiol nad ydy'r oedolyn sy'n agored i niwed wedi rhoi caniatâd iddyn nhw/neu y cafodd ei orfodi i roi caniatâd iddyn nhw.	Clefydau a drosglwyddir yn rhywiol, sgyrsiau amhriodol o natur rywiol, iselder, dillad wedi'u rhwygo, hunan-niweidio/hunan-esgeuluso, anaf, gwaedu, a llid yr organau rhywiol.
Cam-drin seicolegol	Bygythiadau i niweidio neu adael rhywun, rheolaeth drwy orfodaeth, bychanu, cam-drin geiriol neu hiliol, ynysu, rhwystro gwasanaethau neu rwydweithiau cefnogi yn ôl.	Encilio a diffyg diddordeb, osgoi cysylltiad ag eraill, hunan-barch isel, ennill pwysau neu golli pwysau anarferol, hunan-ynysu, ofn a gorbryder anesboniadwy, yn enwedig am fod ar eich pen eich hun gydag unigolion penodol.
Cam-drin ariannol	Mewn perthynas ag unigolion sydd ag anghenion o ran gofal a chymorth – dwyn arian/eiddo, camddefnyddio budd-daliadau unigolyn.	Newid annisgwyl i'w hewyllys, gwerthu'r cartref yn sydyn, biliau sy'n parhau heb eu talu, cwynion bod eiddo personol ar goll, rhoi rhodd sylweddol i ofalwr neu drydydd parti arall.
Esgeulustod	Methu â chael mynediad at ofal neu wasanaethau meddygol, esgeulustod yn wyneb cymryd risg, methu â rhoi meddyginiaeth presgripsiwn, methu â chynorthwyo â glendid personol neu i ddarparu bwyd, lle aros, dillad; esgeulustod emosiynol.	Pryderon am lendid personol, colli apwyntiad, heb gael digon o faeth a heb yfed digon gan arwain at ddadhydradu, doluriau gwasgu sy'n dilyn cyfnodau hir o fod mewn gwely heb godi.

Y ffactorau a allai gyfrannu at y risg bod unigolyn yn dioddef o ganlyniad i gam-drin ac esgeuluso ydy:

Ffactor sy'n golygu bod unigolyn yn wynebu risg	Manylion
Straen personol ar y gofalwr	Efallai y bydd y gofalwr yn teimlo dan bwysau am nad ydy'r gofalwr yn gallu ymdopi â gofalu am y person mae'n gofalu amdano.
Dibyniaeth	Mae rhai grwpiau penodol sy'n fwy agored i niwed, fel plant, pobl hŷn, pobl sy'n byw ag anabledd (corfforol neu amhariad gwybyddol) am eu bod yn dibynnu ar eraill neu'n ddibynnol arnyn nhw i gael gofal a chymorth.
Anghydfod teuluol	Gall unigolion sydd wedi profi cam-drin neu drais domestig yn eu plentyndod gredu bod hyn yn ymddygiad derbyniol.
Ynysu	Unigolion sydd wedi'u hynysu'n gymdeithasol, heb fynediad at gefnogaeth na gwybodaeth am sut y gellir eu hamddiffyn.
Cyflyrau meddygol/ seicolegol	Efallai na fydd unigolion sydd â hunanhyder a hunan-barch isel, anawsterau cyfathrebu a salwch meddwl yn gallu neu'n barod i gwyno am yr hyn sy'n digwydd.
Ffactorau eraill	■ **Credoau crefyddol**: rheolau penodol y mae'n rhaid eu dilyn a'u parchu os ydy unigolion yn torri'r rheolau hyn, efallai y bydd canlyniadau a allai gynnwys pob math o gam-drin ac esgeuluso. Er enghraifft, mewn rhai crefyddau, mae'n glir beth ddylai cyfeiriadedd rhywiol unigolyn fod ynghyd â chodau gwisg ac ymddygiad sy'n dderbyniol i'r grefydd honno. Mewn rhai credoau crefyddol/diwylliannol, mae **priodas dan orfod** yn fwy o risg a gallai hynny gyfrannu at unigolion yn wynebu mwy o risg. (Mae'n bwysig gwahaniaethu rhwng priodas dan orfod a phriodas wedi'i threfnu. **Priodas dan orfod** ydy lle mae unigolion yn cael eu gorfodi i briodi heb fod cydsynio. Mewn achos o **briodas wedi'i threfnu**, bydd y ddau unigolyn yn cydsynio.) ■ **Hil**: mae cam-drin hiliol ac aflonyddu yn fathau o wahaniaethu uniongyrchol. ■ Mae **cyfeiriadedd rhywiol/gwahaniaethau** yn arwain at wahaniaethu mewn cyflogaeth a hyfforddiant. Mae'n anghyfreithlon i gyflogwr wahaniaethu oherwydd rhywioldeb unigolyn. Gallai unigolion wynebu troseddau casineb a cham-drin seicolegol trwy fygwth datgelu cyfeiriadedd rhywiol person. ■ **Camddefnyddio sylweddau**: gall camddefnyddio alcohol neu gyffuriau gyfrannu at unigolion yn wynebu risg o gael eu cam-drin neu eu hesgeuluso. ■ **Safle yn y teulu**: gall plant mewn teulu gael eu trin yn wahanol ar sail bod yr hynaf neu'r ieuengaf neu fod yn llysblentyn, er enghraifft. ■ **Gwneud bwch dihangol**: mae hon yn ffurf gyffredin o gam-drin geiriol gan rieni lle mae unigolion yn cael eu beio am yr holl broblemau mewn cartref camweithredol (*dysfunctional*). Gallan nhw hefyd gael eu gwneud yn fwch dihangol gan ffrindiau a'r gymuned leol. ■ **Diffyg ymwybyddiaeth, hyfforddiant neu fonitro gweithwyr i sylwi ar neu ddelio gyda materion diogelu**: felly gall esgeulustod a chamdriniaeth barhau, gan arwain at niwed pellach a hyd yn oed marwolaeth y dioddefwr.

Rhesymau pan fod rhai unigolion yn fwy agored i niwed gan gynyddu'r risg o gamdriniaeth ac esgeulustod

Rhesymau pam fod rhai unigolion yn agored i niwed neu'n fregus (*vulnerable*)	Disgrifiad
Rhesymau corfforol	Efallai y bydd gan yr unigolyn gyflwr meddygol cronig fel arthritis neu fod yr unigolyn yn fwy bregus yn gorfforol oherwydd oedran. Mae'r unigolyn felly yn cael mwy o broblemau o ran cerdded neu symud gwahanol rannau o'r corff. Mae plant fel arfer yn fyrrach o ran taldra ac yn ysgafnach o ran eu corff na'r oedolion sy'n eu cam-drin. O ganlyniad, maen nhw'n fwy agored i gam-drin corfforol.
Rhesymau deallusol/ gwybyddol	Gall unigolyn sy'n cael anhawster cofio, canolbwyntio a dysgu neu wneud penderfyniad fod yn fwy agored i gael ei gam-drin, ei ecsbloetio neu ei esgeuluso. Gallai achosion y nam hwn fod yn anaf i'r pen, niwed i'r ymennydd yn dilyn strôc, neu gael eich geni ag anableddau dysgu. Mae oedolion a phlant anabl yn fwy dibynnol ar eraill i ofalu amdanyn nhw, felly maen nhw'n fwy agored i niwed.
Rhesymau emosiynol	Yn seicolegol, mae'r unigolyn yn aml yn meddwl ei fod mewn rhyw ffordd yn israddol neu ddim mor deilwng â phobl eraill ac efallai yn methu neu'n anfodlon cwyno am yr hyn sy'n digwydd iddo. Gall unigolyn ag iselder, gorbryder neu ffobia ymateb yn wahanol i'r peryglon o'i gwmpas a gall fod yn fwy agored i berswâd neu orfodaeth.
Rhesymau cymdeithasol	Dydy'r unigolyn ddim yn gallu delio â digwyddiadau negyddol yn ei fywyd a gall fod yn unig am amrywiaeth o resymau; gall pobl hŷn oroesi eu ffrindiau a'u perthnasau a cholli hyder wrth wneud ffrindiau newydd; gall rhieni newydd sy'n ymdopi â babi newydd deimlo'n ynysig yn gymdeithasol ac yn agored i niwed, yn ogystal â phlant sydd wedi symud o un cartref i'r llall.

Gweithgaredd 1

Trafodaeth: Pam mae'n bwysig bod yn ymwybodol o'r rhesymau dros gofio bod unigolyn sy'n agored i niwed neu'n fregus wrth i chi geisio lleihau'r risg o gamdriniaeth neu esgeulustod?

Trafodaeth: Nodwch bedwar rheswm posibl pam y gall gofalwr fod dan straen.

Rhesymau sy'n arwain at wrthdaro teuluol

- **Y ffordd mae plant yn cael eu dwyn i fyny** – mae gan rai rhieni ddull rhianta llym iawn sy'n gosod disgwyliadau uchel ar blant. Maen nhw'n aml yn rhoi mwy o ffocws ar ufudd-dod, disgyblaeth a rheolaeth yn hytrach na'u meithrin a'u cefnogi. Mae rhieni llawdrwm yn disgwyl i'r plentyn beidio â gwneud camgymeriadau ac ufuddhau iddyn nhw. Gall hynny yn ei dro arwain at esgeuluso a cham-drin plant.
- **Cyfyngiadau ariannol** – efallai y bydd teuluoedd sy'n cael trafferthion ariannol dan straen ac, o ganlyniad, yn bwrw eu rhwystredigaethau a'u diffyg rheolaeth ar eraill.
- **Aelodau newydd o'r teulu** – er enghraifft, babi neu anifail anwes. Gall babi newydd newid y berthynas o fewn y teulu gan achosi mwy o bryder a straen. Mae'n bosib y bydd rhai aelodau o'r teulu yn mynd yn genfigennus oherwydd diffyg sylw.
- **Problemau iechyd** – efallai y bydd angen mwy o gefnogaeth ar aelod o'r teulu sy'n byw gydag anawsterau iechyd. Gall hyn arwain at straen ar y gofalwyr.

- **Camddefnyddio sylweddau yn y cartref** – os ydy aelodau'r teulu yn yfed gormod neu'n cymryd cyffuriau, bydd hynny'n effeithio ar eu hymddygiad ac yn arwain at niwed posibl i aelodau eraill o'r aelwyd.
- **Mae llawer o gam-drin ac esgeuluso teuluol yn digwydd heb i neb roi gwybod amdano oherwydd y cylch cam-drin teuluol** – mae unigolion sydd wedi gweld neu brofi cam-drin domestig fel plentyn yn fwy tebygol o gael eu cam-drin gan bartner yn nes ymlaen yn ei fywyd. Gallai hyn fod oherwydd bod yr ymddygiad hwn wedi cael ei normaleiddio. Felly, mae'r unigolyn yn ystyried cam-drin fel rhywbeth normal ac mae'r patrymau ymddygiad hyn yn cael eu dynwared, sy'n golygu bod yr ymddygiad yn cael ei fabwysiadu a'i ddilyn fel y norm.

Rhaid bod yn ofalus gydag unrhyw ystadegau ynghylch cam-drin ac anghydfod teuluol gan gofio bod yr ystadegau ond yn mesur achosion o gam-drin ac esgeuluso sydd wedi'u canfod a'u hadrodd – mae llawer o gam-drin ac esgeuluso teuluol yn aros yn gudd, heb ymddangos mewn data ystadegol.

Efallai na fydd llawer o unigolion yn rhoi gwybod am gam-drin ac esgeuluso o fewn y teulu am nifer o resymau:

1. Dydyn nhw ddim yn gwybod eu bod wedi dioddef camdriniaeth ac esgeulustod.
2. Efallai nad oes ganddyn nhw yr hyder i ddweud am hyn.
3. Efallai na fyddan nhw am gael eu rhieni neu warcheidwaid i drafferthion neu eu bod yn ofni canlyniadau rhoi gwybod am yr ymddygiad.

Wrth gefnogi unigolion a all fod mewn perygl o gael eu cam-drin a'u hesgeuluso, mae'n bwysig deall beth mae cam-drin ac esgeulustod yn ei olygu i unigolyn sy'n cael ei fagu mewn teulu lle mae cam-drin yn rhan gynhenid o'u bywyd bob dydd. Mae Llywodraeth Cymru wedi ymateb i'r sefyllfaoedd hyn ac i'r amrywiaeth o resymau a all arwain at wrthdaro teuluol drwy baratoi methodoleg i fesur llesiant ledled Cymru yn ogystal â darparu deddfwriaeth, codau ymarfer a fframwaith gweithdrefnau fel y gall unigolion sy'n agored i niwed deimlo eu bod yn ddiogel ac yn cael eu hamddiffyn rhag camdriniaeth ac esgeulustod.

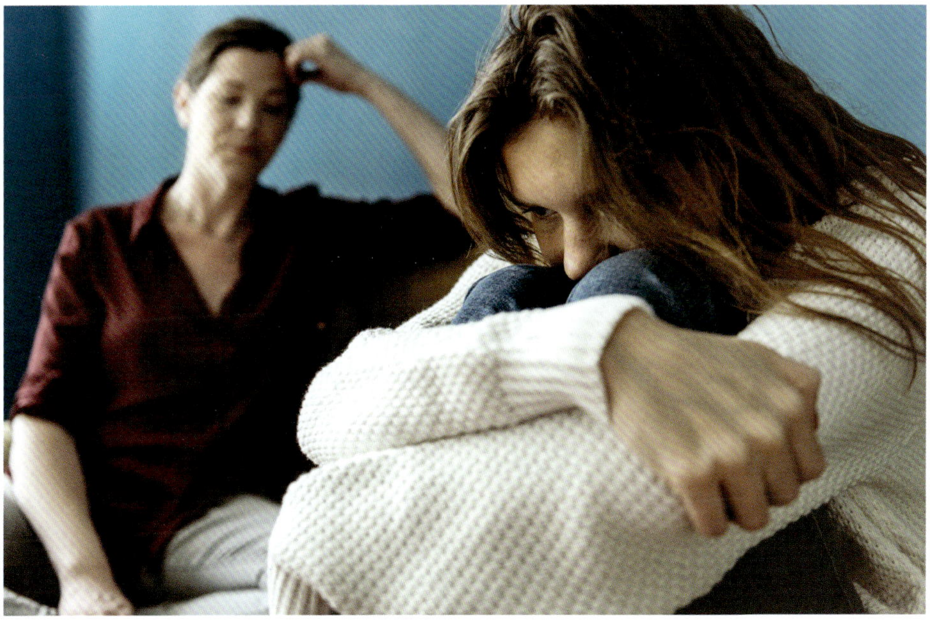

Achosion gwrthdaro teuluol

Wyddoch chi …

- Trwy feithrin perthynas gadarnhaol gyda'r defnyddiwr sy'n defnyddio'r gwasanaethau, gall gweithwyr iechyd a gofal cymdeithasol gael gwell dealltwriaeth o'r "hyn sy'n bwysig iddyn nhw". O ganlyniad i hyn, bydd gan y rhai sy'n gofalu gwell dealltwriaeth o'r sefyllfa ac yn gweld os oes perygl o gam-drin neu esgeulustod.
- Mae plant a phobl ifanc sydd ag anableddau yn wynebu mwy o risg o gael eu cam-drin o'i gymharu â'u cyfoedion nad ydyn nhw'n anabl. Maen nhw hefyd yn llai tebygol o dderbyn yr amddiffyniad a'r gefnogaeth sydd eu hangen arnyn nhw pan fyddan nhw wedi cael eu cam-drin. Mae gan unigolion sydd ag anghenion dysgu ychwanegol yr hawl i dderbyn gwybodaeth fel eu bod yn gallu dweud eu dweud, gwneud dewisiadau a'r gallu i reoli eu gofal a'u cymorth.
- Dilysrwydd data: efallai na fydd y wybodaeth a'r ystadegau perthnasol ynghylch cam-drin yn gywir gan y gallai fod sawl achos sydd heb ei ganfod a'i gofnodi.
- Mae'n rhaid i weithwyr iechyd a gofal cymdeithasol ddilyn y codau ymarfer. Er enghraifft, mae'r codau ymarfer yn cynnwys y safonau a'r rheolau y mae'n ofynnol i weithwyr iechyd a gofal cymdeithasol eu dilyn. Un rheol y mae'n rhaid i weithwyr gofal cymdeithasol ei ddilyn ydy nad ydyn nhw'n gallu derbyn anrhegion nac arian gan unigolion y maen nhw'n gofalu amdanyn nhw. Mae'r rheol hon yn cynnwys gofalwyr di-dâl. Bydd y trefniant hwn yn sicrhau bod pob unigolyn sy'n wynebu risg yn gallu byw'n ddiogel ac yn rhydd o unrhyw gamdriniaeth.
- Dydy esgeulustod ddim bob amser yn weithred fwriadol gan weithwyr iechyd a gofal cymdeithasol. Gall ddigwydd yn achlysurol oherwydd diffyg ymwybyddiaeth neu hyfforddiant neu'r drefn a sefydlwyd ar gyfer monitro. Fodd bynnag, boed hynny'n fwriadol ai peidio, gall esgeulustod arwain at ganlyniadau iechyd difrifol i'r unigolyn sy'n defnyddio'r gwasanaeth. Bydd hyfforddiant a phrofiad yn cynyddu ymwybyddiaeth staff o sut i osgoi neu adnabod arwyddion posibl y gallai unigolion fod yn wynebu risg neu'n profi esgeulustod. Yn gyffredinol, gallai adnabod unigolion a allai fod yn wynebu risg o esgeulustod yn gynnar atal hynny rhag gwaethygu. Gallai hynny hefyd arwain at wella cyflwr eu iechyd.
- Gall camdriniaeth ac esgeulustod ddigwydd mewn unrhyw leoliad. Gall hynny fod yng nghartref yr unigolyn, mewn sefydliad penodol neu unrhyw le arall. Ym mis Medi 2020 cafodd Ysbyty Yew Trees ei gau yn dilyn arolygiad ffurfiol. Cafwyd tystiolaeth yn yr arolygiad oedd yn dangos bod enghreifftiau o gam-drin oedolion a bod

cleifion yn agored i niwed. Gwaetha'r modd, dydy'r rhain ddim yn ddigwyddiadau unigryw. Mae sawl enghraifft o leoliadau iechyd a gofal cymdeithasol eraill oedd â diwylliant o gam-drin ac esgeuluso'r unigolion. Unigolion y dylen nhw fod yn gofalu amdanyn nhw a'u cefnogi.

- **Efallai y bydd angen gofal yn y cartref ar rai unigolion hŷn ac unigolion eraill sy'n byw gydag anabledd, neu hyd yn oed os bydd angen iddyn nhw symud i ofal preswyl o ganlyniad i sawl ffactor:**
  - methu byw yn ddiogel yn eu cartref oherwydd newid mewn amgylchiadau, gan gynnwys heneiddio, amhariad gwybyddol, damwain, marwolaeth aelod o'r teulu, neu aelodau o'r teulu neu ofalwyr yn methu cyflawni anghenion yr unigolyn
  - yr Awdurdod Lleol eisoes wedi cwblhau asesiad gofal ac anghenion ac wedi awgrymu mai gofal preswyl neu ofal nyrsio ydy'r dewis gorau i fodloni anghenion yr unigolyn sydd â chyflyrau meddygol cymhleth gan gynnwys amhariad gwybyddol. Cyflyrau ydy'r rhain sydd angen cymorth staff arbenigol am 24 awr, 7 diwrnod yr wythnos. (Amhariad gwybyddol ydy pan fydd unigolyn yn cael anhawster cofio, yn ei chael yn anodd i ddysgu pethau newydd, methu canolbwyntio a chyfathrebu, anhawster i gynnal gwybodaeth a gwneud penderfyniad sy'n effeithio ar eu bywydau bob dydd).
- Mae **gweithwyr iechyd a gofal cymdeithasol** yn cael eu monitro a'u harolygu gan Arolygiaeth Gofal Cymru ac Arolygiaeth Gofal Iechyd Cymru. Er bod gan yr asiantaethau hyn systemau arolygu cadarn, fe fydd rhai mathau o gam-drin ac esgeuluso ddim yn cael eu datgelu. Mae hynny'n arbennig o wir os nad ydy gweithwyr iechyd a gofal cymdeithasol yn cael eu monitro'n effeithiol.

  Dydy **gofalwyr di-dâl** ddim yn cael eu monitro gan Arolygiaeth Gofal Cymru nac Arolygiaeth Gofal Iechyd Cymru. Gallai hyn arwain at unigolion yn wynebu mwy o risg o gael eu cam-drin a'u hesgeuluso o fewn y lleoliad domestig.

Gweithgaredd 2

Mae Sharon yn weithiwr gofal. Mae hi'n darparu gofal a chefnogaeth i Jean sy'n 65 oed. Mae Jean yn cael trafferth i symud yn dilyn strôc.

Eglurwch sut y gallai sefyllfa Jean ei gwneud hi'n agored i gam-drin ariannol.

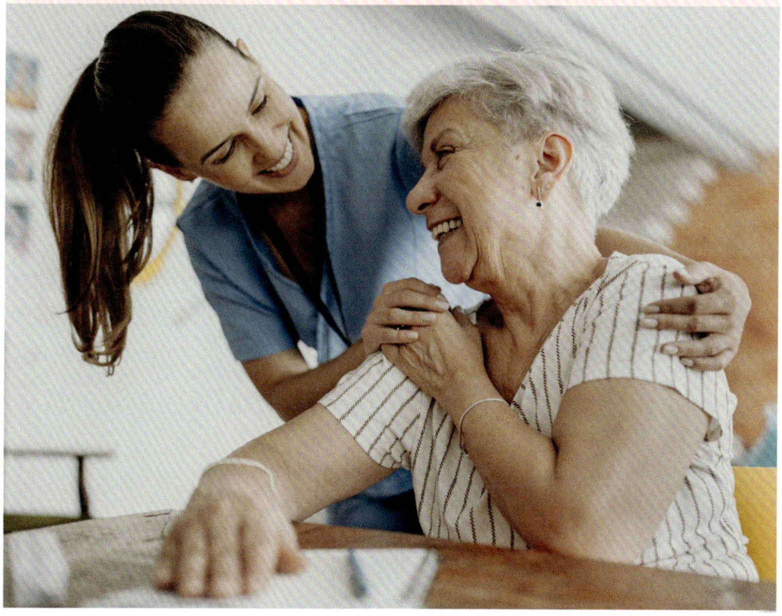

Darllen ac ymchwil pellach:

Ymchwil (2014) i gam-drin rhywiol **https://socialcare.wales/cms_assets/file-uploads/10a-CSE.pdf**

Gweithio gyda'n Gilydd i Ddiogelu Pobl **https://gofalcymdeithasol.cymru/adnoddau-canllawiau/hyb-gwybodaeth-a-dysgu/deddf-sswb/arweiniad-statudol**

Straen bod yn ofalwyr **https://www.bbc.co.uk/news/uk-wales-49418681**

Cefnogi oedolion hŷn a allai fod yn wynebu risg o gam-drin neu'n profi camdriniaeth **https://comisiynyddph.cymru/**

Dewis Cymru – Childline Cymru Wales **https://www.dewis.wales/ResourceDirectory/ViewResource.aspx?id=29000**

ATEB I'R GWEITHGAREDD
Gweithgaredd 2 – Jean

- Efallai na fydd Jean yn gallu gadael y tŷ heb gymorth fel ei bod yn gallu mynd draw i'r banc. Felly, efallai y bydd hi'n:
  - fwy tebygol o roi ei gwybodaeth fancio i bobl eraill
  - cadw ei harian yn ei chartref.
- Efallai na fydd Jean bellach yn gallu deall arian a chyllid a gallai hynny ei gwneud hi'n agored:
  - i ymateb i sgam
  - i gael ei pherswadio a'i dylanwadu gan eraill wrth iddi wneud penderfyniad.

5.2: Ffactorau sy'n gallu effeithio ar hawliau unigolion sy'n wynebu risg yn y sector iechyd a gofal cymdeithasol

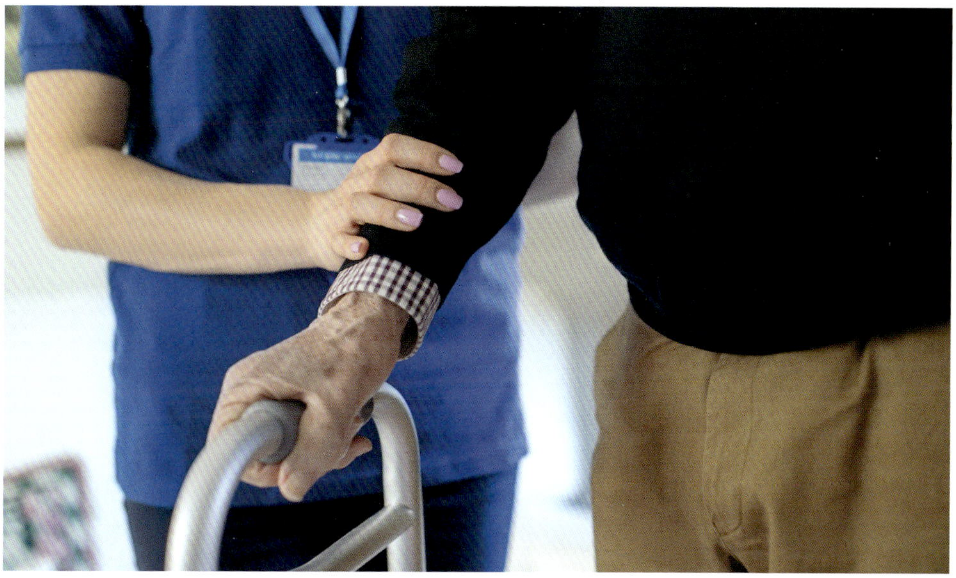

Beth ydy ystyr 'unigolion sy'n wynebu risg o gael eu cam-drin a'u hesgeuluso'?

Mae unigolion sy'n **wynebu risg o gael eu cam-drin a'u hesgeuluso** yn **agored i niwed**. Mae Deddf Gwasanaethau Cymdeithasol a Llesiant (Cymru) 2014 yn gwahaniaethu rhwng oedolyn sy'n wynebu risg a phlentyn sy'n wynebu risg:

- mae '**plentyn sy'n wynebu risg**' yn blentyn sy'n profi, neu sy'n wynebu risg o gael ei gam-drin neu ei esgeuluso neu ddioddef mathau eraill o niwed. Mae hefyd yn blentyn sydd ag anghenion gofal a chymorth (p'un a ydy'r Awdurdod Lleol yn gallu ymateb i unrhyw rai o'r anghenion hynny ai peidio). Mae unigolyn dan 18 oed yn cael ei ystyried yn blentyn.
- mae '**oedolyn sy'n wynebu risg**' yn cynnwys tair agwedd. Yn gyntaf, oedolyn sy'n profi neu sy'n wynebu risg o gael ei gam-drin neu ei esgeuluso. Yn ail, oedolyn sydd ag anghenion gofal a chymorth (p'un a ydy'r Awdurdod Lleol yn gallu ymateb i unrhyw rai o'r anghenion hynny ai peidio). Ac yn drydydd, unigolyn nad yw'n gallu, o ganlyniad i'r anghenion hynny, amddiffyn ei hun rhag camdriniaeth neu esgeulustod, neu sy'n wynebu risg o gael ei gam-drin neu ei esgeuluso. Mae unigolyn dros 18 oed yn cael ei ystyried yn oedolyn.

Termau allweddol

Rhagfarn: barn sydd ddim yn seiliedig ar reswm na phrofiad go iawn. Casineb at unigolyn neu grŵp oherwydd nodwedd benodol, e.e. hil neu grefydd.

Gwahaniaethu: trin gwahanol grwpiau o bobl yn annheg neu'n rhagfarnllyd, yn aml mae hyn yn seiliedig ar hil (hiliaeth), oedran (rhagfarn ar sail oedran), rhyw (rhywiaeth) neu anabledd neu nodwedd benodol.

Ffactorau sy'n gallu effeithio ar hawliau unigolion sy'n wynebu risg yn y sector iechyd a gofal cymdeithasol

Mae gan unigolion hawliau penodol o ran y gofal iechyd y maen nhw'n ei dderbyn. Mae hyn yn cynnwys peidio â dioddef gwahaniaethu mewn unrhyw fodd a bod yr unigolion hynny'n derbyn yr wybodaeth sydd ei hangen arnyn nhw. Gellir defnyddio'r acronymau ACCURACY a LIPS. Er eu bod yn acronymau Saesneg, maen nhw'n gallu eich helpu i gofio'r 12 ffactor sy'n effeithio ar hawliau unigolion sy'n defnyddio gwasanaethau iechyd a gofal cymdeithasol yn Gymraeg hefyd.

A.C.C.U.R.A.C.Y.	L.I.P.S.
Agweddau unigolion sy'n gweithio mewn lleoliad sy'n hybu gofal person-ganolog	Diffyg eirio**L**aeth
Capasiti i ddeall gwybodaeth neu i wneud penderfyniad	Un**I**grwydd
Cyfathrebu – y gallu i gyfathrebu	Nodweddion **P**ersonol unigolion sy'n cael mynediad at ofal a chymorth person-ganolog sy'n canolbwyntio ar ganlyniadau
Deall eu hawliau fel **U**nigolion yn ôl eu hoedran	Mewnbwn teulu a gofalwyr **S**y'n gefnogol ac ymwybyddiaeth o hawliau'r unigolyn
Cydnabod bod gan ofalwy**R** yr hawl i gael eu cefnogi	
Argaeledd adnoddau	
Croestynnu rhwng hawliau unigolion a barn y teuluoedd a'r gweithwyr iechyd a gofal cymdeithasol	
Y gwasanaethau cefnogi ar gyfer gofalwyr ifanc	

1. Agweddau gweithwyr iechyd a gofal cymdeithasol

- Os bydd aelod o staff yn gwahaniaethu ac yn trin pobl yn wahanol i'w gilydd yna mae'r gwasanaeth sy'n cael ei gynnig yn wasanaeth diffygiol. Dydy'r aelod o staff hwnnw ddim yn hybu gofal person-ganolog.
- Os nad ydy gweithwyr wedi derbyn digon o hyfforddiant na chael digon o brofiad gwaith yn y sector iechyd a gofal cymdeithasol, yna mae'n bosibl na fyddan nhw'n gallu cyfathrebu'n effeithiol ag unigolyn sydd ag anghenion cyfathrebu cymhleth.
- Efallai na fydd gweithwyr yn gallu adnabod nac ymateb i rwystr amgylcheddol sy'n gallu effeithio'n negyddol ar gyfathrebu, er enghraifft, sŵn uchel yn y cefndir.

- Dylai gofal person-ganolog ganolbwyntio ar y person cyfan ac nid ar yr anghenion penodol yn unig, er enghraifft, ei anghenion meddygol. Bydd hyn yn galluogi'r defnyddiwr sy'n derbyn y gwasanaeth gofal i fod yn bartner cyfartal.

Dyma enghreifftiau eraill o agweddau annerbyniol gweithwyr iechyd a gofal, sy'n gallu deillio o'u rhagfarnau a'r ffordd y maen nhw'n gwahaniaethu yn erbyn pobl:

Hiliaeth: trin person arall yn wahanol oherwydd bod lliw eu croen yn wahanol, eu bod nhw'n siarad iaith wahanol, bod ganddyn nhw safbwynt/cred arbennig neu grefydd/diwylliant gwahanol.

Rhywiaeth: stereoteipio safbwyntiau o rôl dynion a merched; credu eu bod yn well neu'n israddol i'w gilydd.

Rhagfarn ar sail oedran: stereoteipio pobl hŷn a phobl iau; dangos rhagfarn a gwahaniaethu oherwydd oedran.

Sut mae cyfeiriadedd rhywiol unigolion yn gallu arwain at wynebu risg o gamdriniaeth ac esgeulustod?

- Gall rhai unigolion wynebu **homoffobia** oherwydd bod gan bobl eraill agweddau a theimladau negyddol tuag at gyfunrywioldeb neu unigolion sydd o gyfeiriadedd rhywiol wahanol iddyn nhw eu hunain.
- Gall rhai unigolion fod yn yn cwestiynu eu rhywioldeb eu hunain. Gall hyn arwain at risg o fwlio a chamdriniaeth gan eraill. Efallai y bydd rhai unigolyn am newid rhyw sydd hefyd yn gallu arwain at ddiffyg dealltwriaeth, herio a wynebu risg gan rai unigolion.

2. Gallu defnyddwyr y gwasanaethau i ddeall (Gallu Gwybyddol Defnyddwyr y Gwasanaethau)

- Unigolion gyda dibyniaeth ar gyffuriau neu alcohol. Mae hyd yn oed y rhai y mae eu diod wedi cael ei sbeicio ar noson allan yn agored i niwed.
- Gall unigolion sy'n dioddef o salwch meddwl (gan gynnwys dementia) neu sydd â gallu gwybyddol is ei chael hi'n anodd i wneud penderfyniad.
- Unigolion gydag anawsterau dysgu neu anableddau (anghenion dysgu ychwanegol).
- Gall unigolion sy'n byw gydag amhariadau gwybyddol fod yn ddibynnol ar eraill am ofal a chymorth. Mae amhariadau gwybyddol yn cyfeirio at unigolion sydd ag anawsterau cofio, dysgu pethau newydd, canolbwyntio, cyfathrebu, gwneud penderfyniadau ynghylch pethau sy'n effeithio ar eu bywyd bob dydd a chadw gwybodaeth.

Ceir nifer o amhariadau gwybyddol gan gynnwys:

- **Clefyd Alzheimer** dyma'r math mwyaf cyffredin o ddementia yng Nghymru a'r Deyrnas Unedig. Mae gallu gwybyddol yr unigolyn yn dirywio dros amser. Mae'n gallu effeithio ar brosesau'r meddwl hefyd.

- **Dementia fasgwlaidd a mathau eraill o ddementia**. Mae'r math hwn o ddementia yn digwydd o ganlyniad i lai o waed yn llifo i'r ymennydd.
- **Dirywiad corticiobasal**: Mae'r cyflwr prin hwn yn gallu achosi problemau symud, lleferydd a llyncu sy'n gwaethygu dros amser.
- **Clefyd Huntington**: Genyn diffygiol yn y DNA sy'n effeithio ar system nerfol y corff sy'n gyfrifol am y clefyd hwn. Mae'n achosi problemau symud yn ogystal â phroblemau iechyd a llesiant emosiynol.
- **Nam gwybyddol ysgafn**: Bydd gan yr unigolyn sy'n dioddef fân broblemau o ran gwybyddiaeth, y cof neu'r meddwl. Mae'r anawsterau gwybyddol yn waeth na'r hyn a ddisgwylir mewn unigolyn iach o'r un oedran.
- **Affasia cynyddol cynradd** (*Primary Progressive Aphasia*): Mae'n cael ei achosi gan niwed i rannau o'r ymennydd sy'n rheoli iaith, personoliaeth ac emosiynau nes bod yr unigolyn yn cael anhawster i ddweud geiriau.
- **Parlys Cynyddol Supranuclear** (*Progressive Supranuclear Palsy*): Cyflwr prin sy'n gwaethygu dros amser. Mae'n gallu achosi problemau balans, symudedd, golwg, lleferydd a llyncu.
- **Clefyd Parkinson**: Cyflwr sy'n achosi i rannau o'r ymennydd i gael eu niweidio fwyfwy dros gyfnod o amser. Gall hyn effeithio ar yr unigolyn mewn sawl ffordd. Yr effeithiau mwyaf cyffredin ydy cryndod anwirfoddol, symudiad araf a chyhyrau stiff ac anystwyth. Mae hefyd yn achosi anawsterau lleferydd.

Er mwyn gwneud penderfyniadau, efallai y bydd angen cymorth ychwanegol ar rai oedolion sy'n wynebu risg, er enghraifft, cynnig gwasanaethau eiriolaeth, rhoi esboniad a gair o eglurhad sy'n symlach, darparu cymhorthion gweledol a chynnig amser ychwanegol iddyn nhw. Yn gyfreithiol, mae ganddyn nhw'r hawl i dderbyn y cymorth hwn.

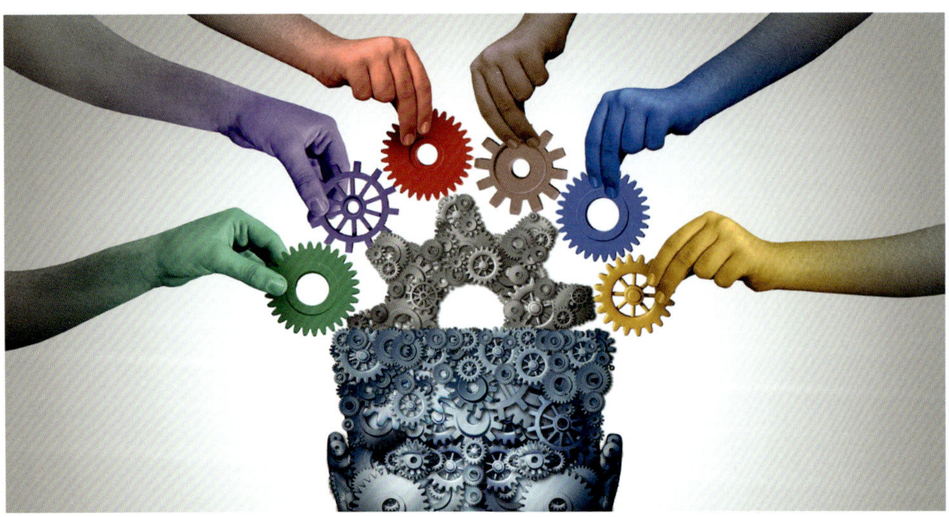

Os nad oes gan unigolion y gallu i ddeall yr wybodaeth neu wneud penderfyniad, mae'n bwysig bod unrhyw weithred neu benderfyniad a wneir ar ran unigolyn 'sy'n wynebu risg' er eu **lles nhw**.

3. Y gallu i gyfathrebu

Mae anawsterau gyda'r clyw, y lleferydd neu'r golwg yn gwneud cyfathrebu'n effeithiol yn anoddach.

Ffactorau sy'n gallu effeithio ar allu unigolion sy'n wynebu risg i gyfathrebu ag eraill

- **Rhwystrau cyfathrebu:** Er enghraifft, amhariad gwybyddol, anabledd dysgu (anghenion dysgu ychwanegol), rhwystrau iaith.
- **Unigrwydd:** Unigolion sydd heb fynediad at wybodaeth ac felly dydyn nhw ddim yn gallu cyfleu eu hanghenion. Efallai na fydd yr unigolion yn derbyn mynediad boddhaol at wasanaethau ac o ganlyniad fydd dim cyfle iddyn nhw esbonio eu hanghenion i'r rhwydweithiau hynny sy'n cynnig gofal a chefnogaeth addas.
- **Iechyd corfforol a meddyliol:** Unigolion sydd efallai yn byw gyda salwch meddwl a lefel isel o hunanhyder sydd, o ganlyniad, efallai yn cuddio eu problemau. Efallai y bydd ganddyn nhw anawsterau corfforol ac efallai na fyddan nhw'n cael cyfle i gyfleu eu hanghenion i eraill.
- **Diffyg statws/allgáu cymdeithasol:** O ganlyniad i fod yn wynebu risg, efallai na fydd ganddyn nhw'r statws na'r hyder i gyfathrebu na gofyn am y gofal a'r gefnogaeth maen nhw eu hangen.

4. Deall eu hawliau fel defnyddwyr gwasanaethau yn ôl eu hoedran

Efallai na fydd rhai unigolion hŷn nac unigolion iau yn ymwybodol o'u hawliau nac yn eu deall.

Efallai y bydd gan oedolion hŷn anghenion gofal a chymorth ychwanegol.

Mae gan unigolion sy'n wynebu risg lawer o hawliau. Hawliau ydy'r pethau y mae gan unigolion hawl i'w derbyn yn gyfreithiol. Hawliau sydd wedi'u hymgorffori mewn deddfwriaeth, e.e. Deddf Gwasanaethau Cymdeithasol a Llesiant (Cymru) 2014, Deddf Plant (2004) a Deddf Cydraddoldeb 2010. Mae'n rhaid i weithwyr Iechyd a Gofal Cymdeithasol hefyd sicrhau, wrth gefnogi unigolion sy'n wynebu risg, nad ydyn nhw'n ymddwyn mewn ffordd sy'n anghydnaws â hawliau o dan y Confensiwn Ewropeaidd ar Hawliau Dynol. Mae Arolygiaeth Gofal Cymru yn sicrhau bod unigolion yng Nghymru yn derbyn gofal cymdeithasol o ansawdd da, ac yn ystod ymweliad â lleoliadau gwahanol maen nhw'n monitro a ydy'r hawliau unigol canlynol yn cael eu gweithredu a'u hybu:

- bod gan yr unigolyn ddewis a rheolaeth;
- eu bod yn ddiogel;
- eu bod yn cael eu trin â pharch ac urddas;

- bod ganddyn nhw hawl i eraill glywed eu llais a'r hyn sydd ganddyn nhw i'w ddweud
- eu bod yn cael eu helpu i gyrraedd eu llawn botensial.

Hefyd, mae Deddf Gwasanaethau Cymdeithasol a Llesiant (Cymru) 2014 yn rhoi mwy o lais i unigolion am y math o ofal a chymorth y maen nhw'n ei dderbyn. Mae hyn yn galluogi unigolion i ddeall pa ddewisiadau sydd ganddyn nhw. Mae'r elfen hon yn rhan hanfodol o'r ddeddfwriaeth, ochr yn ochr â hawl unigolion i gael eu clywed mae ganddyn nhw'r hawl i fynegi eu pryderon a'u cwynion. Os nad ydy unigolyn yn ymwybodol o'i hawliau, gallai hynny arwain at deimlo'n ddi-rym a heb fod yn bartner cyfartal o ran y gofal a'r cymorth sy'n cael ei gynnig.

5. Cydnabod hawliau gofalwyr

- Mae'n rhaid i'r teulu a'r gofalwyr ddiogelu eu hawliau eu hunain fel y gallan nhw fodloni anghenion penodol yr unigolyn.

Mae gan ofalwyr nifer o hawliau, er enghraifft:

- Yr hawl i'w **lles**.
- Eu bod yn derbyn **gwybodaeth**, **cyngor** a **chymorth**.
- Eu bod yn derbyn **asesiad** os nad ydy hi'n bosibl bodloni eu hanghenion drwy ddarparu gwybodaeth a chyngor yn unig.
- Derbyn yr hawl i eraill **wrando ar eu llais** a bod ganddyn nhw **reolaeth dros benderfyniadau** am y gefnogaeth y maen nhw'n ei dderbyn

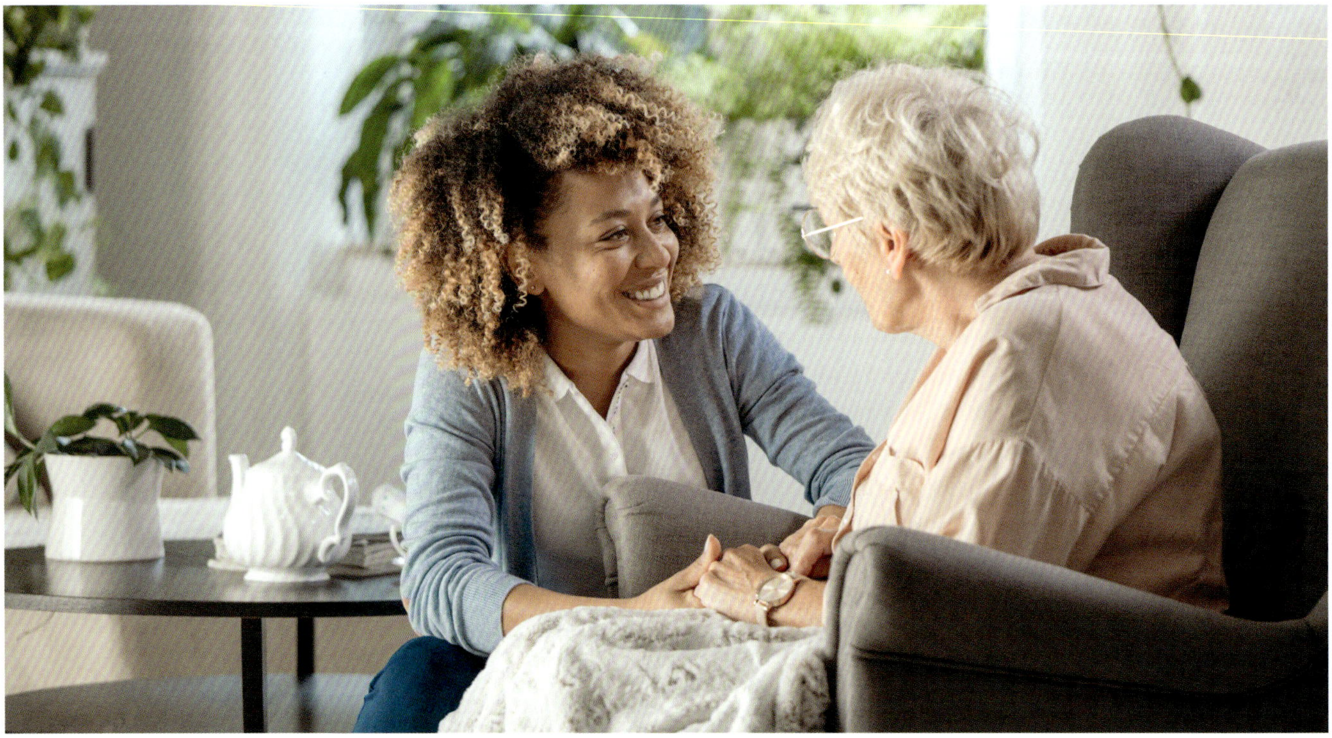

6. Bod adnoddau ar gael ar eu cyfer

- Mae'n bwysig bod adnoddau ar gael bob amser ond fe fydd adegau pan na fydd adnoddau ar gael ar eu cyfer, e.e. gweithwyr, clinigau, cartrefi gofal, canolfannau gofal dydd, cludiant i apwyntiadau.
- Mae'n bosibl na fydd gan weithwyr iechyd a gofal cymdeithasol ddigon o amser i ddarparu gofal o safon. Efallai y byddan nhw'n brin o amser am sawl rheswm, e.e. ymweliad sydd wedi'i amseru ond nad ydy hynny'n ddigon o amser, neu bod y gofalwr wedi blino oherwydd gorweithio. Bydd rhesymau o'r fath yn debygol o arwain at gam-drin ac esgeuluso posibl.
- Gall gweithwyr iechyd a gofal cymdeithasol yn ogystal â gofalwyr di-dâl brofi lefelau uchel o straen sy'n gallu arwain at esgeulustod neu gamdriniaeth.
- Gall unigolion wynebu mwy o risg o niwed os nad ydy gweithwyr iechyd a gofal cymdeithasol yn gallu adnabod neu ddelio ag unrhyw fater diogelu.

7. Gwrthdaro rhwng defnyddiwr y gwasanaethau a'i deulu neu ei ofalwyr

- Enghraifft o wrthdaro o'r fath ydy pan fydd defnyddiwr yn dymuno byw mewn cartref ar wahân i'r teulu er mwyn bod yn fwy annibynnol, ond nad ydy'r teulu yn cytuno â'r trefniant hwnnw.
- Mae gwrthdaro teuluol yn cynyddu'r risg o gamdriniaeth ac esgeulustod. Gallai hyn gynnwys unigolion sydd wedi profi camdriniaeth neu drais domestig yn ystod eu plentyndod sy'n credu bod hynny'n ymddygiad derbyniol.

8. Gwasanaethau cefnogi i ofalwyr ifanc

- Mae nifer fawr o blant a phobl ifanc yn ofalwyr i riant, brawd neu chwaer ac fe ddylen nhw dderbyn cefnogaeth yn y rôl honno. Weithiau, bydd grwpiau o ofalwyr ifanc ar gael i gynnig cefnogaeth, cyngor ac arweiniad fel nad ydy'r person ifanc yn teimlo'n unig yn ei gyfrifoldeb ac yn ei waith fel gofalwr.
- Mae gan yr Awdurdod Lleol **ddyletswydd i asesu** a sicrhau bod gallu'r gofalwr ifanc i ofalu yn gynaliadwy. Mae cyfrifoldeb hefyd dros les y gofalwr, ochr yn ochr â'r unigolyn y mae'n gofalu amdano. Efallai y bydd gan y gofalwr ifanc hefyd **gynllun gofal a chymorth** sydd wedi ei baratoi er mwyn **cefnogi ei les**. Fel rhan o'r cynllun gofal a chymorth mae'n rhaid i'r Awdurdod Lleol roi sylw hefyd i anghenion datblygiadol y gofalwr ifanc. Mae'n ofynnol i'r ddarpariaeth honno fod yn gynhwysol trwy wneud trefniadau sy'n galluogi'r gofalwr ifanc i gymryd rhan weithredol lawn yn y broses gynllunio. Wrth wneud hyn, bydd y gofalwr ifanc yn gallu cyfrannu i'r sgwrs a rheoli a dewis

unrhyw wasanaethau sydd ar gael i'w gefnogi. Rhaid i gynlluniau gofal a chymorth glustnodi dyddiad ar gyfer ailedrych ac adolygu'r cynllun. Dylai'r rhain gael eu cynnal o fewn cyfnod o chwe mis.

9. Diffyg eiriolaeth

Ystyr eiriolaeth ydy bod y person sy'n derbyn y gwasanaeth yn derbyn cymorth person arall i ddweud beth ydy barn a dymuniadau'r unigolyn, a'i helpu i sefyll dros ei hawliau. Gall eiriolwr gefnogi defnyddwyr gwasanaeth unigol trwy:

- wrando ar eu sylwadau a'u pryderon
- eu helpu i weld beth ydy'r dewisiadau a beth ydy eu hawliau, heb roi pwysau ar ddefnyddiwr gwasanaeth
- rhoi gwybodaeth er mwyn helpu'r unigolyn i wneud penderfyniad a hynny ar sail gwybodaeth
- helpu i gael gwybodaeth am fanylion cyswllt pobl eraill, e.e. gweithwyr iechyd a gofal cymdeithasol, neu i gysylltu â nhw ar eu rhan
- mynd gyda'r unigolyn i gyfarfod neu apwyntiad a'i gefnogi yno.

Mae'n bwysig nad ydy eiriolwr yn:

- rhoi barn bersonol
- datrys a gwneud penderfyniadau dros yr unigolyn
- rhoi barn am yr unigolyn

Mae diffyg eiriolaeth yn gallu rhoi unigolyn mewn mwy o risg o gael ei gam-drin a'i esgeuluso oherwydd y canlynol:

- Efallai na fydd canlyniadau'r eiriolaeth yr hyn y mae'r unigolyn yn ei ddymuno.
- Bod yr unigolyn yn methu deall ymddygiad pobl eraill sy'n eu cam-drin ac yn eu hesgeuluso.
- Bod yr unigolyn ddim yn ymwybodol o'r hyn sydd angen ei wneud er mwyn diogelu ei hunan.
- Bod yr unigolyn ddim yn ymwybodol o'i hawliau.
- Bod dim cefnogaeth a'r gael drwy'r broses ddiogelu.

10. Unigrwydd

- Gall unigolyn ddod yn ynysig yn gymdeithasol neu ddewis bod yn ynysig. O ganlyniad, dydy'r unigolyn ddim yn gallu cael mynediad i rwydweithiau cefnogi.
- Efallai nad oes gan yr unigolyn fynediad at wybodaeth, eiriolaeth na chymorth er mwyn cael ei amddiffyn.
- Yn aml iawn, mae unigrwydd yn effeithio ar grwpiau y gwahaniaethir yn eu herbyn, e.e. ar sail ethnigrwydd, rhywioldeb neu oedran.

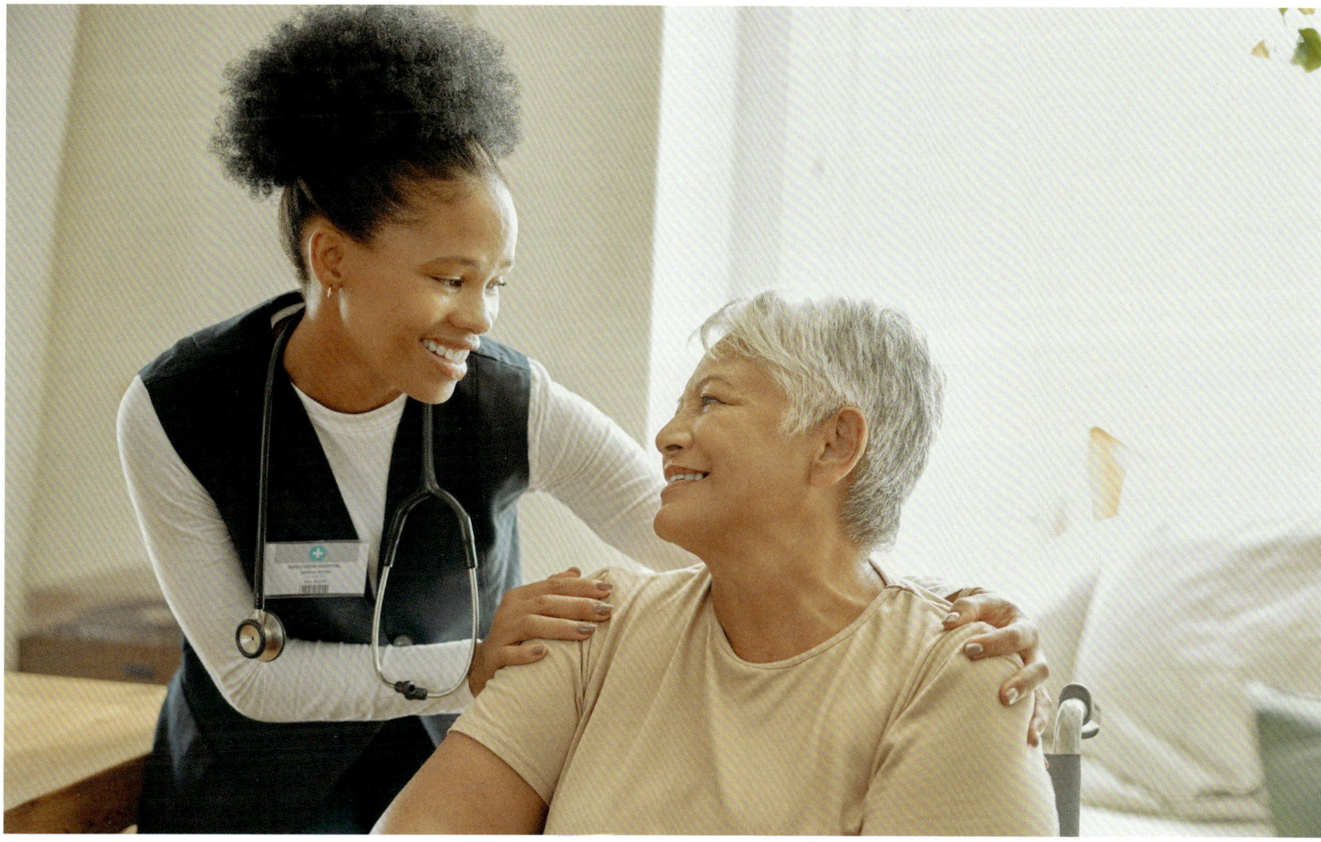

- Efallai na fydd unigolion sydd wedi'u 'cau allan' yn gymdeithasol yn teimlo eu bod yn cael eu gwerthfawrogi mewn cymdeithas. O ganlyniad, mae llai o deimlad o berthyn a hunanwerth. Mae'n bosibl hefyd nad oes ganddyn nhw hyder i geisio cael mynediad at rwydweithiau cefnogi, a hynny'n ei dro yn arwain at beidio â lleisio pryderon am risg neu niwed.
- Efallai na fydd gan yr unigolion hyn yr wybodaeth angenrheidiol am y grwpiau cefnogi sydd ar gael i'w diogelu a'u hamddiffyn.

11. Nodweddion personol

Gall unigolion sy'n byw gyda salwch meddwl wynebu risg o gael eu cam-drin a'u hesgeuluso. Mae hynny am eu bod yn teimlo'n ddi-rym ac yn aml fe fyddan nhw'n derbyn y gamdriniaeth a'r esgeulustod. Gall unigolion sy'n byw gyda salwch meddwl ddibynnu ar eraill i gael gofal a chymorth a gall y gofal a'r cymorth hwnnw fod yn hynod o heriol. Gall gweithwyr iechyd a gofal cymdeithasol a gofalwyr di-dâl brofi lefelau uchel o straen sy'n gallu arwain at gam-drin, gan gynnwys cam-drin seicolegol.

12. Cefnogi cyfraniad y teulu a'r gofalwyr ac ymwybyddiaeth lawn o hawliau unigolion

Gall y gofalwr a theulu'r unigolyn sy'n derbyn y gwasanaeth hefyd fod yn agored i niwed ac wynebu risg o gael eu cam-drin neu eu hesgeuluso. Mae ganddyn nhw hefyd yr un hawliau i'w cadw'n ddiogel rhag niwed a chamdriniaeth.

Mae'n bosibl y bydd gan ofalwyr ifanc **gynlluniau gofal a chymorth** wedi'u llunio ochr yn ochr ag aelod o'u teulu er mwyn **cefnogi eu llesiant**. Mae gan ofalwyr ifanc yr hawl i asesiad Awdurdod Lleol i weld a allan nhw gynnig gofal a chymorth.

Mae gan yr Awdurdod Lleol ddyletswydd i asesu, a sicrhau bod y trefniadau pwrpasol ar gyfer y gofalwr ifanc hefyd **yn gynaliadwy** a bod llesiant y gofalwr yn cael ei hybu ochr yn ochr â'r unigolyn y mae'r gofalwr yn gofalu amdano.

Gweithgaredd 1

ASTUDIAETH ACHOS – MARI

Mae Mari yn 17 oed ac yn gofalu am ei dau riant, sef Alison a'i llys-fam Deborah. Mae hi'n mynd i'r coleg deirgwaith yr wythnos ac yn derbyn cefnogaeth gan swyddog lles yn y coleg. Mae Mari eisiau aros yn y coleg a dod yn filwr yn y fyddin. Mae Alison a Deborah yn byw gydag iselder ac mae ganddyn nhw anghenion o ran symudedd felly maen nhw'n ddibynnol ar Mari i ddarparu gofal a chefnogaeth. Mae Mari yn cefnogi ei rhieni drwy eu deffro bob bore, a pharatoi a rhoi eu cyffuriau gwrth-iselder iddyn nhw. Mae Mari yn paratoi eu brecwast a'u cinio cyn eu helpu i lawr y grisiau cyn iddi hi fynd i'r coleg.

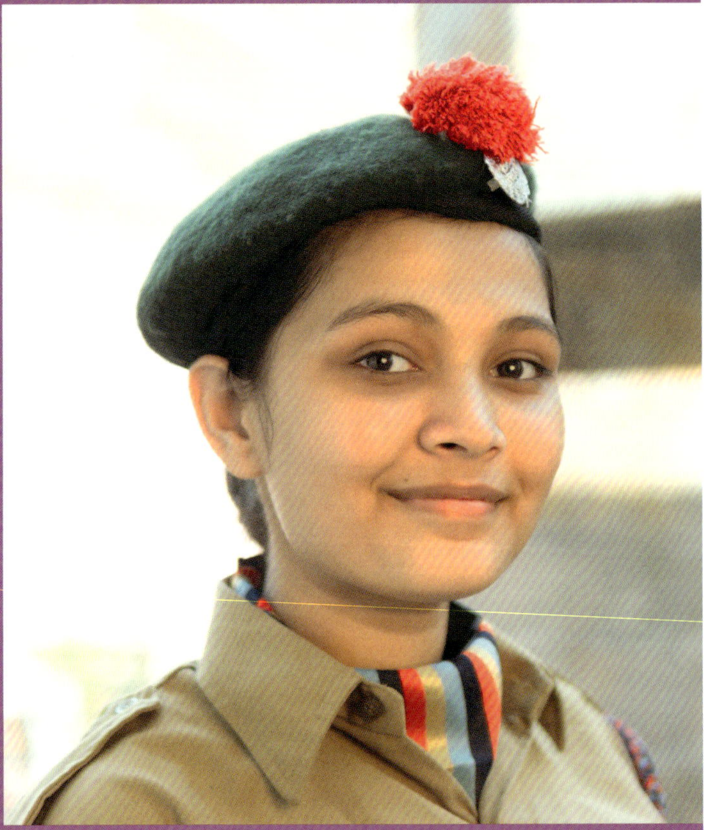

Ar ôl dod adref o'r coleg, mae hi'n gwneud y gwaith tŷ sy'n cynnwys golchi llestri, paratoi swper a sicrhau bod ei rhieni yn cael eu hail ddos o gyffuriau gwrth-iselder yn nes ymlaen y noson honno. Mae Mari yn helpu ei rhieni i fynd i'r gwely ac yna bydd yn mynd ati i gwblhau aseiniadau y mae'n rhaid iddi eu gwneud ar gyfer ei gwaith yn y coleg.

Yn ddiweddar, cafodd wahoddiad i ymuno â chwrs hyfforddi pedwar diwrnod, ond byddai hynny'n golygu aros i ffwrdd oddi cartref am dair noson. Dydy Mari ddim yn siŵr sut y byddai ei rhieni yn gallu ymdopi pe bai hi'n penderfynu ymuno â'r cwrs hyfforddiant yma.

1. Diffiniwch y term **gofalwr ifanc**. Eglurwch y rhesymau pam y gallai Mari gael ei hystyried yn ofalwr ifanc.
2. Nodwch **ddau** reswm ac eglurwch pam y gallai Alison a Deborah wynebu risg o gael eu cam-drin a'u hesgeuluso.
3. Eglurwch pam y gallai'r risg o gamdriniaeth neu/ac esgeulustod fod yn uwch mewn rhai lleoliadau gofal.
4. Ewch ati i ymchwilio a pharatoi rhestr o'r gwasanaethau cymorth sydd ar gael i ofalwyr ifanc yn eich ardal leol chi.

Eiriolaeth

Mathau o eiriolaeth

- **Hunan-eiriolaeth**: unigolyn sy'n ei gynrychioli ei hun, yn siarad ar ei ran ei hun a lleisio'i bryderon ei hun.
- **Eiriolaeth grŵp**: cyflwyniad gan grŵp sydd â nod gyffredin. Perthnasol ar gyfer grŵp sydd â diddordeb arbennig neu garfan bwyso.
- **Eiriolaeth ar y cyd**: pan fydd grŵp o bobl sydd â phrofiadau tebyg yn dod at ei gilydd i godi mater arbennig a cheisio sicrhau newid.
- **Eiriolaeth cymheiriaid (*Peer advocacy*)**: cefnogaeth un-i-un gan unigolion eraill sydd ag anabledd neu brofiad tebyg.
- **Eiriolaeth anffurfiol**: yn cynnwys cyfraniad teulu, ffrindiau ac eiriolwyr di-dâl.
- **Eiriolaeth dinesydd**: yn cynnwys gwirfoddolwyr sydd wedi'u hyfforddi i fod yn eiriolwyr ar ran y gymuned leol, er enghraifft, Canolfan Cyngor ar Bopeth.
- **Eiriolaeth ffurfiol**: trefniant lle mae sefydliadau'n talu eu staff i eirioli dros rywun neu dros grŵp o unigolion.

Mae eiriolaeth broffesiynol annibynnol yn cynnwys eiriolwyr proffesiynol sydd wedi derbyn hyfforddiant sy'n cael eu talu am eu gwaith.

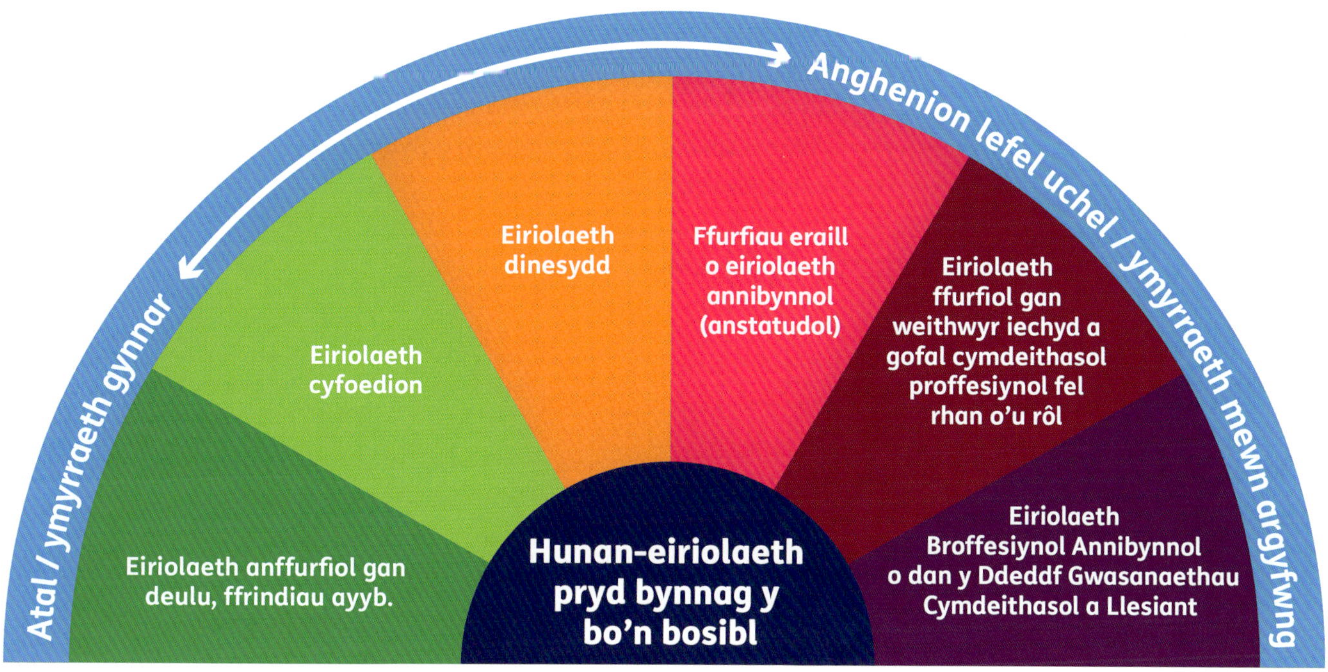

▲ Gwasanaethau eiriolaeth fel y'u disgrifir yng Nghod Ymarfer Rhan 10 (Eiriolaeth), Deddf Gwasanaethau Cymdeithasol a Llesiant (Cymru) 2014. © Age Cymru.

Dyma rai o'r gwasanaethau eiriolaeth proffesiynol sydd ar gael ar gyfer unigolion sy'n wynebu risg:

SEAP: Byrfodd ydy SEAP am ***S****upport*, ***E****mpower*, ***A****dvocate*, ***P****romote* – elusen annibynnol sy'n arbenigo mewn darparu eiriolaeth a gwasanaethau cysylltiol.

Canolfannau Cyngor ar Bopeth: Mae Canolfannau Cyngor ar Bopeth yn darparu cefnogaeth gyffredinol a hefyd yn gallu darparu gwasanaeth eiriolwyr.

MENCAP: Elusen yn y Deyrnas Unedig sy'n cynrychioli pobl sy'n byw gydag anabledd dysgu. Mae hefyd yn darparu gwasanaethau ar gyfer eu teuluoedd a'u gofalwyr.

NSPCC: Cymdeithas Genedlaethol er Atal Creulondeb i Blant. Mae'r NSPCC yn darparu cymorth i blant sydd wedi cael eu cam-drin neu sy'n wynebu risg o ddioddef camdriniaeth neu esgeulustod.

Y **gwasanaethau cymdeithasol** sy'n cael eu darparu gan yr Awdurdodau Lleol.

POhWER: Elusen yn y DU sy'n helpu pobl i gymryd rhan weithredol mewn penderfyniadau ynghylch eu gofal.

Mae'r **Gwasanaeth Eirioli Annibynnol o ran Galluedd Meddyliol** (IMCA – *Independent Mental Capacity Advocate Service*) yn darparu eiriolwr a benodir i weithredu ar ran person os nad oes ganddo'r gallu i wneud rhai penderfyniadau. Bydd eiriolwyr galluedd meddyliol annibynnol yn cynrychioli unigolion ac yn cyfrannu at wneud asesiad fydd o'r 'lles pennaf' i'r unigolyn o dan Ddeddf Galluedd Meddyliol 2005. Penodir IMCAs yng Nghymru gan Fwrdd Iechyd lleol neu gorff GIG arall.

Yn Lloegr, mae IMCAs yn cael eu penodi gan awdurdod lleol. Yng Nghymru, maen nhw'n cael eu penodi gan Fwrdd Iechyd lleol neu gan gorff GIG arall yng Nghymru.

Gweithgaredd 2

ASTUDIAETH ACHOS – DR MORENO

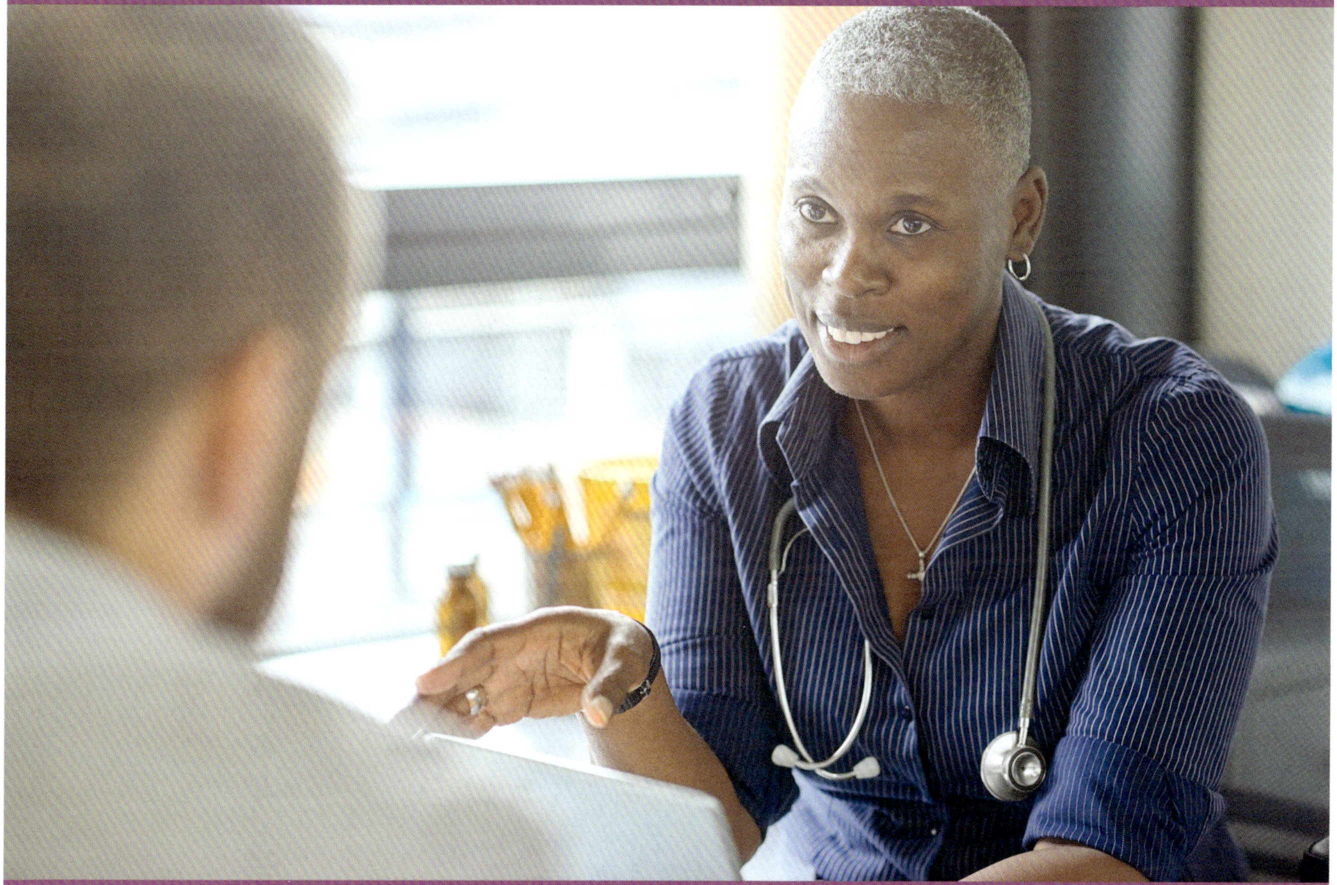

Mae Dr Moreno wedi cefnogi nifer o unigolion yn yr ysbyty heddiw:

- Mae **Callum** (9 oed) yn byw gydag awtistiaeth ac yn dioddef o bigyn clust.
- Mae **Linda** (37 oed) yn byw gyda salwch meddwl ac mae ganddi amhariad ar ei chlyw.
- Mae **Carla** (57 oed) wedi bod yn yfed gormod o alcohol a hynny drwy gydol y dydd.
- Mae **Granville** (79 oed) yn byw gyda chyflwr ar ei galon ac amhariad gwybyddol o'r enw dirywiad corticiobasal. (Mae hwn yn glefyd prin sy'n achosi i'r ymennydd grebachu ac i nerfau'r celloedd ddirywio a marw dros gyfnod o amser.)

1. Nodwch yr her sy'n wynebu Callum, Linda, Carla a Granville wrth iddyn nhw gyfathrebu gyda doctor yn yr ysbyty.

2. Beth ydy'r dulliau cyfathrebu y gall Dr Moreno eu mabwysiadu er mwyn cyfathrebu'n llwyddiannus â'r unigolion sy'n ymweld â hi? Esboniwch pam mae hyn yn gallu bod mor bwysig i'r pedwar unigolyn a'r doctor fel bod pawb yn derbyn y gefnogaeth, y gofal a'r driniaeth orau bosibl.

3. Rhestrwch rai ffactorau sy'n effeithio ar effeithiolrwydd y cyfathrebu rhwng Dr Moreno a'r unigolion sy'n cael eu cefnogi.

Darllen ac ymchwil pellach

Cyfathrebu effeithiol
https://www.bbc.co.uk/bitesize/topics/zbp2scw

SEAP
https://thelegaleducationfoundation.org/

CAP
https://capuk.org/about-us/our-work-across-the-uk/our-work-in-wales

MENCAP
https://wales.mencap.org.uk/

NSPCC
https://www.nspcc.org.uk/about-us/what-we-do/wales/

POhWER
https://www.pohwer.net/what-is-advocacy

Gwasanaeth Eirioli Annibynnol o ran Galluedd Meddyliol (IMCA)
https://gofalcymdeithasol.cymru/cymwysterau-ac-ariannu/fframwaith-cymwysterau/rol-swyddi/gwasanaethau-eirioli/eiriolwr-galluedd-meddyliol-annibynnol

ATEBION I'R GWEITHGAREDDAU
Gweithgaredd 1 – Mari

1. Diffiniwch y term 'gofalwr ifanc'. Eglurwch y rhesymau pam y gallai Mari gael ei hystyried yn ofalwr ifanc.

Mae Mari yn ofalwr ifanc. Gofalwr ifanc ydy person o dan 18 oed sydd ddim yn derbyn tâl am ofalu am rywun sydd â salwch corfforol neu feddyliol, anabledd, neu sy'n camddefnyddio sylweddau fel alcohol neu gyffuriau.

O ganlyniad i Deddf Gwasanaethau Cymdeithasol a Llesiant (Cymru) 2014 mae gan ofalwyr ifanc yr hawl i gael eu llesiant wedi'i hybu a'i amddiffyn. Mae hyn yn cael ei hybu a'i amddiffyn drwy'r Awdurdod Lleol. Yr Awdurdod Lleol sy'n sicrhau bod gwasanaethau cymorth ar gael. Mae hyn yn cynnwys gwybodaeth a chyngor mewn sawl fformat, gan gynnwys deunydd sy'n hawdd ei ddarllen. Os nad ydy'r gwasanaethau gwybodaeth a chyngor hyn yn hawdd eu cael ar gyfer gofalwyr ifanc, yna mae'n bosibl na fyddan nhw'n cael y cyfle i wybod pa gymorth sydd ar gael i gefnogi eu llesiant a hefyd cefnogi'r unigolion y maen nhw'n gofalu amdanyn nhw.

Mae gan ofalwyr ifanc yr hawl i dderbyn asesiad Awdurdod Lleol er mwyn gweld a allan nhw gael gofal a chymorth. Mae gan yr awdurdod lleol ddyletswydd i asesu. Mae'n ofynnol iddyn nhw sicrhau bod y ddarpariaeth ar gyfer y gofalwr ifanc yn gynaliadwy. Mae'n bwysig gofalu bod llesiant y gofalwr yn cael ei hyrwyddo ochr yn ochr â'r unigolyn y maen nhw'n gofalu amdano.

2. Nodwch ddau reswm ac eglurwch pam y gallai Alison a Deborah wynebu risg o gael eu cam-drin a'u hesgeuluso.

- Maen nhw'n dioddef o iselder ac maen nhw'n dibynnu ar gymorth i gymryd eu meddyginiaethau yn rheolaidd.
- Mae ganddyn nhw anghenion symudedd ychwanegol ac o ganlyniad maen nhw'n ddibynnol ar dderbyn gofal.
- Mae angen gofal a chymorth personol arnyn nhw i baratoi bwyd a chael cartref glân a diogel.
- Efallai y byddan nhw'n ei chael hi'n anodd cyfathrebu a rhoi gwybodaeth am gamdriniaeth neu esgeulustod.
- Ychydig o gyswllt cymdeithasol, neu ddim cyswllt cymdeithasol ag eraill o fewn eu cymuned. Prin iawn felly ydy'r cyfle sydd ganddyn nhw i leisio eu pryderon.
- Gall tlodi/statws cymdeithasol-economaidd is rhai defnyddwyr gwasanaethau olygu bod ganddyn nhw lai o hyder i ddatgan eu pryderon yn y lleoliad.

3. Eglurwch pam y gallai'r risg o gamdriniaeth neu/ac esgeulustod fod yn uwch mewn rhai lleoliadau gofal.

- Mae gwasanaethau cartrefi gofal, gan gynnwys y rhai sy'n darparu gwasanaethau cartref gofal i blant neu oedolion, yn cael eu monitro'n rheolaidd ac maen nhw'n cael eu harolygu gan Arolygiaeth Gofal Cymru. Fodd bynnag, mae lleoliadau domestig sy'n darparu gofal yng nghartref defnyddiwr gwasanaeth yn derbyn llai o graffu o'u cymharu â chartref gofal neu gartref nyrsio. Mae gan leoliadau gofal mwy o faint fwy o staff a mwy o weithwyr proffesiynol yn ymweld â nhw, ac maen nhw'n fwy tebygol o fod yn ymwybodol o gamdriniaeth ac esgeulustod.
- Anogir adborth gan ddefnyddwyr gwasanaethau neu gan aelodau o'u teulu mewn rhai lleoliadau. Bydd hyn yn galluogi unigolion i adnabod ac adrodd yn ôl am eu pryderon – a hynny mewn amser byr.
- Mae diffyg cefnogaeth gymdeithasol i ddefnyddwyr gwasanaethau yn gallu arwain at sawl problem gan gynnwys oedi. Bydd yr oedi hwn yn arwain at ddiffyg ymateb buan i ddatrys y mater.
- Gall tlodi/statws cymdeithasol-economaidd is rhai defnyddwyr olygu bod ganddyn nhw lai o hyder i ddatgan eu pryderon o fewn y lleoliad hwnnw.

ATEBION I'R GWEITHGAREDDAU
Gweithgaredd 2 – Dr Moreno

1. Nodwch y materion sy'n wynebu Callum, Linda, Carla a Granville wrth gyfathrebu yn yr ysbyty.

Efallai y bydd **Callum** (9 oed) sy'n byw gydag awtistiaeth:

- yn cael trafferth darllen ciwiau cymdeithasol ac iaith y corff
- yn colli ciwiau di-eiriau
- ddim yn creu a chynnal cyswllt llygaid
- ddim yn deall cwestiynau anodd
- yn sensitif i i'r hyn sydd o'i gwmpas yn ystod y cyfnod gyda'r doctor
- yn profi pryder mewn sefyllfa wahanol ac anghyfarwydd sy'n gallu arwain at beidio â gwrando na chanolbwyntio.

Efallai y bydd **Linda** (37 oed) sy'n byw gyda salwch meddwl ac amhariad ar y clyw:

- yn methu â chlywed yn dda iawn a ddim yn deall cyfarwyddiadau. Mae hynny'n gallu arwain at beidio â chlywed llais y meddyg fel na fydd ganddi unrhyw ddewis na rheolaeth dros ei thriniaeth

- yn teimlo'n ddiwerth oherwydd ei salwch meddwl, a hynny'n ei hatal rhag cyfathrebu â Dr Moreno am ei symptomau
- yn cael ei hatal rhag cael triniaeth briodol i fodloni ei hanghenion.

Efallai y bydd **Carla** (57 oed) sydd wedi bod yn yfed gormod o alcohol drwy'r dydd:

- yn methu derbyn na chadw gwybodaeth sy'n cael ei gyfleu iddi a'i bod felly yn gallu camddehongli negeseuon a dod i gasgliad anghywir am yr wybodaeth mae'n ei derbyn
- ddim yn deall yr hyn sy'n cael ei ddweud. Gall alcohol effeithio ar ei chyflwr meddyliol gan achosi iddi deimlo'n rhwystredig neu hyd yn oed yn flin.

Efallai y bydd **Granville** (79 oed) sy'n byw gyda chyflwr ar y galon ac amhariad gwybyddol a elwir yn ddirywiad corticiobasal:

- yn dioddef o leferydd araf ac aneglur. Efallai bod ganddo anawsterau lleferydd ac iaith sy'n achosi iddo fethu mynegi ei feddyliau yn glir
- mae'n bosibl y bydd Granville yn teimlo'n fyr ei anadl oherwydd cyflwr ei galon.

2. Awgrymwch ddulliau cyfathrebu y gallai Dr Moreno eu defnyddio er mwyn cyfathrebu'n fwy effeithiol â'r defnyddwyr. Rhowch enghreifftiau o sut y byddai mabwysiadu'r dulliau hyn yn gwella a hybu cyfathrebu effeithiol. Eglurwch sut y byddai hyn yn gallu arwain at greu gwell perthynas a dealltwriaeth o anghenion iechyd y pedwar unigolyn sydd angen eu cefnogi.

- Bydd angen i Dr Moreno sicrhau ei bod bob amser yn cyfathrebu'n glir, gan ddefnyddio'r iaith a'r dull o gyfathrebu o ddewis y claf.
- Gwrando gweithredol – (llafar/siarad – mae gwrando gweithredol yn golygu gwneud yn siŵr bod y defnyddiwr yn deall. Bydd angen gofyn cwestiynau addas er mwyn sicrhau dealltwriaeth).
- Sicrhau ei bod hi'n siarad yn ddigon uchel fel y gall unigolion ei chlywed.
- Dylai siarad yn glir ac yn gryno ar gyflymder y gall unigolion ei dilyn a'i deall.
- Defnyddio geiriau ac ymadroddion priodol y gall unigolion eu deall, a pheidio â defnyddio jargon meddygol.
- Defnyddio technegau tynnu sylw fel sgwrsio cyffredinol am bethau pob dydd er mwyn hwyluso trafodaeth bellach.
- Cyfathrebu di-eiriau: Mae angen i fynegiant y wyneb fod yn glir, ynghyd â chyswllt llygaid da, iaith y corff, ystum, osgo, nodio i ddangos diddordeb ac ystumiau llaw.
- Graffigol: Gellid defnyddio diagramau i helpu unigolion i ddeall yn well unrhyw gyflwr neu beth ydy natur triniaeth benodol.

- Cofnodion ysgrifenedig: Dylid cofnodi manylion y driniaeth ac unrhyw sylwadau pellach sy'n cael ei drafod a dylid llofnodi ffurflen ganiatâd os oes angen.

Callum: Mae angen i Dr Moreno sicrhau bod ei hiaith yn glir ac yn fanwl. Er enghraifft, "golcha dy ddwylo yn y toiled", mae'n bosibl y bydd Callum yn golchi ei ddwylo i mewn yn y toiled, felly mae angen dweud wrtho yn benodol, "Golcha dy ddwylo yn y sinc yn y toiled". Pan fydd Dr Moreno yn gadael, dylai wneud yn siŵr ei bod yn gwneud yn glir i Callum beth sy'n digwydd gan na fydd Callum efallai yn gallu derbyn a deall ciwiau di-eiriau. Dylai Dr Moreno sicrhau bod y cyfathrebu yn uniongyrchol, a gweld beth sy'n bwysig i Callum fel bod modd creu perthynas â Callum.

Linda: Mae safle corff Dr Moreno yn bwysig. Dylai Dr Moreno wynebu'r unigolyn fel y gall yr unigolyn weld ceg y meddyg yn siarad. Mae'n bwysig iawn bod Dr Moreno yn gwneud yn siŵr bod ganddi sylw Linda trwy daro ei braich neu ddweud ei henw. Bydd angen hefyd i Dr Moreno geisio osgoi sŵn cefndirol uchel. Gallai Linda hefyd gael ei chymell i ddefnyddio rhai cymhorthion i helpu'r cyfathrebu, e.e. teclyn clywed, cyfarpar gweledol, y defnydd o iaith arwyddo (BSL) neu ddefnyddio dolen sain. Bydd angen i Dr Moreno feithrin perthynas gadarnhaol â Linda er mwyn dod i wybod beth sy'n bwysig iddi.

Carla: Gwneud yn siŵr bod Carla yn ddiogel a bod yr holl bolisïau a'r gweithdrefnau yn cael eu dilyn wrth gyfathrebu â hi.

Granville: Siarad yn arafach, gan roi amser i Granville brosesu'r hyn sy'n cael ei ddweud. Os nad ydy Granville yn deall, yna gellir defnyddio gwrthrychau, delweddau, neu symudiadau llaw. Os ydy Granville yn newid y sgwrs heb reswm am hynny, yna bydd angen cyfeirio'r sgwrs yn ôl i'r sgwrs wreiddiol.

3. Rhestrwch rai ffactorau sy'n effeithio ar effeithiolrwydd y cyfathrebu rhwng Dr Moreno a'r unigolion sy'n cael eu cefnogi.

- Ffactorau amgylcheddol
- Trefniadau eistedd sy'n creu perthynas a hwyluso sgwrsio
- Tymheredd yr ystafell
- Sŵn cefndir
- Goleuadau – llachar neu isel
- Dileu unrhyw nodwedd bersonol a allai arwain at ryngweithio rhyngbersonol aneffeithiol.

5.3: Gofynion deddfwriaeth, rheoleiddio a chodau ymddygiad/ ymarfer ar gyfer diogelu ac amddiffyn unigolion sy'n wynebu risg yng Nghymru a'r DU

Mae'r gofynion presennol pwysicaf ar gyfer diogelu yn cynnwys y ddeddfwriaeth, y rheoliadau a'r codau ymarfer a ganlyn. Mae'n hanfodol bwysig bod gennych wybodaeth fanwl a dealltwriaeth glir o'r gofynion diogelu sydd wedi'u cynnwys yn y dogfennau hyn.

Deddf Gwasanaethau Cymdeithasol a Llesiant (Cymru) 2014

Mae'r Ddeddf hon yn darparu'r fframwaith cyfreithiol a ddefnyddir ar gyfer gwella llesiant unigolion sydd angen gofal a chymorth, a gofalwyr sydd angen cymorth. Mae hefyd yn gonglfaen pwysig ar gyfer trawsnewid gwasanaethau cymdeithasol yng Nghymru. Ei diben ydy gosod dyletswyddau ar awdurdodau lleol, byrddau iechyd a gweinidogion Cymru a fydd yn ei gwneud yn ofynnol iddyn nhw hyrwyddo llesiant yr unigolion hynny sydd angen gofal a chymorth, neu ofalwyr sydd angen cymorth.

Deddf Plant 2004

Mae Deddf Plant (2004) yn nodi bod gan bob unigolyn sy'n ymwneud ag iechyd a gofal cymdeithasol a sefydliadau cysylltiedig sy'n gweithio gyda phlant ddyletswydd a chyfrifoldeb i helpu i ddiogelu plant a hybu lles plant ledled y DU.

Gweithdrefnau Diogelu Cymru (2019)

Mae Gweithdrefnau Diogelu cenedlaethol Cymru yn manylu ar swyddogaethau a chyfrifoldebau hanfodol ymarferwyr i wneud yn siŵr eu bod yn diogelu plant ac oedolion sy'n wynebu risg o gael eu cam-drin a'u hesgeuluso. Nod y Gweithdrefnau ydy cymhwyso deddfwriaeth Deddf Gwasanaethau Cymdeithasol a Llesiant (Cymru) 2014. Maen nhw hefyd yn canolbwyntio ar sut i weithredu'r canllawiau Diogelu statudol Gweithio Gyda'n Gilydd i Ddiogelu Pobl. Caiff y gweithdrefnau hyn eu hadolygu'n rheolaidd i adlewyrchu newidiadau mewn deddfwriaeth, canllawiau ac arferion. Mae'r gweithdrefnau'n rhoi arweiniad i ganllawiau ymarfer diogelu ar gyfer gweithwyr iechyd a gofal cymdeithasol a gwasanaethau eraill. Mae'r

Gweithdrefnau'n rhoi fframwaith ar gyfer darparu arferion diogelu safonol ledled Cymru a hefyd mwy o gydweithredu rhwng asiantaethau.

Canllawiau Diogelu Llywodraeth Cymru

Mae'r canllawiau diogelu hyn yn darparu gwybodaeth am rolau a chyfrifoldebau hanfodol ymarferwyr i sicrhau eu bod yn diogelu plant a phobl ifanc ac oedolion sy'n wynebu risg o gael eu cam-drin a'u hesgeuluso. Mae'r canllawiau diogelu yn darparu canllaw ymarferol a defnyddiol i helpu ymarferwyr i gymhwyso Deddf Gwasanaethau Cymdeithasol a Llesiant (Cymru) 2014.

Dogfennau statudol perthnasol eraill:

- Ar gyfer gweithio gyda phlant mae **Gweithio Gyda'n Gilydd i Ddiogelu Pobl: Cyfrol 5 – Ymdrin ag Achosion Unigol i Amddiffyn Plant sy'n Wynebu Risg** yn rhan bwysig o ddeddfwriaeth ar gyfer plant sy'n wynebu risg.
- Ar gyfer oedolion sy'n wynebu risg mae **Gweithio Gyda'n Gilydd i Ddiogelu Pobl: Cyfrol 6 – Ymdrin ag Achosion Unigol i Amddiffyn Oedolion sy'n Wynebu Risg** yn darparu deddfwriaeth a rheoliadau.
- Ochr yn ochr â'r ddeddfwriaeth hon, mae hefyd yn bwysig astudio **Gweithio Gyda'n Gilydd i Ddiogelu Pobl: Cyfrol 1 – Cyflwyniad a Throsolwg**.

Mae diogelu yn cyfeirio at fesurau penodol a gymerir i amddiffyn iechyd, lles a hawliau dynol unigolion, yn enwedig plant, pobl ifanc, ac oedolion sy'n agored i niwed, i fyw yn rhydd rhag camdriniaeth, niwed ac esgeulustod.

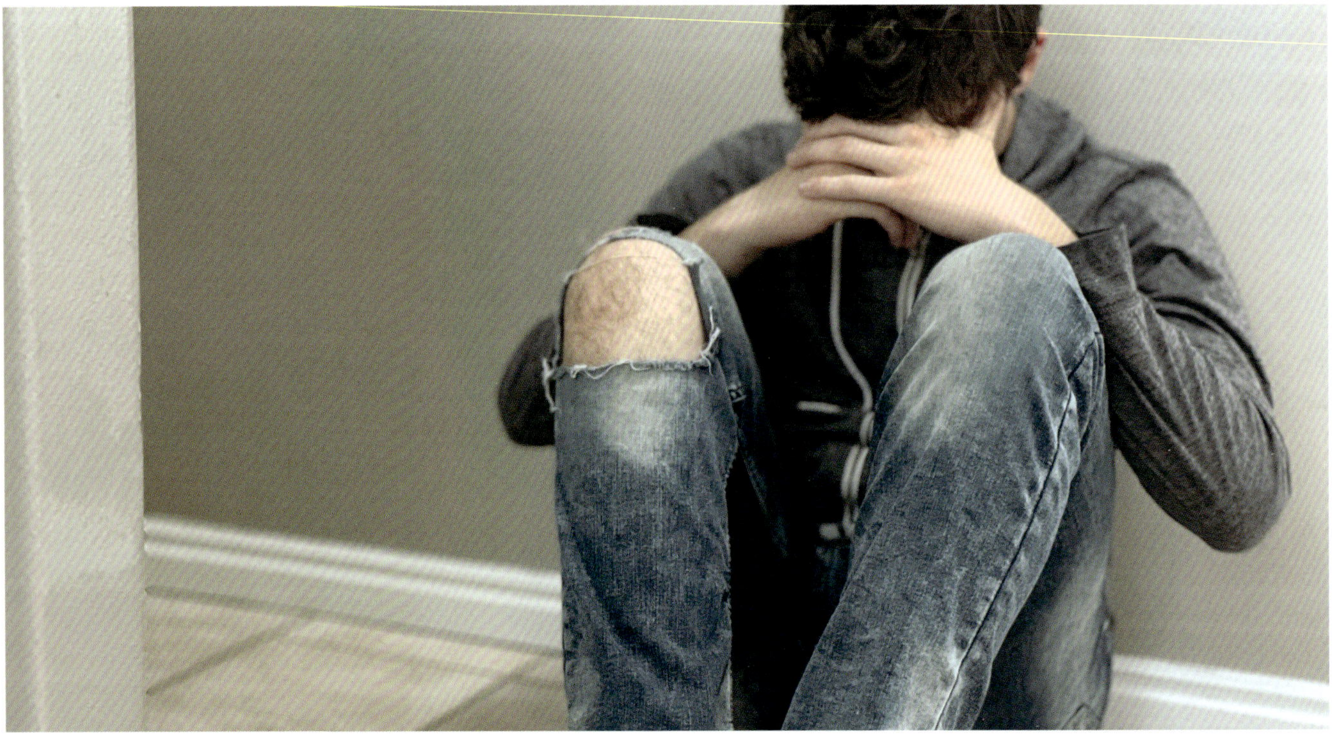

Termau allweddol

Camdriniaeth: dyma'r weithred o achosi poen neu niwed i rywun. Mae sawl math gwahanol o gamdriniaeth, e.e. niwed corfforol neu seicolegol ac mae'n cynnwys trais domestig, cam-drin rhywiol, cam-drin emosiynol, ariannol, cam-drin materol, caethwasiaeth fodern, a cham-drin gwahaniaethol.

Datgelu cam-drin: pan fydd plentyn, person ifanc neu oedolyn yn dechrau rhannu ei faterion diogelu ag eraill. Gall y datgeliad ymwneud â'r person sy'n dweud wrth rywun arall am y cam-drin sydd wedi digwydd neu sy'n digwydd.

Diogelu: y camau mae sefydliad yn eu cymryd i hyrwyddo lles plant ac oedolion sy'n agored i niwed ac sydd angen eu diogelu a'u hamddiffyn rhag niwed, gan gynnwys niwed corfforol, emosiynol, rhywiol, ariannol neu esgeulustod. Mae hyn yn cynnwys sicrhau bod y polisïau, dulliau gweithio a gweithdrefnau priodol a phwrpasol yn cael eu gweithredu. Mae'n rhaid i sefydliadau sy'n gweithio gyda phlant ac oedolion sy'n agored i niwed wneud popeth o fewn eu gallu i'w cadw'n ddiogel a'u hamddiffyn rhag niwed, camdriniaeth neu esgeulustod.

Esgeulustod: methiant parhaus i ddiwallu anghenion corfforol, emosiynol a/neu seicolegol sylfaenol, sy'n debygol o arwain at nam difrifol ar iechyd neu ddatblygiad unigolyn. Gall esgeulustod ddigwydd yn ystod beichiogrwydd oherwydd defnyddio cyffuriau neu sylweddau anghyfreithlon gan y fam.

Hunan benderfyniad: – mae gwahaniaeth pwysig o ran hunan benderfyniad rhwng diogelu oedolyn a diogelu plentyn sef bod oedolyn yn gallu dewis peidio amddiffyn ei hunan. Dydy hynny ddim yn wir am blentyn. Gydag oedolion dim ond mewn amgylchiadau eithriadol y mae'r gyfraith yn ymyrryd. Pan fo oedolyn sydd â'r gallu i wneud penderfyniadau drosto'i hun yn penderfynu rhoi ei hun mewn perygl, heb achosi unrhyw risg o niwed sylweddol i blant neu oedolion eraill, yna dylid cynnal y penderfyniad a'r cyfrinachedd.

Oedolyn sy'n wynebu risg: unigolyn 18 oed neu hŷn a allai fod angen gwasanaethau gofal cymunedol oherwydd anabledd meddwl neu anabledd arall, oedran neu salwch, sy'n methu gofalu amdano ei hun, neu sy'n methu amddiffyn ei hun rhag niwed sylweddol neu sydd mewn risg o gael ei ecsbloetio.

Plentyn sy'n wynebu risg: unigolyn dan 18 oed sy'n profi neu sy'n wynebu risg o gael ei gam-drin, ei esgeuluso, neu ddioddef mathau eraill o niwed.

Mae **Deddfwriaeth** yn cyfeirio at y broses o greu deddfau. Mae'n rhaid i sefydliadau iechyd a gofal cymdeithasol a'u gweithwyr gyflawni eu dyletswyddau yn unol â'r gyfraith sy'n cael ei chynnwys o fewn y Ddeddfwriaeth. Mae gan Ddeddf Gwasanaethau Cymdeithasol a Llesiant (Cymru) 2014 ddogfennau statudol i gynorthwyo ac arwain gweithwyr iechyd a gofal cymdeithasol ynglŷn â'r hyn y mae'n rhaid iddyn nhw ei wneud er mwyn diogelu unigolion sy'n wynebu risg.

Mae **Rheoleiddio** yn ffordd o sicrhau bod gweithwyr iechyd a gofal cymdeithasol yn ddiogel i ymarfer a pharhau i fod yn ddiogel drwy gydol eu gyrfa broffesiynol. Rheoliadau ydy is-deddfwriaethau sy'n cynnig esboniad ehangach ac arweiniad pellach wrth weithredu'r ddeddf berthnasol. Mae rheoliadau hefyd yn ganllawiau gorfodol sy'n rhaid eu dilyn. Mae'n rhaid i weithwyr iechyd a gofal cymdeithasol sy'n darparu'r gwasanaethau eu dilyn. Dydyn nhw ddim yn ganllawiau dewisol. Mae gwasanaethau iechyd a gofal cymdeithasol Cymru yn cael eu rheoleiddio a'u harolygu gan Arolygiaeth Gofal Cymru ac Arolygiaeth Gofal Iechyd Cymru. Mae'r rhain yn sefydliadau sy'n monitro meysydd proffesiynol er mwyn sicrhau bod pob unigolyn yng Nghymru yn derbyn gofal o'r ansawdd gorau.

Yng Nghymru, lluniwyd **Deddf Rheoleiddio ac Arolygu Gofal Cymdeithasol (Cymru) 2016** i ddiogelu llesiant a chadw unigolion yn ddiogel rhag cael eu cam-drin a'u hesgeuluso. Y **Cyngor Nyrsio a Bydwreigiaeth** (NMC) ydy rheoleiddiwr proffesiynol nyrsys, bydwragedd a nyrsys cysylltiol. Pwrpas NMC ydy ceisio sicrhau bod gofal iechyd yn ddiogel, yn effeithiol ac yn garedig i bob unigolyn sy'n defnyddio'r gwasanaeth.

Mae cod ymddygiad ac ymarfer yn gosod safon yr ymddygiad a ddisgwylir gan weithwyr iechyd a gofal cymdeithasol:

Mae codau **ymddygiad ac ymarfer** yn amlinellu ymddygiad ac agweddau y gall unigolyn ddisgwyl eu profi gan weithwyr iechyd a gofal cymdeithasol sy'n cefnogi'r canlyniadau a ddymunir. Mae codau ymddygiad ac ymarfer yn cael eu hystyried fel **canllawiau ar gyfer gwireddu'r ymddygiad a'r dulliau gweithredu gorau** sydd i'w cael. Fe ddylai'r canllawiau statudol hyn arwain at weld gweithwyr iechyd a gofal cymdeithasol yn paratoi'r gwasanaeth gorau o ddydd i ddydd – a hynny gyda'r ffocws ar ddiogelu ac amddiffyn unigolion sy'n wynebu risg.

Mae cod ymddygiad ac ymarfer yn rhoi manylion sawl agwedd ar ofal, gan gynnwys pryd y dylid cynnig **eiriolaeth** i ddefnyddiwr gwasanaeth. Mae cod, er enghraifft, yn disgrifio'r amodau a'r amgylchiadau pan fydd angen gwasanaethau eiriolaeth ar unigolyn. Mae gwasanaethau eiriolaeth yn darparu cymorth gan berson arall i helpu unigolyn i fynegi ei farn a gwireddu'r hyn y mae claf neu gleient yn ei ddymuno, a hynny hefyd er mwyn helpu'r defnyddiwr gwasanaeth i sefyll dros ei hawliau.

Mae cod ymddygiad ac ymarfer yn pwysleisio pwysigrwydd **cydweithio** gydag arbenigwyr eraill o fewn y maes. Mae **dull amlasiantaeth** yn darparu dull cydgysylltiedig fydd yn darparu gwasanaeth cydlynol. Bydd hyn yn golygu bod gweithwyr iechyd a gofal cymdeithasol yn cydweithio â gweithwyr proffesiynol eraill ym meysydd addysg, gwasanaethau cyffuriau ac alcohol, gwasanaethau iechyd meddwl, tai, y gwasanaeth prawf a gwasanaethau cymdeithasol.

Bydd y cydweithio hwn yn golygu y bydd claf neu gleient yn derbyn gwasanaeth iechyd a gofal sy'n dwyn ynghyd arbenigedd teulu o weithwyr proffesiynol, teulu a fydd yn gallu ymateb i anghenion unigolion â phroblemau iechyd a gofal cymdeithasol lluosog a chymhleth. Bydd hyn yn cynnwys arbenigedd tîm amlddisgyblaethol o weithwyr proffesiynol.

Dyma rai trefniadau ar gyfer amddiffyn plant, oedolion ifanc ac oedolion sy'n agored i niwed:

- polisïau a gweithdrefnau yn eu lle sy'n helpu i sicrhau bod plant ac oedolion sy'n agored i niwed yn cael eu hamddiffyn
- sicrhau bod y polisïau a'r gweithdrefnau hynny'n cael eu gweithredu a'u deall gan bawb
- sefydlu llinellau cyfrifoldeb ac atebolrwydd clir i ymdrin ag unrhyw faterion diogelu
- sicrhau bod staff wedi'u hyfforddi i nodi niwed posibl, gwybod pa gamau i'w cymryd a'u bod yn deall sut, pryd a phwy i adrodd amdanyn nhw.

Pa gamau y dylid eu cymryd os bydd rhywun yn gweld neu'n amau camdriniaeth, niwed neu esgeulustod?

Datgelu camdriniaeth ydy bod yn dyst neu'n amau camdriniaeth neu pan fydd rhywun yn dweud wrthych ei fod yn cael ei gam-drin. Os bydd hyn yn digwydd, yna'r gweithiwr iechyd a chymdeithasol neu bwy bynnag sy'n gorfod datgelu'r wybodaeth honno. Mae'n ddyletswydd ar bawb i adrodd am gamdriniaeth, niwed neu esgeulustod.

Mae'r gweithdrefnau i'w dilyn yn cynnwys:

- Cysylltu â 999 os ydy plentyn neu oedolyn mewn gwir argyfwng a bod angen ymateb yn syth.
- Dylid dweud wrth rywun yn syth am unrhyw bryder neu risg benodol. Mae'n hynod bwysig bod y bobl berthnasol yn cael eu hysbysu cyn gynted â phosibl. Bydd hyn yn sicrhau bod camau cynnar yn cael eu cymryd i ddiogelu'r plentyn neu'r oedolyn. Bydd manylion am y digwyddiad neu'r consyrn yn llawer cliriach ac yn fwy cywir hefyd. Mae'n bwysig iawn codi llais mor fuan â phosib i roi gwybod am bob pryder.
- Rhaid dweud y manylion wrth unigolyn perthnasol o fewn y sefydliad. Bydd manylion y bobl i gysylltu â nhw yn Llawlyfr Diogelu'r sefydliad.
- Mae'n rhaid paratoi cofnod swyddogol o'r digwyddiad neu'r pryder.
- Mae gan y sefydliad ddyletswydd gofal i wneud ymholiad neu ymchwilio i ddigwyddiad neu unrhyw bryder am ddiogelwch a lles plentyn neu oedolyn sy'n agored i niwed. Os ydy'r person wnaeth godi'r mater yn teimlo nad ydy'r sefydliad yn delio â'r mater yn ddigon o ddifri, yna dylid cyfeirio'r mater at Arolygiaeth Gofal Cymru, y Gwasanaethau Cymdeithasol, neu sefydliadau perthnasol eraill. Bydd hyn yn sicrhau bod yr holl wybodaeth yn cael ei hadrodd yn ôl a'i chofnodi ac y bydd hynny'n arwain at weithredu er lles yr unigolyn sy'n agored i niwed.
- Os ydy'r gweithiwr iechyd a gofal cymdeithasol wedi rhoi gwybod am ddigwyddiad y mae wedi'i weld yn y gwaith (ond nid bob tro), os na chymerir unrhyw gamau gan y sefydliad, gall y gweithiwr dan yr amgylchiadau hynny ddatgelu manylion y digwyddiad neu sôn am eu pryder a'u consyrn wrth bartïon eraill. Fodd bynnag, mae'n rhaid i'r manylion am y digwyddiad neu'r pryder fod er budd yr unigolyn a'r cyhoedd. Mae hyn yn golygu bod yn rhaid i'r digwyddiad, neu'r pryder, effeithio ar eraill yn y sector iechyd a gofal – gelwir hyn yn 'chwythu'r chwiban'. Dylai manylion polisi chwythu'r chwiban gael eu cynnwys o fewn Llawlyfr Staff y sefydliad. Mae staff yn gallu mynegi eu pryder drwy chwythu'r chwiban am ddigwyddiad diogelu unrhyw bryd, heb unrhyw ofn o fod dan anfantais o fewn y sefydliad.

Deddfwriaeth, rheoleiddio a chodau ymddygiad/ymarfer ar gyfer diogelu ac amddiffyn plant sy'n wynebu risg

Yn adran 5.1 Deddf Gwasanaethau Cymdeithasol a Llesiant (Cymru) 2014 mae diffiniad o 'blentyn sy'n wynebu risg'. Cafodd Deddf Plant 2004 ei chryfhau yn 2014 yn dilyn achos **Victoria Climbié**. Bu farw Victoria Climbié yn uned gofal dwys Ysbyty St. Mary's, Paddington yn 2000 a hithau ond yn wyth a thri mis oed. Achos ei marwolaeth oedd camdriniaeth dan law ei hen fodryb, sef Marie-Therese Kouao a phartner ei hen fodryb, Carl John Manning. O ganlyniad i farwolaeth Victoria, paratowyd adroddiad sef **Adroddiad Laming** oedd yn tynnu sylw at fethiannau sylweddol iawn o ran amddiffyn Victoria rhag niwed a chamdriniaeth. Gwnaed argymhellion eraill hefyd a'u cynnwys o fewn Deddf Plant 2004.

Achos arall sy'n dangos methiant i ddiogelu ac amddiffyn plant sy'n wynebu risg ydy achos **Star Hobson** a fu farw ym mis Medi 2020 ar ôl misoedd o gamdriniaeth dan law ei mam, Frankie Smith, a'i phartner, Savannah Brockhill. Cafwyd y ddwy yn euog mewn perthynas â'i marwolaeth. Dim ond un mis ar bymtheg oedd Star pan fu farw.

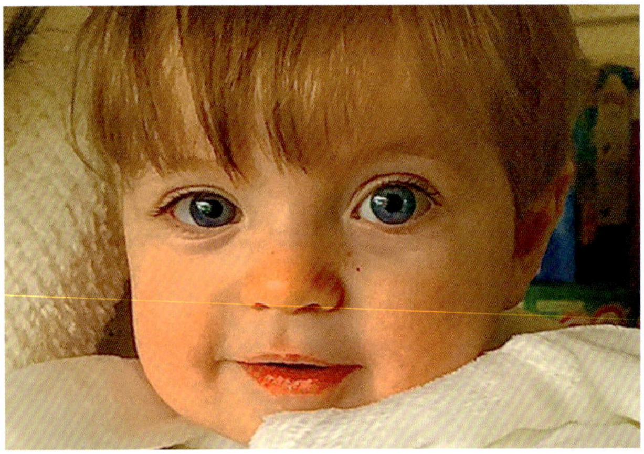

▲ Star Hobson

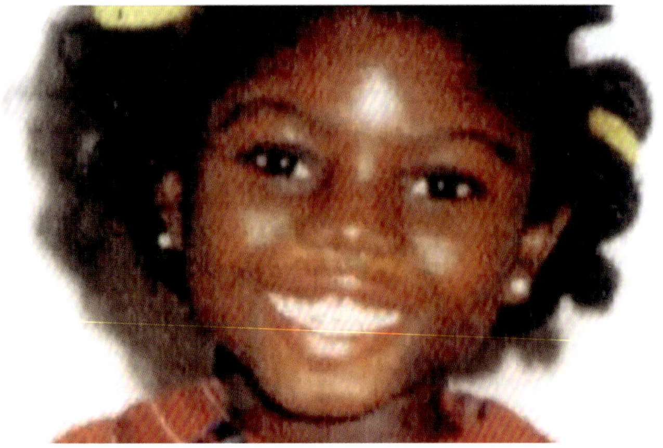

▲ Victoria Climbié

Gweithgaredd 1

1. Ewch ati i ymchwilio cyn mynd ati i baratoi crynodeb byr am achos diweddar o gam-drin plant, er enghraifft, achos Star Hobson a lofruddiwyd gan ei mam a'i phartner a hithau ond ychydig dros flwydd oed.

2. Pa 'fethiannau' y gellir eu gweld yn yr achosion trasig hyn o gam-drin plant?

Deddf Gwasanaethau Cymdeithasol a Llesiant (Cymru) 2014 – amddiffyn pobl sy'n wynebu risg

- Hyrwyddo **ataliaeth** ac **ymyrraeth gynnar**.
- **Rhoi llais i bob unigolyn** a chyfle i'r unigolyn gael **gwell rheolaeth o'r hyn sy'n digwydd**.
- Hyrwyddo'r defnydd o **eiriolwyr** pan fo angen.
- Darparu **amddiffyniad** i'r rhai sy'n cael eu hadnabod fel 'pobl sy'n wynebu risg'.
- Sicrhau bod **camau'n cael eu cymryd** mewn achosion lle mae amheuaeth o gam-drin.
- **Hawl i asesiad** gan unigolion a gofalwyr, os bydd angen.
- Galluogi defnyddio'r **Gorchymyn Amddiffyn a Chynorthwyo Oedolyn** (APSO) os bydd angen.
- Dyletswydd i **adrodd yn ôl** i bartneriaid perthnasol.
- **Hyrwyddo'r egwyddor o ddiogelu** fel egwyddor sylfaenol.
- Pwerau newydd gan Awdurdodau Lleol i **wneud ymholiadau** os oes achos rhesymol i amau bod person yn wynebu risg.

Dyletswydd i wneud ymholiad

Mae Deddf Gwasanaethau Cymdeithasol a Llesiant (Cymru) 2014 yn nodi'n glir y dylai Awdurdod Lleol gynnal ymchwiliad a gwneud ymholiadau pellach pan fo gan yr Awdurdod achos rhesymol i amau bod person yn wynebu risg. Mae'n rhaid i adran Gwasanaethau Cymdeithasol yr Awdurdod Lleol ymateb i adroddiad neu neges gyfeirio (*referral*) am unrhyw un a allai fod yn wynebu risg o gael ei gam-drin neu ei esgeuluso. Bydd y tasgau hyn yn cael eu cyflawni gan weithwyr cymdeithasol a staff gwasanaethau cymdeithasol sy'n gweithio i'r awdurdod lleol. Yr egwyddor bwysicaf pob tro mewn unrhyw ymchwiliad neu ymholiad ydy **diogelwch** yr unigolyn.

Oeddet ti'n gwybod? Mae ymchwiliad ac ymholiad yn ddau gysyniad gwahanol

Ymchwiliad (*investigation*) – cydweithrediad amlasiantaeth i gasglu tystiolaeth. Mae'n nodi hefyd beth ydy natur y dystiolaeth sy'n deillio o'r wybodaeth honno er mwyn gweld os ydy'r unigolyn yn wynebu risg o gael ei gam-drin neu ei esgeuluso ai peidio.

Ymholiad (*enquiry*) – proses gyfreithiol sy'n disgrifio gwaith casglu gwybodaeth systematig y Gwasanaethau Cymdeithasol er mwyn penderfynu a ddylid gweithredu ymhellach.

Gwasanaethau Cymdeithasol a Llesiant (Cymru) – Cyfrolau allweddol

Mae Deddf Gwasanaethau Cymdeithasol a Llesiant (Cymru) 2014 – *Gweithio Gyda'n Gilydd i Ddiogelu Pobl: Cyfrol 1 – Cyflwyniad a Throsolwg*, a *Chyfrol 5 – Ymdrin ag Achosion Unigol i Amddiffyn Plant sy'n Wynebu Risg*, yn rhoi gwybodaeth am weithredu Deddf Plant (2004) a Deddf Gwasanaethau Cymdeithasol a Llesiant (Cymru) 2014.

Mae gofynion allweddol ac egwyddorion cyffredinol Cyfrol 1 a Chyfrol 5 yn canolbwyntio ar y canlynol:

- Mae'r **ddyletswydd i adrodd yn ôl am blant ac oedolion sy'n wynebu risg** yn ofyniad cyfreithiol ar weithwyr iechyd a gofal cymdeithasol, partneriaid perthnasol, a gweithwyr proffesiynol i adrodd yn ôl am unrhyw bryderon o ran diogelu plant ac oedolion. Mae gan yr Awdurdod Lleol 'ddyletswydd i ymchwilio' hefyd.
- Mae angen ffordd o weithredu dulliau ble mae **pawb yn cydweithio â'i gilydd** a bod dymuniadau'r unigolyn yn ystyriaethau creiddiol o ran gwarchod **hawliau**. Rhaid i bob Awdurdod lleol fabwysiadu dulliau gweithio sy'n gosod y pwyslais ar wireddu dwy egwyddor sylfaenol, sef bod diogelu yn gyfrifoldeb i bawb a bod gosod pob unigolyn fel canolbwynt i'r gwaith yn hollbwysig.
- Gosod pwyslais ar sefydlu **gweithdrefnau gwaith cydlynol** fel bod pob unigolyn sy'n wynebu risg o gamdriniaeth neu niwed yn teimlo eu bod yn rhan o'r broses o ymateb i'w gofynion, yn derbyn yr wybodaeth angenrheidiol a'u bod yn cael eu parchu ynghyd ag aelodau eraill o'u teulu.
- **Mae gan weithwyr iechyd a gofal cymdeithasol 'ddyletswydd cyfrinachedd'.** Fodd bynnag, dylid torri'r ddyletswydd hon os ydy hyn er lles y plentyn neu'r cyhoedd yn gyffredinol.

Gweithgaredd 2

ASTUDIAETH ACHOS – EFA

Mae Efa yn chwech oed ac yn cael ei bwydo trwy diwb bwydo nasogastrig (NG). Mae grŵp rhwydweithio cymdeithasol wedi cael ei sefydlu ar gyfer Efa gan ei rhieni. Yn ddiweddar, gwyliodd aelod o'r cyhoedd fideo a rannwyd ar y grŵp rhwydweithio cymdeithasol oedd yn dangos diwrnod nodweddiadol ym mywyd Efa. Roedd y person hwn yn pryderu nad oedd rhieni Efa yn golchi eu dwylo cyn ei bwydo a hefyd nad oedd ei hamgylchedd cartref yn ymddangos yn lân. Mae aelod o'r cyhoedd wedi cwyno bod Efa yn wynebu risg o niwed ac esgeulustod yn ei chartref.

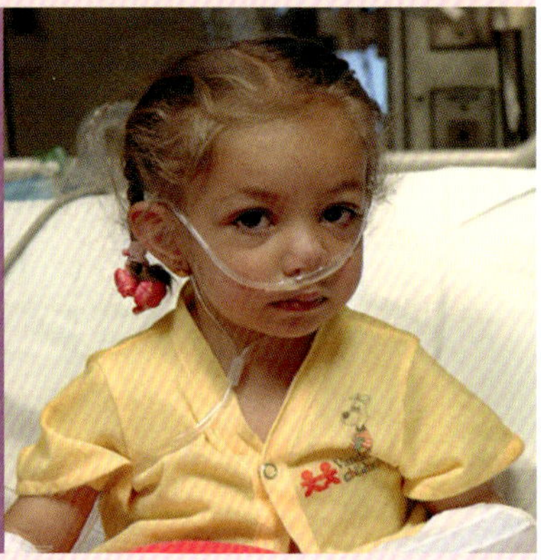

Mae rhieni Efa wedi awgrymu nad ydy gweithwyr cymdeithasol yn cael siarad ag Efa heb eu caniatâd nhw. Nodwch y dadleuon o blaid ac yn erbyn penderfyniad rhieni Efa.

Gweithio Gyda'n Gilydd i Ddiogelu Pobl

Cyfrol 1 – Cyflwyniad Gweithio Gyda'n Gilydd i Ddiogelu Pobl

- Dylai sefydliadau sy'n gweithio gyda phlant ac oedolion gael **gweithdrefnau** clir ar gyfer codi pryderon. Dylai pawb o'r staff hefyd ddeall yn union beth ydy'r trefniadau ar gyfer adrodd yn ôl ar unrhyw bryder o ran y sefydliad ei hun neu o ran aelod arall o staff. Gelwir hyn yn **chwythu'r chwiban**.
- Dylai pob sefydliad iechyd a gofal cymdeithasol gael **polisïau clir** ar gyfer ymdrin â honiadau yn erbyn pobl sydd mewn swyddi o ymddiriedaeth. Mae'r ddogfen statudol hon yn rhoi canllawiau clir ar yr hyn ddylai ddigwydd os ydy sefydliad yn rhwystro unigolyn rhag gweithio gyda phlentyn, boed yr unigolyn hwnnw'n weithiwr cyflogedig neu'n wirfoddolwr di-dâl ai peidio. Mae'n ofynnol hefyd bod pob sefydliad yn cyfeirio'r digwyddiad at y **Gwasanaeth Datgelu a Gwahardd (DBS)**.
- Dylai Awdurdodau Lleol gofnodi pryd mae enw plentyn yn cael ei roi ar y **Gofrestr Amddiffyn Plant**. Dylai Awdurdodau Lleol allu dangos a pharatoi rhestr o bob plentyn sydd ar y Gofrestr Amddiffyn Plant yn eu hardal. Dylai'r rhestr hon hefyd gynnwys y rhai sydd wedi'u lleoli o fewn yr Awdurdod hwnnw gan Awdurdod Lleol arall. Bydd y rhestr hon yn cynnwys pob plentyn sy'n wynebu perygl parhaus o fod mewn risg sylweddol o niwed.
- Bydd angen paratoi **Cynllun Gofal a Chymorth** ar gyfer unigolyn sy'n wynebu risg er mwyn sefydlu a gweithredu cynllun gofal a chymorth ar ei gyfer. Yn achos gofalwr, dim ond cynllun cymorth fydd ei angen ar gyfer yr unigolyn penodol hwnnw.

Cyfrol 5 – Ymdrin ag Achosion Unigol i Amddiffyn Plant sy'n Wynebu Risg

Yma ceir canllawiau ar y broses adrodd yn ôl a rheoli risg o gamdriniaeth, esgeulustod neu niwed i blant. Dylai pob partner perthnasol fod yn effro i anghenion llesiant a diogelwch plentyn, gan gynnwys **plentyn heb ei eni**. Dylai partneriaid perthnasol hefyd wybod beth a phryd ac i bwy i roi gwybod am unrhyw bryderon.

Cyfrol 6 – Ymdrin ag Achosion Unigol i Amddiffyn Oedolion sy'n Wynebu Risg

- Dylai **Partneriaid Perthnasol** fod â chyswllt unigol penodol y gellir ei adnabod yn glir o fewn yr Awdurdod Lleol er mwyn sicrhau eu bod yn gallu rhoi gwybod ynghylch unrhyw bryderon am oedolyn sy'n wynebu risg. Byddai hyn yn sicrhau ei bod yn hawdd cael mynediad at y gwasanaeth a bod y gefnogaeth honno'n gyflym ac effeithiol wrth hysbysu ynghylch unrhyw bryderon. Mae hefyd yn hybu'r egwyddor bod diogelu yn fusnes i bawb.

- Os bydd pryderon ynghylch ansawdd y gofal a'r cymorth sy'n cael ei ddarparu mewn lleoliad sy'n cael ei reoleiddio, bydd angen i'r Awdurdod Lleol **rannu'r wybodaeth** honno gyda'r cyrff rheoleiddio perthnasol.
- Mae gan yr Awdurdod Lleol **ddyletswydd i ymholi** er mwyn amddiffyn oedolion sy'n wynebu risg a phenderfynu a fydd angen cymryd unrhyw gamau gweithredu.
- Mae angen **dull cydgysylltiedig sy'n canolbwyntio ar yr unigolyn**. Craidd y dull hwn o weithio ydy sicrhau bod systemau diogelu effeithiol yn bodoli. Bydd hefyd yn cynnig gwybodaeth a dealltwriaeth glir o'r canlyniadau personol y mae'r oedolyn yn dymuno'u cyflawni yn ei fywyd bob dydd a'r hyn sy'n bwysig iddo.
- Mae sefydlu **dull amlasiantaeth** yn ofyniad allweddol o ran diogelu oedolion sy'n wynebu risg.
- Mae **eiriolaeth** yn un o brif egwyddorion y ddeddfwriaeth hon. Mae'r Cod Ymarfer penodol o dan Rhan 10 y Ddeddf yn nodi sut y gallai eiriolaeth gefnogi canlyniadau personol unigolyn. Mae hefyd yn nodi'r amgylchiadau lle mae'n ofynnol i'r Awdurdod Lleol **drefnu eiriolwr proffesiynol annibynnol**.
- Rhaid i oedolyn sy'n wynebu risg gael ei gefnogi a rhaid i'w **hawl i fywyd teuluol** gael ystyriaeth os bydd ymyriad yn digwydd. Mae hon yn flaenoriaeth bwysig.
- Gellir ystyried **Gorchymyn Amddiffyn a Chynorthwyo Oedolyn (*APSO*)** mewn rhai amgylchiadau eithriadol yn unig.
- **Gofynion o ran y Gymraeg** – rhaid i'r broses sy'n ymwneud ag ymholiad diogelu gydnabod yr anghenion perthnasol o ran yr iaith Gymraeg. Dylai'r awdurdodau lleol fod yn **rhagweithiol** o ran holi'r unigolyn pa iaith fyddai'n well ganddo gyfathrebu ynddi ar ddechrau'r broses.
- Rhaid i wybodaeth gael ei rhannu yn unol â gofynion **Deddf Diogelu Data** a dyletswydd cyfrinachedd dan y gyfraith gyffredin. Un achos eithriadol lle gellir rhannu gwybodaeth bersonol yn gyfreithlon heb gydsyniad ydy pan fo gofyniad cyfreithiol neu pan fo gweithiwr proffesiynol yn ystyried mai dyna sydd orau er lles y cyhoedd. Un o'r amgylchiadau eithriadol ydy er mwyn atal eraill rhag cael eu cam-drin neu rhag dioddef niwed difrifol.

Beth, pryd a sut i roi gwybod am bryderon am oedolion agored i niwed, plant a phobl ifanc sy'n wynebu risg

Mae Deddf Gwasanaethau Cymdeithasol a Llesiant (Cymru) 2014 yn ei gwneud yn glir bod diogelu yn fusnes i bawb ac y dylai pob unigolyn gael ei amddiffyn rhag camdriniaeth ac esgeulustod. Mae diogelu nid yn unig yn cynnwys amddiffyn unigolion sy'n profi camdriniaeth neu esgeulustod gwirioneddol, ond hefyd yn addysgu'r rhai sy'n cefnogi'r bobl hynny sy'n wynebu risg fel eu bod yn gallu adnabod yr arwyddion a'r peryglon. Mae'n bwysig cofio nad oes angen i gamdriniaeth ac esgeulustod fod wedi digwydd cyn i weithwyr iechyd a gofal cymdeithasol roi gwybod am unrhyw bryderon sydd ganddyn nhw.

1. Rhaid i weithwyr iechyd a gofal cymdeithasol fod yn ymwybodol o ystyr camdriniaeth ac esgeulustod. Yn y dogfennau statudol, maen nhw'n cyfeirio'n glir at wahanol fathau a'r dangosyddion o gamdriniaeth ac esgeulustod.
2. Wrth dderbyn datgeliad o gamdriniaeth neu esgeulustod (boed hynny'n uniongyrchol neu'n anuniongyrchol), dylai'r aelod o'r tîm beidio â chynhyrfu na dangos sioc. Mae'n bwysig peidio addo cyfrinachedd na gwneud addewidion nad oes modd eu cadw. Gall datgeliad fod yn ddatgeliad uniongyrchol neu'n ddatgeliad anuniongyrchol. **Datgeliad uniongyrchol** ydy pan fydd unigolyn yn hysbysu rhywun yn uniongyrchol ei fod yn wynebu risg neu'n cael ei gam-drin neu ei esgeuluso. **Datgeliad anuniongyrchol** ydy pan fydd trydydd parti yn codi pryderon ynghylch unigolyn a allai fod yn cael ei gam-drin neu ei esgeuluso. Gall hyn fod yn ganlyniad ymddygiad neu fod arwyddion i'w gweld y gallai unigolyn fod yn wynebu risg.
3. Rhaid i weithwyr iechyd a gofal cymdeithasol gymryd pob datgeliad o ddifri a pheidio â gwneud unrhyw benderfyniad ar gywirdeb na gwerth y datgeliad. Mae gan weithwyr iechyd a gofal cymdeithasol ddyletswydd i adrodd yn ôl ar bob datgeliad ac i wneud cofnod o'r rhyngweithio a'r datgeliad cyn gynted â phosibl. Mae'n bosib mai hwn ydy'r cyfrif cyntaf a'r unig gyfrif sydd ar gael i'r heddlu neu asiantaethau eraill.
4. Os ydy unigolyn yn wynebu risg uniongyrchol, dylai'r gweithiwr iechyd a gofal cymdeithasol ffonio 999 (Gwasanaethau Brys) i'w hysbysu, fel y gellir hysbysu'r asiantaethau perthnasol.
5. Mae gan weithwyr iechyd a gofal cymdeithasol ddyletswydd i adrodd yn ôl nid yn unig am ddigwyddiad yn ystod oriau gwaith ond hefyd yn ystod oriau eu bywyd bob dydd preifat.

Byrddau Diogelu

Sefydlwyd y **Bwrdd Diogelu Annibynnol Cenedlaethol** yn dilyn Deddf Gwasanaethau Cymdeithasol a Llesiant (Cymru) 2014 i gynghori Llywodraeth Cymru ac i weithio gyda Byrddau Diogelu Lleol i amddiffyn plant ac oedolion rhag niwed. Nod y Bwrdd Diogelu Annibynnol Cenedlaethol (NISB) ydy:

- darparu cymorth a chyngor i'r Byrddau Diogelu lleol gyda'r nod o sicrhau eu heffeithiolrwydd. Mae'r byrddau diogelu lleol hyn yn chwarae rhan hanfodol wrth ddiogelu plant ac oedolion o fewn tiriogaethau eu byrddau lleol. Mae dyletswyddau'r bwrdd yn cynnwys amddiffyn unigolion sy'n profi neu sy'n wynebu risg o gael eu cam-drin neu eu hesgeuluso, neu sy'n dioddef o fathau eraill o niwed, yn ogystal â'u bod yn amddiffyn unigolion rhag dioddef risg o'r fath.
- adrodd ar ba mor ddigonol ydy'r ddarpariaeth a pha mor effeithiol ydy'r trefniadau diogelu plant ac oedolion ledled Cymru. Drwy fonitro'r trefniadau hyn, mae'r Bwrdd Diogelu Annibynnol Cenedlaethol yn cyfrannu at wella arferion a chanlyniadau diogelu. Mae'r Bwrdd Cenedlaethol yn darparu cymorth a chyngor, ond nid oes ganddo rôl oruchwylio dros y Byrddau Diogelu lleol.

Mae'r Bwrdd Diogelu Annibynnol Cenedlaethol hefyd yn gwneud argymhellion i Weinidogion Cymru a Llywodraeth Cymru ar sut y gellir gwella trefniadau diogelu.

Mae aelodau'r Bwrdd Diogelu Annibynnol Cenedlaethol yn gweithio'n rhan-amser ac mae'r chwe aelod yn cyfarfod o leiaf unwaith y mis i gyflawni'r dyletswyddau uchod.

Roedd Deddf Gwasanaethau Cymdeithasol a Llesiant (Cymru) 2014 hefyd yn cryfhau'r **Byrddau Diogelu Rhanbarthol** er mwyn sefydlu a chynnal partneriaethau amlasiantaeth oedd yn cydweithio'n glos â'i gilydd. Roedd hi'n ofynnol i bob awdurdod lleol amddiffyn plant ac oedolion ag anghenion gofal a chymorth er mwyn eu hamddiffyn rhag camdriniaeth, niwed ac esgeulustod. Roedd hi'n ofynnol hefyd fod y Byrddau Diogelu Rhanbarthol yn darparu gwasanaeth oedd yn canolbwyntio ar yr unigolyn gan osod pwyslais ar weld canlyniadau addas a phwrpasol. Mae'r Byrddau Diogelu Rhanbarthol hefyd yn cynnwys y Byrddau Diogelu Plant a'r Byrddau Diogelu Oedolion o'u mewn.

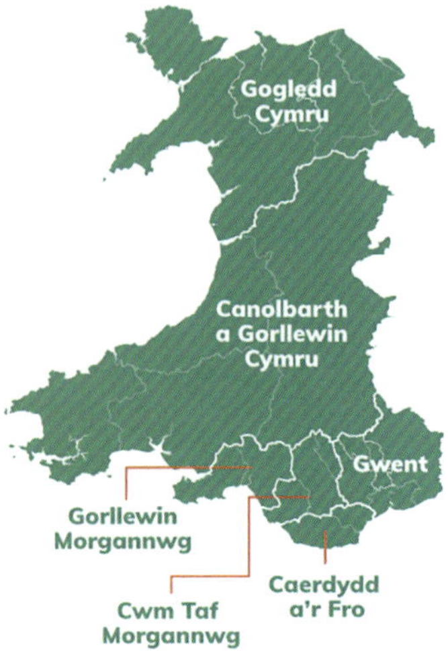

Mae chwe Bwrdd Diogelu Rhanbarthol yng Nghymru sy'n ymdrin â diogelu plant ac oedolion sy'n wynebu risg

Caerdydd a'r Fro **https://www.cardiffandvalersb.co.uk/cy/**

Cwm Taf Morgannwg **www.cwmtafmorgannwgsafeguardingboard.co.uk**

Gwent **https://www.gwentsafeguarding.org.uk/cy**

Canolbarth a Gorllewin Cymru **cysur.cymru**

Gogledd Cymru **https://www.bwrdddiogelugogleddcymru.cymru/**

Gorllewin Morgannwg **www.wgsb.wales**

Sefydlwyd **Byrddau Lleol Diogelu Plant (BLlDP)** yn dilyn ymchwiliad yr Arglwydd Laming i farwolaeth Victoria Climbié. Roedd Deddf Plant 2004 yn ei gwneud yn ofynnol i bob Awdurdod Lleol ledled Cymru a Lloegr sefydlu Bwrdd Lleol Diogelu Plant (BLlDP). Dyletswyddau pob Bwrdd Lleol Diogelu Plant ydy diogelu a hyrwyddo lles plant a phobl ifanc yn eu hardal. Y prif ddyletswyddau ydy:

- nodi ac atal camdriniaeth, esgeulustod neu fathau eraill o niwed sy'n effeithio ar iechyd a lles plant a phobl ifanc
- bod yn rhagweithiol wrth ddiogelu grwpiau penodol o blant a phobl ifanc sy'n agored i niwed
- diogelu ac amddiffyn plant a phobl ifanc sy'n agored i niwed, camdriniaeth ac esgeulustod yn eu hardal leol.

Sefydlodd Deddf Gwasanaethau Cymdeithasol a Llesiant (Cymru) 2014 y Bwrdd Diogelu Annibynnol Cenedlaethol i ddarparu cymorth a chyngor i'r Byrddau Diogelu hyn er mwyn sicrhau eu bod yn darparu gwasanaeth effeithiol. Mae'r Bwrdd Diogelu Annibynnol Cenedlaethol hefyd yn adolygu ac yn paratoi argymhellion ar effeithiolrwydd y trefniadau i ddiogelu plant ac oedolion yng Nghymru. Maen nhw hefyd yn gwneud argymhellion i Weinidogion Cymru ar sut y gellir gwella'r gwasanaeth sy'n cael ei gynnig a'i ddarparu.

Sefydlodd Deddf Gwasanaethau Cymdeithasol a Llesiant (Cymru) 2014 hefyd y Byrddau Diogelu Plant a'r Byrddau Diogelu Oedolion. Mewn rhai ardaloedd, gall y rhain ymuno fel un Bwrdd Diogelu cyfan. O dan Rhan 7 Deddf Gwasanaethau Cymdeithasol a Llesiant (Cymru) 2014 (Deddf 2014), rhaid i awdurdodau lleol sefydlu Byrddau Diogelu Plant sy'n cynnwys cynrychiolwyr o awdurdodau lleol, heddlu lleol, bwrdd iechyd lleol, Ymddiriedolaeth GIG, Grwpiau Comisiynu Clinigol, y gwasanaeth prawf, tîm troseddau'r ifanc ac eraill.

Byrddau Diogelu Oedolion

Mae Deddf Gwasanaethau Cymdeithasol a Llesiant (Cymru) 2014 yn diffinio oedolyn sy'n wynebu risg fel unrhyw un sy'n 18 oed neu'n hŷn. Mae Deddf 2014 yn nodi mai amcanion y Byrddau Diogelu Oedolion ydy amddiffyn oedolion o fewn yr ardal sydd:

- yn profi neu sy'n wynebu risg o gael eu cam-drin neu eu hesgeuluso
- ag anghenion gofal a chymorth.

Mae Byrddau Diogelu Oedolion (SAB) yn bartneriaeth amlasiantaeth i hyrwyddo llesiant oedolion fel y nodir o dan Rhan 7 Deddf Gwasanaethau Cymdeithasol a Llesiant (Cymru) 2014. Gosodwyd amcanion Deddf 2014 ar ddiogelu ac atal oedolion sydd ag anghenion gofal a chymorth sy'n profi neu sy'n wynebu risg o gael eu cam-drin neu eu hesgeuluso yn eu hardal leol.

Gweithgaredd 3

ASTUDIAETH ACHOS – MEGAN AC IWAN

Mae Megan ac Iwan yn eu hwythdegau ac wedi byw yn yr un tŷ ers iddyn nhw briodi. Mae Megan yn sâl a dydy Iwan ddim yn gallu gofalu am Megan ar ei ben ei hun. Mae'r ddau yn siarad Cymraeg fel eu hiaith gyntaf. Mae Deddf Gwasanaethau Cymdeithasol a Llesiant (Cymru) 2014 wedi newid y ffordd y caiff anghenion unigolyn eu hasesu a'r ffordd y caiff gwasanaethau eu darparu.

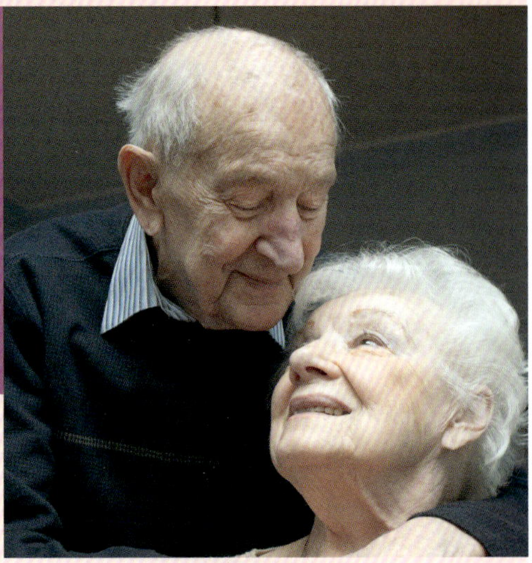

1. Eglurwch sut y bydd Deddf Gwasanaethau Cymdeithasol a Llesiant (Cymru) 2014 yn asesu anghenion Megan ac Iwan a sut y bydd y Gwasanaethau Cymdeithasol yn darparu'r gwasanaethau a fydd yn caniatáu i Megan ac Iwan aros yn eu cartref.

2. Un o egwyddorion allweddol Deddf Gwasanaethau Cymdeithasol a Llesiant (Cymru) 2014 ydy fod y gwasanaethau gofal cymdeithasol yn ymyrryd cyn gynted â phosibl. Trafodwch sut y gallai peidio â derbyn asesiad cynnar effeithio ar iechyd a lles Megan ac Iwan.

Eglurwch sut y gellid sicrhau datrysiad buan i faterion iechyd a gofal cymdeithasol Megan ac Iwan drwy gyfeirio at y ddeddfwriaeth a'r gweithdrefnau diogelu sydd ar gael yng Nghymru.

Gweithgaredd 4

ASTUDIAETH ACHOS – JAYNE

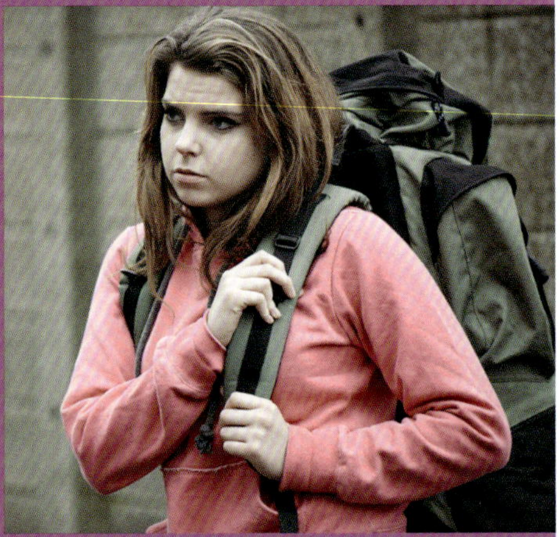

Mae Jayne yn blentyn sydd wedi cael magwraeth anodd. Roedd hanes y teulu yn un cythryblus iawn gyda'r rhieni yn ffraeo ac yn cam-drin ei gilydd ac yn esgeuluso Jayne. Doedd ei llystad a'i mam yn aml ddim yn paratoi bwyd ar ei chyfer na gofalu amdani. Roedd yn cael ei niweidio'n aml os nad oedd hi'n gwneud yn union fel oedd ei llystad neu ei mam yn dweud. Gan fod Jayne yn cael ei esgeuluso a'i cham-drin roedd y gwasanaethau cymdeithasol yn galw heibio'r tŷ yn aml i geisio adfer y gofal oedd ei angen ar Jayne. Un o'r rhesymau pam fod ei rhieni yn ymddwyn yn anghyfrifol oedd eu camddefnydd o alcohol a chyffuriau. Pan oedd Jayne yn naw oed fe anfonwyd ei llystad a'i mam i'r carchar am ddwyn arian i dalu am gyffuriau, malu eiddo ac achosi anafiadau difrifol i berson drwy ymladd.

O ganlyniad i rieni Jayne yn cael eu hanfon i garchar fe wnaethpwyd y penderfyniad gan y gwasanaethau cymdeithasol y byddai'n rhaid i Jayne symud i fyw i gartref maeth. Roedd y teulu maeth yn garedig iawn ond roedd Jayne yn anghyfarwydd â chadw at y rheolau. Rheolau nad oedd hi'n cytuno â nhw'n aml.

Roedd Jayne yn teimlo ei bod yn gorfod gwneud pethau nad oedd hi eisiau eu gwneud. Daeth Jayne yn berson mwy ymosodol.

Erbyn bod Jayne yn 11 oed roedd wedi dechrau camymddwyn yn yr ysgol uwchradd. Roedd y cyfan mor newydd ac anghyfarwydd iddi. Roedd rhai o'r plant hyd yn oed yn ei bwlio gan bod ganddi ychydig o atal dweud. Roedd Jayne hefyd yn ei chael hi'n anodd gwneud gwaith ysgol ac i gadw at y gwahanol reolau. Doedd rheolau'r ysgol ddim yn deg yn ei barn hi ac fe ddechreuodd beidio mynd i'r ysgol sawl tro heb ganiatâd. Daeth yn ffrindiau gyda merch arall o'r ysgol oedd yn hŷn na Jayne. Byddai'r ddwy yn diflannu o'r ysgol gyda'i gilydd i'r ddinas yn aml. Roedd rhieni maeth Jayne yn ceisio ei helpu gyda'i gwaith ysgol a dangos pwysigrwydd cadw at reolau'r ysgol. Ond, byddai hyn yn aml yn arwain at ddadl. Doedden nhw chwaith ddim am i Jayne fod yn ffrindiau gyda'i ffrind hŷn oedd yn eu barn nhw yn ddylanwad drwg arni gan ei bod o'r farn fod y ffrind yn cymryd cyffuriau.

1. Archwiliwch y ffactorau a gyfrannodd at fod Jayne mewn perygl o gael ei cham-drin a'i hesgeuluso yn y gorffennol.

2. Amlinellwch y risgiau presennol o gamdriniaeth ac esgeulustod y dylid rhoi gwybod amdanyn nhw i'r gwasanaethau cymdeithasol a'r tîm amlddisgyblaethol.

Gweithgaredd 5

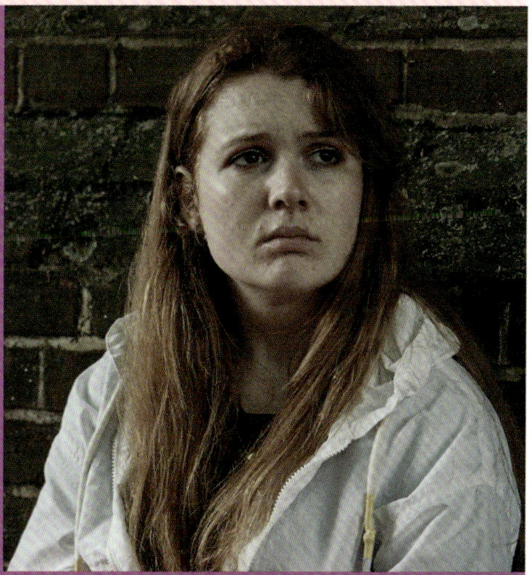

Mae Jayne bellach yn 17 oed. Mae hi wedi derbyn cymorth gan sawl aelod o'r tîm aml-ddisgyblaethol. Roedd y tîm hwnnw'n cynnwys ei gweithiwr cymdeithasol a chynghorwr profiadol i'w helpu i ddeall ei hunan a'i sefyllfa. Roedd yn gyfle hefyd i ddeall yn well sut mae'r gorffennol wedi effeithio arni. Penodwyd merch fel gweithiwr cymdeithasol iddi gan y byddai hynny'n gallu teimlo'n llai bygythiol. Yn ystod y cyfnod hwn, dechreuodd Jayne ddefnyddio iaith hiliol. Pam ofynnwyd iddi gan ei gweithiwr cymdeithasol pam ei bod yn defnyddio iaith hiliol fe ddywedodd ei bod wedi clywed gweithiwr cymdeithasol arall yn defnyddio'r un math o iaith. Roedd hi o'r farn felly bod hynny'n hollol dderbyniol.

Yn ddiweddar, fe lwyddodd Jayne i gwblhau cyfnod o brofiad gwaith mewn Salon Harddwch a Thrin Gwallt. O ganlyniad i'w llwyddiant mae'n gobeithio dilyn cwrs mewn Harddwch a Thrin Gwallt mewn coleg addysg bellach. Mae Jayne yn byw ar hyn o bryd mewn llety â chymorth. Mae'r cymorth hwnnw'n cynnwys cefnogaeth a chymorth o ran dysgu sgiliau byw. Fodd bynnag, mae Jayne yn awyddus i symud i lety tai cymdeithasol ond mae ei gweithiwr cymdeithasol yn teimlo nad oes gan Jayne y sgiliau angenrheidiol i reoli'r denantiaeth. Does gan Jayne ddim cysylltiad ar hyn o bryd gyda'i mam na'i llystad na chwaith ei rheini maeth. Er gwaethaf hyn, dydy Jayne ddim wedi cau'r drws a'r ailgysylltu gyda'i mam a'i rhieni maeth.

1. Archwiliwch sut y gall deddfwriaeth, codau ymddygiad ac ymarfer perthnasol ddiogelu ac amddiffyn Jayne a pobl ifanc eraill sydd mewn perygl.

2. Aseswch sut y gall arferion iechyd a gofal cymdeithasol ddiogelu unigolion fel Jayne.

Darllen ac ymchwil pellach

Comisiynydd Plant Cymru
https://www.complantcymru.org.uk/amdanon-ni/

Deddf Gwasanaethau Cymdeithasol a Llesiant (Cymru) 2014
https://www.legislation.gov.uk/anaw/2014/4/contents

Deddf Plant 2004
https://www.legislation.gov.uk/cy/ukpga/2004/31/contents

Deddf Rheoleiddio ac Arolygu Gofal Cymdeithasol (Cymru) 2016
https://gofalcymdeithasol.cymru/adnoddau-canllawiau/hyb-gwybodaeth-a-dysgu/rheoleiddio-ac-arolygu/trosolwg

Diogelu yng Nghymru
https://www.llyw.cymru/canllawiau-diogelu

GWEITHGAREDDAU – ATEBION
Gweithgaredd 1

Mae tystiolaeth yn cadarnhau bod y mwyafrif o achosion o gam-drin plant yn digwydd oherwydd methiannau. Methiannau mewn prosesau a gweithdrefnau diogelu gan fod rhai gweithwyr proffesiynol yn methu â diogelu a chyflawni eu dyletswyddau yn unol â deddfwriaeth, codau ymarfer a gweithdrefnau. Mae diffyg gofal am blant yn gallu arwain at gamdriniaeth, niwed ac esgeulustod. Mewn rhai achosion mae'r diffyg gofal wedi arwain at blant yn colli eu bywydau. Mae'r prif fethiannau yn cynnwys:

- Diffyg gweithredu **Egwyddor y Pwys Mwyaf** sef y dylai plant fod wrth wraidd pob penderfyniad. Mae angen ymateb yn syth i unrhyw bryder diogelu cyn gynted â phosibl. Mae hyn hefyd yn cysylltu â *Chyfrol 5 – Gweithio Gyda'n Gilydd i Ddiogelu Pobl*, sy'n argymell mabwysiadu dulliau plentyn-ganolog. Dylai buddiannau'r plentyn fod o'r pwysigrwydd eithaf bob amser. Dylid bod â dealltwriaeth glir o beth fydd canlyniad y penderfyniadau o ran y plentyn ac a ydy'r penderfyniadau yn ymateb i'r hyn mae'r plentyn yn ei ystyried yn bwysig.
- Mae angen mwy o **ymgynghori gyda'r plentyn** sef y dylai'r plentyn gael clywed ei lais a chael cyfle i ddewis. Mae'n bwysig fod y plentyn yn gallu cyfrannu i'r drafodaeth. Mae'n bwysig ymgynghori â'r plentyn bob amser am unrhyw benderfyniad ynghylch gofal y plentyn. Fe wnaeth y **Ddeddf Plant** sefydlu **Comisiynydd Plant** er mwyn hybu dymuniadau a diddordebau plant.
- Mae angen mwy o gydweithio rhwng gweithwyr proffesiynol a'r timau amlddisgyblaeth a hynny mewn partneriaeth agos â'i gilydd. Byddai'r bartneriaeth honno'n sicrhau bod pawb yn gyfrifol ac yn atebol am ddiogelu. Mae annog partneriaeth fyw a gweithredol rhwng awdurdodau lleol, darparwyr iechyd a gofal cymdeithasol a'r heddlu yn hybu lles pob plentyn.

GWEITHGAREDDAU – ATEBION
Gweithgaredd 2 – Efa

Manteision ac anfanteision gofyn am ganiatâd rheini Efa cyn siarad ag Efa ei hun:

Mantais y cais ydy bod angen i weithiwr cymdeithasol, o dan amgylchiadau arferol, ofyn am ganiatâd rhiant i siarad â phlentyn.

Anfantais y cais ydy bod pryder am ddiogelwch y plentyn yn y cartref yn dilyn y gŵyn a godwyd ar y cyfryngau cymdeithasol. Mae pryderon ynghylch diogelu a allai beryglu eu hymholiadau. Diogelwch y plentyn ydy'r elfen bwysicaf oll, a gall gweithwyr proffesiynol wneud penderfyniadau y mae'r rhieni'n anghytuno â nhw.

Os bydd rhiant yn gwrthod rhoi caniatâd i weithiwr cymdeithasol siarad â'r plentyn ar ei ben ei hun, efallai y bydd gweithwyr proffesiynol yn pryderu am ddiogelwch a llesiant y plentyn. Gall hyn olygu y bydd y gwasanaethau plant yn cymryd mwy o ran. Er enghraifft, gellir gwneud cais am orchymyn llys i sicrhau diogelwch y plentyn.

Wrth siarad â'r plentyn, mae'n rhaid i weithwyr cymdeithasol arsylwi a chyfathrebu mewn modd sy'n briodol i'w oedran a'i ddealltwriaeth.

GWEITHGAREDDAU – ATEBION
Gweithgaredd 3 – Megan ac Iwan

1. Mae Deddf Gwasanaethau Cymdeithasol a Llesiant (Cymru) 2014 yn cefnogi Megan ac Iwan i barhau i fyw yn eu cartref eu hunain.

- Mae Megan ac Iwan yn chwarae rhan lawn yn y drafodaeth a'r strategaeth a fydd yn ymateb i'w hanghenion gofal a chymorth.
- Bydd angen i'r gwasanaethau cymdeithasol drafod gyda Megan ac Iwan y cymorth y maen nhw eisoes yn ei dderbyn. Bydd angen nodi hefyd beth ydy'r cymorth ychwanegol a fydd yn eu galluogi i barhau i fyw yn eu cartref eu hunain.
- Dylai'r prosesau asesu symud yn gyflym fel na ddylai Megan ac Iwan orfod aros yn hir am y cymorth sydd ei angen arnyn nhw.
- Mae gan Iwan hefyd hawl cyfartal i gael ei asesu ac i dderbyn cefnogaeth yn ogystal â Megan.

2. Mae ataliad ac ymyrraeth gynnar yn cael eu hybu gan Ddeddf Gwasanaethau Cymdeithasol a Llesiant (Cymru) 2014.

Dyma rai effeithiau cadarnhaol posibl ar iechyd a lles Iwan:

- Dylai lles corfforol a llesiant Iwan wella wrth i unrhyw broblemau sydd ganddo wrth gefnogi Megan ddod i'r amlwg. O ganlyniad, bydd hi'n bosib paratoi cynllun gweithredu cyn i'r problemau hyn effeithio ar ei iechyd.
- Bydd Iwan yn fwy abl i gefnogi Megan os bydd yn cael yr help angenrheidiol mewn da bryd.
- Efallai y bydd Iwan yn teimlo'n llai pryderus am ei iechyd a'i les ei hun a Megan o wybod bod cymorth ar gael i'r ddau ohonyn nhw.

Dyma rai effeithiau negyddol posibl ar iechyd a lles Iwan:

- Efallai y bydd Iwan yn teimlo llai o hunan-barch a bod ei hunanddelwedd fel gŵr gofalgar wedi lleihau oherwydd bod ei rôl yn gofalu am Megan wedi newid o ganlyniad i dderbyn help gan bobl eraill.
- Efallai y bydd Iwan yn teimlo llai o reolaeth dros ei gefnogaeth a'i ofal o Megan, ei wraig.
- Efallai ei fod wedi mwynhau'r berthynas ofalgar a chariadus oedd ganddo gyda'i wraig ac nad yw'n hoffi bod gweithwyr iechyd a gofal cymdeithasol proffesiynol yn ymwneud â'i gofal.

GWEITHGAREDDAU – ATEBION
Gweithgaredd 4 – Jayne

1. Y ffactorau a gyfrannodd at fod Jayne mewn perygl o gael ei cham-drin a'i hesgeuluso yn y gorffennol.

Mae'r ffactorau hyn yn cynnwys:

- **Esgeulustod y fam**: Cafodd Jayne ei cham-drin yn gorfforol gan ei mam a'i llystad. Cafodd ei hesgeuluso oherwydd bod y ddau ohonyn nhw'n gaeth i gyffuriau a'u bod wedi methu darparu gofal diogel iddi. Cafodd Jayne ei hadnabod fel plentyn mewn risg o esgeulustod. Symudwyd Jayne i gartref maeth pan oedd yn naw oed, yn dilyn carchariad y ddau riant.
- **Cam-drin corfforol**: Cafodd Jayne ei cham-drin yn gorfforol gan ei rhieni yn ystod ei chyfnod yng nghartref y teulu.
- **Triwantiaeth o'r ysgol:** Daeth Jayne yn fwy agored i esgeulustod a chamdriniaeth o ganlyniad i'w thriwantiaeth. Arweiniodd absenoldeb Jayne o'r ysgol at golli'r gofal a'r amgylchedd diogel oedd yn cael eu darparu yn yr ysgol.

2. Y risgiau presennol o gamdriniaeth ac esgeulustod y dylid eu trosglwyddo i'r gwasanaethau cymdeithasol a'r tîm amlddisgyblaethol:

- Cafodd Jayne ei dylanwadu'n negyddol gan iaith hiliol rhai o aelodau'r tîm cymorth. Mae hi'n unigolyn sy'n gallu cael ei dylanwadu'n hawdd gan eraill. Mae hi eisoes wedi dangos ymddygiad heriol ac ymosodol yn ogystal â nodweddion negyddol eraill sy'n dangos ei bod yn berson sy'n agored i niwed.
- Mae consyrn hefyd na fydd ei rheini maeth yn abl i'w rheoli a'i chefnogi fel person ifanc sydd wedi profi cyfnodau anodd fel plentyn a pherson ifanc.

GWEITHGAREDDAU – ATEBION
Gweithgaredd 5 – Jayne

1. Archwiliwch sut y gall deddfwriaeth, codau ymddygiad ac ymarfer perthnasol ddiogelu ac amddiffyn Jayne a phobl ifanc eraill tebyg sydd mewn perygl.

Y ferf sy'n gorchymyn ydy 'Archwilio', sy'n golygu bod angen i chi ddangos gwybodaeth drylwyr o'r cyfreithiau a'r codau ymddygiad perthnasol a'r dulliau ymarfer sy'n diogelu ac yn amddiffyn Jayne.

Gallai'r ddeddfwriaeth, codau ymddygiad ac ymarfer perthnasol gynnwys y Ddeddf Gwasanaethau Cymdeithasol a Llesiant (Cymru) 2014, Deddf Plant 2004, Gweithdrefnau Diogelu Cymru (2019) a Chanllawiau Diogelu Llywodraeth Cymru.

2. Aseswch sut y gall arferion iechyd a gofal cymdeithasol ddiogelu unigolion fel Jayne.

Y ferf sy'n gorchymyn ydy 'Asesu', sy'n gofyn am lunio barn yn ôl gwerth neu arwyddocâd y ffactorau.

Bydd angen i chi wneud asesiad o beth ydy'r gofynion fydd yn diwallu anghenion Jayne o ran gofal iechyd a gofal cymdeithasol. Bydd angen i'r asesiad gynnwys:

- Rhoi'r gallu a'r grym iddi, fel bod Jayne yn cael ei chefnogi a'i hannog i wneud ei phenderfyniadau ei hun a rhoi caniatâd os byddai angen ar sail gwybodaeth.
- Beth ydy'r ffordd orau i weithredu strategaethau cadarn fydd yn cadw Jayne yn ddiogel ac yn ei rhwystro rhag niwed. Mae'n hanfodol bwysig fod y strategaethau hynny'n cael eu gweithredu mor fuan a bo modd.
- Bod yn deg a chytbwys – bydd angen i'r tîm i weithredu'r strategaethau lleiaf ymwthiol sy'n ymateb i'r sefyllfa a'r risg. Dydy Jayne heb gau'r drws ar gysylltu â'i mam a'i rhieni maeth unwaith eto. Ond byddai angen cyfraniad y Gwasanaethau Cymdeithasol i drefnu a rheoli'r trefniant hwnnw.
- Darparu amodau sy'n diogelu, yn cefnogi ac yn cynrychioli Jayne yn llwyr. Gall hyn gynnwys darparu cyngor am y gwasanaethau eiriolaeth sydd ar gael.
- Trefnu partneriaethau gyda'r gymuned leol fyddai'n cynnig mynediad i amrywiaeth o wasanaethau sy'n cael eu darparu gan y sectorau iechyd a gofal cymdeithasol fel seicolegwyr, cynghorwyr, a therapyddion.
- Gwneud yn siŵr bod y gwasanaethau a ddarperir yn cynnwys trefniadau diogelu pwrpasol. Bydd angen cofnodi, monitro, adolygu a gwerthuso pob cyswllt fel bod y gefnogaeth sy'n cael ei gynnig i Jayne yn ymateb i'r hyn mae'n dymuno gweld yn digwydd.

Bydd Jayne yn cael ei adnabod fel oedolyn pan fydd yn 18 oed. Pryd hynny, mae'n bosib na fydd y cymorth mae wedi ei dderbyn cyn hynny ar gael. Yn 18 oed, mae Jayne yn cael ei hystyried fel oedolyn sy'n gallu gwneud penderfyniadau ar ei phen ei hun. Fodd bynnag, mae gofal a chymorth ar gael hyd at 21 oed, os ydy'r person ifanc wedi bod mewn gofal, neu hyd at 25, os ydyn nhw wedi bod mewn gofal ac yn parhau i dderbyn addysg. Mae'r cyfnod pontio hwn i fyw bywyd annibynnol yn gyfnod ac yn brofiad anodd iawn i lawer o bobl ifanc. Mae'n gallu bod yn gyfnod arbennig o heriol ac anodd. Yn ystod y blynyddoedd diweddar mae sawl ymgyrch ar draws gwledydd Prydain wedi arwain at newidiadau sylweddol sy'n hwyluso'r cyfnod hwn o newid i bobl ifanc.

Os bydd Jayne yn cael ei chydnabod fel oedolyn sy'n agored i niwed, fe allai dderbyn Gorchymyn Amddiffyn a Chynorthwyo Oedolion (APSO). Mae Amddiffyn Oedolion a'r Gorchymyn Cymorth yn drefniant cyfreithiol a ddefnyddir i alluogi swyddog awdurdodedig i siarad, yn breifat, ag oedolyn yr amheuir ei fod mewn perygl o gael ei gam-drin neu ei esgeuluso. Pwrpas hyn ydy ceisio sefydlu os ydy'r oedolyn yn gallu gwneud penderfyniad drostyn nhw eu hunain. Bydd hefyd yn gyfle i weld os bydd angen ymyrryd a gweithredu. Bydd hefyd yn gyfle i dderbyn caniatâd gan yr unigolyn ei fod yn cytuno bod cais am Orchymyn yn cael ei wneud i'r awdurdod lleol. Llys Ynadon fydd yn penderfynu i ganiatau Gorchymyn ai peidio. Fodd bynnag, dim ond mewn achosion eithriadol y mae Gorchymyn Amddiffyn a Chynorthwyo Oedolion yn cael ei ganiatáu.

5.4: Yr arferion da a'r dulliau ar gyfer gwarchod hawliau unigolion sy'n wynebu risg yn y sector iechyd a gofal cymdeithasol

Mae angen amddiffyn hawliau oedolion a phlant sydd mewn perygl o gael eu hesgeuluso a'u cam-drin. Er mwyn cyflawni hyn rhaid mabwysiadu nifer o arferion a dulliau.

Arferion i'w gweithredu

Mae angen i weithwyr Iechyd a Gofal Cymdeithasol fabwysiadu a gweithredu'r arferion gorau canlynol i ddiogelu plant, pobl ifanc ac oedolion sy'n agored i niwed o ganlyniad i gamdriniaeth neu esgeulustod.

Gofalu bod pob cod ymarfer a deddfwriaeth yn gyfarwydd a dealladwy ac yn cael eu dilyn. Dylai'r codau ymarfer a'r ddeddfwriaeth gyfredol fod yn gonglfaen ar gyfer gwaith gweithiwr iechyd a gofal cymdeithasol o ddydd i ddydd. Mae'n bwysig cofio hefyd beth fyddai'r canlyniadau o beidio â dilyn y codau a'r ddeddfwriaeth gyfredol.

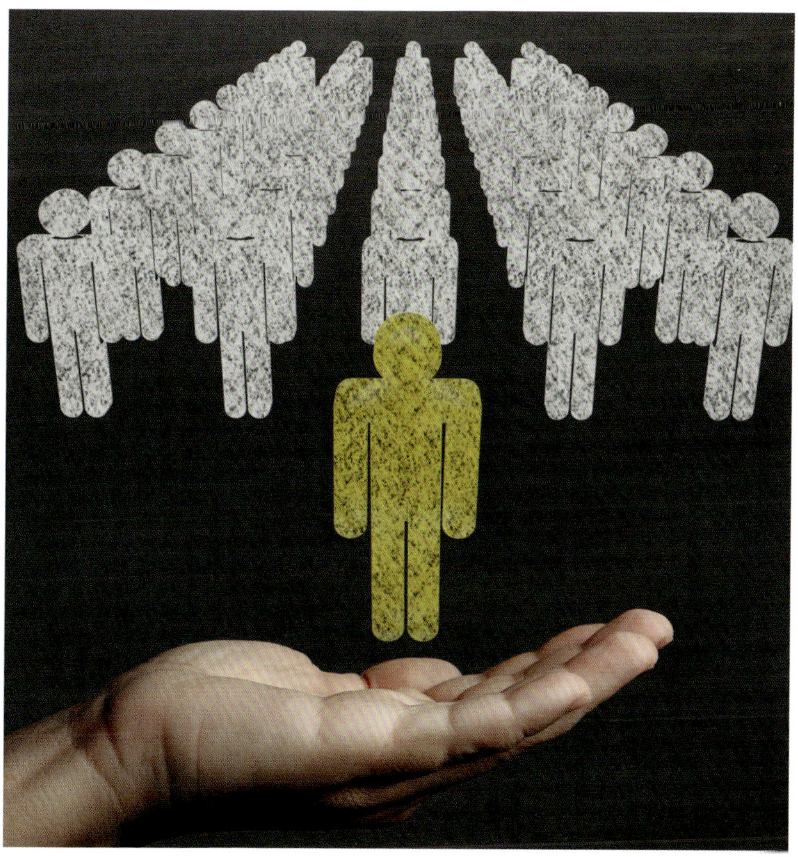

Sicrhau bod gan bob unigolyn sy'n agored i niwed yr hawl i glywed ei lais ac i wneud dewisiadau, fel bod yr unigolyn yn teimlo bod ganddo reolaeth ar ei fywyd. Bydd mabwysiadu dulliau gweithio sy'n adlewyrchu'r gofynion hyn yn gosod yr unigolyn yng nghanol y gofal, y ddarpariaeth a'r trefniadau.

Creu a chynnal perthynas dda â'r unigolyn. Bydd hyn yn ei dro yn arwain at greu gwell cyswllt a meithrin perthynas dda.

Darparu amgylchedd diogel er mwyn i bob unigolyn deimlo'n fwy cyfforddus a hyderus i drafod ei sefyllfa a sut mae modd helpu.

Dulliau i'w gweithredu

Mae angen i weithwyr Iechyd a Gofal Cymdeithasol fabwysiadu a gweithredu'r dulliau canlynol i ddiogelu plant, pobl ifanc ac oedolion sy'n agored i niwed o ganlyniad i gamdriniaeth neu esgeulustod

Cyfle i gyfrannu'n weithredol – drwy annog pob unigolyn i gymryd rhan yn y gweithgareddau a meithrin perthynas ag eraill o ddydd i ddydd, er mwyn galluogi pob unigolyn i fyw mor annibynnol â phosibl.

Cymhwyso egwyddorion gofal ar gyfer anghenion unigolyn – mae'n hanfodol fod pob gweithiwr iechyd a chymdeithasol yn teilwra'r ddarpariaeth i adlewyrchu gofynion personol er mwyn ymateb i'w hawl i ddewis. Mae'n hanfodol fod pob unigolyn yn cadw ei urddas a pharch.

Ffocws ar ofal personol a sefydlu trefn sy'n berson-ganolog – rhoi'r gofal a'r cymorth angenrheidiol ar gyfer pob unigolyn i sicrhau'r canlyniadau gorau. Bydd hyn yn cynnwys adnabod y cymorth sydd ei angen a sut mae gweithredu ar hynny.

Grymuso'r unigolyn – annog pob unigolyn i fod yn ganolog a mwy rhagweithiol o ran materion sy'n ymwneud â'i iechyd. Bydd hynny'n eu galluogi i fod yn rhan o'r broses gwneud penderfyniadau am y gofal a'r cymorth y maen nhw ei angen. Ystyr grymuso ym maes iechyd a gofal cymdeithasol ydy'r broses o roi mwy o reolaeth i bobl dros y penderfyniadau a'r gweithredoedd sy'n effeithio ar eu bywydau. Dylai gweithwyr iechyd a gofal cymdeithasol wneud ymdrech ymwybodol i roi dewis i ddefnyddwyr gwasanaethau, yr hawl i ddewis rhyw eu gofalwr, y dewisiadau sydd orau ganddyn nhw o ran eu bywydau pob dydd a'u nod a'u dymuniadau mewn bywyd. Dylai gweithwyr gofal feddwl am ffyrdd o sicrhau bod gan bobl ddewisiadau go iawn y gallan nhw eu gwneud a gweithredu ar y pethau sy'n bwysig iddyn nhw.

Cynnig gwasanaethau eiriolaeth pan fo hynny'n briodol – cynnig gwybodaeth a chymorth i nodi hawliau unigolion a'u cefnogi i fynegi eu barn gan sicrhau bod eu llais yn cael ei glywed.

Deddfwriaeth – sicrhau bod hawliau unigolion yn cael eu cynnal.

Cynnig gwybodaeth a hyfforddiant ar ddiogelu i weithwyr iechyd a gofal cymdeithasol – mae hynny'n berthnasol hefyd ar gyfer unrhyw un sy'n dod ar draws tystiolaeth neu dderbyn datgeliad. Y brif ystyriaeth ydy amddiffyn unigolion o fewn y gymuned gyfan, beth bynnag fo'r cyd-destun, rhag bod yn agored i niwed, er enghraifft, derbyn datgeliad gan yrrwr tacsi sy'n cario oedolyn ifanc sydd ag Anghenion Addysgol Ychwanegol i'r coleg.

Mae cyfoeth o adnoddau perthnasol ar gael gan asiantaethau fel Gofal Cymdeithasol Cymru:

Hyfforddiant diogelu | Gofal Cymdeithasol Cymru

Llywodraethu

Mae Llywodraethu hefyd yn ddull sy'n diogelu unigolion sy'n wynebu risg. Mae hon yn broses lle mae'r sector iechyd a gofal cymdeithasol yn darparu gwasanaeth o'r safon orau ac yn hyrwyddo canlyniadau cadarnhaol i unigolion sy'n defnyddio'r gwasanaeth. Mae **Arolygiaeth Gofal Cymru** yn arolygu a monitro gofal cymdeithasol ac **Arolygiaeth Gofal Iechyd Cymru (AGIC)** yn monitro gofal iechyd.

Arolygiaeth Gofal **Cymru** Care Inspectorate **Wales**

agic hiw | Arolygiaeth Gofal Iechyd Cymru Healthcare Inspectorate Wales

Deddfwriaeth a Chodau Ymarfer sy'n gallu diogelu unigolion

Mae yna arferion y dylai gweithwyr iechyd a gofal cymdeithasol eu dilyn i amddiffyn unigolion rhag niwed. Mae'r rhain yn cynnwys sicrhau bod **codau ymarfer** a **deddfwriaeth** yn cael eu rhoi ar waith a'u dilyn, er mwyn i unigolion gael llais, dewis a rheolaeth, meithrin **perthynas** ag unigolion a sicrhau bod ganddynt amgylchedd diogel.

O'u gweithredu, mae codau ymarfer yn lleihau'r risg o niwed drwy:

- ✔ ddiogelu hawliau unigolion, fel yr hawl i fyw'n ddiogel ac yn rhydd rhag perygl, niwed a chamdriniaeth
- ✔ hybu buddiannau unigolion
- ✔ hybu annibyniaeth unigolion
- ✔ grymuso unigolion drwy eu hannog i wneud eu penderfyniadau eu hunain a rhoi cydsyniad ar sail penderfyniad cytbwys
- ✔ sicrhau bod gweithwyr iechyd a gofal cymdeithasol yn atebol am gynnal a gwella eu gwybodaeth a'u dealltwriaeth eu hunain er mwyn cefnogi unigolion i gyrraedd y canlyniadau y maen nhw'n eu dymuno yn effeithiol
- ✔ cefnogi llesiant unigolion sy'n wynebu risg.

- Mae'r arferion sy'n cael eu nodi yn y codau ymarfer yn gosod y **safonau** y dylai unigolyn sy'n wynebu risg eu disgwyl gan unrhyw weithwyr iechyd a gofal cymdeithasol sy'n eu cefnogi i gyflawni'r canlyniadau y maen nhw'n eu dymuno.
- Mae'r diffiniad o **lesiant** yn eang, ond mae'n ymgorffori diogelu a chael eich amddiffyn rhag camdriniaeth ac esgeulustod.
- Mae **asesiad o angen** yn cael ei weithredu i gefnogi llesiant unigolyn pan fydd y person angen gofal a chymorth. Weithiau, gall gofalwr sy'n gofalu am yr unigolyn bregus hefyd gael ei asesu ar gyfer ei anghenion ar yr un pryd. Yn ystod yr asesiad, gellir cyfeirio unigolyn neu ofalwr at wasanaethau eraill sy'n gallu eu helpu a'u hatal rhag bod angen cymorth pellach.

Os nad ydy gwasanaethau ataliol yn gallu bodloni anghenion yr unigolyn sy'n wynebu risg, neu ei ofalwr, yna bydd angen paratoi cynllun gofal a chymorth penodol fydd yn ymateb yn llawn i'r gofynion.

Canlyniadau posibl o fethu â chadw at ddeddfwriaeth a chodau ymarfer:

- Mae'r unigolyn sy'n wynebu risg yn fwy tebygol o wynebu risg o gamdriniaeth, esgeulustod neu niwed.
- Camau disgyblu yn digwydd yn erbyn gweithiwr iechyd a gofal cymdeithasol sydd wedi bod yn esgeulus.
- Tynnu gweithiwr iechyd a gofal cymdeithasol oddi ar y gofrestr broffesiynol.
- Posibilrwydd y gallai'r gweithiwr iechyd a gofal cymdeithasol gael ei anafu neu ei niweidio.
- Gallai'r lleoliad a'r gwasanaeth iechyd a gofal cymdeithasol gael eu herlyn o dan y gyfraith.

Gweithgaredd 1

ASTUDIAETH ACHOS – MENNA

Mae gan Menna amhariad gwybyddol ac o ganlyniad mae'r tîm sy'n gofalu amdani yn cydweithio gyda Menna a'i theulu i drefnu trefniadau byw pwrpasol ar ei chyfer. Mae'r tîm sy'n gyfrifol am Menna yn dîm amlddisgyblaethol o weithwyr proffesiynol sy'n gyfrifol am ei gofal a'i lles. Mae Menna wedi ei gwneud hi'n glir iddyn nhw nad ydy hi'n dymuno symud i fyw i gartref gofal preswyl.

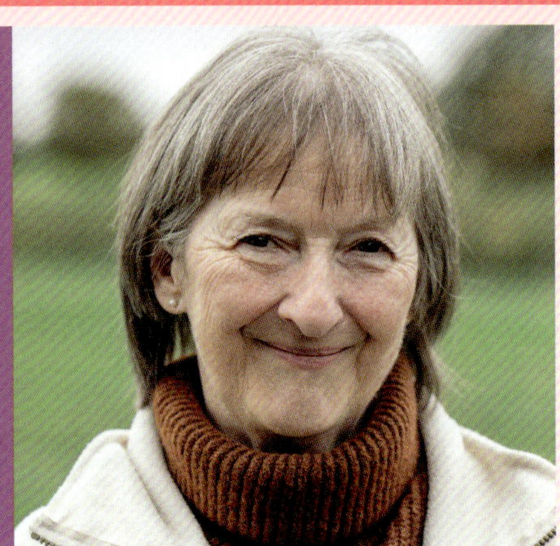

Trafodwch yn fanwl y dadleuon o blaid ac yn erbyn symud Menna i gartref gofal preswyl.

Deddf Gwasanaethau Cymdeithasol a Llesiant (Cymru) 2014

Mae Deddf Gwasanaethau Cymdeithasol a Llesiant (Cymru) 2014 yn pwysleisio y dylai unigolion gael llais, dewis a rheolaeth ynghylch eu gofal a'u cefnogaeth. Dylai unigolyn deimlo fel partner cyfartal gyda'r gweithwyr iechyd a gofal cymdeithasol yn ystod eu gofal a'u cefnogaeth. Y systemau diogelu gorau ydy'r rhai sy'n hybu perthynas plentyn-ganolog a pherson-ganolog. Mae'r egwyddor greiddiol hon wedi'i chynnwys o fewn y dogfennau statudol sef **Gweithio Gyda'n Gilydd i Ddiogelu Pobl Cyfrol 5** a **Chyfrol 6**. Mae mabwysiadu dulliau plentyn-ganolog a pherson-ganolog yn sicrhau dealltwriaeth gliriach o'r **canlyniadau personol** a ddymunir gan yr unigolyn sy'n wynebu risg a'r hyn sy'n bwysig i'r unigolyn.

> Mae'n bwysig bod hawliau'r unigolyn yn ganolog ac yn greiddiol i unrhyw arferion diogelu da a bod y gweithwyr iechyd a gofal cymdeithasol yn trin yr unigolyn gyda pharch ac urddas. Bydd y gweithwyr iechyd a gofal cymdeithasol yn rhoi o'u gorau er gwarantu'r budd gorau i bob un cleient bob tro. Bydd arfer gorau yn cael ei gyflawni'n llwyddiannus gan weithwyr iechyd a gofal sy'n gallu cyfathrebu'n effeithiol gydag unigolion sy'n agored i niwed fel eu bod yn teimlo bod ganddyn nhw lais, dewisiadau, a chyfle i fod yn rhan o'r broses yn ystod eu gofal.

Gellir cyflawni hyn trwy:

- wneud yn siŵr bod yr hyn sy'n cael ei ddweud yn glir bob amser yn yr iaith a'r drefn y maen nhw'n dymuno
- gofalu bod darpariaeth eirioli ar gael i sicrhau bod safbwynt pob unigolyn yn cael ei gynrychioli'n deg
- annog cyfraniad gan aelodau'r teulu, ffrindiau ac aelodau eraill y gymuned os ydy hynny'n addas
- cynnal sgwrs am 'yr hyn sy'n bwysig' gyda'r unigolion
- esbonio eu hawliau i unigolion sy'n wynebu risg.

Gweithgaredd 2

ASTUDIAETH ACHOS – GINA

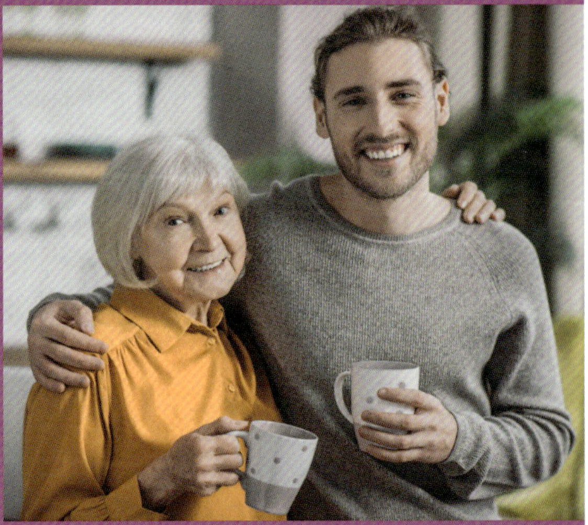

Mae Gina yn 85 oed. Mae hi wedi bod yn byw yn ei fflat ei hun gyda help a chefnogaeth ei mab Anthony i wneud tasgau bywyd bob dydd. Mae Anthony wedi bod yn ei chael hi'n anodd delio â gofynion cynyddol gofalu am ei fam, gan fod ganddo deulu ei hun. Mae gofynion cynyddol arno wrth iddo ofalu am ei fam, ond mae Gina yn awyddus i aros yn ei chartref a pheidio â symud i lety arall. Mae Anthony wedi trafod gyda'i fam y posibilrwydd y byddai'n syniad da iddi symud o'i fflat i gartref preswyl.

Eglurwch yn fanwl sut y gall gweithwyr iechyd a gofal cymdeithasol Gina ymateb orau i'r syniad o symud i gartref neu beidio, a hynny o fewn cyd-destun y ddeddfwriaeth a'r codau ymarfer. Dyma ddeddfwriaeth a chodau ymarfer sy'n datgan yn glir bod yn rhaid i weithwyr iechyd a gofal cymdeithasol ganiatáu i Gina ac Anthony gael llais a dewis yn ystod y broses o sicrhau llesiant Gina fel person bregus.

Creu perthynas gydag unigolion sy'n agored i niwed

Mae creu perthynas dda gydag unigolion sy'n wynebu risg yn galluogi **unigolion i deimlo'n gyfforddus** ac o ganlyniad maen nhw'n fwy tebygol o siarad yn agored a theimlo'n hyderus wrth gael eu cefnogi gyda'u hanghenion gofal a chymorth. Dylai gweithwyr iechyd a gofal cymdeithasol ddarparu gofal person-ganolog drwy nodi'r hyn sydd bwysicaf i'r unigolyn. Bydd hyn yn galluogi'r unigolyn i deimlo fel **partner cyfartal** a'i fod yn cael ei **werthfawrogi**. Os ydy gweithwyr iechyd a gofal cymdeithasol yn gyson yn eu dull gweithredu, bydd hyn yn galluogi unigolion i deimlo **sicrwydd** a **sefydlogrwydd** a bydd hynny'n cefnogi berthynas gadarnhaol.

Mae **creu perthynas** yn golygu creu cyswllt agos a chytûn lle mae unigolyn yn teimlo ei fod yn cael ei werthfawrogi ac, o ganlyniad, bod perthynas dda yn cael ei chreu. Bydd hyn fel arfer yn cael ei sefydlu ar ddechrau'r berthynas.

Mae sawl ffordd y gall gweithwyr iechyd a gofal cymdeithasol feithrin perthynas dda ag unigolion sy'n wynebu risg:

- ✔ Gwrando ar yr unigolyn.
- ✔ Darparu gofal person-ganolog.
- ✔ Bod yn deg a chyson.
- ✔ Cynnal cyfrinachedd gwybodaeth.
- ✔ Dysgu mwy am hanes yr unigolyn, gan ganolbwyntio ar gryfderau'r unigolyn.
- ✔ Bod yn agored ac yn dryloyw.

Bydd gweithwyr iechyd a gofal cymdeithasol yn darparu gofal person-ganolog drwy nodi'r hyn sydd bwysicaf i'r unigolyn. Bydd yr unigolyn wedyn yn teimlo fel partner cyfartal ac yn teimlo ei fod yn cael ei werthfawrogi. Os ydy gweithwyr iechyd a gofal cymdeithasol yn gyson yn eu dulliau gweithredu, bydd hyn yn galluogi unigolion i deimlo sicrwydd a sefydlogrwydd. Bydd hynny yn ei dro yn meithrin perthynas gadarnhaol.

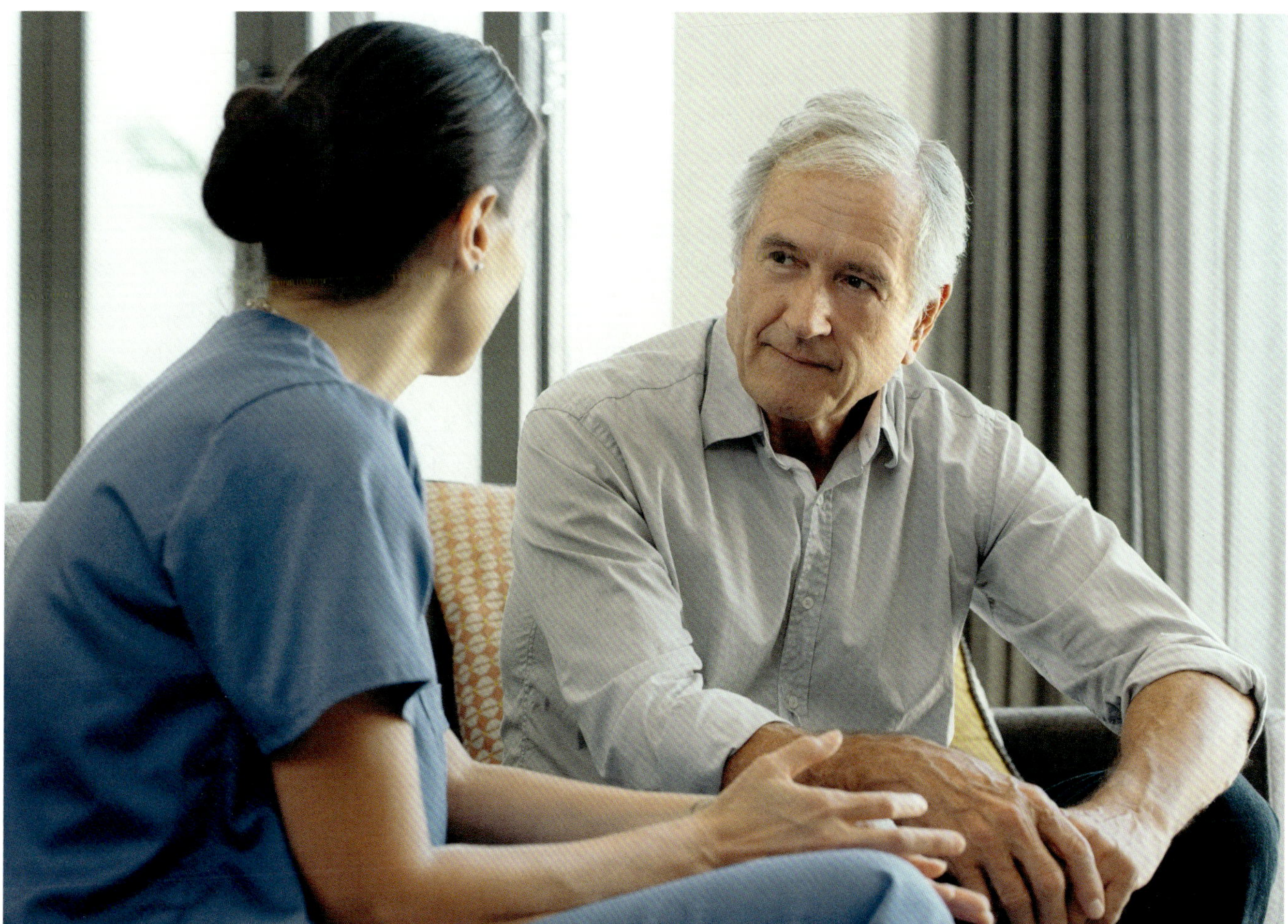

Cynnal cyfrinachedd gwybodaeth

Mae cynnal **cyfrinachedd gwybodaeth** yn bwysig iawn hefyd wrth weithio gydag unigolion sy'n wynebu risg. Mae'n hollbwysig bod gan unigolyn yr hyder i deimlo y bydd yr hyn y mae'n ei ddweud yn gyfrinachol ac felly bod ei hawl i 'fywyd preifat' yn cael ei ddiogelu.

Dydy hi ddim yn bosib cadw cyfrinachedd bob tro – mae modd torri cyfrinachedd os bydd bygythiad i blentyn, oedolyn neu i eraill.

Mae bod yn agored ac yn dryloyw gydag unigolion sy'n wynebu risg yn gwella'r berthynas. Er enghraifft, os ydy gweithwyr iechyd a gofal cymdeithasol yn gwneud camgymeriad, mae'n bwysig iawn bod yn onest gyda'r unigolyn. Dyma'r hyn sy'n cael ei gyfrif fel **dyletswydd gonestrwydd**. Trwy fod yn agored ac yn onest, mae hyn yn meithrin ymddiriedaeth rhwng yr unigolyn sy'n wynebu risg a'r gweithiwr iechyd a gofal cymdeithasol.

Darparu amgylchedd diogel

Mae darparu amgylchedd diogel yn bwysig pan fydd gweithwyr iechyd a gofal cymdeithasol yn gofalu ac yn cefnogi unigolion sy'n wynebu risg. Mae **Deddf Iechyd a Diogelwch yn y Gwaith 1974** yn ei gwneud yn glir bod yn rhaid i gyflogwyr, gweithwyr a'r hunangyflogedig fod yn ddiogel yn y gwaith. Mae angen i weithwyr iechyd a gofal cymdeithasol fod yn gyfrifol a chymryd gofal rhesymol ohonyn nhw eu hunain ac eraill trwy ddilyn polisïau a gweithdrefnau gwaith pwrpasol. Mae'n rhaid iddyn nhw beidio â gweithredu mewn ffordd sy'n gallu achosi niwed i unigolion sy'n derbyn sawl math gwahanol o ofal a chymorth. Mae'n bwysig bod gweithwyr iechyd a gofal cymdeithasol yn darparu amgylchedd diogel bob amser. Un ffordd allweddol y gall gweithwyr iechyd a gofal cymdeithasol ddarparu amgylchedd diogel ydy drwy beidio â chyflawni unrhyw ddyletswydd neu weithgaredd nad ydyn nhw wedi cael eu hyfforddi ar eu cyfer neu nad ydyn nhw'n cael eu hystyried yn gymwys i'w cyflawni.

Dulliau sy'n gallu diogelu unigolion

Cyfranogiad gweithredol

Mae cyfranogiad gweithredol yn ffordd o weithio sy'n cefnogi hawl unigolyn i gymryd rhan mewn gweithgareddau a chreu perthynas dda ag eraill a bod mor annibynnol â phosibl. Mae unigolion yn cael eu hystyried yn bartneriaid gweithredol yn eu gofal eu hunain yn hytrach na bod yn dderbynwyr goddefol. Mae cyfranogiad gweithredol yn berthnasol i bob cyfnod ar gyfer y plant hynny'n sy'n wynebu risg. Gallai hynny gynnwys rhieni neu ofalwyr sy'n gallu cefnogi cyfranogiad gweithredol.

Deddfwriaeth, Safonau a Chodau Ymarfer – cynnal hawliau'r unigolyn:

- Deddf Hawliau Dynol 1998.
- Deddf Gwasanaethau Cymdeithasol a Llesiant (Cymru) 2014, gan gynnwys deddfwriaeth berthnasol arall fel sy'n cael eu nodi yn y dogfennau statudol.
- Safonau cenedlaethol fel Safonau Iechyd a Gofal Cymdeithasol y Gwasanaeth Iechyd Gwladol.
- Codau ymarfer proffesiynol a chodau ymddygiad iechyd a gofal cymdeithasol.

Sut y gall gweithwyr iechyd a gofal cymdeithasol greu amgylchedd diogel ar gyfer defnyddwyr gwasanaeth?

- Gofalu bod y codau ymarfer yn gyfarwydd iawn iddyn nhw a'u bod yn eu deall. Mae hyn yn cynnwys diogelu a rheoli sylweddau niweidiol.
- Gweithwyr i wisgo cyfarpar diogelu addas pan fyddan nhw mewn cyswllt â defnyddwyr y gwasanaeth, e.e. gwisgo menig, masg wyneb neu sbectol ddiogelwch.
- Gofalu bod gatiau a drysau yn ddiogel fel bod defnyddwyr gwasanaeth yn ddiogel.
- Mae asesu risg yn y sector iechyd a gofal cymdeithasol yn ddull systematig o nodi, gwerthuso a rheoli risg a pheryglon posibl a allai effeithio ar gleifion, cleientiaid, darparwyr gofal iechyd a sefydliadau. Rhaid i'r sefydliadau iechyd a gofal cymdeithasol ddarparu arweiniad a darparu hyfforddiant digonol i weithwyr. Asesiadau risg gan sefydliadau a staff ydy'r mecanwaith a ddefnyddir i nodi peryglon posibl ac i ddadansoddi beth allai ddigwydd os bydd digwyddiad neu ddamwain yn digwydd yn y lleoliad a sut y gellir datrys y risg yn gyflym. Mae'r broses asesu risg hon yn lleihau'r tebygolrwydd o anaf neu salwch ac yn creu amgylchedd byw mwy diogel i ddefnyddwyr gwasanaeth.

- Mae angen i weithwyr fod yn ymwybodol o'r perygl o ryddhau unrhyw ddatgeliad heb ei awdurdodi am ddefnyddwyr gwasanaeth. Mae'n bwysig iawn nad ydy gwybodaeth breifat a chyfrinachol yn cael ei rhannu ag eraill.
- Storio sylweddau niweidiol a pheryglus (gan gynnwys meddyginiaeth) mewn lle diogel yn y lleoliad fel nad ydy defnyddwyr gwasanaeth mewn perygl.
- Rhaid i weithwyr iechyd a gofal cymdeithasol fod yn bresennol mewn cyfarfodydd tîm amlddisgyblaethol i alluogi gweithwyr iechyd a gofal cymdeithasol proffesiynol i rannu eu gwybodaeth a'u harbenigedd er mwyn darparu'r gofal a'r cymorth gorau i ddefnyddiwr gwasanaeth.
- Rhaid i weithwyr roi gwybod am unrhyw bryderon sydd ganddyn nhw am unigolion sy'n profi neu sydd mewn perygl o gael eu cam-drin neu eu hesgeuluso a deall bod diogelu yn gyfrifoldeb i bawb.
- Rhaid i weithwyr iechyd a gofal cymdeithasol fynychu'r sesiynau hyfforddi a ddarperir gan y sefydliad i sicrhau bod staff y mae'n ofynnol iddynt ddefnyddio offer meddygol neu arbenigol yn deall y gweithdrefnau'n llawn.
- Mae staff a lleoliadau iechyd a gofal cymdeithasol yn hyrwyddo dyletswyddau gofal a gonestrwydd (trwy fod yn agored ac yn onest) fel bod defnyddwyr gwasanaeth yn cael gwybod am eu cynlluniau triniaeth a gofal.

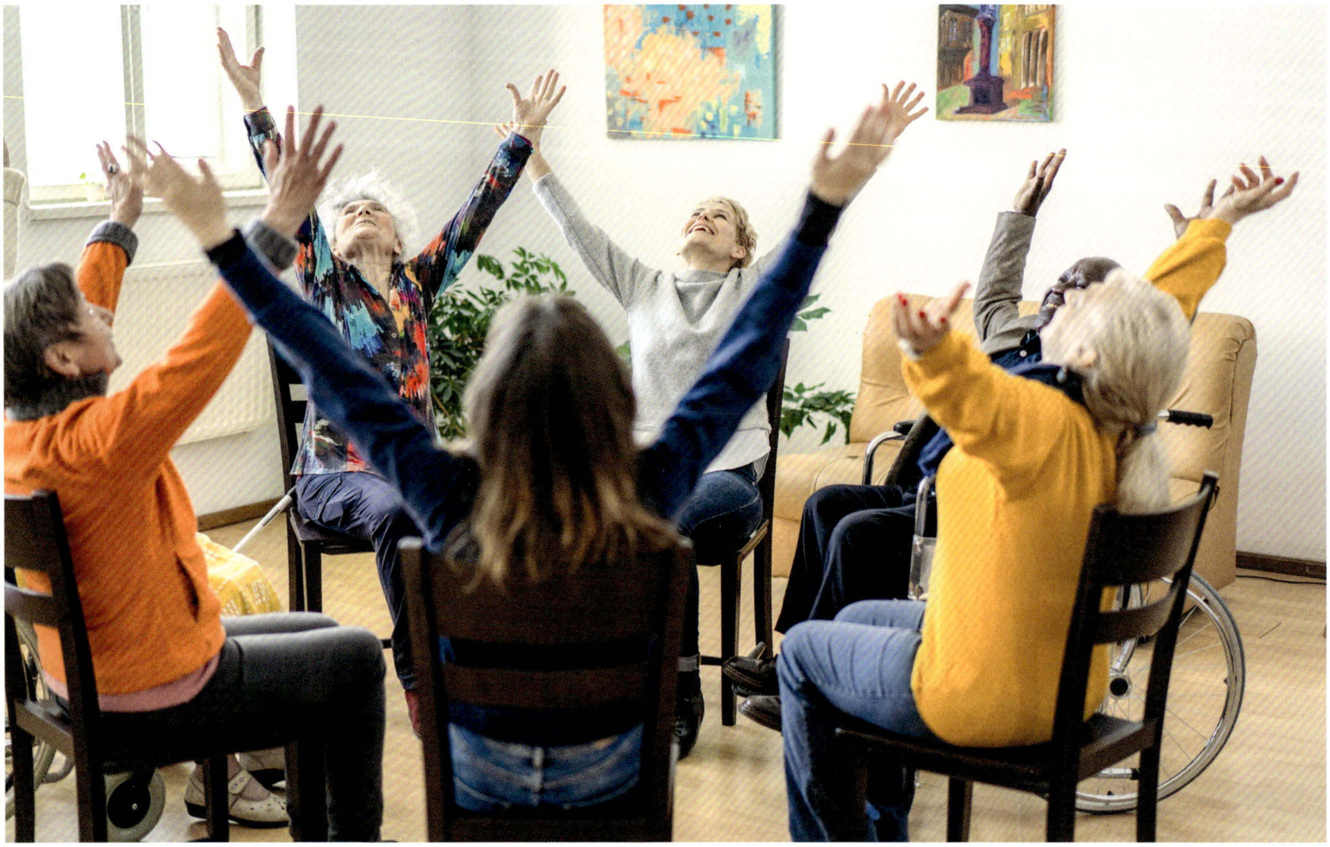

Egwyddorion Gofal

Mae egwyddorion gofal yn sail i iechyd a gofal cymdeithasol. Mae'r egwyddorion hyn yn disgrifio'r ffordd y dylai gweithwyr iechyd a gofal cymdeithasol ymddwyn tuag at unigolion y maen nhw'n gofalu amdanyn nhw ac yn eu cefnogi. Bydd hyn yn sicrhau hawliau unigolion i ddewis ac i dderbyn urddas a pharch.

Egwyddorion gofal	Sut mae cymhwyso egwyddorion gofal er mwyn sicrhau gwasanaeth iechyd a gofal cymdeithasol o'r radd flaenaf?
Hybu cyfathrebu a chreu perthynas dda	■ Sicrhau bod cyfathrebu'n glir gan ddefnyddio'r Gymraeg neu iaith arall o'u dewis drwy roi Cynnig Gweithredol iddyn nhw. ■ Mabwysiadu dull ar gyfer yr unigolyn sy'n gosod pwyslais ar 'Beth sy'n bwysig i mi'. ■ Cadw cofnodion clir a chywir yn unol â Deddfwriaeth. ■ Osgoi gwneud addewidion, e.e. datgan na fyddwch yn rhannu gwybodaeth er bod y gweithiwr yn gwybod nad oes modd cadw'r addewid hwnnw. ■ Annog unigolion i fod yn 'gyfranogwyr gweithredol'. ■ Sefydlu a gweithredu cysondeb o ran arferion gwaith.
Hybu cydraddoldeb ac amrywiaeth – gan gynnwys ymarfer gwrthwahaniaethol (fel sy'n cael ei nodi mewn polisïau a chodau ymarfer)	■ Parchu unigolion sydd â chefndiroedd gwahanol a'r rhai sy'n gwneud penderfyniad neu ddewis gwahanol. ■ Osgoi dod i gasgliad ymlaen llaw heb fod gennych dystiolaeth o hynny. ■ Herio ac adrodd yn ôl am bob enghraifft o wahaniaethu, aflonyddu a chasineb. ■ Cynnig dewisiadau bwyd a diod sy'n ystyried cred, gwerthoedd personol, anghenion crefyddol a diwylliannol yr unigolyn. ■ Cefnogi unigolion i gadw cyswllt â chymunedau sy'n rhannu'r un credoau â nhw.
Hybu hawliau a chredoau unigol	■ Gweithredu deddfwriaeth a chodau ymarfer o fewn gwaith o ddydd i ddydd. ■ Grymuso unigolion. ■ Peidio defnyddio dulliau atal os nad oes gwir angen hynny. Mae'n bosibl y bydd yn rhaid i ambell leoliad sy'n gofalu ac yn cefnogi unigolion ag anhwylderau iechyd meddwl atal defnyddwyr gwasanaeth er mwyn eu hatal rhag anafu eu hunain neu eraill. ■ Sicrhau bod gan unigolion gefnogaeth i wneud unrhyw sylw neu i nodi unrhyw bryder neu gŵyn. ■ Gwneud trefniadau ar gyfer gwasanaethau eiriolaeth os bydd galw am hynny.
Cynnal cyfrinachedd gwybodaeth	■ Dydy hi ddim yn briodol i weithwyr iechyd a gofal cymdeithasol rannu gwybodaeth defnyddwyr gwasanaethau mewn mannau cyhoeddus fel coridor. ■ Gofalu bod cypyrddau wedi'u cloi yn ogystal â diogelwch o ran e-byst. Gofalwch fod cyfrinair yn ei le ar gyfer defnyddio'r cyfrifiadur. ■ Dylid rhannu gwybodaeth ar sail 'yr hyn sydd angen i chi ei wybod' yn unig.
Darparu gofal unigol	■ Dulliau cyfannol – ymateb ar y sail bod pob unigolyn yn unigryw a bod angen bodloni eu hanghenion corfforol, deallusol, emosiynol a chymdeithasol. ■ Grymuso unigolion i fyw mor annibynnol â phosibl trwy systemau cymorth. ■ Sicrhau bod canlyniadau ar gyfer pob unigolyn wrth wraidd eu hanghenion gofal a chymorth.
Hybu diogelwch	■ Cefnogi unigolion i adnabod materion diogelu posibl a sut i roi gwybod am wahanol faterion diogelu. ■ Cefnogi unigolion i fynegi unrhyw bryderon. ■ Camu'n ôl o sefyllfaoedd lle nad ydy'r gweithiwr yn siŵr beth i'w wneud, e.e. defnyddio offer arbenigol neu roi meddyginiaeth. ■ Adfyfyrio ac ystyried unrhyw gamgymeriad a dysgu o'r adborth.

Gweithgaredd 2

Ewch ati i baratoi grid tebyg i'r isod. Bydd angen i chi restru'r sefyllfaoedd a nodi beth ydy'r egwyddorion gofal sy'n berthnasol ar gyfer pob sefyllfa benodol.

Sefyllfa	Egwyddor gofal
1. Mae gan y feddygfa Bolisi Cyfleodd Cyfartal.	
2. Mae'r Meddyg Teulu yn cynnal apwyntiadau mewn ystafell breifat.	
3. Mae unigolion yn derbyn presgripsiwn yn ôl eu cyflwr.	
4. Gofynnir i unigolion a ydy hi'n well ganddyn nhw gymryd tabledi neu dderbyn meddyginiaeth hylif.	

Gweithgaredd 3

ASTUDIAETH ACHOS – MR FERNANDO

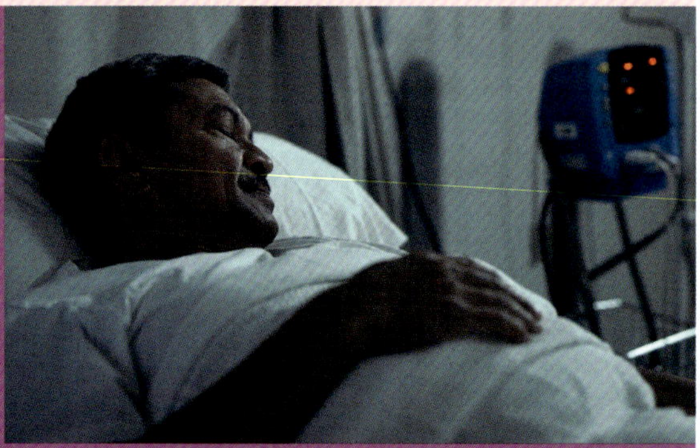

Mae Mr Fernando wedi cael ei dderbyn i'w ysbyty lleol gyda chyflwr ar ei galon ac mae'n aros am lawdriniaeth. Mae Mr Fernando yn aelod o'r ffydd Fwslimaidd a threfnwyd bod ystafell ar gael iddo weddïo ynddi. Yn ogystal, dydy Mr Fernando ddim yn siarad llawer o Saesneg, felly mae cyfieithydd ar y pryd wedi ei ddarparu ar ei gyfer. Mae angen gryn dipyn o ofal ar Mr Fernando ac yn ddiweddar cafodd ei ymolchi yn y gwely gan nyrs fenywaidd. Chafodd Mr Fernando ddim cyfle i fynegi unrhyw ddymuniad gwahanol ynghylch cael ei ymolchi yn y gwely gan nyrs fenywaidd a wnaeth hi chwaith ddim cau'r llenni o gwmpas ei wely.

Yna gadawodd y nyrs Mr Fernando yn hanner noeth gan fod angen iddi ymateb i glaf arall ar yr un ward oedd wedi canu'r gloch i ofyn am sylw. Pan ddychwelodd y nyrs, wnaeth hi ddim siarad â Mr Fernando er ei fod yn edrych yn bryderus. Roedd Mr Fernando yn hynod o ofidus ac roedd yn crynu. Mae Mr Fernando hefyd (er nad yw'n deall llawer o Saesneg) wedi clywed y nyrs yn siarad am ei gyflwr gyda gwirfoddolwyr sy'n cefnogi cleifion eraill ar y ward.

Nodwch ddau reswm pam nad ydy'r nyrs wedi darparu gofal o safon i Mr Fernando ac eglurwch yn fanwl sut y gallai hynny effeithio ar ei iechyd a'i lesiant.

Amlinellwch ac eglurwch sut y gallai'r ysbyty a'r nyrs fabwysiadu nifer o egwyddorion gofal a gwerthoedd craidd i roi gofal person-ganolog o ansawdd uchel i Mr Fernando

Gofal personol

Mae gofal personol (gofal person-ganolog a gofal plentyn-ganolog) yn gysyniad allweddol sy'n rhoi pwyslais ar yr unigolyn sydd am gael mynediad at wasanaethau gofal a chymorth. Dylai unrhyw ofal a chymorth sy'n cael eu cynnig i unigolion gyd-fynd â gofynion yr unigolyn sy'n wynebu risg gan eu bod nhw wrth wraidd unrhyw benderfyniad. Gofal personol ydy un o'r egwyddorion allweddol sy'n cael eu hamlygu yn y dogfennau statudol, sef *Gweithio Gyda'n Gilydd i Ddiogelu Pobl – Cyfrol 5* a *Chyfrol 6*. Dylai unigolion sy'n wynebu risg deimlo'n ddinasyddion cyfartal a gweithgar. Dylai gweithwyr iechyd a gofal cymdeithasol nodi'r hyn sydd bwysicaf i'r unigolyn hwnnw i fwynhau bywyd yn llawn. Bydd angen i'r gweithwyr sicrhau bod y gofal a'r cymorth mae'r unigolyn yn ei dderbyn yn cyd-fynd â'r hyn mae'r defnyddiwr yn dymuno'i weld yn cael ei gyflawni.

Mae gweithwyr iechyd a gofal cymdeithasol yn gallu gweithredu gofal personol mewn sawl ffordd:

- Defnyddio dull **rhagweithiol** er mwyn canolbwyntio ar yr hyn sy'n bwysig i'r unigolyn ac sy'n ystyrlon i'r unigolyn. Wrth i weithwyr iechyd a gofal cymdeithasol fod yn rhagweithiol, mae hyn yn galluogi'r unigolyn sy'n wynebu risg i greu neu reoli sefyllfa drwy achosi i rywbeth ddigwydd yn hytrach nag ymateb iddo ar ôl iddo ddigwydd.
- **Cefnogi unigolion** i gyflawni canlyniadau personol, gan ystyried y cysyniad o lesiant fel sydd wedi'i gynnwys o fewn Deddf Gwasanaethau Cymdeithasol a Llesiant (Cymru) 2014.
- **Parchu safbwyntiau a theimladau.** Pwyslais ar ymateb i'r hyn mae'r unigolion ei eisiau yn ogystal â chyflawni eu hawliau.
- Cefnogi unigolion sy'n wynebu risg drwy gydnabod eu **cryfderau** a'u **gallu**.
- Cydweithio **gyda'ch gilydd i baratoi datrysiadau** ac atebion sy'n meithrin ac annog **cyfranogiad gweithredol.**

Grymuso

Mae grymuso yn annog unigolion i fod yn fwy rhagweithiol o ran eu hiechyd ac wrth wneud penderfyniadau ynghylch gofal a chymorth. Mae grymuso hefyd yn ymgorffori cyfathrebu a rhoi gwybodaeth a chefnogaeth i unigolion yn unol â'r gofynion. Fel hyn, gallan nhw wneud penderfyniadau ar sail gwybodaeth a gwneud dewisiadau am eu bywydau er mwyn byw bywyd mor annibynnol â phosibl.

Mae yna nifer o ffyrdd y gellir grymuso unigolion sy'n wynebu risg:

- Rhoi unigolion wrth galon darparu gwasanaethau.
- Dylai'r canlyniadau personol a ddymunir gan unigolyn fod wrth wraidd eu gofal a'u cymorth.
- Hybu urddas unigol.
- Galluogi unigolion i fynegi eu hanghenion a'u dewisiadau.
- Galluogi unigolion i gael llais a gwneud eu dewisiadau eu hunain â bod a rheolaeth dros eu penderfyniadau lle bynnag y bo modd.

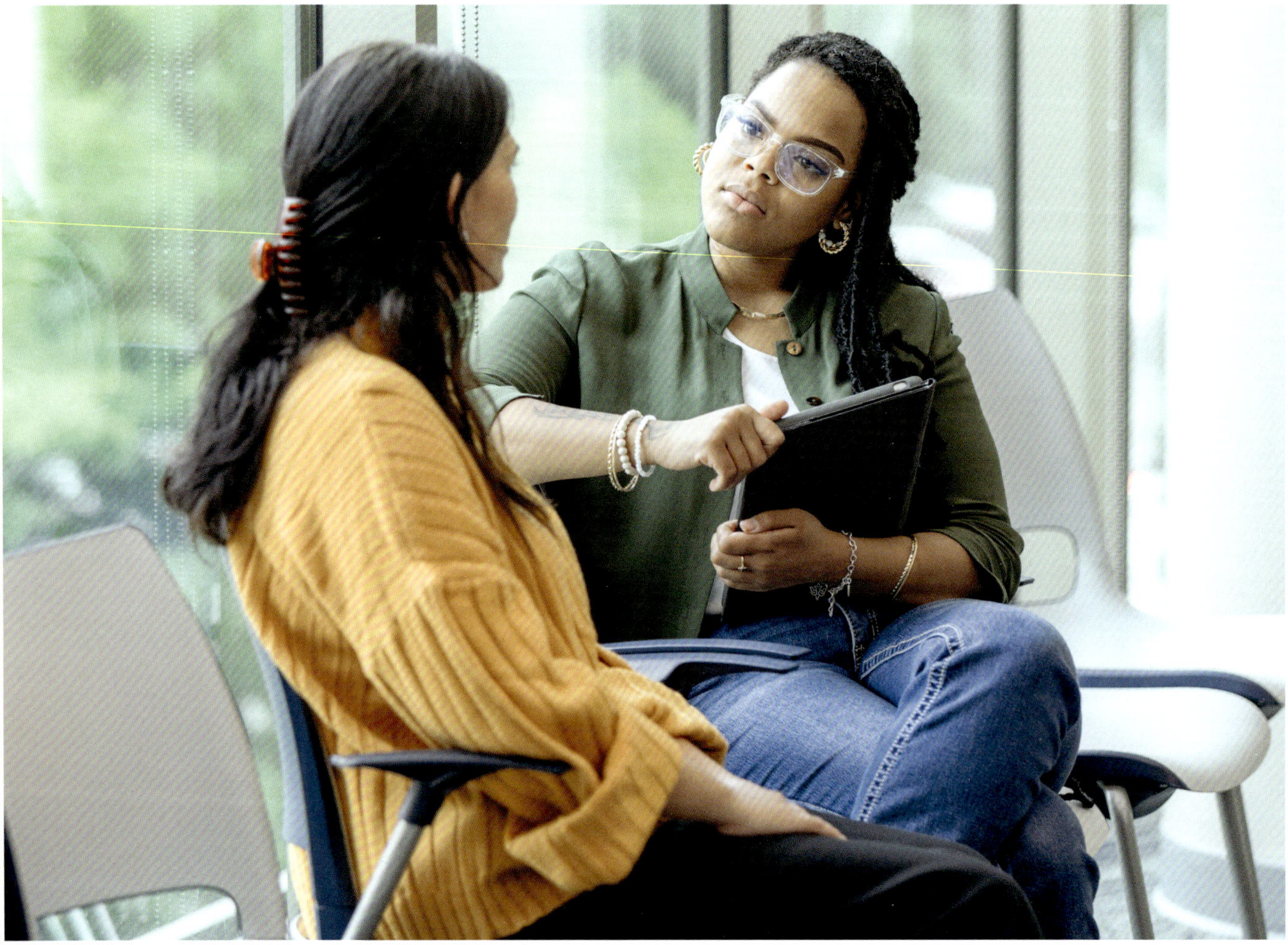

Eiriolaeth

Mae eiriolaeth yn golygu siarad ar ran unigolion eraill er mwyn cynrychioli eu buddiannau. Mae'n ddull pwysig iawn o ddiogelu unigolion sy'n wynebu risg. Gall eiriolwr alluogi unigolion i herio unrhyw wybodaeth anghywir a lleisio unrhyw bryder sydd ganddyn nhw ynghylch eu gofal a'u cymorth. Gall hyn gynnwys lleisio pryderon ynghylch eu llesiant. Dylai gwasanaethau iechyd a gofal cymdeithasol ystyried **hunaneiriolaeth** fel y dewis cyntaf. Mae hunaneiriolaeth yn golygu bod unigolyn yn sefyll yn gadarn dros ei hawliau ei hunan. Ond, os nad ydy hynny'n bosib, yna dylid cynnig gwasanaeth eiriolaeth ar gyfer yr unigolyn hwnnw. Rhaid cynnig gwasanaethau eiriolaeth os ydy defnyddiwr y gwasanaeth yn cael anhawster deall, cadw, a phwyso a mesur gwybodaeth bwysig ar gyfer cyfleu ei safbwyntiau, dymuniadau, teimladau a chredoau.

Gwahanol fathau o eiriolaethau

- **Eiriolaeth ffurfiol**
  Mae elfen o eiriolaeth yn perthyn i rai dyletswyddau proffesiynol ehangach. Gall y gweithiwr proffesiynol helpu'r unigolyn i fynegi ei safbwynt a'i ddymuniadau gan egluro ei safbwynt neu ei farn broffesiynol ei hun ar wahân.
- **Eiriolaeth broffesiynol/annibynnol**
  Gall unigolyn ofyn am gymorth eiriolwr proffesiynol neu annibynnol fydd yn gyfrifol am ddarparu cymorth annibynnol i'r person sy'n agored i niwed. Bydd hyn yn cynnig cyfle i'r unigolyn roi'r manylion a'i farn am y sefyllfa i berson sy'n hollol annibynnol ei farn.
- **Eiriolaeth anffurfiol**
  Gall unigolyn geisio cymorth ar ffurf eiriolaeth gan rywun mae'n ei adnabod a hynny'n anffurfiol. Mae'r math hwn o eiriolaeth yn ffurfio rhan o berthynas emosiynol ehangach lle gallai'r eiriolwr fod â'i deimladau pendant ynghylch yr hyn sydd orau i'r unigolyn.
- **Eiriolaeth cymheiriaid**
  Gall unigolyn edrych am gymorth eiriolaeth gan rywun sy'n deall ei sefyllfa oherwydd bod gan yr eiriolwr brofiad personol o fod mewn sefyllfa debyg ei hun neu fod yr eiriolwr wedi profi amgylchiadau tebyg.

Os am gynrychioli pawb o'r unigolion sy'n agored i niwed ac sydd angen **gofal a chymorth** yna mae rôl yr eiriolwr yn rôl eang iawn:

- Clywed eu stori – cyfle i 'ddweud eu dweud'.
- Penderfynu beth ydy'r canlyniadau y maen nhw'n dymuno eu gweld.
- Eu helpu i benderfynu beth maen nhw ei eisiau ac esbonio beth ydy canlyniadau'r gwahanol benderfyniadau.
- Eu helpu i gael mynediad at wybodaeth gywir.

- Eu helpu i edrych yn fanwl ar y dewisiadau, gan gynnwys edrych ar yr hyn sy'n gysylltiedig â phob un o'r dewisiadau hynny.
- Eu helpu i ddweud wrth eraill beth maen nhw'n ddymuno.
- Mae eiriolwyr yn cynghori'r unigolyn ar beth ydy'r dewisiadau a beth fyddai'r dewis neu'r dewisiadau gorau.
- Bydd eiriolwyr yn trafod yr unigolyn gyda'r gweithiwr cymdeithasol yr hyn a drafodwyd gyda'r unigolyn.

Deddfwriaeth a chodau ymarfer – gofalu bod hawliau unigolion yn cael eu diogelu

Mae deddfwriaeth a chodau ymarfer yn sicrhau bod hawliau unigol yn cael eu cynnal. Mae dull sy'n seiliedig ar hawliau yn sicrhau bod gwasanaethau iechyd a gofal cymdeithasol yn rhoi unigolion sy'n wynebu risg yn y canol wrth baratoi cynllun a darparu gwasanaethau. Mae gweithio fel hyn yn sicrhau bod hawliau unigol yn cael eu cynnal fel sydd wedi eu cynnwys o fewn **Deddf Gwasanaethau Cymdeithasol a Llesiant (Cymru) 2014**.

Mae **Gweithio Gyda'n Gilydd i Ddiogelu Pobl Cyfrol 1**, **Cyfrol 5** a **Chyfrol 6** hefyd yn ystyried deddfwriaeth berthnasol eraill fel:

- Deddf Trais yn erbyn Menywod, Cam-drin Domestig a Thrais Rhywiol (Cymru) 2015 (*Violence against Women, Domestic Abuse and Sexual Violence (Wales) Act 2015*)
- Deddf Gwahardd Enwaedu Benywod 1985 (*The Prohibition of Female Circumcision Act 1985*)
- Deddf Caethwasiaeth Fodern 2015 (*Modern Slavery Act 2015*)
- Deddf Hawliau Dynol 1998 (*Human Rights Act 1998*)
- *The United Nations Principles for Older Persons 1991*
- Deddf Galluedd Meddyliol 2005 (*Mental Capacity Act 1998*)
- Deddf yr Iaith Gymraeg 1993
- Deddf Diogelu Data 2018 – mae'r ddeddf hon yn cynnwys gweithredu Rheoliad Cyffredinol Diogelu Data (GDPR) yr Undeb Ewropeaidd.

Gwahanol ddulliau y gall gweithwyr iechyd a gofal cymdeithasol eu defnyddio i gefnogi hawliau defnyddwyr unigol:

1. Cyfranogiad gweithredol: cefnogi annibyniaeth a chyfranogiad unigolion o ran gweithgareddau a'u perthynas ag eraill mewn bywyd bob dydd.
2. Eiriolaeth: hysbysu unigolion o'u hawliau a'u cefnogi i fynegi eu barn a gofalu bod eu llais yn cael ei glywed.
3. Grymuso: annog unigolion i fod yn fwy rhagweithiol wrth wneud penderfyniadau.
4. Dangos gweithrediad egwyddorion gofal yn eu gwaith bob dydd.

5 Dilyn deddfwriaeth drwy bolisïau a gweithdrefnau i sicrhau bod hawliau unigolion yn cael eu cynnal.

6 Gofal personol: sicrhau bod y gofal a'r cymorth sy'n cael ei ddarparu yn sicrhau bod eu dymuniadau a'u gobeithion personol yn cael eu cyflawni.

ASTUDIAETH ACHOS – SATBIR ARORA

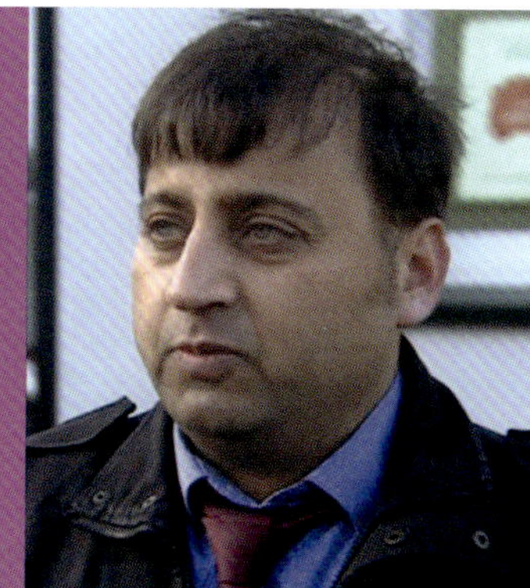

Dyma Satbir Arora a gafodd ei ganmol am ddiogelu merch rhag camdriniaeth a niwed sylweddol. Mae Satbir yn yrrwr tacsi a synhwyrodd fod merch yn cael ei hudo i feithrin perthynas amhriodol â pherson arall. Siaradodd Satbir ar y ffôn gyda'r person oedd yn cael ei amau o fod yn cam-drin y ferch a recordiodd eu sgyrsiau – tystiolaeth a ddefnyddiwyd yn ddiweddarach yn y llys. Rhoddodd Satbir wybod i heddwas fod y ferch mewn perygl uniongyrchol ac o ganlyniad, cafodd y ferch ei diogelu rhag camdriniaeth neu niwed pellach allai fod wedi digwydd. Mae'r achos hwn yn atgyfnerthu'r angen am wybodaeth, ymwybyddiaeth a hyfforddiant ar ddiogelu i weithwyr iechyd a gofal cymdeithasol a phobl eraill a allai weld tystiolaeth neu brofi **datgeliad**. Dydy rhai unigolion sy'n wynebu risg ddim yn gallu gyrru ac felly maen nhw'n ddibynnol ar drafnidiaeth gyhoeddus. Mae sefyllfa o'r fath yn atgyfnerthu'r ffaith bod hyfforddiant ar ddiogelu ar gyfer gweithwyr trafnidiaeth gyhoeddus yn gwbl hanfodol.

Pam mae hyfforddiant diogelu yn bwysig?

- Bydd y gweithwyr iechyd a gofal cymdeithasol yn derbyn yr wybodaeth ddiweddaraf am y ddeddfwriaeth gyfredol a'r codau ymarfer perthnasol.
- Bydd staff yn derbyn gwybodaeth am y canllawiau sy'n gysylltiedig â 'chwythu'r chwiban' o fewn y sector (sef codi pryderon am arferion gwael o fewn y sector iechyd a gofal cymdeithasol).
- Bydd hyfforddiant rheolaidd yn sicrhau bod y gofal yn ofal sy'n gosod yr unigolyn yn y canol.
- Cyfle i ddysgu gwersi o adolygiadau ffurfiol a gynhaliwyd o unigolion sydd wedi cael eu cam-drin neu eu hesgeuluso.
- Mae'n gosod y llifolau ar sut i adnabod arwyddion camdriniaeth ac esgeulustod a sut i fynd ati i adrodd am ddigwyddiadau a chamau perthnasol eraill.

Llywodraethu – Monitro ac arolygu gwasanaethau iechyd a gofal cymdeithasol

Mae dwy arolygiaeth ar gyfer monitro ac arolygu gwasanaethau iechyd a gofal cymdeithasol yng Nghymru. Mae **Arolygiaeth Gofal Cymru** yn canolbwyntio ar ofal cymdeithasol a gwasanaethau cymdeithasol tra bod **Arolygiaeth Gofal Iechyd Cymru** yn canolbwyntio ar ofal iechyd a'r gwasanaethau iechyd.

Mae Arolygiaeth Gofal Cymru yn rheoleiddio ac yn arolygu'r gwasanaethau canlynol:

- Gwasanaethau i oedolion: cartrefi gofal i oedolion, gwasanaethau cymorth cartref, gwasanaethau lleoli oedolion a gwasanaethau canolfan breswyl i deuluoedd.
- Gwasanaethau plant: cartrefi gofal i blant, gwasanaethau maethu, gwasanaethau mabwysiadu, gwasanaethau eirioli a gwasanaethau llety diogel.
- Gwasanaethau plant a chwarae: gwarchodwyr plant, crèches, gofal dydd llawn, gofal dydd sesiynol, gofal y tu allan i'r ysgol a darpariaeth chwarae mynediad agored.
- Gwasanaethau maethu a mabwysiadu Awdurdodau Lleol.
- Ysgolion preswyl.
- Ysgolion arbennig preswyl (trefniadau llety am lai na 295 diwrnod).
- Colegau addysg bellach gyda llety preswyl i fyfyrwyr dan 18 oed.

Arolygiaeth Gofal Iechyd Cymru ydy'r arolygiaeth a'r rheoleiddiwr annibynnol ar gyfer gofal iechyd yng Nghymru. Maen nhw'n arolygu gwasanaethau'r GIG ac yn rheoleiddio darparwyr gofal iechyd annibynnol yn erbyn amrywiaeth o safonau, polisïau, canllawiau a rheoliadau i nodi arfer da ac i amlygu meysydd y mae angen eu gwella.

Ei rôl ydy annog gwelliant mewn gofal iechyd trwy wneud y gwaith iawn ar yr amser iawn ac yn y lle iawn, gan sicrhau bod cyfathrebu'n effeithiol a'i fod yn gwneud gwahaniaeth i fywydau pobl. Mae ei rôl hefyd yn cynnwys yr angen i weithredu pan nad ydy'r safonau'n cael eu cyrraedd. Gall Arolygiaeth Gofal Iechyd Cymru gymryd camau ar unwaith os nad ydy diogelwch ac ansawdd gofal iechyd yn bodloni'r safonau gofynnol a hysbysu unigolion a'r cyhoedd am safonau gofal iechyd yng Nghymru.

Arolygiadau gan Arolygiaeth Gofal Iechyd Cymru i sicrhau bod unigolion yn cael gofal o ansawdd uchel:

- Arolygiadau o leoliadau gofal iechyd gyda rhybudd neu heb rybudd.
- Cyfweliadau ag amrywiaeth o unigolion sy'n defnyddio'r gwasanaeth.
- Cymryd camau brys os oes pryderon argyfyngus sydd angen sylw'n syth.
- Arolygiadau manwl o wardiau sengl, adolygiad trylwyr a manwl o un ward ysbyty.
- Arolygiadau aml-ward – nifer o wardiau ac adrannau o fewn un ysbyty.
- Cyfweliadau staff.
- Arolygiadau o nifer o ysbytai – ymweld â nifer o leoliadau gofal iechyd o fewn yr un Bwrdd Iechyd i asesu'r ffordd y caiff y gwasanaeth ei lywodraethu a'i ddarparu o fewn y Bwrdd Iechyd.

Paratoi ar gyfer Asesiad di-arholiad

Darllenwch y ddau ateb a baratowyd gan ddau ymgeisydd a'r adborth a roddodd yr arholwr. Mae ymateb yr ail ymgeisydd yn ymateb da, gyda gwybodaeth glir a manwl am y ddarpariaeth ar gyfer diogelu unigolion o fewn y sector iechyd a gofal cymdeithasol.

Nodwch ac esboniwch sut y mae'r gwasanaeth arolygu cenedlaethol yn diogelu unigolion yng Nghymru.

Ymgeisydd 1 – Ateb

Yng nghymru mae arolygiaeth gofal iechyd cymru ac arolygiaeth gofal a gwasanaethau cymdeithasol cymru. Mae ganddynt rolau clir o ran diogelu unigolion. Yn gyntaf, bydd yr arolygiaeth gofal iechyd yn arolygu'r GIG a darparwyr gofal iechyd annibynnol yng nghymru, gwneir hyn drwy ymchwilio i fethiannau systematig wrth ddarparu gofal iechyd, mae ganddyn nhw bwerau fel cau gwasanaethau i lawr. Petai arolygiaeth gofal iechyd cymru ddim yn bodoli yna byddai darparwyr yn parhau i weithredu a gallai hyn arwain at unigolion yn wynebu risg. I gloi, mae'n amlwg pe byddai arolygiaeth gofal iechyd cymru ac arolygiaeth gofal a gwasanaethau cymdeithasol cymru ddim yn bodoli, yna gallai gwasanaethau iechyd a gofal cymdeithasol barhau i weithredu hyd yn oed pe byddent yn darparu gofal niweidiol.

Ymgeisydd 2 – Ateb

Mae sefydliadau sy'n arolygu gwasanaethau iechyd a gofal cymdeithasol yng Nghymru yn cael eu hadnabod fel Arolygiaeth Gofal Cymru (AGC) ac Arolygiaeth Gofal Iechyd Cymru (AGIC). Rôl allweddol gyntaf y system arolygiaeth ydy sicrhau bod unigolion yn cael eu trin â pharch ac urddas. Mae hyn yn allweddol wrth ddiogelu unigolion oherwydd gallai unigolion fod yn wynebu risg, felly mae arolygiadau'n canolbwyntio ar y sefyllfaoedd hyn a pha mor dda y mae'r unigolion hyn yn cael eu trin, ac maen nhw'n cymryd camau os oes angen amddiffyn rhag niwed a chamdriniaeth. Pe na fyddai unrhyw arolygiadau efallai na fyddai'r unigolion hyn yn teimlo'n ddiogel ac o ganlyniad efallai na fydden nhw'n gallu cael mynediad at y gwasanaeth, felly fyddai'r canlyniadau ddim yn cael eu cyflawni.

Yr ail rôl allweddol ydy amddiffyn unigolion rhag niwed a cham-drin. Gwneir hyn drwy weithredu ar unwaith, os nad ydy darparwyr gofal iechyd yn bodloni'r safonau, gellid gosod camau gweithredu ar y darparwr, neu hyd yn oed gau'r darparwr. Pe na fyddai hyn ar waith, gallai unigolion sy'n wynebu risg fod yn wynebu risg neu efallai y bydden nhw'n cael eu cam-drin neu eu hesgeuluso ymhellach.

Y drydedd rôl allweddol ydy sicrhau bod gan unigolion lais, rheolaeth a dewis yn eu gofal. Maen nhw'n gwneud hyn drwy sicrhau bod darparwyr iechyd a gofal cymdeithasol yn bodloni hawliau dynol unigolion, fel yr hawl i gael dewis am eu gofal. Gall arolygwyr ffeindio os ydy unigolion yn gwybod am eu hawl i gwyno am wasanaethau, os nad ydy unigolion yn ymwybodol o hyn efallai y byddan nhw'n parhau i ddioddef ac o ganlyniad efallai na fydd eu canlyniadau'n cael eu cyflawni.

I gloi, mae'n amlwg, heb fodolaeth arolygiadau yng Nghymru, efallai na fyddai unigolion sy'n wynebu risg yn cael eu cadw'n ddiogel, gallai unigolion gael eu niweidio a hyd yn oed arwain at farwolaeth ac ni fyddai'r canlyniadau y mae unigolion yn eu dymuno yn cael eu cyflawni.

Ateb 1 – Adborth gan yr Arholwr

Yn gyntaf, mae'n bwysig tynnu sylw at y sylw anghywir ynghylch 'arolygiaeth gofal a gwasanaethau cymdeithasol cymru', (er nad ydy dysgwyr yn colli marciau am sylwadau anghywir) mae angen i ymgeiswyr fod yn ymwybodol bod y system arolygiaeth ar gyfer gofal cymdeithasol yng Nghymru bellach yn cael ei galw'n – 'Arolygiaeth Gofal Cymru'. Nodir hyn hefyd yn adran 5.4 y fanyleb. Dylai dysgwyr brawf-ddarllen eu gwaith gan fod camgymeriad teipio – dylai Cymru ddechrau gyda phrif lythyren.

Dangosodd yr ateb rai dyfarniadau rhesymegol a dangosodd rywfaint o wybodaeth a dealltwriaeth o rôl y system arolygiaeth yng Nghymru ac un canlyniad o'r hyn a allai ddigwydd pe na bai system arolygu ar waith. Da oedd gweld bod yr ymgeisydd wedi ceisio dod i gasgliad. Mae hyn yn arfer da wrth geisio ateb cwestiynau Amcan Asesu 3 sydd angen asesiad.

Ateb 2 – Adborth gan yr Arholwr

Roedd hwn yn ateb mwy manwl nag Ateb 1 ac yn darparu rhywfaint o asesiad clir, a oedd yn cynnwys dyfarniadau rhesymegol oedd yn dangos gwybodaeth a dealltwriaeth dda o rôl y system arolygu. Roedd yr ymateb yn nodi tair rôl allweddol y system arolygu o ran diogelu unigolion fel: (1) sicrhau bod unigolion yn cael eu trin ag urddas a pharch. (2) amddiffyn unigolion rhag niwed drwy gymryd camau brys. (3) sicrhau bod gan unigolion lais yn eu gofal.

Roedd yr ateb hefyd yn rhoi enghreifftiau clir o sut y cynhaliwyd arolwg a'r canlyniadau a fyddai'n dilyn pe na bai system arolygu ar waith.

Darllen ac ymchwil pellach

Podlediad defnyddiol yn trafod 'dulliau sy'n seiliedig ar gryfder'
www.communitycare.co.uk/2019/05/24/171282

Arolygiaeth Gofal Cymru
https://www.arolygiaethgofal.cymru/

Arolygiaeth Gofal Iechyd Cymru
https://www.agic.org.uk

Arolygiaeth Gofal Iechyd Cymru yn monitro gwasanaethau'r GIG
https://www.agic.org.uk/arolygu-gofal-iechyd

GWEITHGAREDDAU – ATEBION
Gweithgaredd 1 – Menna

Y manteision o symud Menna i gartref gofal a dilyn y canllawiau a ddarperir gan weithwyr proffesiynol y Tîm Amlddisgyblaethol (*Multi-disciplinary Team – MDT*) wedi'i selio ar wybodaeth gyfredol a manwl am iechyd a lles Menna. Blaenoriaeth y tîm ydy cadw Menna (sy'n oedolyn sy'n wynebu risg) yn ddiogel. Mae'r tîm wedi bod mewn cysylltiad agos â hi ac wedi gweithio gyda theulu Menna ers amser maith. Maen nhw felly mewn sefyllfa ble maen nhw'n gallu ei chynrychioli fel ei heiriolwr a siarad ar ei rhan.

Yr anfanteision o symud Menna i gartref gofal ydy y gallai Menna brotestio a chredu ei bod wedi cael ei symud o'i chartref i gartref preswyl yn groes i'w dymuniad. Gallai hyn achosi gofid meddwl difrifol i Menna a allai gael effaith negyddol ar ei hiechyd a'i lles. Gallai Menna deimlo ei bod wedi colli ei hannibyniaeth a'i bod yn mynd mor ofidus fel bod rhaid ildio a chaniatáu iddi ddychwelyd i'w chartref ei hun. Efallai y bydd hi hefyd yn teimlo nad oedd y tîm wedi gwrando ar ei barn, ei dewis a'i dymuniad i aros yn ei chartref.

Yn ystod y trafodaethau cychwynnol gyda Menna, mae angen i'r tîm drafod y dewisiadau'n agored a dod o hyd i ddatrysiad sy'n rhoi ystyriaeth lawn i lesiant Menna a goblygiadau'r tîm i ofalu am ei gofal a'i diogelwch.

GWEITHGAREDDAU – ATEBION
Gweithgaredd 2 – Egwyddorion Gofal

1. Mae gan y feddygfa bolisi cyfle cyfartal sy'n hyrwyddo cydraddoldeb ac amrywiaeth gan hyrwyddo ymarfer gwrthwahaniaethol.

2. Bydd darparu ystafell breifat yn cynnig cyfrinachedd gwybodaeth i'r claf neu'r cleient.

3. Mae darparu presgripsiwn yn ôl yr angen yn golygu bod gofal unigol wedi'i ddarparu.

4. Gofynnwyd i gleifion a oedd yn well ganddyn nhw gael meddyginiaeth ar ffurf tabled neu hylif. Rhoddwyd yr hawl i'r claf ddewis a allai wneud i unigolyn deimlo'n fwy grymus.

GWEITHGAREDDAU – ATEBION
Gweithgaredd 3 – Mr Fernando

1. Nodwch ddau reswm pam nad ydy'r nyrs wedi darparu gofal o safon i Mr Fernando ac eglurwch yn fanwl sut y gallai hynny effeithio ar ei iechyd a'i lesiant.

- Dydy'r nyrs ddim wedi cadw cyfrinachedd. Mae hi wedi rhannu gwybodaeth am gyflwr iechyd Mr Fernando ag unigolion nad oes angen yr wybodaeth honno arnyn nhw. Dim ond ar sail 'yr hyn sydd angen i chi ei wybod' y dylai nyrsys rannu gwybodaeth am Mr Fernando. Gall rhannu ei wybodaeth gydag unigolion nad oes angen iddyn nhw wybod olygu na fydd Mr Fernando yn ymddiried yn y nyrs ac na fydd yn datgelu unrhyw faterion iechyd i'r nyrs yn y dyfodol.
- Dydy'r nyrs ddim wedi darparu egwyddorion gofal priodol gan nad oedd hi'n hyrwyddo hawliau unigol ac ni ddarparodd ofal unigol gan nad oedd Mr Fernando eisiau bath gwely. Hefyd, doedd y nyrs ddim wedi cynnal ei hawl i urddas gan ei bod wedi'i adael yn hanner noeth fel bod eraill ar y ward yn gallu ei weld. Chafodd Mr Fernando mo'r parch a'r gofal yr oedd yn ei haeddu. O ganlyniad i'r hyn ddigwyddodd roedd Mr Fernando wedi colli ei hyder, ei hunan-barch a'i urddas.

2. Amlinellwch ac eglurwch sut y gallai'r ysbyty a'r nyrs fabwysiadu nifer o egwyddorion gofal a gwerthoedd craidd i ddarparu gofal person-ganolog o ansawdd uchel i Mr Fernando.

Gallai'r egwyddorion gofal a gwerthoedd craidd hyn gynnwys:

- Hyrwyddo'r ddawn i gyfathrebu a chreu perthynas dda gyda Mr Fernando gan fod yr elfen honno wedi ei cholli.
- Hyrwyddo a chefnogi cydraddoldeb trwy gynnig yr hawl i unigolion ddewis. Fodd bynnag, ni roddwyd dewis i Mr Fernando ar gyfer cael ei ymolchi yn y gwely. Un o'r dewisiadau posibl fyddai bod nyrs sy'n ddyn yn gwneud y gwaith yn hytrach na nyrs sy'n fenyw.
- Hyrwyddo pwysigrwydd diogelwch ar y ward. Gadawyd Mr Fernando yn hanner noeth, yn ofidus ac yn crynu. Gallai ei iechyd a'i les corfforol a meddyliol waethygu o ganlyniad i hynny.

5.5: Sut mae gweithwyr iechyd a gofal cymdeithasol yn gallu hybu cynhwysiant drwy'r gwasanaethau maen nhw'n eu darparu?

Mae'n bwysig ystyried yr amrywiaeth eang o wahanol weithwyr sy'n gofalu am iechyd a gofal cymdeithasol pobl. Mae'r gweithwyr hyn i gyd yn gyfrifol am hybu cynhwysiant y rhai sydd dan eu gofal. Mae amrywiaeth eang o swyddi ar gael ym meysydd iechyd a gofal cymdeithasol. Maen nhw i gyd yn gofyn am gymwysterau a sgiliau gwahanol er mwyn darparu'r gofal gorau i bawb.

Mae'n bwysig hefyd ystyried sut y gall gwahanol unigolion gyfrannu at sefydlu a hyrwyddo cynhwysiant o fewn eu lleoliadau nhw.

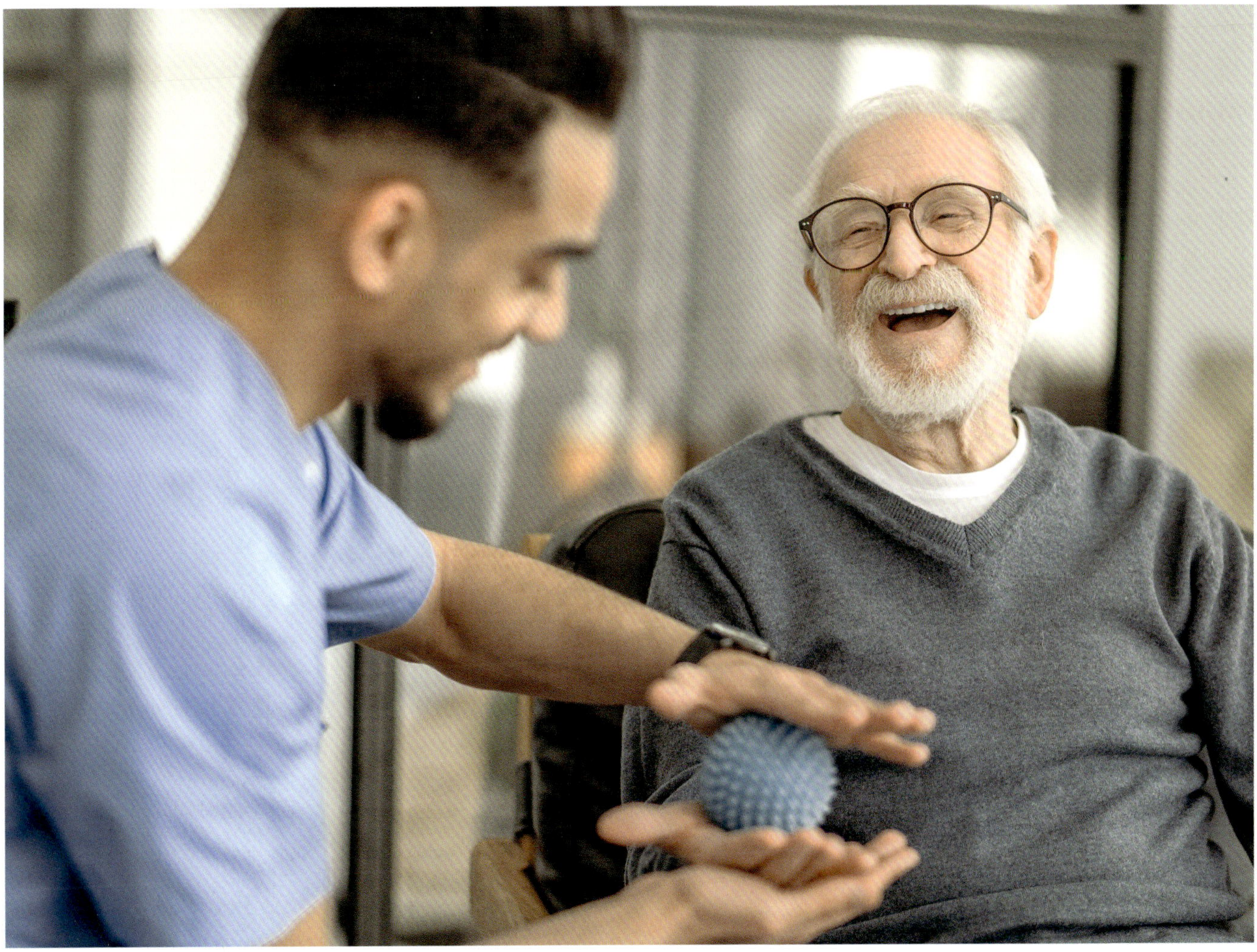

Mae prif swyddogaethau gwahanol weithwyr iechyd a gofal cymdeithasol a sut y gallan nhw hyrwyddo cynhwysiant yn y gwaith wedi'u crynhoi isod.

Gweithwyr gofal iechyd	Gweithwyr gofal cymdeithasol
Nyrs: Mae nyrsys yn cynllunio ac yn darparu gofal meddygol a nyrsio i gleifion yn yr ysbyty, yn y cartref neu mewn lleoliadau eraill. Maen nhw'n canolbwyntio ar ofal unigolion, teuluoedd a chymunedau a hynny o fewn fframwaith o hybu cynhwysiant.	**Gweithwyr gofal cartref**: yn darparu cymorth hanfodol i unigolion yn eu cartrefi eu hunain gan helpu cleientiaid i fod yn annibynnol ac i allu byw eu bywyd pob dydd. **Gweithwyr cartrefi gofal i oedolion**: yn darparu gofal a chymorth i unigolion mewn lleoliad cartref gofal. **Gweithwyr gofal cymdeithasol**: yn darparu cymorth i bobl sydd angen gofal arbenigol. Mae gweithwyr gofal cymdeithasol yn helpu i amddiffyn a hyrwyddo lles a diogelwch pobl. Gall gweithwyr gofal cymdeithasol weithio gydag unigolion, teuluoedd a chymunedau yn eu cartrefi neu mewn lleoliadau preswyl. Mae gweithwyr gofal cymdeithasol yn cefnogi pobl gyda'u hanghenion sydd heb fod yn rhai meddygol. Maen nhw'n helpu pobl sy'n agored i niwed i reoli eu gweithgareddau dyddiol ac i fyw mor annibynnol â phosibl a hynny drwy fabwysiadu egwyddorion cynhwysiant.
Seicolegydd/Cwnselydd: maen nhw'n canolbwyntio ar sut mae pobl yn meddwl, teimlo ac ymddwyn, a'r effaith mae hyn yn ei gael arnyn nhw a'i perthynas gydag eraill.	**Gofal nyrsio a roddir gan nyrs gofrestredig:** yn canlbwyntio ar unigolion sy'n byw gydag anableddau, ansymudedd a chyflyrau meddygol hirdymor.
Seiciatrydd: meddyg wedi'i hyfforddi sy'n rhoi diagnosis ac yn trin cleifion â phroblemau neu anhwylderau iechyd meddwl.	**Gweithiwr cymdeithasol**: cwrdd ag unigolion a theuluoedd i adolygu anghenion a gwneud cynlluniau cymorth, gan helpu cleientiaid i ddatblygu a chynnal sgiliau byw'n annibynnol, eu cadw'n ddiogel a'u hamddiffyn, pan fo angen. Maen nhw'n gweithio'n agos gyda chymunedau, gweithwyr iechyd proffesiynol ac asiantaethau eraill.
Gweithiwr proffesiynol perthynol i iechyd: mae'r rhain yn cynnwys amrywiaeth o weithwyr proffesiynol, e.e. orthoptydd (ar gyfer llygaid) a phodiatregydd (ar gyfer traed).	**Gweithiwr cymunedol ac allgymorth**: cysylltu â chleientiaid mewn cymunedau 'anodd eu cyrraedd', e.e. pobl ifanc, camdrinwyr sylweddau a phobl ddigartref.
Therapydd iaith a lleferydd: cefnogi a gofalu am blant ac oedolion sy'n cael anhawster gyda chyfathrebu, bwyta, yfed a llyncu.	**Rheolwr gofal yn y cartref**: rheoli'r gwaith o ddarparu gwasanaethau gofal a chymorth, yn unol â gofynion deddfwriaethol, ac yn unol â'r cyllid sydd ar gael.
Ffisiotherapydd: sydd hefyd yn weithiwr proffesiynol perthynol i iechyd. Mae'r ffisiotherapydd yn helpu pobl yn dilyn anaf, cyflwr iechyd penodol neu salwch neu anabledd sy'n effeithio ar eu gallu nhw i symud ac ymarfer. Maen nhw'n cynnig therapi drwy ddefnyddio'r dwylo i drin a thrafod y corff yn ogystal â chynnig addysg a chyngor yn unol â'r angen. Maen nhw'n gofalu am iechyd pobl o bob oed, gan helpu cleifion i reoli poen ac atal afiechyd.	**Rheolwr cartrefi gofal oedolion**: darparu gwybodaeth, cyngor a chymorth i breswylwyr, teuluoedd a staff. Maen nhw'n rheoli cartrefi gofal ac yn cynnig help i'r preswylwyr hynny sydd angen cyngor i gael mynediad at wasanaethau lleol. Nhw hefyd sy'n gyfrifol am ddarparu gofal o ansawdd uchel i'w preswylwyr, yn ôl y cyllid sydd ar gael iddyn nhw.

→

Deietegydd: arbenigwr maeth a deiet sy'n hybu unigolion i fwyta'n dda a phwysigrwydd ymarfer. Maen nhw hefyd yn cynghori ar sut y gellir rheoli rhai clefydau drwy annog dewisiadau deietegol cadarnhaol i bobl iach a sâl.	**Eiriolwr**: yn cael ei hyfforddi i gefnogi unigolion i fynegi eu barn a'u dymuniadau ac i gynrychioli eu hawliau.
Therapydd galwedigaethol: yn arbenigo mewn therapi galwedigaethol gan ddefnyddio dull cyfannol i hybu gallu unigolyn i gyflawni ei arferion a'i ddyletswyddau bob dydd, e.e. gwisgo.	
Bydwraig: darparu gofal a chymorth i ferched a'u teuluoedd pan fyddan nhw'n feichiog, drwy gydol y cyfnod esgor ac yn ystod y cyfnod ar ôl genedigaeth y babi.	

Wrth i weithwyr iechyd a gofal cymdeithasol symud ymlaen yn eu swyddi penodol, mae hefyd yn bwysig iddyn nhw fabwysiadu arfer da yn eu gwaith. Mae'n bwysig hefyd bod cyfle ar gyfer **myfyrdod personol** am sut y gellir gwella'r hyn y maen nhw'n ei wneud. Mae myfyrio personol yn cynnwys meddwl yn ofalus am yr hyn maen nhw'n ei wneud a hynny gyda meddwl agored a allai arwain at weithiwr yn cynnig gwell gofal a gofal mwy effeithiol a chynhwysol. Er enghraifft, os nad oes gan y gweithiwr brofiad o helpu unigolion â nam ar eu golwg i gyflawni eu canlyniadau dymunol, yna gallai myfyrio personol arwain at newid yn ei ffyrdd o weithio neu arwain at wneud ymchwil pellach. Gallai hefyd arwain at dderbyn cymorth gan weithwyr iechyd a gofal cymdeithasol eraill er mwyn hybu **arfer da** drwy elwa o'u gwybodaeth, arbenigedd a phrofiad.

Bydd sicrhau cynhwysiant o fewn y lleoliad gwaith yn golygu bod angen gwybodaeth fanwl am safonau, protocol, polisïau a chanllawiau. Mae polisïau yn gasgliad o ganllawiau sy'n nodi cynlluniau, gwerthoedd ac ethos y sefydliad mewn perthynas ag ymdrin â materion penodol tra bod gweithdrefnau yn ddogfennau sy'n nodi'n fanwl sut y dylid delio â mater penodol a sut y dylid cyflawni tasgau penodol. Dylid cynnwys yr wybodaeth hon ar gyfer staff yn ystod y cwrs sefydlu cychwynnol ac mewn sesiynau hyfforddi dilynol. Bydd gan y sefydliad drefniadau pwrpasol ar sut mae'r sefydliad yn disgwyl i weithwyr iechyd a gofal weithredu. Bydd y trefniadau hyn gan amlaf yn cynnwys clustnodi Rheolwr Llinell ar gyfer pob aelod o'r tîm yn ogystal â dogfennau perthnasol ar ffurf polisïau a gweithdrefnau.

Mae **ffyrdd cytûn o weithio** ym maes iechyd a gofal cymdeithasol yn cyfeirio at y safonau, protocol, polisïau, a chanllawiau strwythuredig y mae gweithwyr proffesiynol yn y sectorau hyn yn eu dilyn. Y nod ydy sicrhau eu bod yn darparu gofal o ansawdd uchel, cyson a diogel. Gall ffyrdd o weithio y cytunwyd arnyn nhw hefyd gael eu cynnwys yng nghynllun unigolyn neu yn ei ddisgrifiad swydd. Mae ffyrdd cytûn o weithio hefyd yn nodi ffyrdd o gefnogi unigolion sydd angen gofal a chymorth fel y nodir yn eu cynllun gofal a pholisïau a gweithdrefnau eraill fel codi a chario, polisïau/gweithdrefnau iechyd a diogelwch a diogelu. Mae gan weithwyr iechyd a gofal cymdeithasol rolau a chyfrifoldebau wedi'u nodi yn eu contract cyflogaeth.

Termau allweddol

Aflonyddu: bygythiad neu bwysau ymosodol.

Amrywiaeth: y gwahaniaethau sydd o fewn y gymdeithas gan gynnwys gwahaniaethau cymdeithasol, diwylliannol, ieithyddol, ethnig, gallu ac anabledd

Cydraddoldeb: trin pob unigolyn yn deg a chyflawni anghenion yr unigolyn. Yn fwy na dim mae'n golygu trin pawb fel ei gilydd.

Cynhwysiant: bod unigolion yn cael eu cynnwys o fewn sgwrs neu drafodaeth sy'n ymwneud â gwasanaethau gofal a chymorth y maen nhw'n ei dderbyn. Mae'n weithred neu'n gyflwr o gynnwys person o fewn y grŵp. Mae cynhwysiant yn darparu mynediad cyfartal i bob cyfle i bobl a allai fel arall gael eu cau allan neu eu gwthio i'r cyrion, fel y rhai sydd ag anabledd corfforol neu ddeallusol ac aelod o grŵp lleiafrifol arall. Mae cysylltiad agos rhwng y term cynhwysiant a'r termau cydraddoldeb ac amrywiaeth, oherwydd heb ystyried y termau hyn dydy hi ddim yn bosib trin unigolyn yn deg a pharchu ei wahaniaethau.

Chwythu'r chwiban: pan fydd gweithiwr yn trosglwyddo gwybodaeth bod rhywun yn euog o wneud rhywbeth sy'n annerbyniol, sef datgelu camwedd (*wrongdoing*). Bydd yr unigolyn yn dweud wrth benaethiaid ac eraill eu bod wedi profi, gweld, clywed am weithred sy'n enghraifft o gamwedd o fewn y gweithle neu leoliad arall.

Gwahaniaethu: trin person neu grŵp o bobl yn wahanol i bobl eraill oherwydd, er enghraifft, eu hiaith, hil, rhyw, crefydd, anabledd a chyfeiriadedd rhywiol.

Gweithdrefnau: dogfennau sy'n nodi'n fanwl sut y dylid ymdrin â mater penodol neu sut y dylid cyflawni tasgau penodol. Fel arfer, yn ystod cyfnod sefydlu gweithiwr iechyd a gofal cymdeithasol, bydd yn derbyn y polisïau a'r gweithdrefnau gan gytuno i'w dilyn a'u gweithredu.

Polisïau: dogfennau ysgrifenedig sy'n nodi beth ydy'r egwyddorion a'r rheolau ar fater penodol o fewn y sefydliad.

Mae gwahaniaethu o unrhyw fath yn gallu bod yn niweidiol i lesiant unigolyn. Gall hefyd fod yn rhwystr i'r unigolyn gyflawni'r canlyniadau y mae'n eu dymuno. Dylai gweithwyr iechyd a gofal cymdeithasol osgoi gwahaniaethu oherwydd yr effaith niweidiol mae'n ei gael ar unigolyn. Mae'r cysyniad o wahaniaethu yn eang, ac mae'n bwysig bod gweithwyr iechyd a gofal cymdeithasol yn osgoi pob math o wahaniaethu. Mae'n holl bwysig bod pob gweithiwr iechyd a gofal cymdeithasol ddim yn dangos gwahaniaethu o unrhyw fath. Felly mae'n bwysig nad ydych yn 'dweud eich barn' am garfan benodol neu unigolion eraill, ac yn dangos gwahaniaethu. Er enghraifft, os ydy gweithiwr cymdeithasol yn amharod i gefnogi unigolyn sydd â chred grefyddol am nad ydy'r gweithiwr yn cytuno â'r gred honno, yna gall hyn arwain at ddiffyg gofal ar sail rhagfarn. Gall ymarfer gwahaniaethol arwain at ddarparu gofal annigonol – er enghraifft, drwy beidio â chwrdd ag anghenion sylfaenol unigolyn, fel peidio â helpu unigolyn anabl i fynd i'r toiled. Mae ymarfer gwahaniaethol hefyd yn cynnwys pob math o gamdriniaeth ac esgeulustod.

Mae angen i weithwyr iechyd a gofal cymdeithasol allu creu amgylchedd sy'n hybu cynhwysiant. Cynhwysiant sy'n sicrhau bod pob unigolyn sy'n derbyn gofal a chefnogaeth yn teimlo eu bod yn cael eu 'gwerthfawrogi'. Mae cynhwysiant hefyd yn gallu golygu **cynhwysiant cymdeithasol** sy'n gosod pwyslais ar ddarparu cyfleoedd i unigolion gymryd rhan a chyfranogi'n llawn yn eu cymunedau. O wneud hynny fe fyddan nhw'n teimlo eu bod yn cael eu cynnwys a bod ganddyn nhw rôl o fewn y gymdeithas a'u bod yn rhan o gymdeithas. Bydd cyflawni hyn yn hyn ddim yn bosibl os na fydd mynediad i drafnidiaeth gyhoeddus, cyfleoedd i gymdeithasu gyda ffrindiau neu gael eu derbyn i goleg lleol neu i gymryd rhan mewn digwyddiad diwylliannol lleol. Rhan allweddol o Ddeddf Gwasanaethau Cymdeithasol a Llesiant (Cymru) 2014 ydy galluogi unigolion i sicrhau annibyniaeth. Y prif nod ydy galluogi unigolion i dderbyn cefnogaeth. Cefnogaeth fydd yn arwain at wella eu llesiant. Dylai pob gwasanaeth iechyd a gofal cymdeithasol hybu lles unigolion trwy ofalu bod eu gwasanaethau'n cynnig cyfleoedd cyfartal i bawb.

Gall gweithwyr iechyd a gofal cymdeithasol sefydlu cyfleoedd cyfartal o fewn y gwasanaeth y maen nhw'n ei ddarparu er mwyn hybu cynhwysiant trwy:

- adnabod, nodi a chael gwared ar rwystrau i dderbyn mynediad a chyfranogiad
- galluogi unigolion i ddefnyddio'r amrywiaeth lawn o wasanaethau a chyfleusterau
- gwerthfawrogi a chefnogi unigolion sy'n defnyddio'r gwasanaethau.

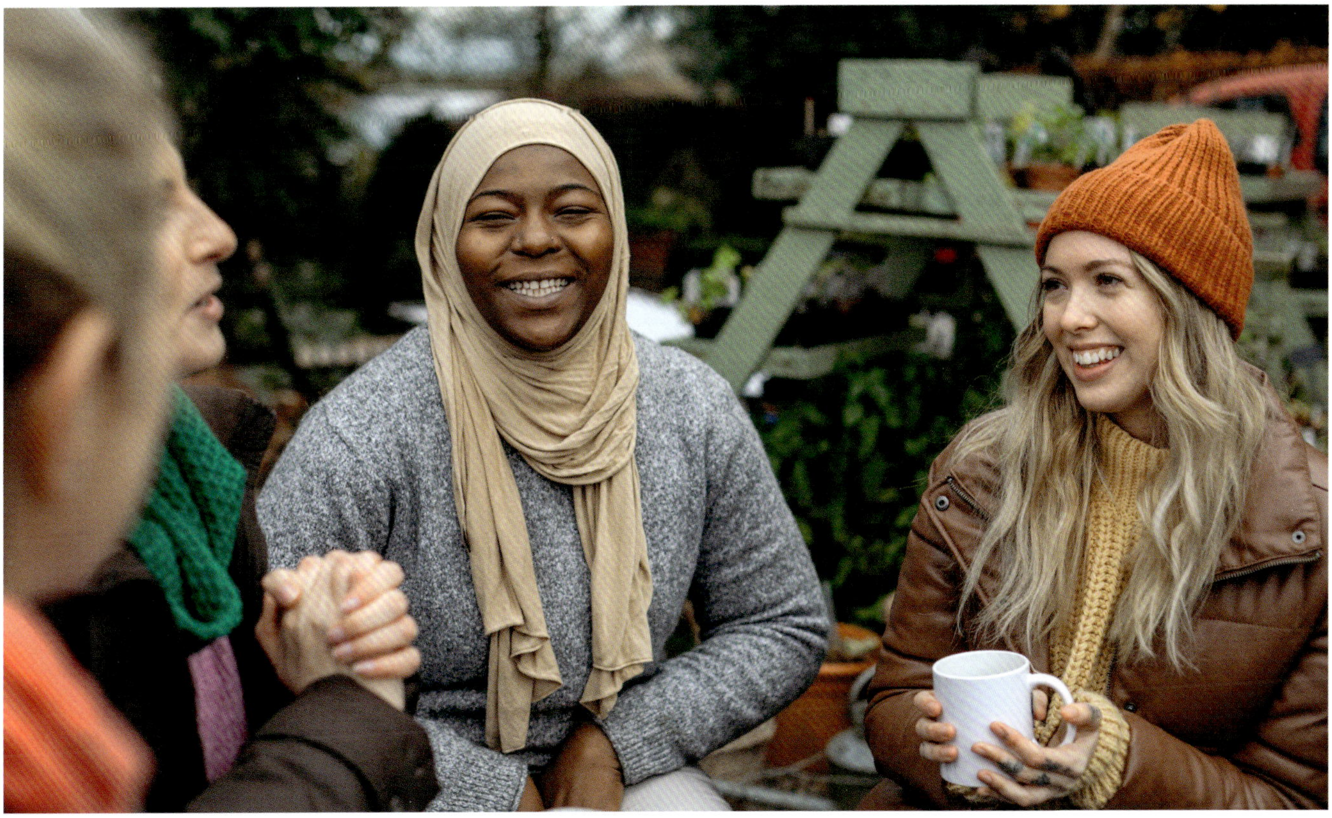

Ffyrdd y gall gweithwyr a'r gwasanaethau sy'n cael eu darparu ganddyn nhw hyrwyddo cynhwysiant

Mae sawl dull o hybu cynhwysiant ar gael ar gyfer gweithwyr iechyd a gofal cymdeithasol. Dyma restr o ddeuddeg ffordd wahanol o sefydlu a hybu cynhwysiant a meithrin perthynas dda rhwng y gofalwyr a'r rhai y maen nhw'n gofalu amdanyn nhw.

Dulliau o sefydlu a hybu cynhwysiant

- Defnyddio a gweithredu egwyddorion gofal.
- Dilyn a gweithredu'r polisïau a'r gweithdrefnau y cytunwyd arnyn nhw.
- Osgoi gwahaniaethu ar sail cysylltiad (*discrimination by association*).
- Osgoi gwahaniaethu ar sail canfyddiad (*discrimination by perception*).
- Gwrando ar bob unigolyn er mwyn sicrhau bod yr unigolyn yn cael ei glywed.
- Gofalu bod mynediad teg a chyfle cyfartal i bob unigolyn.
- Bod yn hyblyg gan wneud addasiadau rhesymol i'r ddarpariaeth yn ôl y galw.
- Cefnogi a gwerthfawrogi amrywiaeth drwy fabwysiadu polisïau a gweithdrefnau sydd ddim yn feirniadol nac yn barnu'r unigolyn.
- Chwythu'r chwiban pan fo hynny'n briodol ac yn angenrheidiol.
- Cyfathrebu'n glir gyda'r unigolyn. Sgwrsio gan esbonio'r holl wybodaeth neu drefniadau yn yr iaith a'r drefn y mae'r unigolyn yn ei ddymuno.
- Gwneud yn siŵr nad oes unrhyw aflonyddu yn digwydd.
- Dangos urddas a pharch at bob unigolyn bob amser.

Mae hefyd yn bwysig cofio y gall gweithwyr iechyd a gofal cymdeithasol ddarparu a hybu cynhwysiant trwy herio a thynnu sylw at unrhyw ymarfer gwahaniaethol.

Y deuddeg ffordd y gall gweithwyr iechyd a gofal cymdeithasol ddarparu a hybu cynhwysiant

1. Defnyddio a gweithredu egwyddorion gofal

Mae'n hanfodol dilyn y **polisïau** a'r **gweithdrefnau gweithio y cytunwyd arnyn nhw** bob tro. Mae dilyn gweithdrefnau gweithio y cytunwyd arnyn nhw yn cynnwys polisïau a gweithdrefnau ble mae'n ofynnol i bob gweithiwr iechyd a gofal cymdeithasol eu dilyn. Dylai gweithwyr iechyd a gofal cymdeithasol fod yn onest ac yn dryloyw yn eu rôl gyda phob unigolyn y maen nhw'n eu cefnogi am yr hyn y gallan nhw a'r hyn dydyn nhw ddim yn gallu ei gynnig. Trwy beidio â bod yn onest â phawb ar ddechrau'r broses gofalu, yna mae'n bosib y bydd gan yr unigolyn hwnnw ddisgwyliadau afrealistig o'r gofal a'r cymorth fydd yn cael eu darparu ar ei gyfer.

2. Dilyn a gweithredu'r polisïau a'r gweithdrefnau y cytunwyd arnyn nhw

Gweithredu'r polisïau a'r gweithdrefnau priodol drwy eu cynnwys a'u trafod:

- yn ystod cyfarfodydd tîm a chyrsiau hyfforddi
- yn ystod arfarniad neu mewn lleoliad o dan oruchwyliaeth
- er mwyn sefydlu a chynnal partneriaeth gwaith effeithiol
- wrth siarad â chydweithwyr iechyd a gofal cymdeithasol eraill, neu gydag unigolion y maen nhw'n gofalu amdanyn nhw a'u cefnogi
- wrth dderbyn adborth gan unigolion a theuluoedd y maen nhw'n gofalu amdanyn nhw ac yn eu cefnogi
- cadw dyddiadur er mwyn edrych yn ôl a myfyrio ar sut y cafodd y gwaith ei gyflawni a gweld os oes dulliau gwahanol o weithredu

Gall gwahaniaethu o unrhyw fath fod yn niweidiol i lesiant unigolyn. Mae hefyd yn gallu bod yn rhwystr i'r unigolyn gyflawni'r canlyniadau y mae'r unigolyn yn eu dymuno. Dylai gweithwyr iechyd a gofal cymdeithasol osgoi gwahaniaethu oherwydd yr effeithiau andwyol y mae'n ei gael ar unigolion. Mae'r cysyniad o wahaniaethu yn eang, ac mae'n bwysig bod pob gweithiwr iechyd a gofal cymdeithasol yn **osgoi pob math o wahaniaethu**. Mae'n hanfodol bwysig fod pob gweithiwr iechyd a gofal cymdeithasol yn peidio dangos **rhagfarn** o unrhyw fath. Mae'n bwysig felly nad ydych yn 'dweud eich barn' neu'n 'dweud eich dweud' am garfan benodol neu unigolion eraill gan ddangos rhagfarn. Er enghraifft, pe byddai gweithiwr cymdeithasol yn amharod i gefnogi unigolyn am ei fod yn anghytuno â'i gred grefyddol, yna fe allai hynny arwain at ddiffyg gofal a hynny ar sail rhagfarn.

Gallai **ymarfer gwahaniaethol** arwain at **ddarparu gofal annigonol**, er enghraifft, drwy beidio â bodloni anghenion sylfaenol unigolyn, fel peidio â chynorthwyo unigolyn anabl i'r fynd i'r toiled pan fo angen. Gallai ymarfer gwahaniaethol hefyd gynnwys yr holl wahanol fathau o **gam-drin** ac **esgeuluso**.

Gallai arfer da presennol gynnwys trefnu cyfleoedd i gytuno ar fabwysiadu arfer da yn ystod cyfarfodydd tîm a digwyddiadau hyfforddi. Gallai cyfleoedd eraill fod ar gael yn ystod cyfnodau arfarnu neu oruchwylio neu yn ystod cyfarfodydd partneriaeth. Gellid hefyd sgwrsio gyda chydweithwyr iechyd a gofal cymdeithasol neu yn ystod sesiynau gyda chleifion neu gleientiaid. Gallai'r adborth hwn gael ei gyfoethogi hefyd gan adborth gan y teuluoedd neu'r gofalwyr. Dull arall o hyrwyddo cynhwysiant fyddai cynnal cyfnod i fyfyrio ar arferion cyfredol a gweld sut y gellid cryfhau cynhwysiant.

3. Osgoi gwahaniaethu ar sail cysylltiad

Mae gwahaniaethu yn digwydd o ganlyniad i gysylltiad unigolyn â pherson arall sy'n perthyn i grŵp gwarchodedig perthnasol ar sail oedran, anabledd, ailbennu rhywedd, hil, crefydd neu gred, rhyw a chyfeiriadedd rhywiol.

Mae'n bwysig sylweddoli y gall gwahaniaethu fod yn anghyfreithlon hyd yn oed os nad ydy'r gwahaniaethu yn digwydd i'r unigolyn sy'n derbyn y gofal, ond yn hytrach i rywun arall sy'n gysylltiedig â'r unigolyn sy'n derbyn gofal. Er enghraifft, gofalwr o fewn y teulu sy'n gofalu am blentyn anabl. Cafodd achos penodol ei ddwyn i'r llys yn 2008 sef achos Coleman v Attridge Law lle'r oedd rhieni plentyn anabl yn honni eu bod nhw'n cael eu trin yn llai ffafriol gan eu cyflogwr oherwydd anabledd eu plentyn.

Enghraifft o wahaniaethu drwy gysylltiad:

- Gweithwyr iechyd a gofal cymdeithasol yn flin gyda defnyddiwr gwasanaeth y maen nhw'n ei gefnogi a bod yr unigolyn hwnnw wedi canslo sawl apwyntiad oherwydd ei fod yn gofalu am ei rieni anabl.

4. Osgoi gwahaniaethu ar sail canfyddiad

Gwahaniaethu ar sail canfyddiad ydy pan fydd gwahaniaethu yn digwydd yn erbyn unigolyn oherwydd y canfyddiad anghywir bod gan yr unigolyn nodwedd warchodedig benodol.

Enghreifftiau o wahaniaethu drwy ganfyddiad:

- Gwrthod cyflogi unigolyn ag enw Arabeg oherwydd y canfyddiad ei fod yn gysylltiedig ag Islam.
- Bwlio gweithiwr gwrywaidd heterorywiol sy'n gwisgo pinc oherwydd y canfyddiad ei fod yn gyfunrywiol.
- Methu cefnogi unigolyn ag amhariad lleferydd oherwydd y canfyddiad ei fod ag anabledd meddyliol.

Mae llawer o unigolion yn profi gwahaniaethu drwy ganfyddiad gan gynnwys merched Mwslimaidd sy'n tynnu ei hijab neu sy'n newid eu henw i enw Saesneg er mwyn osgoi gwahaniaethu drwy ganfyddiad. Awgrymodd ymchwil a gynhaliwyd gan Vikram Dodd (2012) fod rhagfarn a gwahaniaethu yn gyfrifol am 25% o'r gyfradd diweithdra. Mae hynny'n arbennig o wir am ferched o Pakistan a Bangladesh.

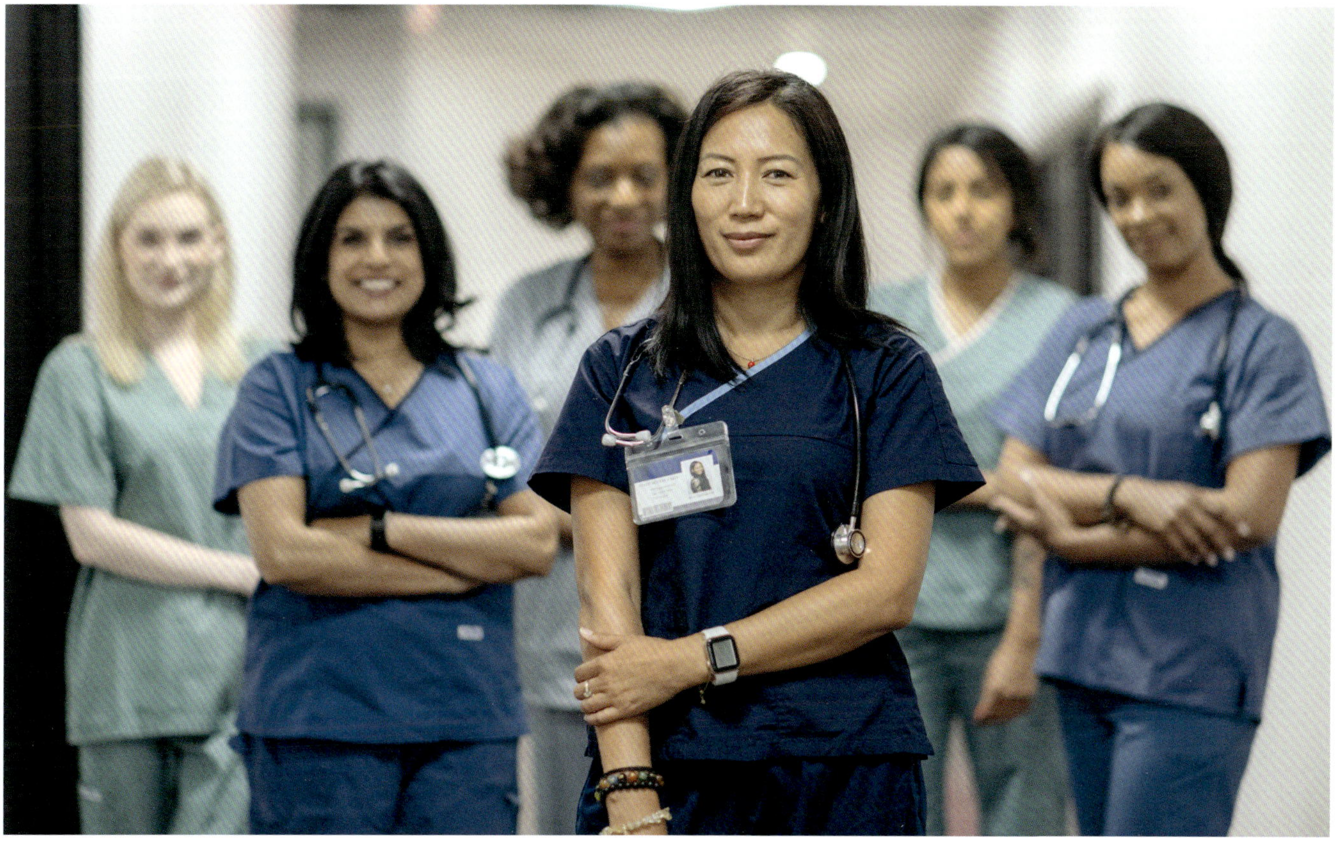

Gweithgaredd 1

ASTUDIAETH ACHOS – MARC AC ELAINE

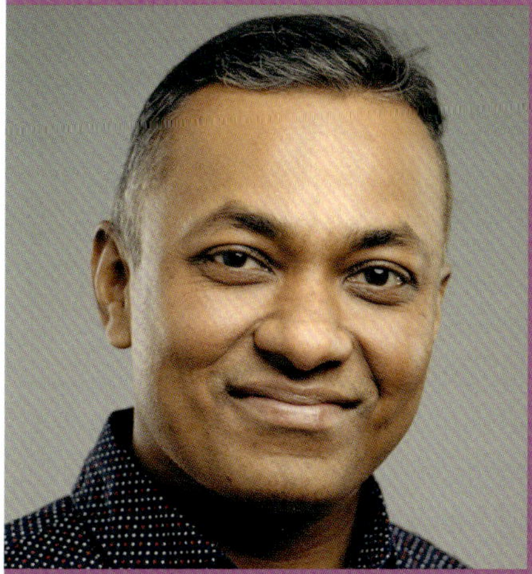

Dydy Marc ddim wedi llwyddo i gael swydd ym maes iechyd a gofal cymdeithasol am ei fod yn ofalwr i'w fab Tomos, sydd â nifer o anableddau. Mae'r sefydliad wedi dweud nad ydy Marc yn ddibynadwy, gan fod angen iddo gynorthwyo Tomos i ddelio â'r gofal sydd ei angen ar Tomos.

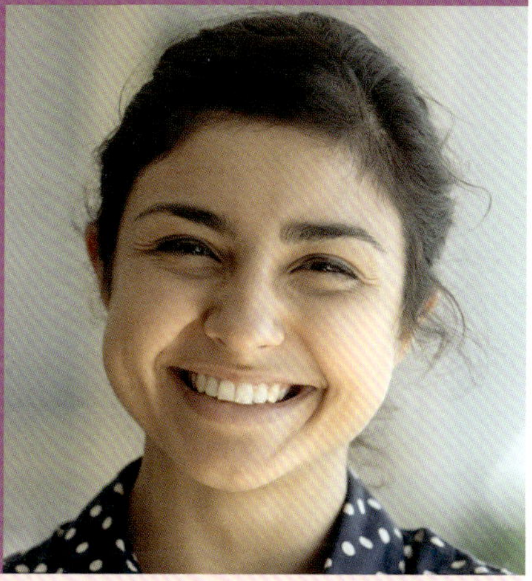

Mae Elaine yn gynorthwyydd gofal cymdeithasol. Yn dilyn damwain, mae Elaine wedi colli rhywfaint o'i chlyw. Gwnaeth Elaine gais am ddyrchafiad a bu'n llwyddiannus yn y prawf ymarferol. Fodd bynnag, ni chafodd gynnig y swydd newydd na derbyn dyrchafiad. Rhoddwyd gwybod i Elaine na fyddai hi'n gallu delio â gofynion y swydd newydd o ddydd i ddydd oherwydd ei anabledd.

Cymharwch y ddau fath o wahaniaethu sy'n cael eu dangos yma. Beth ydy'r effeithiau posibl y gallai hyn ei gael ar lesiant Marc ac Elaine?

Gweithgaredd 2

ASTUDIAETH ACHOS – FLORENCE

Mae Florence yn weithiwr gofal mewn cartref gofal nyrsio. Ar hyn o bryd mae hi'n gofalu am Gwyn sydd ag anghenion corfforol a phroblemau symudedd. Mae Florence wedi gofyn i Seren, ei chydweithwraig, ei chynorthwyo i'w helpu i symud Gwyn at yr offer sy'n helpu Gwyn i godi. Ond mae Seren yn gwrthod gwneud hynny gan nad ydy hi'n cytuno â chyfeiriadaeth rywiol Gwyn a'i bod yn anfodlon helpu gyda'r gwaith.

Disgrifiwch y dulliau y gallai Florence eu defnyddio i herio'r arfer gwahaniaethol hwn gan Seren.

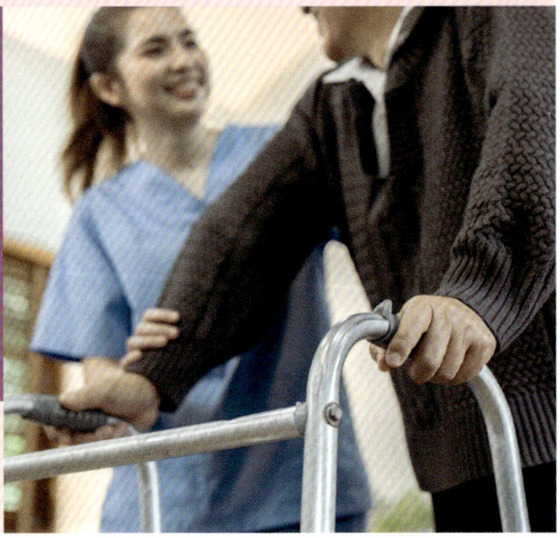

Gall gweithwyr iechyd a gofal cymdeithasol osgoi gwahaniaethu drwy:

- osgoi 'tynnu coes' a defnyddio iaith amhriodol gydag unigolion y maen nhw'n eu cefnogi
- derbyn hyfforddiant a derbyn mwy o wybodaeth ar wahaniaethu drwy gysylltiad a thrwy ganfyddiad
- bod yn hunanymwybodol a myfyrio'n bersonol ar sut maen nhw'n darparu gofal heb wahaniaethu mewn unrhyw fodd
- gwrando ar unigolion y maen nhw'n gofalu amdanyn nhw er mwyn sicrhau eu bod yn clywed yr hyn maen nhw'n ddweud

5. Gwrando ar bob unigolyn er mwyn sicrhau bod yr unigolyn yn cael ei glywed

Mae gweithiwr iechyd a gofal cymdeithasol sy'n gwrando, sy'n creu perthynas ac sy'n cofio'r manylion pwysig am y person sydd dan eu gofal yn arwain at greu perthynas dda ac ymddiriedaeth i'r ddwy ochr. Bydd perthynas o'r fath yn fwy tebygol o arwain at greu perthynas therapiwtig â nhw hefyd. Mae gwrando gweithredol yn helpu'r defnyddiwr i deimlo ei fod yn cael ei werthfawrogi a'i ddeall nes bydd yn fwy tebygol o siarad a chyfathrebu'n effeithiol. Mae gwrando gweithredol yn helpu'r gweithwyr iechyd a gofal cymdeithasol i gael gwell dealltwriaeth o safbwynt defnyddiwr gwasanaeth a bod 'llais' y defnyddiwr yn cael ei glywed.

6. Gofalu bod mynediad teg a chyfle cyfartal i bob unigolyn

Dylai gweithwyr iechyd a gofal cymdeithasol gymhwyso gwerthoedd **cydraddoldeb** a pharchu **amrywiaeth** wrth gefnogi unigolion i gyflawni'r canlyniadau y maen nhw'n eu dymuno. Nid dim ond bod yn dda i eraill neu drin pobl â pharch ydy **mynediad teg** a **chyfleoedd cyfartal**, er bod hynny'n hynod bwysig wrth gwrs. Mae mynediad teg a chyfleoedd cyfartal hefyd yn golygu sicrhau bod unigolion yn gallu cyrraedd eu llawn botensial a chael y cyfle i gyfrannu i'w cymunedau. Dydy cyfleoedd cyfartal ddim yn golygu darparu'r un cyfleoedd i bob unigolyn. Mae cyfleoedd cyfartal yn golygu sicrhau y dylai unigolion gael cyfle i fodloni eu hanghenion penodol. Mae hefyd yn golygu bod gan bob unigolyn yr hawl i gael mynediad teg a chyfartal. Bydd hyn yn sicrhau bod pob un o'r defnyddwyr yn cael yr un cyfle â phob unigolyn arall i gyflawni'r hyn mae'n ei ddymuno.

Gweithgaredd 3

ASTUDIAETH ACHOS – DAFYDD

Mae Dafydd yn weithiwr allgymorth yn y gymuned. Mae'n gweithio ochr yn ochr â gwirfoddolwyr lleol yn y gymuned i drefnu digwyddiad wythnosol. Ar hyn o bryd mae Dafydd yn chwilio am leoliad addas a phwrpasol. Nod y digwyddiad ydy gwella iechyd a llesiant unigolion sydd ag anghenion dysgu ychwanegol ac unigolion ag anableddau corfforol.

Dydy rhai o'r gwirfoddolwyr ddim wedi cael unrhyw brofiad o gefnogi unigolion sydd ag anghenion dysgu ychwanegol ac anableddau corfforol. Mae Dafydd wedi trefnu cyfarfod gyda'r gwirfoddolwyr i drafod sut y gellir cefnogi unigolion sy'n dod i'r digwyddiad wythnosol.

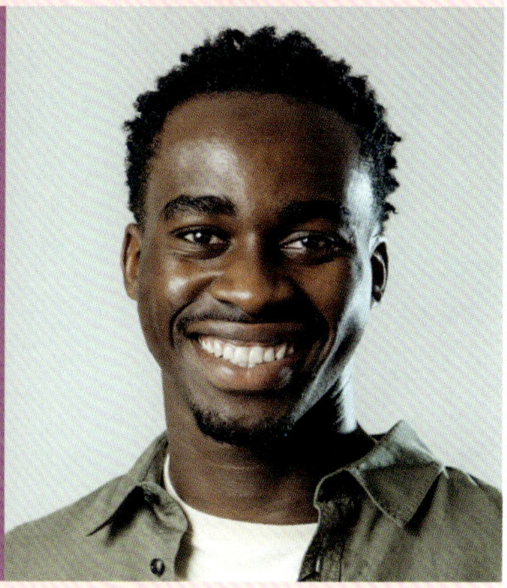

1. Rhestrwch enghreifftiau o sut y gall Dafydd a'r gwirfoddolwyr sicrhau bod unigolion sy'n dod i'r digwyddiad wythnosol yn cael 'mynediad teg' a 'chyfle cyfartal' o ran y gwasanaeth maen nhw'n ei dderbyn.
2. Beth ydy'r canlyniadau posibl i'r unigolion sy'n dod i'r digwyddiad wythnosol os nad ydy Dafydd a'r gwirfoddolwyr yn darparu 'mynediad teg' a 'chyfleoedd cyfartal' i bawb?

7. Bod yn hyblyg gan wneud addasiadau rhesymol i'r ddarpariaeth yn ôl y galw

Mae Deddf Cydraddoldeb (2010) yn sicrhau bod newidiadau neu **addasiadau rhesymol** yn cael eu gwneud yn ôl y galw i sicrhau bod unigolion yn gallu cael mynediad llawn at amrywiaeth o wasanaethau sy'n cynnwys gwahaniaethau, e.e.:

- Addysg
- Cyflogaeth
- Tai
- Nwyddau a gwasanaethau
- Cymdeithasau a chlybiau preifat

Mae addasiadau rhesymol yn newidiadau y mae'n rhaid i sefydliadau eu gwneud ar gyfer unigolion sy'n byw gydag anableddau. Y pwrpas ydy sicrhau nad oes neb o dan anfantais o'u cymharu ag eraill sydd ddim yn anabl. Mae'n bwysig bod gweithwyr iechyd a gofal cymdeithasol yn **rhagweithiol, gyda dyletswydd i ragweld beth ydy gofynion y defnyddiwr** wrth wneud addasiadau rhesymol. Hynny yw, mae'n bwysig bod gweithwyr iechyd a gofal cymdeithasol yn rhag-gynllunio i fodloni anghenion mynediad unigolyn sydd ag anabledd.

Ni ddylai neb sy'n defnyddio gwasanaethau iechyd a gofal cymdeithasol orfod talu i gael addasiadau rhesymol wedi'u gwneud fel eu bod yn gallu cymryd rhan lawn yn y gwasanaethau. Gallai'r rhain gynnwys gwasanaethau statudol, gwasanaethau annibynnol a gwasanaethau'r trydydd sector. **Byddai codi tâl am addasiad rhesymol yn cael ei ystyried yn wahaniaethu.** Os bydd unigolyn ag anableddau dysgu neu anghenion dysgu ychwanegol sy'n cael ei gefnogi gan nyrs i'w helpu yna bydd angen rhywfaint o hyblygrwydd o ran trefnu amser sy'n gyfleus i'r defnyddiwr wrth drefnu apwyntiad. Efallai y bydd angen amseru'r apwyntiad fel bod llai o bobl o gwmpas neu fod angen trefnu ystafell dawel. Bydd angen sicrhau bod trefniadau hyblyg fel y gall gofalwyr fod yn bresennol hefyd. Mae'n bwysig ystyried trefniadau sy'n ei gwneud yn gyfleus i deithio i'r apwyntiad os ydyn nhw'n defnyddio trafnidiaeth gyhoeddus hefyd.

Addasiadau rhesymol: diffinnir y gair **rhesymol** lle bo'r cais yn deg ac yn briodol. Mae'r diffiniad hwn yn eang o ran ei ddehongliad ac fe fydd angen ystyried nifer o ffactorau cyn penderfynu os ydy cais yn rhesymol ai peidio. Er enghraifft, ydy'r addasiad rhesymol yn:

- ffisegol bosibl
- ymarferol
- fforddiadwy
- addasiad sydd ddim yn mynd i niweidio iechyd a diogelwch pobl eraill.

Mae ffactorau eraill y gellir eu hystyried ar gyfer penderfynu os ydy'r addasiad yn rhesymol ai peidio. Mae'r rhain yn cynnwys:

- anabledd penodol unigolyn
- angen penderfynu os byddai'r addasiad ar gyfer goresgyn yr anfantais yn effeithio ar ddefnyddwyr gwasanaethau anabl eraill
- cyfyngiadau oherwydd bod y sefydliad yn rhy fach efallai, neu heb staff nac arbenigedd i gyflawni hynny
- yr addasiadau eisoes wedi cael eu gwneud

8. Cefnogi a gwerthfawrogi amrywiaeth drwy fabwysiadu polisïau a gweithdrefnau sydd ddim yn feirniadol nac yn barnu unigolion

Mae **cefnogi amrywiaeth** yn egwyddor gofal allweddol ar gyfer pob gweithiwr iechyd a gofal cymdeithasol. Mae cefnogi amrywiaeth yn golygu derbyn a pharchu'r egwyddor sylfaenol fod pob unigolyn yn **unigryw** a **gwahanol**, sy'n golygu croesawu gwahaniaethau unigol. Dylai pob gweithiwr fabwysiadu dulliau gweithio sydd ddim yn barnu mewn unrhyw ffordd.

Dylai pob gweithiwr iechyd a gofal cymdeithasol weithio i gefnogi unigolion drwy ddefnyddio dulliau **sy'n gosod y person yn y canol**. Dyma ydy conglfaen egwyddorion **dulliau person-ganolog** o weithio. Mae'n ddull gweithio sy'n cwmpasu pwysigrwydd gwybod beth ydy hoff bethau a chas bethau pob unigolyn. Rhoddir pwyslais hefyd ar wybod a deall beth ydy cefndir y person, yr arferion iaith a chrefydd a'u hanes personol. Dim ond drwy wybod hynny y gellir bodloni eu hanghenion yn y ffordd orau bosibl.

Sut y gall staff iechyd a gofal cymdeithasol gefnogi amrywiaeth drwy weithio mewn ffyrdd heb farnu?

- Cydnabod gwahaniaethau gan ystyried bod pob unigolyn yn wahanol a gwerthfawrogi'r gwahaniaethau hynny.
- Gofalu bod pob gweithgaredd ac adnodd perthnasol yn adlewyrchu gwahanol ddiwylliannau, credoau a ffydd.
- Dathlu gwahanol arferion neu ddathliadau crefyddol o fewn y sefydliad.
- Darparu ar gyfer gwahanol anghenion bwyd, diwylliannau a chrefyddau gwahanol. Mae'n bwysig hefyd ystyried pa mor dda y mae unigolion yn gallu symud.
- Darparu prydau arbenigol yn ôl yr angen, e.e. bwydydd halal, kosher, diabetig, di-glwten, llysieuol ac yn y blaen.
- Sicrhau bod gofynion cyfathrebu pob unigolyn yn cael eu bodloni. Dylid cyflwyno gwybodaeth i gleifion neu gleientiaid mewn sawl fformat gwahanol. Mae hyn yn cynnwys gwybodaeth drwy gyfrwng braille, dolenni clyw, cyfieithwyr ar y pryd a staff iechyd a gofal cymdeithasol sy'n gallu defnyddio iaith arwyddo (BSL) neu Makaton (sy'n defnyddio symbolau, arwyddion a lleferydd i alluogi unigolion i gyfathrebu).

9. Chwythu'r chwiban pan fo hynny'n briodol ac yn angenrheidiol

Mae gweithwyr iechyd a gofal cymdeithasol yn dyst gan amlaf i amrywiaeth o arferion da a gwael pob dydd. Bydd **Chwythu'r chwiban** yn briodol mewn rhai sefyllfaoedd. Er enghraifft, mewn sefyllfa lle rhoddwyd gwybod i oruchwyliwr am arfer gwael yn y gwaith, ond bod yr arfer gwael hwnnw'n parhau i ddigwydd. Bydd y pwyslais yn cynyddu i chwythu'r chwiban pan fydd hi'n ymddangos nad oes unrhyw gamau wedi'u cymryd i ymateb i'r gŵyn neu'r cais. Sefyllfa arall fyddai pan fo rheolwr hefyd yn rhan o'r gŵyn. Mewn sefyllfa o'r fath mae'n rhaid rhoi gwybod i aelod hŷn neu uwch sy'n gweithio o fewn y sefydliad. Mewn amgylchiadau eithafol, dylai gweithwyr iechyd a gofal cymdeithasol chwythu'r chwiban y tu allan i'r sefydliad drwy hysbysu awdurdodau allanol fel Arolygiaeth Gofal Iechyd Cymru neu Arolygiaeth Gofal Cymru. Mae'n ofynnol i bob sefydliad iechyd a gofal cymdeithasol gael **polisi chwythu'r chwiban** sy'n rhoi gwybodaeth am pryd, pam, a sut i 'chwythu'r chwiban'. Dylai'r polisi hefyd roi manylion am y gefnogaeth a'r 'rhwyd ddiogelwch' sydd ar gael ar gyfer 'chwythwyr chwiban'. Mae gan chwythwyr chwiban hawliau sydd wedi'u diogelu gan **Ddeddf Datgelu er Lles y Cyhoedd 1998** gyda'r Ddeddf yn amddiffyn gweithwyr rhag triniaeth neu erledigaeth niweidiol gan y cyflogwr.

Mae'n werth cofio pwysigrwydd amddiffyn aelodau ifanc sy'n ymuno â'r tîm gofal. Mae'n bwysig eu bod hwythau yn teimlo'n hyderus i adrodd yn ôl ar ddigwyddiad sydd ddim yn cydymffurfio â'u cyfrifoldebau gofalu a gwarchod pawb sydd dan eu gofal. Mae hyn yn arbennig o wir os ydy'r mater yn ymwneud ag aelod hŷn neu uwch reolwr o fewn y sefydliad.

Enghraifft neu ddwy o ymarfer sy'n is na'r safon ddisgwyliedig gan weithwyr iechyd a gofal cymdeithasol:

- Cam-drin plentyn, person ifanc neu oedolyn.
- Pryderon am ofal is na'r safon sydd heb eu cofnodi'n gywir, newid y cofnodion neu baratoi adroddiad ffug neu gelwydd er mwyn diogelu rhywun.
- Lleoliad sydd ddim yn diogelu'r plentyn fel bod y plentyn yn agored i risg ddiangen (corfforol neu emosiynol). Asesiadau risg ddim yn cael eu cynnal a'u gweithredu.
- Diystyru preifatrwydd ac urddas unigolyn yn ystod cyfnodau o ofal personol.
- Ymddygiad amhriodol gan aelod o staff (o ran yr iaith a ddefnyddir neu drwy fod yn rhy gyfarwydd).
- Anwybyddu unigolyn.
- Cam-drin ar lafar.
- Gwahaniaethu yn erbyn plentyn neu aelod o'r teulu.
- Gweiddi ar unigolyn neu ei wawdio.
- Peidio dilyn gweithdrefnau diogelwch cywir, e.e. peidio cynnal dril tân, cymarebau staffio anghywir.
- Materion ariannol, camddefnyddio cyllid, twyllo neu dorri amodau a rheoliadau ariannol.
- Cam-ddefnyddio awdurdod.
- Camymddwyn a newid cofnodion gofal.

10. Cyfathrebu'n glir gyda'r unigolyn. Sgwrsio gan esbonio'n llawn pob gwybodaeth neu drefniadau yn yr iaith a'r drefn y mae'r unigolyn yn ei ddymuno

Os na fydd unigolion yn derbyn cyfathrebiad sy'n glir ac yn yr iaith a'r fformat o'u dewis nhw, yna gall hynny olygu na fydd y claf neu'r cleient yn derbyn y gofal iechyd gorau. Dylai trefniant o'r fath ddarparu gofal sy'n ddiogel ac yn effeithiol i bob unigolyn. Yng Nghymru, mae gan unigolion yr hawl i gael gwasanaethau iechyd a gofal cymdeithasol yn Gymraeg. O dan **Fesur y Gymraeg (Cymru) 2011**, mae gan y GIG yng Nghymru ddyletswydd statudol i ddarparu ei wasanaethau i'r cyhoedd yn Gymraeg a Saesneg. Mae'r ddeddfwriaeth hon yn rhoi statws swyddogol i'r Gymraeg yng Nghymru ac yn atgyfnerthu'r egwyddor na ddylai'r Gymraeg gael ei thrin yn llai ffafriol na'r Saesneg. Mae Llywodraeth Cymru hefyd wedi cyhoeddi **'Mwy na geiriau...'**. Dyma gynllun penodol ar gyfer y Gymraeg ym maes iechyd a gofal cymdeithasol. Y bwriad ydy y bydd Llywodraeth Cymru yn gwreiddio'r Gymraeg mewn iechyd a gofal cymdeithasol fel bod pobl yn gallu cael mynediad at y gofal y maen nhw'n ei haeddu a'i angen. Nod 'Mwy na geiriau...' ydy cefnogi pawb o staff GIG Cymru i wneud 'Cynnig Rhagweithiol'. Mae gwneud **'Cynnig Rhagweithiol'** yn ymwneud â chreu amgylchedd briodol lle gall cleifion a chleientiaid deimlo eu bod wedi'u grymuso ac yn hyderus ac o ganlyniad y bydd eu hanghenion yn cael eu diwallu.

Dyma rai camau ymarferol o weithredu'r 'Cynnig Rhagweithiol' mewn gwasanaethau iechyd a gofal cymdeithasol:

Rydw i'n gwneud 'Cynnig Rhagweithiol' drwy gyfarch pobl yn ddwyieithog. Trwy wybod pwy sy'n siarad Cymraeg yn fy nhîm, dwi'n medru gofyn iddyn nhw am gymorth os byddai'n well gan y person sy'n galw i siarad Cymraeg.

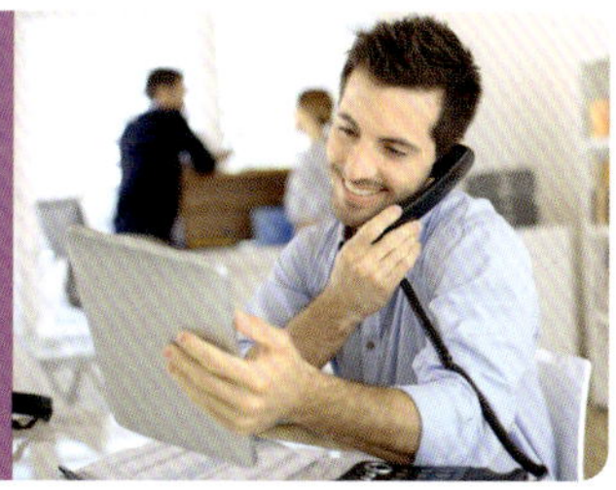

Dwi'n darparu 'Cynnig Rhagweithiol' drwy gyfarch defnyddwyr gwasanaethau yn Gymraeg os mai dyna ydy eu hiaith gyntaf.

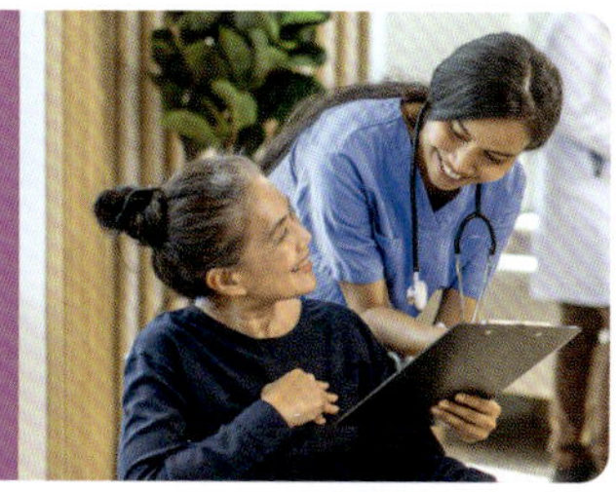

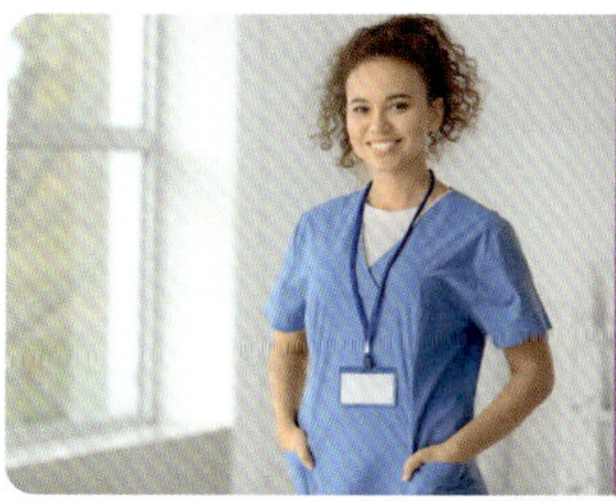

Dwi'n darparu 'Cynnig Rhagweithiol' drwy ddefnyddio ymadroddion syml yn Gymraeg gyda defnyddwyr y gwasanaeth fel eu bod yn teimlo'n fwy cyfforddus wrth iddyn nhw dderbyn y gwasanaeth dwi'n ei gynnig.

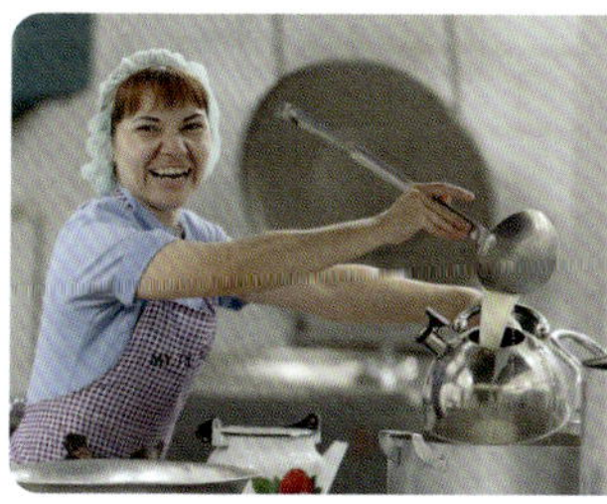

Dwi'n darparu gwasanaeth Cymraeg drwy wneud yn siŵr ein bod yn darparu gwasanaeth Cymraeg wrth weini bwyd. Mae'r fwydlen a'r arwyddion yn ddwyieithog hefyd.

Gallai defnyddio **cyfieithydd ar y pryd** fod yn ffordd arall o hybu cyfathrebu effeithiol. Os bydd gweithiwr yn sylwi bod yr unigolyn yn cael anhawster siarad Saesneg wrth gefnogi unigolyn sy'n defnyddio gwasanaethau iechyd a gofal cymdeithasol, yna gellir dod â chyfieithydd ar y pryd i mewn i helpu i gefnogi'r unigolyn hwnnw. Bydd trefn o'r fath yn hybu cynhwysiant gan y bydd yr unigolyn yn cael ei gefnogi i gael mynediad at gyfathrebu effeithiol. Bydd yr unigolyn o ganlyniad yn cymryd rhan weithredol yn ei ofal neu ei driniaeth ei hun.

11. Gwneud yn siŵr nad oes aflonyddu yn digwydd

Mae **aflonyddu** yn cael ei ddiffinio fel 'bygythiad neu bwysau ymosodol'. Ni ddylai gweithwyr iechyd a gofal cymdeithasol a'r gwasanaethau y maen nhw'n eu darparu fyth fynd ati i fychanu, digio neu ddiraddio unrhyw unigolyn. Dydy aflonyddu fyth yn dderbyniol. Mae aflonyddu yn cael ei ddiffinio o dan y gyfraith fel 'ymddygiad digroeso sy'n ymwneud â nodwedd warchodedig berthnasol sydd â'r diben neu'r effaith o darfu ar urddas rhywun neu greu amgylchedd bygythiol, gelyniaethus, diraddiol, bychanol neu dramgwyddus i'r unigolyn hwnnw' (Deddf Cydraddoldeb 2010).

Gweithgaredd 4

Paratoi ffeithlun (*infographic*) sy'n dangos y gwahanol fathau o aflonyddu i'w roi i weithwyr iechyd a gofal cymdeithasol sydd newydd gymhwyso. Cofiwch gynnwys eich enghreifftiau o leoliadau iechyd a gofal cymdeithasol gan esbonio sut y gellir osgoi'r enghreifftiau hyn o aflonyddu.

Gall aflonyddu effeithio ar unigolion mewn sawl ffordd:

- Teimlo nad ydyn nhw'n cael eu parchu ac o ganlyniad efallai na fydd ganddyn nhw hyder i siarad yn agored am unrhyw bryderon sydd ganddyn nhw.
- Teimlo nad oes ganddyn nhw rym ac nad ydyn nhw'n bartner gweithredol yn eu gofal a'u cefnogaeth.
- Teimlo nad ydy gweithwyr iechyd a gofal cymdeithasol yn deall beth yn union ydy eu gofynion o ran gofal a chefnogaeth. Dydy'r gweithwyr ddim yn gallu uniaethu â'r hyn maen nhw'n ddweud.
- Yr unigolion yn debygol o gael eu hynysu a'u cau allan yn gymdeithasol. Mae hyn yn gallu arwain at ddirywiad yn eu hiechyd.
- Teimlo nad ydyn nhw'n ddiogel ac o ganlyniad gallan nhw fod yn amharod i roi gwybod am unrhyw bryderon diogelu sydd ganddyn nhw.

ENGHRAIFFT O AFLONYDDU: NUHA

Yn ôl Nuha, mae Debbie ei chwnselydd yn gwneud sylwadau anghwrtais a phersonol ynglŷn â'i hijab ac mae hi wedi gofyn i Debbie fwy nag unwaith beidio â gwneud sylwadau anghwrtais am ei dillad. Yn ôl Debbie fodd bynnag doedd ganddi ddim bwriad i fod yn anghwrtais na digio Nuha. Ei bwriad oedd i Nuha beidio â theimlo'n rhy boeth yn ystod y sesiwn ac y byddai'n teimlo'n fwy cyfforddus drwy beidio â gwisgo'r hijab.

Dyma enghraifft o aflonyddu. Er nad oedd Debbie y cwnselydd am ddigio Nuha yn fwriadol, roedd elfen o fychanu a thramgwyddo yn ei hymddygiad. Fe ddylai Debbie wybod bod crefydd yn nodwedd warchodedig o dan Ddeddf Cydraddoldeb 2010.

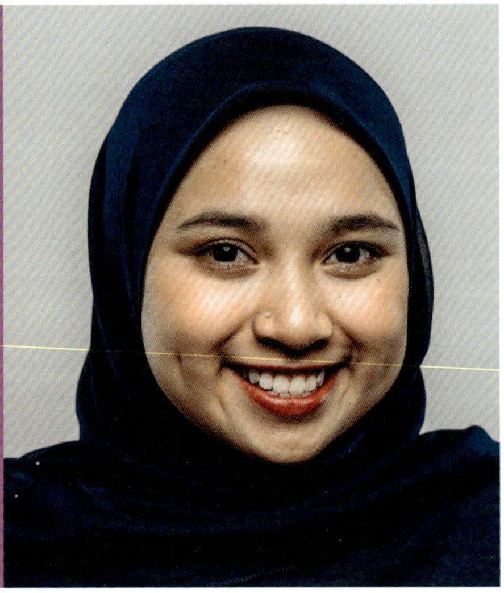

Gwahanol fathau o aflonyddu

Mae aflonyddu yn cynnwys amrywiaeth eang o ymddygiad digroeso sy'n gallu arwain at drallod emosiynol neu niwed i unigolion. Dyma'r mathau mwyaf cyffredin o aflonyddu:

- Aflonyddu corfforol.
- Aflonyddu gwahaniaethol, gan gynnwys aflonyddu ar sail hil, crefydd, rhyw, neu ddosbarth gwarchodedig arall.
- Aflonyddu seicolegol, gan gynnwys aflonyddu sy'n effeithio ar iechyd meddwl neu les y rhai sy'n cael eu haflonyddu, fel bychanu neu gael eu hynysu.

- Aflonyddu rhywiol – sylwadau ynghylch cyfeiriadedd rhywiol neu sylwadau o natur rywiol, fel sylwadau angharedig, gwneud ystumiau neu greu awyrgylch gelyniaethus neu ymddygiad tramgwyddus.
- Aflonyddu personol, gan gynnwys bwlio, cam-drin geiriol, neu fygwth.

Mae mwy o wybodaeth am aflonyddu ar gael yma:
https://www.citizensadvice.org.uk/cymraeg/

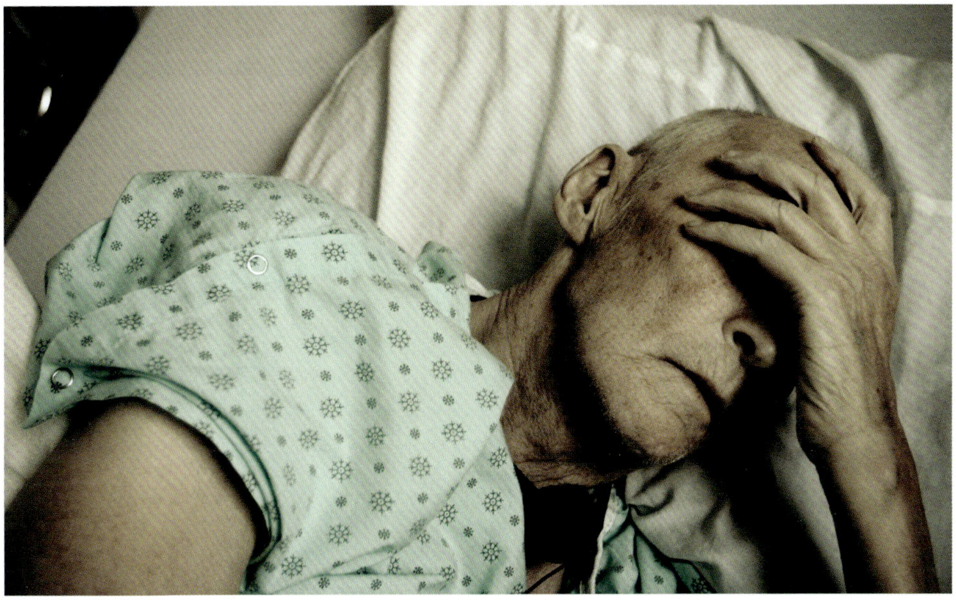

12. Dangos urddas a pharch at bob unigolyn bob amser

Dylai gweithwyr iechyd a gofal cymdeithasol ddangos urddas a pharch bob amser wrth gefnogi unigolion. Un o'r prif safonau iechyd a gofal cymdeithasol ydy bod unigolion yn cael eu trin a'u parchu bob amser. Mae **urddas** yn ymwneud â sut mae unigolion yn meddwl, yn teimlo ac yn ymddwyn mewn perthynas â hunan-werth a gwerth eraill. Mae dangos parch wrth gefnogi unigolion yn gallu sicrhau bod unigolion yn profi **ymdeimlad o** werth ac yn teimlo fel **partner cyfartal**.

Sut mae gweithiwr iechyd a gofal cymdeithasol yn gallu dangos parch wrth ryngweithio?

1. **Gwrando gweithredol** drwy wneud yn siŵr bod pob gweithiwr yn gwrando'n ofalus, yn gwrando ar yr hyn mae'r unigolyn yn ei ddweud, gan ailadrodd beth sy'n cael ei ddweud i gadarnhau ei ddealltwriaeth.
2. **Defnyddio iaith gynhwysol, anwahaniaethol** sy'n osgoi ystrydebau, rhagfarnau a geiriau sy'n dangos stigma. Stigmateiddio ydy pan fo'r iaith a ddefnyddir yn awgrymu y dylid peidio â chymeradwyo unigolion penodol.
3. Dangos diddordeb yn eu **traddodiadau diwylliannol a chrefyddol** a chymryd rhan mewn ffordd briodol drwy ddathlu gwyliau sy'n arwyddocaol iddyn nhw a'u cymuned.

Fframwaith safonau iechyd

Dylai gweithwyr iechyd a gofal cymdeithasol (a'r gwasanaethau sy'n cael eu darparu ganddyn nhw) drin pob unigolyn gydag urddas a pharch i sicrhau bod gwasanaeth o ansawdd yn cael ei ddarparu yn y lleoliad gofal. Mae'n rhaid clywed llais yr unigolyn, gwrando ar y llais hwnnw a gweithredu. Drwy wneud hynny fe fydd pawb yn cael eu trin fel dinasyddion cyfartal lle mae pob un yn cael eu trin â thosturi a pharch.

Mae **gofal urddasol** yn un o'r saith thema sy'n cael eu nodi o fewn y **Safonau Iechyd a Gofal (2015)**. Mae'r Safonau Iechyd a Gofal hyn yn sicrhau bod gan unigolion yng Nghymru sy'n defnyddio gwasanaethau iechyd neu sy'n cefnogi eraill i wneud hynny mewn amrywiaeth o leoliadau gofal iechyd yr hawl i ofal rhagorol. Mae'n ddyletswydd hefyd i baratoi cyngor a chymorth i gynnal eu hiechyd a'u gofal.

Am fwy o wybodaeth chwiliwch wefan GIG: **https://www.gig.cymru/**

Gweithgaredd 5

ASTUDIAETH ACHOS – ADELE

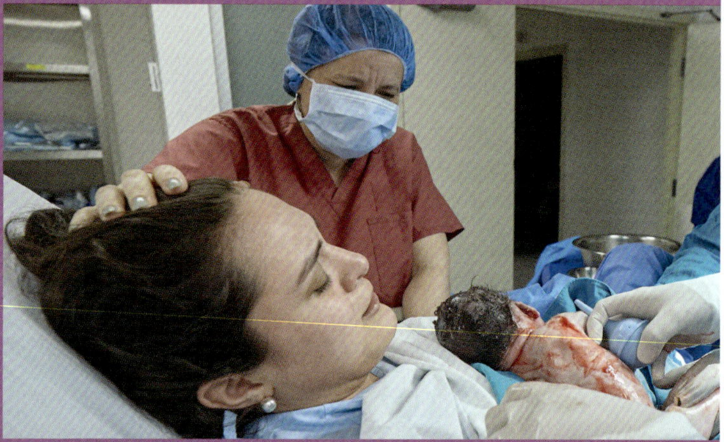

Mae Adele yn fydwraig ac mae hi wedi bod yn gofalu am Justine sydd wedi rhoi genedigaeth am y tro cyntaf. Cafodd Justine doriad Cesaraidd ac mae'n gwella o'r llawdriniaeth ar hyn o bryd. Mae Justine yn ferch o Ffrainc a dydy hi ond wedi bod yn byw yng Nghymru ers deuddeg mis. Does ganddi chwaith ddim cefnogaeth gan ei theulu yma yng Nghymru. Mae hefyd yn fegan sy'n golygu bod ganddi ofynion deietegol penodol. Ers y toriad Cesaraidd mae Justine wedi bod yn ei chael hi'n anodd symud ac mae'n debygol felly y bydd angen iddi gael ei hymolchi yn y gwely gan ei bod yn cael trafferth symud. Mae Adele yn ogystal wedi bod yn cynorthwyo Justine gyda bwydo ar y fron a'i hanghenion eraill.

Esboniwch sut y gall Adele drin Justine gan hyrwyddo cynhwysiant.

Crynodeb o'r dulliau y gall gweithiwr iechyd a gofal cymdeithasol eu dilyn i hybu cynhwysiant o ran dyletswyddau mewn lleoliad gwaith

- Arddangos egwyddorion gofal a dilyn gweithdrefnau y cytunwyd arnyn nhw.
- Cynnal ac atgyfnerthu pob ymarfer da o fewn y lleoliad iechyd a gofal cymdeithasol.
- Gwneud yn siŵr bod dulliau cyfathrebu bob amser yn glir a hynny gan ddefnyddio'r iaith a'r drefn y mae'r defnyddiwr yn ei ddymuno.
- Gwneud yn siŵr nad oes:
  - gwahaniaethu drwy gysylltiad, hynny ydy'r cysylltiad rhwng un unigolyn ag unigolyn arall sy'n perthyn i grŵp gwarchodedig perthnasol fel oedran, anabledd, ailbennu rhywedd, hil, crefydd neu gred, rhyw a chyfeiriadedd rhywiol
  - gwahaniaethu drwy ganfyddiad, hynny yw, gwahaniaethu yn erbyn rhywun oherwydd canfyddiad ar gam fod gan y person nodwedd warchodedig benodol.
- Aflonyddwch, hynny yw:
  - bygythiad neu ymddygiad ymosodol
  - herio unrhyw arferion gwahaniaethol a hybu arfer cynhwysol
  - mynediad teg drwy sicrhau cyfleoedd cyfartal a phriodol i bawb a hynny heb ddefnyddio'r un dull i bawb yn ogystal â gwneud addasiadau rhesymol fel y bo'n briodol.
- Mabwysiadu agwedd a dull da wrth gefnogi unigolion er mwyn sicrhau nad ydyn nhw'n cael eu cau allan na'u hynysu.
- Gwybod pryd mae'n briodol i 'chwythu'r chwiban'.
- Gwrando ar unigolion er mwyn sicrhau eu bod nhw'n cael dweud eu dweud a chlywed eu llais bob amser.
- Cefnogi amrywiaeth drwy dderbyn a chroesawu'r hyn sy'n gwneud unigolyn yn wahanol gan ddefnyddio dulliau sydd ddim yn barnu.
- Trin pawb gydag urddas a pharch.

Darllen ac ymchwil pellach

Nodweddion gwarchodedig
https://www.citizensadvice.org.uk/cymraeg/

Chwythu'r chwiban
http://www.gov.uk/whistleblowing

Cynnig rhagweithiol
https://socialcare.wales/cms-assets/documents/Mwy-na-geiriau-Gwasanaethau-Cymdeithasol-a-Gofal-Cymdeithasol-info-pack.pdf

Aflonyddu
https://www.citizensadvice.org.uk/cymraeg/

Safonau Iechyd a Gofal (2015)
http://www.wales.nhs.uk/sitesplus/documents/1064/24729_Health%20Standards%20Framework_2015_E1.pdf

https://aagic.gig.cymru/

Beth yw Stigma? | Amser i Newid Cymru
https://www.timetochangewales.org.uk/cy/iechyd-meddwl-stigma/beth-yw-stigma/

GWEITHGAREDDAU – ATEBION
Gweithgaredd 1: Marc ac Elaine

Gan gyfeirio at Marc ac Elaine, cymharwch y ddau fath o wahaniaethu sy'n digwydd ac archwiliwch yr effeithiau posibl y gallai hyn ei gael ar lesiant Marc ac Elaine.

Mae Marc yn profi gwahaniaethu drwy gysylltiad gan ei fod yn gysylltiedig â'i fab Tomos sydd ag anabledd. Mae Elaine ar y llaw arall yn profi gwahaniaethu drwy ganfyddiad gan bod ei chyflogwr o'r farn fod ganddi anabledd.

Effeithiau posibl ar fywydau Marc ac Elaine o ganlyniad i wahaniaethu:

- Iechyd a llesiant gwael (byddai cyfeirio at lesiant yn ystyriaeth bwysig).
- Hunan-barch a hunanhyder isel.
- Triniaeth annheg sy'n gallu arwain at golli grym.
- Posibilrwydd y bydden nhw'n dioddef o effeithiau iechyd meddwl.
- Anghenion personol yn cael eu rhwystro.
- Cyfleoedd bywyd yn cael eu cyfyngu.
- Chwalu perthynas.
- Bod yn fwy ynysig a chael eu cau allan yn gymdeithasol.

GWEITHGAREDDAU – ATEBION
Gweithgaredd 2: Florence

Disgrifiwch y dulliau y gallai Florence eu defnyddio er mwyn herio'r arfer gwahaniaethol hwn gan Seren.

Mae'n hanfodol herio gwahaniaethu bob tro. Bydd angen ymateb i bob math o wahaniaethu pryd bynnag mae'n digwydd. Dyma rai o'r camau gweithredu y bydd angen i weithiwr iechyd a gofal cymdeithasol eu hystyried a'u gweithredu:

- **Pan fydd gwahaniaethu'n digwydd** – dylai Florence fod wedi herio ei chydweithiwr ar unwaith am ymddygiad gwahaniaethol drwy egluro wrth Seren ei bod yn anghyfreithlon ac yn anfoesol ymddwyn fel hyn. Mae angen nodi'n syth bod gweithredoedd o'r fath yn wahaniaethol.
- **Herio'r gwahaniaethu drwy ddilyn y gweithdrefnau sydd yn eu lle** – gallai Florence fod wedi cyfeirio'r digwyddiad at yr uwch reolwr a chyfeirio at Bolisi Cyfleoedd Cyfartal y cartref gofal. Trwy godi'r mater gyda'r rheolwr, fe ddylai hynny arwain at weithredu pellach. Gallai'r gweithredu hwnnw gynnwys cynnal sesiynau ychwanegol er mwyn sicrhau cydraddoldeb a chynnal ysbryd cynhwysol gyda'r rhai fu'n gysylltiedig â'r digwyddiad. Byddai hyn yn ei gwneud yn glir i Florence a Seren ac eraill na fydd y math hwn o ymddygiad gwahaniaethol yn cael ei oddef o fewn y cartref. Dylai'r rheolwr hefyd ofyn i Seren, y gweithiwr iechyd a gofal cymdeithasol, ymddiheuro i Gwyn.

- **Gallai Florence herio ymddygiad Seren yn syth wedi'r digwyddiad** – gallai Florence gyfeirio Seren at y cod ymarfer a dweud bod rhaid dilyn y canllawiau gan gyfeirio at y camau disgyblu sy'n gallu dilyn os na fydd y canllawiau hyn yn cael eu dilyn. Mae'n bwysig bod Seren yn deall a'i bod yn ymwybodol o ddifrifoldeb y mater. Gallai hyn yn ei dro ddarparu sail ar gyfer newid agweddau unigolion. Bydd angen ymgynghori hefyd ag uwch weithwyr iechyd a gofal cymdeithasol er mwyn iddyn nhw fod yn ymwybodol o'r digwyddiad.
- **Gallai Florence herio ymddygiad Seren drwy gyfrwng ymateb rhagweithiol hirdymor** – gallai hyn fod ar ffurf darparu sesiynau ymwybyddiaeth am gyfeiriadedd rhywiol a chydraddoldeb a gallai Florence drafod gyda Seren fel ei bod hi'n deall ac yn barod i weithredu'r polisi. Byddai cynnal sesiynau hyfforddiant staff hefyd yn gyfrwng effeithiol i greu ymwybyddiaeth ar gyfer pawb o'r tîm sy'n gyfrifol am iechyd a gofal cymdeithasol eraill. Mae gwahaniaethu yn aml yn cael ei herio yn fwy effeithiol drwy gyfrwng rhaglen a threfniadau hyfforddi rhagweithiol rheolaidd. Bydd hyn hefyd yn cynnig cyfle da nid yn unig i amlygu gofynion y ddeddfwriaeth gyfredol ond hefyd i adlewyrchu gofynion deddfwriaeth newydd. Ar hyd y blynyddoedd mae herio gwahaniaethu wedi arwain at newidiadau mewn deddfwriaeth. Er enghraifft, mae ymgyrchoedd yn erbyn gwahaniaethau ar sail rhywedd wedi arwain at gyfreithloni cyfunrywioldeb a phriodasau hoyw.

GWEITHGAREDDAU – ATEBION
Gweithgaredd 3: Dafydd

1. Rhestrwch enghreifftiau o sut y gall Dafydd a'r gwirfoddolwyr sicrhau bod unigolion sy'n dod i'r digwyddiad wythnosol yn cael 'mynediad teg' a chyfle cyfartal o fewn y gwasanaeth maen nhw'n ei dderbyn.

- Gwelliannau i wella mynediad i'r safle, e.e. osgoi grisiau, gofalu nad ydy'r drysau yn rhy gul, bod mynediad rhwydd i gadeiriau olwyn, bod parcio ar gael ar gyfer yr anabl a thoiled anabl pwrpasol. Bydd angen gofalu bod y safle nid yn unig yn rhwydd o ran mynediad i'r adeilad ond hefyd o ran hygyrchedd i'r safle.
- Darparu gwybodaeth mewn gwahanol fformat, e.e. braille, print bras, BSL a Makaton.
- Darparu dolen clyw.
- Gwirfoddolwyr sydd wedi derbyn hyfforddiant llawn o ran codi a chario pwysau.
- Gwneud yn siŵr bod pawb o'r gwirfoddolwyr ag agweddau cadarnhaol tuag at gyfleoedd cyfartal.

- Cynnwys gwybodaeth a datganiadau cadarnhaol am y sefydliad a'r cyfleoedd sydd ar gael ar gyfer ymateb i ofynion cyfleoedd cyfartal i bawb.
- Darparu tystiolaeth bod deddfwriaeth a chodau ymarfer sy'n ymwneud â chyfle cyfartal yn weithredol o fewn y sefydliad. Er enghraifft, yr ethos a'r ddeddfwriaeth sydd wedi'u cynnwys o fewn Deddf Cydraddoldeb 2010.

2. Archwiliwch y canlyniadau posibl i'r unigolion sy'n mynychu'r digwyddiad wythnosol os nad ydy Dafydd a'r gwirfoddolwyr yn darparu mynediad teg a chyfleoedd cyfartal.

- Gall unigolion beidio â defnyddio'r gwasanaeth – gall unigolion fynd yn ynysig yn gymdeithasol a pheidio ag ymddiried yn y gwirfoddolwyr.
- Iselder – gall unigolion fynd yn isel eu hysbryd gan nad ydyn nhw'n cael eu cefnogi'n effeithiol i gymryd rhan mewn digwyddiadau cymunedol.
- Straen – pryder a gofid a achosir gan y ffordd y maen nhw wedi cael eu trin. Gall hyn arwain at salwch hefyd.

GWEITHGAREDDAU – ATEBION
Gweithgaredd 5: Adele

Esboniwch sut y gall Adele drin Justine gan hyrwyddo cynhwysiant.

Yn benodol, wrth ymolchi Justine yn y gwely, dylai Adele hyrwyddo cynhwysiant drwy ei thrin fel unigolyn arbennig, gydag urddas a pharch, drwy:

- Gau'r llenni wrth ei hymolchi yn y gwely neu pan fydd Justine yn bwydo ar y fron.
- Dylai Adele sylweddoli nad ydy'r llenni yn rhwystro pobl rhag clywed beth sy'n cael ei ddweud, felly os nad ydy Justine yn ei hystafell ei hun, dylai wneud yn siŵr ei bod yn siarad yn dawel. Ni ddylai Adele ddweud unrhyw beth a allai achosi i Justine deimlo embaras.
- Gwneud yn siŵr, wrth ymolchi Justine yn y gwely, fod gan Adele bopeth sydd ei angen arni i gyflawni'r dasg ymolchi heb orfod gadael Justine.
- Ceisio annog Justine i fod yn fwy annibynnol.
- Cyfathrebu â Justine wrth ei hymolchi yn y gwely gan fod y sefyllfa yn gallu achosi straen ac embaras.
- Gwneud yn siŵr bod gorchudd dros rannau uchaf corff Justine wrth olchi'r rhannau isaf o'i chorff ac i'r gwrthwyneb.
- Defnyddio pegiau preifatrwydd ar y llenni wrth olchi Justine i sicrhau nad oes modd i eraill gerdded i mewn.

Dylai gofal Adele i hyrwyddo cynhwysiant Justine gynnwys:

- Dangos bod egwyddorion gofal a systemau gweithio cytunedig yr ysbyty yn cael eu cynnal a'u gweithredu.
- Sicrhau cyfathrebu clir ac effeithiol, yn enwedig am mai Ffrangeg ydy iaith gyntaf Justine.
- Sicrhau nad oes unrhyw wahaniaethu wedi'i gyfeirio at Justine.
- Darparu mynediad cyfartal a gwneud addasiadau rhesymol i ymateb i ofynion gwahanol bobl. Mae Justine hefyd yn fegan felly mae'n rhaid darparu bwyd priodol ar ei chyfer.
- Cefnogi nodweddion unigol Justine a bod yn gwbl anfeirniadol gan ei thrin gydag urddas a pharch.
- Sicrhau nad ydy Justine yn cael ei chau allan na'i hynysu a thrwy hynny ei bod yn teimlo ei bod yn cael ei chynnwys yn ei gofal.

Uned 6

Gweithio yn y sector iechyd a gofal cymdeithasol

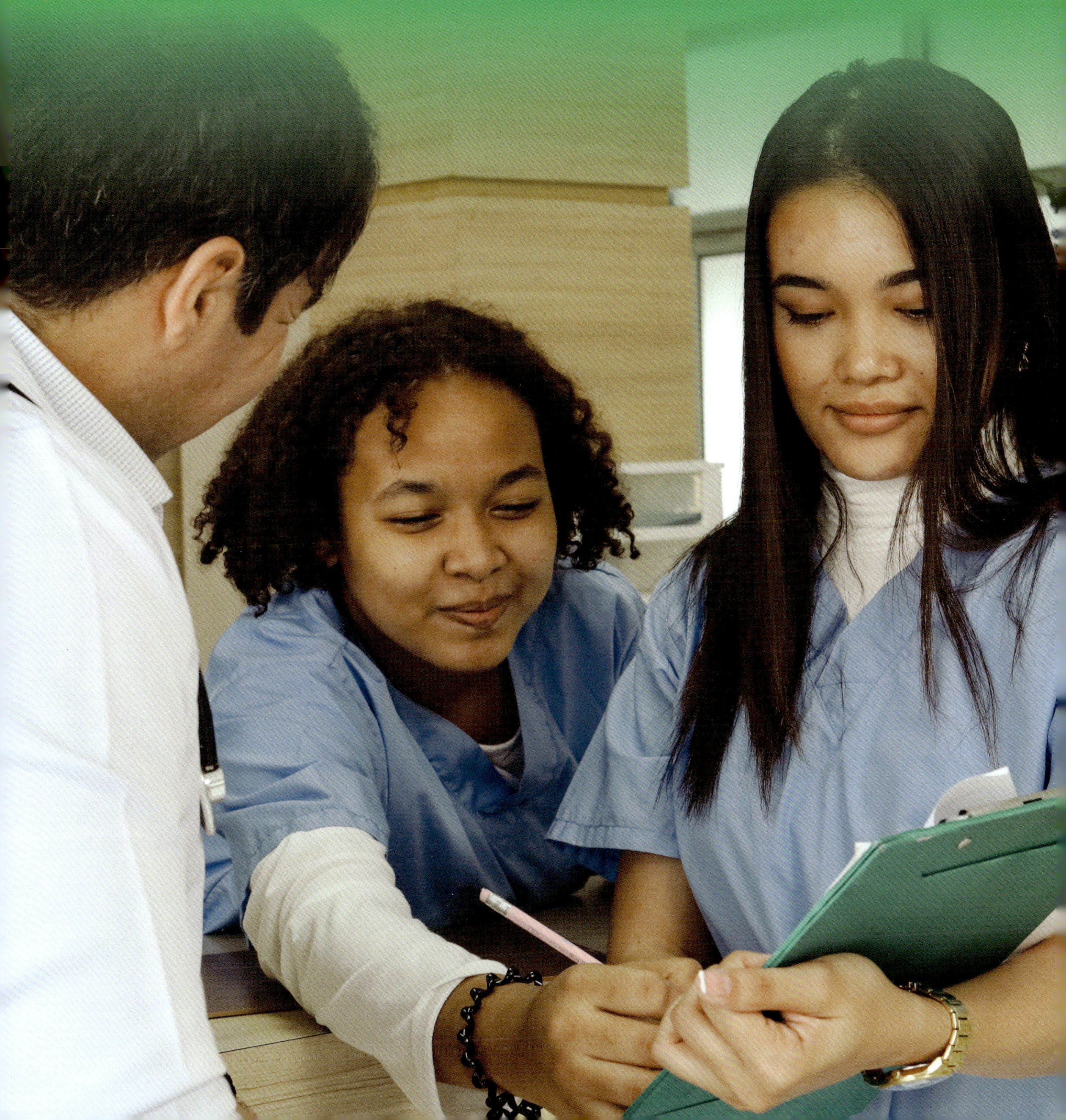

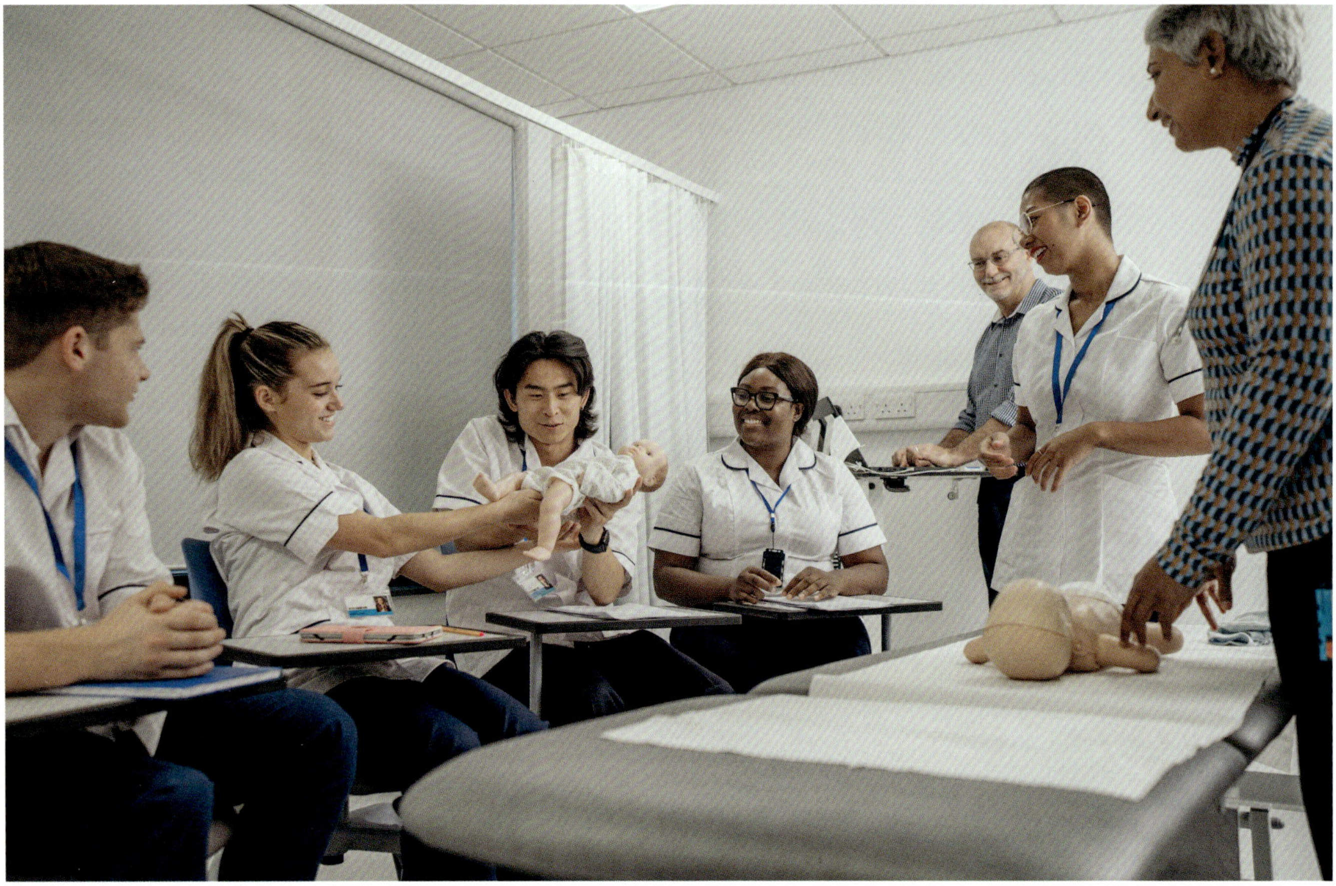

Uned 6: Cyflwyniad

Gweithio yn y sector iechyd a gofal cymdeithasol

Yn yr uned hon, byddwch yn dysgu mwy am y sector ac yn meithrin eich dealltwriaeth o weithio yn y sector iechyd a gofal cymdeithasol. Byddwch yn gwneud hyn trwy gyfrwng sesiynau yn yr ystafell ddosbarth a thrwy fod ar leoliad am gyfnod o brofiad gwaith. Bydd angen gwneud hynny am o leiaf 100 awr, fydd yn cynnwys o leiaf 60 awr ar leoliad gwaith. Disgwylir lle bo hynny'n bosib i chi gael profiad o leiaf o ddau leoliad yn ystod eich cyfnod o ennill profiad o weithio yn y sector.

Bydd asesiad di-arholiad yn cynnwys tasgau a osodir gan CBAC yn seiliedig ar eich cysylltiad â'r sector a'r lleoliad profiad gwaith. Bydd angen i chi fod yn ymwybodol o'r meini prawf asesu ar gyfer yr asesiad di-arholiad hwn sydd â thasgau sefydlog. Byddwch yn dysgu mwy a bydd gennych well dealltwriaeth o'r sector drwy gyfrwng eich cyfnodau dysgu yn yr ystafell ddosbarth a thrwy gyfrwng y lleoliadau profiad gwaith. Bydd hyn o leiaf 100 awr, sy'n gorfod cynnwys o leiaf 60 awr ar leoliad gwaith. Fe asesir yr asesiad di-arholiad yn fewnol ac yna caiff ei safoni'n allanol gan CBAC.

Asesiad Di-arholiad

- Angen bod ar leoliad profiad gwaith am o leiaf 60 awr yn ogystal â bod am o leiaf 40 awr yn yr ystafell ddosbarth. Bydd cyfle yn ystod y cyfnodau hyn i dderbyn gwybodaeth ac i feithrin dealltwriaeth o weithio yn y sector iechyd a gofal cymdeithasol.
- Byddwch yn cael eich asesu trwy gyfrwng cyfres o dasgau sy'n cael eu gosod gan CBAC. Bydd y tasgau hyn yn edrych yn fwy manwl ar leoliad neu wasanaeth penodol o fewn y sector iechyd a gofal cymdeithasol yng Nghymru.
- Bydd angen i chi gyflwyno tystiolaeth o'ch profiadau. Bydd gennych 18 awr i gyflwyno eich tystiolaeth fydd o dan oruchwyliaeth.
- Bydd angen cyflwyno dyddiadur myfyriol yn ogystal â chadw cofnod manwl o'ch profiadau o'r sector a'r cyfnodau profiad gwaith. Bydd angen cyflwyno'r rhain ar gyfer eu safoni.
- Gallwch baratoi nodiadau ar bapur A4 os ydych chi'n dymuno hynny. Bydd angen i chi drosglwyddo'r nodiadau hyn ar gyfer eu safoni.
- Mae'r asesiad di-arholiad yn cyfrannu 15% ar gyfer derbyn eich gradd cymhwyster ar gyfer eich Diploma.
- Anogir chi i brofi dau leoliad yn ystod eich ymgysylltiad â'r sector.
- Mae'n rhaid i chi lofnodi datganiad sy'n cadarnhau nad ydych chi wedi defnyddio testun sy'n perthyn i rywun arall wrth i chi baratoi eich adroddiad ar gyfer yr Asesiad di-arholiad. Os ydych chi defnyddio gwaith rhywun arall cofiwch gynnwys dyfynodau a nodi'r ffynhonnell. Os bydd tystiolaeth eich bod wedi defnyddio deallusrwydd artiffisial (A1) neu eich bod wedi defnyddio testun heb ddyfynodau yna fe fydd hynny'n cael ei gyfrif fel llên-ladrad. Byddai hynny'n gallu arwain at beidio â derbyn unrhyw farc am yr Asesiad.

Amcanion Asesu (AA)

Amcan asesu	Canran ar gyfer pob Amcan Asesu
AA1 – Dangos gwybodaeth a dealltwriaeth o ystod o gysyniadau, gwerthoedd a materion allweddol sy'n berthnasol i iechyd a gofal cymdeithasol.	30%
AA2 – Cymhwyso gwybodaeth a dealltwriaeth o egwyddorion a chyd-destunau iechyd a gofal cymdeithasol.	37%
AA3 – Dadansoddi a gwerthuso damcaniaethau ac ymarfer iechyd a gofal cymdeithasol i ddangos dealltwriaeth, myfyrio ar sut y gallan nhw ddylanwadu ar arfer, llunio barn resymegol a dod i gasgliadau.	33%

Berfau gorchmynnol yr aseiniad

Adran yr aseiniad	Gair gorchmynnol	Gofynion yr ymateb
Adran A (i) (ii) Adran C (ii)	Amlinellwch	Nodi'r prif bwyntiau/rhoi disgrifiad cryno neu'r prif nodweddion
Adran A (iii)	Ystyriwch	Adolygu ac ymateb i wybodaeth benodol
Adran B	Archwiliwch	Ymchwilio'n agos, yn fanwl
Adran C (i) Adran E Adran F	Esboniwch	Rhoi manylion a rhesymau sy'n esbonio sut a pham y mae rhywbeth fel y mae
Adran D	Dadansoddwch	Archwilio mater yn fanwl/ sut mae rhannau'n ymwneud â'r cyfan, er mwyn esbonio a dehongli

Bydd angen i'ch cyfnod/au o brofiad gwaith fod naill ai mewn lleoliad neu gyda gwasanaeth iechyd a gofal cymdeithasol. Dyma'r math o leoliadau/gwasanaethau sy'n addas ar gyfer ennill profiad, arsylwi neu gysgodi:

- Ysbytai a gwasanaethau cymunedol y GIG
- Adrannau Gwasanaethau Cymdeithasol/Llesiant y Cyngor Sir
- Gwasanaethau Tai neu Wasanaethau Tai Cymdeithasol
- Canolfannau dydd ar gyfer oedolion hŷn neu unigolion ag anableddau dysgu
- Cartrefi nyrsio a gofal
- Hosbis neu wasanaeth sy'n cynnig gofal lliniarol (*palliative care*)
- Canolfannau teulu
- Banciau bwyd
- Unedau anghenion addysgol arbennig – **nid adran Anghenion Addysgol Arbennig mewn ysgolion prif ffrwd**
- Elusennau (MIND, Sefydliad Prydeinig y Galon, Macmillan, elusennau lleol sy'n ymwneud ag iechyd/gofal cymdeithasol). **Dydy siopau elusen ddim yn lleoliad priodol**
- Lleoliadau gweithgareddau chwaraeon lle mae'r ffocws ar werthoedd gofal.

Dyddiadur myfyriol a chofnod ymgysylltu â'r sector/lleoliad gwaith

Bydd angen cyflwyno'r dyddiadur myfyriol a'r cofnod ymgysylltu â'r sector a baratowyd ar gyfer y lleoliad profiad gwaith. Fe fydd y rhain yn cael eu cymedroli hefyd. Felly, bydd eich dyddiadur myfyriol yn gwbl hanfodol ar gyfer yr aseiniad hwn.

City & Guilds | wjec cbac

COFNOD YMGYSYLLTU Â'R SECTOR/LLEOLIAD GWAITH

Enw'r ymgeisydd:	**Rhif yr ymgeisydd:**
Enw'r ganolfan:	**Rhif y ganolfan:**

- Gellir llenwi'r ffurflen yn electronig neu â llaw.
- **Rhaid** llenwi'r ffurflen hon a'i hatodi ar flaen gwaith yr ymgeisydd

Datganiad yr Athro/Athrawes	
Rwy'n cadarnhau bod y dysgwr hwn wedi cwblhau 100 awr o waith ymgysylltu â'r sector, gan gynnwys lleoliad gwaith 60 awr o hyd. **Rwy'n cadarnhau bod y cofnod hwn wedi cael ei archwilio er mwyn sicrhau nad oes unrhyw ymatebion a baratowyd ymlaen llaw i unrhyw rai o'r tasgau (a-ch) ar Aseiniad 2 yn bresennol.**	
Llofnod:	**Dyddiad:**
Datganiad yr Ymgeisydd	
Rwy'n cadarnhau fy mod wedi cwblhau 100 awr o waith ymgysylltu â'r sector, gan gynnwys lleoliad gwaith 60 awr o hyd.	
Llofnod:	**Dyddiad:**
Datganiad Goruchwyliwr/Arweinydd y Lleoliad Gwaith	
Rwy'n cadarnhau bod **[enw'r ymgeisydd]** wedi cwblhau lleoliad Gwaith **[nifer] awr** **o hyd yn [lleoliad]**	
Llofnod: **Swydd:**	**Dyddiad:**

Cofnod Amser ar gyfer Ymgysylltu â'r Sector/Lleoliad Gwaith

- Nodwch ddyddiadau ac amseroedd y gwaith ymgysylltu â'r sector a'r lleoliad gwaith.
- Rhaid i gyfanswm yr amser (oriau a munudau) fod o leiaf **100 awr.**

Cofnod Ymgysylltu â'r Sector/Lleoliad gwaith

Gweithgaredd	Dyddiad	Amser
e.e. sgwrs gan siaradwr gwadd sy'n weithiwr cymdeithasol	27/04/19	1 awr

▲ **Cofnod Ymgysylltu â'r Sector a Lleoliad Gwaith ar gael o dudalen cymwysterau gwefan y Consortiwm (https://www.dysguiechydagofal.cymru/)**

Wrth gwblhau'r cofnod ymgysylltu â'r sector, bydd angen i chi grynhoi'r gweithgareddau rydych wedi bod yn eu cyflawni. Cofiwch gynnwys y dyddiad y cynhaliwyd y gweithgaredd a'r amser (mewn oriau) a gymerwyd i gwblhau'r gweithgaredd. Bydd angen cyflwyno eich Cofnod Ymgysylltu â'r Sector er mwyn iddo gael ei gymedroli.

Mae'n rhaid i chi gadw Dyddiadur Myfyriol trwy gydol eich ymgysylltiad â'r sector a'ch profiad lleoliad gwaith. Dylai hwn gynnwys gwybodaeth am:

- y mathau o sefydliadau a gwasanaethau y gwnaethoch ymgysylltu â nhw a bod am gyfnod o brofiad gwaith yn y lleoliad
- y mathau o dasgau a gweithgareddau y gwnaethoch eu cyflawni yn rheolaidd yn ystod eich cyfnod o brofiad gwaith
- unrhyw broblemau a rhwystrau y gwnaethoch ddod ar eu traws. Nodwch hefyd eich camau gweithredu er mwyn eu goresgyn.

Rhaid i chi ddarparu Dyddiadur Myfyriol pan fyddwch yn cyflwyno'ch aseiniad:

Argymhellir yn gryf eich bod yn paratoi ac yn cwblhau cofnod dyddiol o'ch profiadau yn ystod eich cyfnodau profiad gwaith. Gall eich tiwtor hefyd eich annog i gwblhau eich cofnodion dyddiadur trwy gyfrwng trafodaethau byr rheolaidd yn y dosbarth i'ch galluogi i fyfyrio ar y profiadau a'r arferion gofal a arsylwyd yn y lleoliad. Byddwch hefyd yn cael eich annog i baratoi cofnod yn eich dyddiadur o'r profiadau a gawsoch drwy eich cyswllt â'r sector ehangach, er enghraifft, yn dilyn ymweliad gan siaradwr gwadd.

Fe ddylai'r dyddiadur myfyriol adlewyrchu'n uniongyrchol sut y gellir cymhwyso cynnwys yr uned i'r lleoliad(au) iechyd neu ofal cymdeithasol a wnaethoch eu dewis. Mae'n bwysig eich bod yn hollol gyfarwydd â chwestiynau asesu a'r canllawiau perthnasol ar gyfer yr asesiad di-arholiad. Bydd hyn yn gwneud yn siŵr eich bod yn casglu ac yn cofnodi'r hyn sy'n berthnasol ar gyfer gofynion y cymhwyster. Mae gofynion y dyddiadur yn cynnwys:

- Swyddogaeth y swyddi a'r cymwysterau a'r sgiliau sydd eu hangen ar weithwyr iechyd a gofal cymdeithasol i gyflawni eu gwaith ym maes iechyd a gofal cymdeithasol.
- Rôl cyfathrebu effeithiol, cyd-gynhyrchu, cydweithio, gwaith tîm a phroffesiynoldeb yn y sector gofal.
- Sut mae codau ymddygiad ac ymarfer yn cael eu dilyn a'u cymhwyso mewn lleoliadau iechyd a gofal cymdeithasol?
- Mesurau diogelu yn eu lle ac yn cael eu gweithredu.
- Sut mae dulliau gweithredu yn cael eu sefydlu a'i gweithredu mewn lleoliad i ddiwallu anghenion a gofynion unigolion?
- Sut mae deddfwriaeth Cymru yn effeithio ar y defnydd o'r iaith Gymraeg mewn lleoliadau iechyd a gofal cymdeithasol?

Pwrpas y profiad gwaith ydy eich bod chi yn:

- ennill profiad uniongyrchol o amodau gwaith mewn gwahanol leoliadau iechyd neu ofal cymdeithasol
- dysgu mwy am yr amrywiaeth o yrfaoedd sydd ar eich cyfer ym maes iechyd a gofal cymdeithasol. Drwy gysgodi unigolion profiadol sy'n gyfrifol am fathau gwahanol o waith fe fyddwch yn elwa o'u profiad ac yn dysgu mwy
- cymhwyso ac ymarfer rhai o'r sgiliau sylfaenol sydd eu hangen i weithio mewn lleoliad iechyd a/neu ofal cymdeithasol, gan gynnwys sgiliau cyfathrebu a rhyngweithio
- meithrin sgiliau asesu eich talentau eich hun. Byddwch yn magu hyder ac yn datblygu sgiliau cyfrifoldeb
- deall rôl arferion gwaith amlddisgyblaethol
- deall y ddeddfwriaeth briodol ym maes iechyd a gofal cymdeithasol.

Ymchwil pellach a chasglu gwybodaeth

Bydd gwneud gwaith ymchwil pellach a chasglu gwybodaeth yn rhan allweddol o bob cyfnod profiad gwaith a byddwch yn cael eich cefnogi i wneud hyn drwy:

- ysgrifennu adroddiad o'r gweithgareddau yr ydych yn eu gweld a'u gwneud ar brofiad gwaith yn y lleoliad. Bydd hyn yn gyfle gwych i fyfyrio ar yr hyn ddysgoch chi o'r profiad. Er enghraifft, efallai eich bod wedi arsylwi a chymryd rhan mewn sesiwn therapi hynod werthfawr lle'r oedd cyfle i breswylwyr hel atgofion mewn cartref gofal. Bydd hyn yn gyfle arbennig i fyfyrio ar effaith sesiwn o'r fath ar y preswylwyr neu sut y cafodd y sesiwn ei chyflwyno i'r preswylwyr
- myfyrio ar werthoedd gofal y lleoliad
- myfyrio ar sut mae'r defnyddwyr gwasanaethau yn teimlo yn yr amgylchedd
- arsylwi sut mae pob gweithiwr yn y lleoliad yn cyfrannu at sicrhau bod defnyddwyr gwasanaethau'n cyflawni eu canlyniadau personol wrth nodi rhinweddau allweddol pob rôl iechyd a/neu ofal cymdeithasol yn y lleoliad
- gofyn i aelodau'r tîm am eu rôl yn y lleoliad, a chofnodi hynny hefyd
- rhyngweithio ag aelodau eraill o'r tîm amlddisgyblaethol yn y lleoliad, e.e. ffisiotherapydd, therapydd galwedigaethol, fferyllydd, dietegydd sy'n ymweld â'r lleoliad. Wrth fyfyrio, bydd angen nodi yn y dyddiadur pwy a gyfrannodd tuag at ymateb yn llawn i ofynion defnyddiwr gan nodi sut wnaethon nhw gyflawni hynny
- ystyried sut mae aelodau'r tîm amlddisgyblaethol yn cydweithio'n effeithiol i sicrhau bod y canlyniadau'n cael eu cyflawni o fewn y gwasanaeth sy'n cael ei ddarparu i bob person.

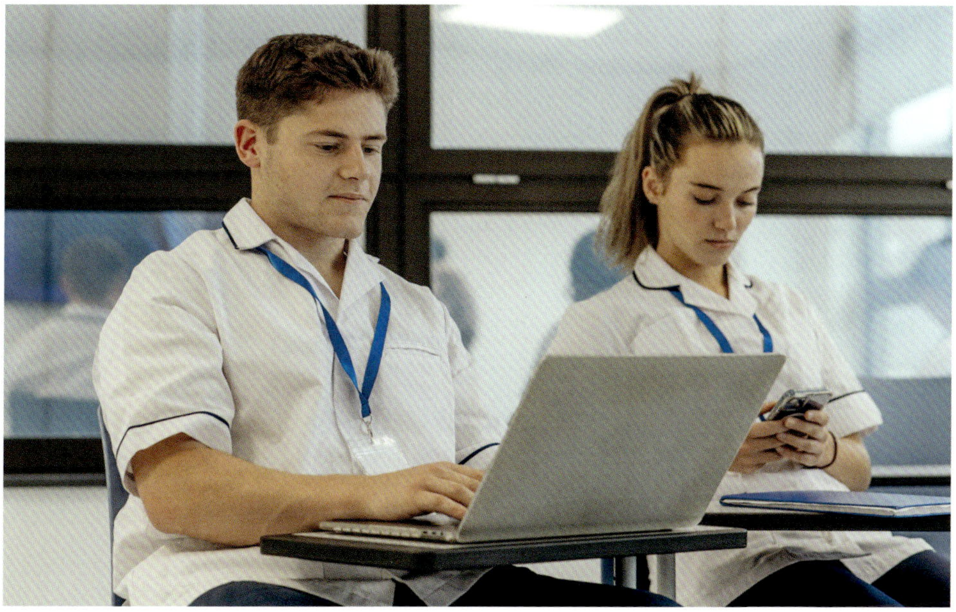

Cynnwys y fanyleb:

Mapio cynnwys aseiniadau	Cynnwys y penodau
6.1 Rolau swyddi, cymwysterau a sgiliau y mae eu hangen ar weithwyr iechyd a gofal cymdeithasol	**Pennod 1** ■ Pwy sy'n gweithio ym maes iechyd a gofal cymdeithasol? ■ Sut mae gweithwyr iechyd a gofal cymdeithasol yn cael eu rheoleiddio? ■ Pa gymwysterau sy'n berthnasol i rolau swyddi penodol? ■ Pa sgiliau sydd eu hangen i weithio ym maes iechyd a gofal cymdeithasol?
6.2 Rôl cyfathrebu effeithiol, cyd-gynhyrchu, cydweithredu, gwaith tîm a phroffesiynoldeb yn y sector gofal	**Pennod 2** ■ Sut mae rhai sgiliau yn cael eu dangos o fewn iechyd a gofal cymdeithasol? ■ Sut mae sgiliau'n cefnogi'r gweithwyr gofal a'r unigolion?
6.3 Sut mae codau ymddygiad/ ymarfer yn cael eu dilyn a'u cymhwyso mewn lleoliadau iechyd a gofal cymdeithasol	**Pennod 3** ■ Beth ydy codau ymddygiad ac ymarfer proffesiynol? ■ Sut mae codau ymddygiad/ymarfer yn cael eu dilyn a'u cymhwyso? ■ Beth ydy undebau llafur?
6.4 Rôl cyflogwyr wrth hybu ac amddiffyn hawliau'r cyflogai	**Pennod 4** ■ Sut mae cyflogwyr yn hybu ac amddiffyn hawliau'r gweithwyr sy'n gweithio ym maes iechyd a gofal cymdeithasol? ■ Beth ydy rôl deddfwriaeth? ■ Beth ydy ystyr 'dyletswydd gofal'?
6.5 Diogelu wrth ymarfer	**Pennod 5** ■ Sut y gellir cyflawni prosesau diogelu mewn ymarfer? ■ Beth sy'n digwydd os bydd gweithdrefnau a pholisïau diogelu yn cael eu torri?
6.6 Sut y defnyddir dulliau mewn lleoliadau i fodloni anghenion a gofynion unigolion	**Pennod 6** ■ Sut y defnyddir dulliau gwahanol mewn lleoliadau i fodloni anghenion unigolion?
6.7 Sut mae deddfwriaeth Cymru yn effeithio ar ymarfer mewn lleoliadau iechyd a gofal cymdeithasol	**Pennod 7** ■ Sut mae deddfwriaeth Cymru yn effeithio ar ymarfer ym maes iechyd a gofal cymdeithasol? ■ Sut mae arolygiaethau a rheoleiddwyr yn sicrhau bod safonau a chanllawiau proffesiynol yn cael eu dilyn.
6.8 Rôl myfyrio mewn lleoliadau gofal	**Pennod 8** ■ Beth ydy ymarfer myfyriol? ■ Pwy ydy damcaniaethwyr ymarfer myfyriol? ■ Sut mae myfyrio yn gwella ymarfer iechyd a gofal cymdeithasol? ■ Sut mae ymarfer myfyriol yn digwydd ym maes iechyd a gofal cymdeithasol?

Asesiad Di-arholiad – Tasg Asesu

Ysgrifennwch gyflwyniad am y lleoliad/gwasanaeth.

- **Prif bwrpas y lleoliad/gwasanaeth a ddewiswyd**
- **Rôl y cyflogwr wrth hyrwyddo a diogelu hawliau gweithwyr sy'n gweithio yn y lleoliad/gwasanaeth**

Rhaid i'r atebion amlinellu prif ddiben y lleoliad/gwasanaeth a brofwyd yn uniongyrchol fel rhan o ymgysylltu â'r sector. Mae hyn yn gallu cynnwys:

- Arferion gwrth-wahaniaethu a gwrth-aflonyddu
- Hyrwyddo cydraddoldeb
- Egwyddorion iechyd a diogelwch
- Polisïau a gweithdrefnau
- Mentrau a strategaethau
- Cyfrinachedd a pholisïau cyfryngau cymdeithasol
- Deddfwriaeth: Deddf Llesiant Cenedlaethau'r Dyfodol 2015, GDPR
- Dyletswydd gofal gyda ffocws ar iechyd a lles
- Diwylliant cyfannol, cynhwysfawr a chefnogol

D.S. Mae cynnwys y fanyleb ar gyfer rôl y cyflogwr wrth hyrwyddo a diogelu hawliau gweithwyr sy'n gweithio yn y lleoliad neu o fewn gwasanaeth i'w weld ym Mhennod 6.4 o'r llyfr hwn.

Yr hyn y mae'r arholwyr yn chwilio amdano

- Mae angen i'r Asesiad Di-arholiad ddefnyddio fformat ysgrifenedig clir a threfnus, ac fel arfer yn mynd i'r afael â phob tasg mewn trefn resymegol.
- Mae angen dangos gwybodaeth a dealltwriaeth drylwyr o gynnwys y fanyleb a'i chymhwyso i leoliad neu wasanaeth a brofwyd yn ystod y profiad gwaith.
- Angen amlygu a dwyn sylw at yr arfer neu'r arferion da a brofwyd yn ystod y profiad drwy ddyfynnu ffynonellau a ddefnyddiwyd yn eich adroddiadau.
- Paratoi llyfryddiaeth gyffredinol i ddangos tystiolaeth o'r ymchwil wnaethoch chi drwy ymchwilio i ffynonellau eraill drwy ddarllen ac ymchwil pellach ar y we.
- Byddwch yn colli marciau os nad ydych yn cyfeirio'n fanwl at rôl y cyflogwr neu ddim yn cyfeirio'n briodol at y lleoliad neu'r gwasanaeth.
- Llên-ladrad – peidiwch â chopïo gwybodaeth yn uniongyrchol o ffynonellau eraill heb ddefnyddio dyfynodau a dyfynnu'r ffynonellau rydych chi wedi'u defnyddio. Mae defnyddio deallusrwydd artiffisial (AI) hefyd yn cael ei wahardd a'i ystyried fel llên-ladrad. Os ydy llên-ladrad yn amlwg, yna bydd eich gwaith ar gyfer yr Asesiad Di-arholiad Mewnol yn cael ei ystyried fel twyll. O ganlyniad, mae'n bosibl na fyddwch yn derbyn marc am y gwaith hwnnw.

6.1: Rolau swyddi, cymwysterau a sgiliau y mae eu hangen ar weithwyr iechyd a gofal cymdeithasol

Mae'r bennod hon yn edrych ar y swyddi yn y sector iechyd a gofal cymdeithasol, y cymwysterau a'r sgiliau sydd eu hangen a sut maen nhw'n cael eu rheoleiddio. Bydd yr wybodaeth yn y bennod hon, a'r ymchwil sy'n cael ei gasglu o ymgysylltu â'r sector a'r profiad gwaith, yn eich helpu i baratoi eich aseiniad.

Pwy sy'n gweithio ym maes Iechyd a Gofal Cymdeithasol?

Gweithiwr Proffesiynol Perthynol i Iechyd	Person sy'n darparu math penodol o ofal iechyd, heb fod yn feddyg, nyrs na fferyllydd. Mae'r disgrifiad yn cynnwys amrywiaeth eang o swyddi gan gynnwys swydd fel ffisiotherapydd, therapydd galwedigaethol, deietegydd, pediatregydd ac eraill.
Ymarferwr	Person sy'n gweithio mewn swydd sy'n gofyn am sgiliau penodol, e.e. gwaith cymdeithasol, nyrsio neu feddygaeth. Maen nhw'n darparu gofal neu gymorth yn uniongyrchol i bobl.

Er y bydd unigolion yng Nghymru yn defnyddio gwasanaethau iechyd a gofal cymdeithasol drwy gydol eu hoes, efallai na fyddan nhw'n ymwybodol o faint o bobl sy'n gweithio yn y gwasanaethau hyn. Yn wir, mae gwasanaethau iechyd a gofal cymdeithasol yn cyflogi nifer sylweddol o bobl mewn amrywiaeth eang o swyddi.

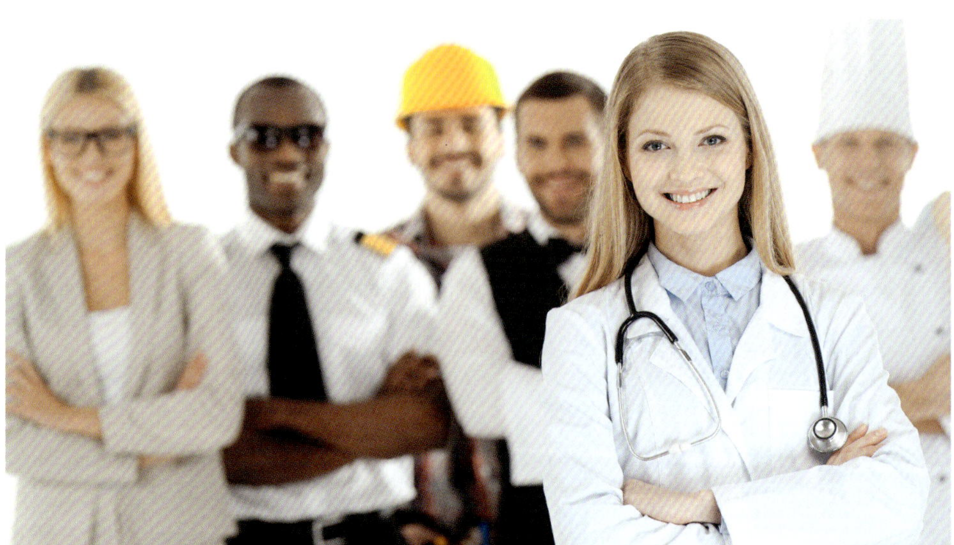

Mae **GIG Cymru** yn cyflogi tua 100,000 o bobl mewn dros 300 o wahanol swyddi, gan gefnogi poblogaeth o dros 3 miliwn o bobl o bob oed yng Nghymru. Mae nifer y staff sy'n cael eu cyflogi'n uniongyrchol gan GIG Cymru yn parhau i gynyddu. Mae'n cyflogi mwy o bobl nag unrhyw sefydliad arall.

NHS Careers

https://www.bbc.co.uk/news/uk-wales-44482582

https://www.llyw.cymru/staff-gyflogir-yn-uniongyrchol-gan-y-gig

Mae **Gofal Cymdeithasol Cymru** yn cyflogi tua 70,000 o bobl mewn amrywiaeth eang o swyddi, gan gefnogi tua 150,000 o unigolion o bob oed bob blwyddyn yng Nghymru. Mae hyn yn golygu bod amrywiaeth eang o swyddi gan y rhai sy'n gweithio ym maes gofal cymdeithasol yng Nghymru.

Gofal Cymdeithasol **Cymru**
Social Care **Wales**

Sgiliau iechyd a gofal

Bydd swyddi mewn lleoliadau a gwasanaethau iechyd a gofal cymdeithasol gwahanol yn gofyn am sgiliau arbennig i alluogi staff i gyflawni gofynion eu swydd yn llwyddiannus.

Mae'r sgiliau hyn yn cynnwys:

- cyfathrebu rhagorol ac effeithiol
- y gallu i addasu
- parhau'n broffesiynol bob amser
- cywirdeb
- sgiliau trefnu a dilyn cyfarwyddiadau
- blaenoriaethu tasgau
- tosturi
- empathi
- gwybod pryd i ofyn am help
- sgiliau Technoleg Gwybodaeth (TG)
- sgiliau datrys problemau
- sgiliau rheoli amser
- gwytnwch cymeriad
- sgiliau gwneud penderfyniadau
- gwaith tîm.

Swyddogaethau gweithwyr rheng flaen a gweithwyr sy'n darparu gwasanaethau cefnogi

Gellir rhannu'r amrywiaeth eang o swyddi ym maes iechyd a gofal cymdeithasol yn ddau brif gategori sef **gofal rheng flaen** (darparu gofal uniongyrchol i unigolion) a'r **gwasanaethau cefnogi** (staff rheoli, gweinyddol a chymorth).

Swyddi gofal rhes flaen	Swyddi gwasanaethau cefnogi
Ambiwlans / parafeddyg	Adeiladau a gwasanaethau
Gweithwyr gofal iechyd	Gwasanaethau gwybodaeth a chyhoeddusrwydd
Gweithwyr gofal	Rheoli
Gweithwyr cymdeithasol	Cyllid
Doctor a gofal meddygol	Gweinyddu
Nyrsio	Adnoddau dynol
Gweithwyr meddygol cysylltiedig	Arlwyo a Glanhau
Gweithiwr gweithgareddau	Staff domestig
Cynorthwyydd personol	Staff y Dderbynfa a threfnu apwyntiadau
Gweithiwr adfer	Porthor a gwasanaethau ategol
Gofalwyr cartref	Gweithwyr cyngor a chymorth
Ffisiotherapydd	

Casglu gwybodaeth yn ystod eich profiad gwaith i gofnodi nifer a natur y swyddi a'r cymwysterau sydd eu hangen o fewn y lleoliad neu'r gwasanaeth

Wrth ymweld â'ch lleoliad yn y sector iechyd a gofal cymdeithasol, bydd angen i chi nodi faint o bobl y maen nhw'n eu cyflogi a beth ydy natur y swyddi o fewn y lleoliad neu'r gwasanaeth hwnnw. Bydd angen i chi ddweud hefyd ai gwasanaethau rheng flaen neu swyddogaethau cefnogi sy'n cael eu cynnig.

Er mwyn eich cefnogi i gasglu'r wybodaeth hon:

- ✔ Gofynnwch i'r cyflogwr am restr o'r gwahanol fathau o swyddi sydd yn y lleoliad.
- ✔ Paratowch restr o'r gwahanol swyddi rydych chi wedi'u gweld neu wedi bod yn cymryd rhan ynddyn nhw.
- ✔ Paratowch restr sy'n dangos pa weithwyr oedd yn darparu gwasanaethau gofal rheng flaen a pha rai oedd â chyfrifoldebau a swyddogaethau cefnogi.

Sut mae gweithwyr iechyd a gofal cymdeithasol yn cael eu rheoleiddio?

Mae rhai swyddi ym maes iechyd a gofal cymdeithasol yn cael eu rheoleiddio. Os ydy'r gwaith yn cael ei reoleiddio yna mae'n rhaid i'r gweithiwr fod wedi cofrestru gyda chorff rheoleiddio. Bydd hefyd yn nodi bod angen cymwysterau perthnasol os ydych chi am ymgymryd â'r gwaith, e.e. cymhwyster gradd neu ddiploma i gadarnhau eich bod yn gymwys.

Cyrff proffesiynol

Sefydliad sy'n cynrychioli grŵp o bobl sy'n aelodau o'r un proffesiwn, e.e. meddygon neu weithwyr cymdeithasol. Mae corff proffesiynol yn cefnogi ei aelodau, gyda rhai ohonyn nhw hefyd yn sicrhau bod y gwaith y maen nhw'n ei wneud yn cyd-fynd â gofynion y corff proffesiynol.

agic hiw | Arolygiaeth Gofal Iechyd Cymru
Healthcare Inspectorate Wales

Arolygiaeth Gofal Iechyd Cymru

Mae Arolygiaeth Gofal Iechyd Cymru yn arolygu gwasanaethau'r GIG ac yn rheoleiddio darparwyr gofal iechyd annibynnol mewn perthynas â nifer o safonau, polisïau a chanllawiau yng Nghymru. Hefyd, mae gan yr Arolygiaeth ddyletswydd statudol drwy gyfrwng nifer o reoliadau cydnabyddedig i amlygu meysydd ac arferion sydd angen eu gwella.

Arolygiaeth Gofal **Cymru**
Care Inspectorate **Wales**

Arolygiaeth Gofal Cymru (AGC)

Mae Arolygiaeth Gofal Cymru yn cofrestru, arolygu a gweithredu yn ôl yr angen er mwyn gwella ansawdd a diogelwch gwasanaethau er lles pobl Cymru.

Gweithgaredd

Ewch ati i lunio rhestr o brif ddyletswyddau'r swyddi canlynol o fewn y gwasanaeth iechyd a gofal cymdeithasol. Gallwch gyfoethogi'r rhestr hon drwy sôn am eich profiadau chi o arsylwi neu weithio gydag unigolion sy'n cyflawni'r swyddi hyn:

- Nyrs
- Bydwraig
- Gweithiwr cymdeithasol
- Gweithiwr gofal iechyd
- Gweithiwr gofal cymdeithasol
- Therapydd celf
- Gwyddonydd biofeddygol
- Ciropodydd/pediatregydd
- Gwyddonydd clinigol
- Deietegydd
- Gweinyddwr cymhorthion clyw
- Therapydd galwedigaethol
- Ymarferwr adran lawdriniaeth
- Orthoptydd
- Parafeddyg
- Ffisiotherapydd
- Fferyllydd
- Ciropractydd
- Deintydd
- Hylenydd deintyddol

Sefydliadau a chyrff rheoleiddio iechyd a gofal cymdeithasol

Y Cyngor Proffesiynau Iechyd a Gofal (HCPC)	Eu rôl ydy amddiffyn y cyhoedd. Yn ôl y gyfraith, mae'n rhaid i bobl fod wedi'u cofrestru i weithio yn y sector iechyd a gofal cymdeithasol yn y Deyrnas Unedig. Mae'r sefydliad hwn yn rheoleiddio 15 proffesiwn o fewn y sector i osod a chynnal safonau. Er enghraifft, mae'n rhaid i weithiwr cymdeithasol fod wedi cofrestru gyda'r HCPC er mwyn ymarfer fel gweithiwr cymdeithasol. Mae'r proffesiynau cofrestredig yn cynnwys: gweithwyr cymdeithasol, gweithwyr gofal iechyd, gweithwyr gofal cymdeithasol, therapydd celf, gwyddonydd biofeddygol, ciropodydd/pediatregydd, gwyddonydd clinigol, deietegydd, gweinyddwr cymhorthion clyw, therapydd galwedigaethol, ymarferwyr adrannau llawdriniaeth, orthoptydd, parafeddyg a ffisiotherapydd.
Y Cyngor Meddygol Cyffredinol (GMC)	Mae gan y Cyngor Meddygol Cyffredinol gofrestr feddygol ar gyfer pob meddyg yn y Deyrnas Unedig (DU) sy'n nodi eu manylion cofrestru a gwybodaeth am eu hyfforddiant. Rhaid i feddygon sy'n ymarfer meddygaeth yn y Deyrnas Unedig fod wedi'u cofrestru gyda'r GMC sy'n rhoi trwydded iddyn nhw ymarfer.
Y Cyngor Nyrsio a Bydwreigiaeth (NMC)	Rheoleiddiwr annibynnol ar gyfer nyrsys, bydwragedd, nyrsys iechyd cyhoeddus arbenigol a chymdeithion nyrsio. Mae'r NMC yn cadw cofrestr o'r holl nyrsys a bydwragedd sy'n gallu ymarfer yn y Deyrnas Unedig (DU).
Y Cyngor Ciropracteg Cyffredinol	Mae'n rheoleiddio pob ciropodydd yn y DU ac yn sicrhau diogelwch cleifion sy'n cael triniaeth.
Y Cyngor Deintyddol Cyffredinol	Mae'n rheoleiddio deintyddion a gweithwyr gofal deintyddol proffesiynol yn y Deyrnas Unedig. Mae'n gosod safonau deintyddol ac yn cadw cofrestr o ddeintyddion cymwys a gweithwyr proffesiynol eraill ym maes gofal deintyddol, e.e. hylenydd deintyddol, therapydd deintyddol, nyrs ddeintyddol, technegydd deintyddol a thechnegydd deintyddol clinigol.
Y Cyngor Optegol Cyffredinol	Mae'r sefydliad hwn yn cadw cofrestr o'u gweithwyr proffesiynol, ac yn rheoleiddio'r gwasanaethau sy'n cael eu darparu gan bob optegydd ac optometrydd. Mae'n hybu safonau ymddygiad proffesiynol uchel yn ogystal â chyfleoedd addysg a hyfforddiant parhaus.
Y Cyngor Fferyllol Cyffredinol	Mae'n rheoleiddio fferyllwyr, technegwyr fferyllol ac adeiladau fferylliaeth yn y Deyrnas Unedig

Cyrff rheoleiddio gofal cymdeithasol

Arolygiaeth Gofal Cymru	Mae'r sefydliad hwn yn cofrestru, yn arolygu ac yn gweithredu i wella ansawdd a diogelwch gwasanaethau yng Nghymru. Mae'n rheoleiddio'r gwasanaethau gofal cymdeithasol canlynol: ■ Gwasanaethau i oedolion, e.e. mewn cartrefi gofal i oedolion, a gwasanaethau cymorth cartref. ■ Gwasanaethau plant, e.e. mewn cartrefi gofal i blant, a gwasanaethau maethu a mabwysiadu. ■ Gwasanaethau gofal plant a chwarae, e.e. gwarchodwyr plant a gweithwyr gofal dydd llawn.
Gofal Cymdeithasol Cymru	Mae'r sefydliad hwn yn gweithio gyda Llywodraeth Cymru i wella canlyniadau ar gyfer pobl sy'n defnyddio gwasanaethau gofal a chymorth yng Nghymru. ■ Mae'n anelu at arwain gwelliannau i ofal cymdeithasol yng Nghymru. ■ Mae'n cadw cofrestr o weithwyr cartrefi gofal i oedolion. ■ Mae'n darparu canllawiau i gyflogwyr ynghylch y broses gofrestru ar gyfer eu gweithwyr. ■ Ei brif nod ydy cefnogi a meithrin gweithlu medrus o ansawdd uchel. Mae'n bwriadu gwneud hynny drwy wella'r ddarpariaeth gofal a chefnogaeth a chynyddu hyder y cyhoedd yn y gwasanaethau gofal sy'n cael eu darparu yng Nghymru.

Prif swyddogaethau cyrff rheoleiddio

1. Gofalu bod pob gweithiwr iechyd a phob gweithiwr gofal cymdeithasol wedi'i gofrestru gyda'r corff rheoleiddio priodol.
2. Gofalu bod gan bob gweithiwr iechyd a phob gweithiwr gofal cymdeithasol gymwysterau perthnasol i gyflawni holl ofynion ei swydd.
3. Gosod safonau, gan sicrhau bod pob gweithiwr iechyd a phob gweithiwr gofal cymdeithasol yn cwrdd â'r safonau.
4. Ymchwilio i unrhyw gwynion a wneir am weithiwr iechyd neu weithiwr gofal cymdeithasol cofrestredig.

Pa gymwysterau sy'n angenrheidiol ar gyfer swyddi penodol?

Bydd angen nifer o gymwysterau amrywiol ar gyfer gwahanol swyddi o fewn y sector iechyd a gofal cymdeithasol. Bydd rhai swyddi yn gofyn am gymhwyster mewn pwnc neu bynciau penodol hefyd. Mae'r cymwysterau angenrheidiol hyn yn gallu cynnwys rhai o'r cymwysterau canlynol:

- TGAU
- Cymhwyster galwedigaethol
- Safon Uwch
- Diploma
- Gradd israddedig
- Gradd ôl-raddedig

Mae ambell swydd ym maes iechyd a gofal cymdeithasol yn gofyn naill ai am ddim neu rai o'r cymwysterau hyn yn unig. Fodd bynnag, bydd eraill yn gofyn am gymwysterau uwch a chyfnod penodol o hyfforddiant. Bydd cyfle hefyd i ennill cymwysterau drwy weithio o fewn y gwasanaeth neu mewn lleoliad. Mae cynlluniau prentisiaeth ar gael, yn ogystal â rhaglenni dysgu ar gyfer graddedigion a/neu swydd dan hyfforddiant (*traineeship*). Cyfrifoldeb y corff rheoleiddio ydy sicrhau bod gan weithwyr iechyd a gofal cymdeithasol y cymwysterau priodol i gyflawni gofynion eu swydd.

Casglu gwybodaeth yn ystod eich cyfnod o brofiad gwaith yn y sector

1. Casglu gwybodaeth am aelodaeth o gorff proffesiynol

Fel rhan o'ch gwaith yn casglu'r wybodaeth am y swyddi yn eich lleoliad, bydd angen i chi wybod pa gorff rheoleiddio y mae'n rhaid iddyn nhw berthyn iddo er mwyn cyflawni eu gwaith.

Gallwch gasglu'r wybodaeth hon drwy:

- ☑ ofyn i'r gweithiwr gofal gyda pha gorff proffesiynol y maen nhw wedi cofrestru
- ☑ ymchwilio ar-lein i weld pwy sy'n rheoleiddio'r swydd neu'r swyddi penodol hynny

2. Casglu gwybodaeth am gymwysterau'r tîm o fewn y lleoliad neu'r gwasanaeth

Yn ystod eich ymweliad â'r lleoliad bydd angen i chi gasglu gwybodaeth am y cymwysterau angenrheidiol oedd eu hangen ar gyfer o **leiaf ddwy swydd** yn y lleoliad neu o fewn y gwasanaeth.

Gallwch gasglu'r wybodaeth hon drwy:

- ✔ gynnal cyfweliad â'r person sy'n cyflawni'r swydd er mwyn gwybod pa gymwysterau sydd ganddyn nhw a pha gymwysterau oedd eu hangen yn benodol ar gyfer y swydd honno
- ✔ ymchwilio ar-lein i weld pa gymwysterau sydd eu hangen ar gyfer y swydd

3. Casglu gwybodaeth am sgiliau'r tîm o fewn y lleoliad neu'r gwasanaeth

Yn ystod eich ymweliad â'r lleoliad bydd angen i chi gasglu gwybodaeth am y sgiliau angenrheidiol oedd eu hangen ar gyfer o **leiaf ddwy swydd** yn y lleoliad neu o fewn y gwasanaeth.

Gallwch gasglu'r wybodaeth hon drwy:

- ✔ arsylwi ar waith ymarferol er mwyn gweld pa sgiliau sy'n cael eu defnyddio
- ✔ cynnal cyfweliad â'r person sy'n cyflawni'r swydd er mwyn dysgu pa sgiliau maen nhw'n eu defnyddio a sut maen nhw'n eu defnyddio yn y swydd

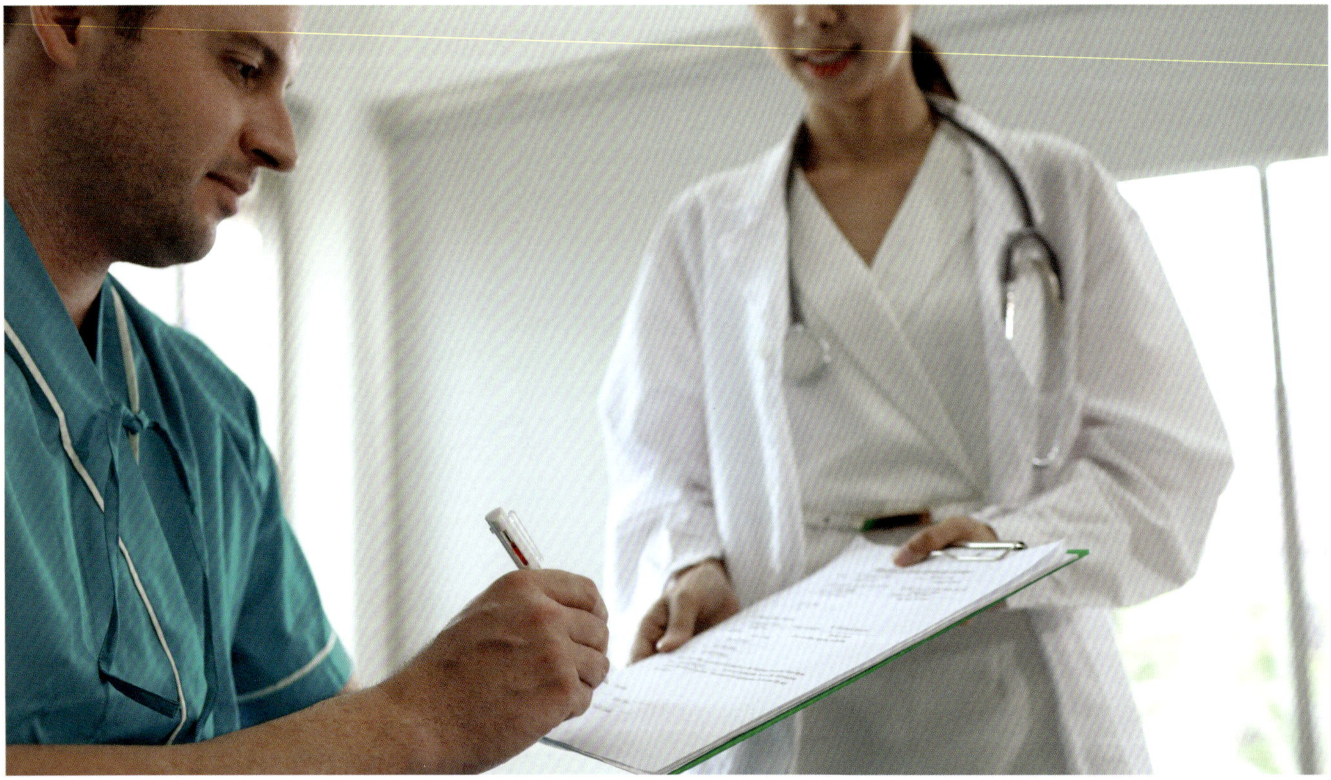

Rhestr wirio ar gyfer yr aseiniad

Wrth baratoi ar gyfer eich aseiniad, bydd rhaid i chi sicrhau eich bod wedi casglu gwybodaeth gynhwysfawr am eich lleoliad neu eich gwasanaeth er mwyn i chi allu:

- ☑ amlinellu swyddogaethau dwy swydd o fewn y lleoliad neu'r gwasanaeth, neu swyddogaethau sy'n gysylltiedig â'r lleoliad neu'r gwasanaeth
- ☑ paratoi crynodeb o brif swyddogaethau'r gwaith
- ☑ rhestru'r sgiliau penodol sydd eu hangen ar gyfer cyflawni'r gwaith
- ☑ rhestru'r gofynion o ran y cymwysterau sydd eu hangen er mwyn cyflawni'r gwaith
- ☑ nodi sut mae swyddogaethau'r swydd yn cael eu rheoleiddio'n broffesiynol

Asesiad Di-Arholiad Tasg A(ii)

Amlinellwch swyddogaeth dwy swydd o fewn, neu sy'n gysylltiedig â'r lleoliad neu'r gwasanaeth, gan gynnwys:

- **Prif swyddogaethau'r swydd.**
- **Sgiliau penodol sydd eu hangen.**
- **Gofynion o ran cymwysterau.**
- **Rheoleiddio proffesiynol fel sy'n briodol i'r swydd.**

Dechrau arni!

Bydd angen i chi ymchwilio i'r **ddwy** swydd iechyd a gofal cymdeithasol rydych wedi'u dewis ar gyfer yr asesiad hwn. Bydd angen i'ch ymchwil gynnwys gwybodaeth am y ddwy swydd rydych wedi'u gweld yn eich lleoliad profiad gwaith o fewn y sector iechyd a gofal cymdeithasol. Yn ystod y cyfnod hwn, bydd angen i chi gasglu gwybodaeth fanwl am y ddwy swydd yn y lleoliad yn ogystal â chadw nodiadau yn eich dyddiadur myfyriol.

Bydd angen i chi hefyd wneud ymchwil ychwanegol drwy ddefnyddio cyhoeddiadau print a thrwy chwilio'r rhyngrwyd. Mae sawl ffynhonnell gwybodaeth ar gael ar-lein sy'n darparu gwybodaeth fanwl am swyddi gwahanol o fewn y sector iechyd a gofal cymdeithasol.

Gallwch ddefnyddio'r wybodaeth wnaethoch ei chasglu yn y lleoliad yn ogystal â'r wybodaeth ychwanegol i baratoi dwy ochr o nodiadau A4 fel y gallwch eu cymryd nhw gyda chi i'r asesiad dan reolaeth.

Swyddogaethau'r gweithiwr gofal

Mae amrywiaeth eang o swyddi ar gael yn y sector iechyd a gofal cymdeithasol. Bydd gan bob un o'r swyddi hyn swyddogaethau gwahanol i'w chwarae yn y sector iechyd a gofal cymdeithasol. Bydd y swyddi hyn naill ai angen cymwysterau neu ddim angen cymwysterau penodol. Dyma rai o ofynion swydd gweithio fel gweithiwr gofal:

Mae prif swyddogaethau'r gweithiwr gofal yn cynnwys:

- Darparu gofal a chymorth personol o ansawdd uchel i breswylwyr sy'n byw mewn lleoliadau gofal gan ystyried gofynion unigol yr unigolion y maen nhw'n gofalu amdanyn nhw.
- Annog cleifion a chleientiaid i fod yn annibynnol ac i fod yn rhan o'r gymdeithas. Paratoi a chyflwyno cynlluniau gofal a chymorth o fewn y lleoliad a fydd yn cael eu gwerthuso'n rheolaidd i sicrhau darpariaeth iechyd a gofal personol ofalgar a chefnogol.
- Creu a chynnal sgwrs gyda phawb a chynnal gweithgareddau difyr a pherthnasol sy'n cyd-fynd â'u diddordebau a'u ffordd nhw o fyw ac sy'n parchu eu hurddas.
- Cynorthwyo preswylwyr yn ystod amser bwyd, gan sicrhau eu bod yn cael prydau bwyd sy'n adlewyrchu eu gofynion deietegol penodol ac yn cynnal deiet iach. Cydweithio gydag eraill i sicrhau bod cynlluniau gofal llawn yn cael eu hadolygu a'u diweddaru'n rheolaidd a'u bod yn addas i anghenion pawb. Addasu eich dulliau gweithio ar sail eich profiadau yn y gwaith er mwyn cynnig y gwasanaeth gofal gorau drwy weithredu 'arferion da' yn y gwaith.
- Mae gweithwyr gofal yn aml yn gweithio o fewn Tîm Amlddisgyblaethol (MDT) sy'n cynnwys sawl proffesiwn sydd ag arbenigedd mewn gwahanol feysydd. Bydd cydweithio fel hyn yn darparu gwasanaeth unedig a di-dor a fydd yn gwneud yn siŵr bod unigolion yn cael y gofal a'r cymorth priodol y maen nhw'n eu haeddu.

Cymwysterau – y gofynion

I weithio fel Gweithiwr Gofal yng Nghymru, mae angen y cymwysterau canlynol arnoch:

1. Cymhwyster Lefel 3 mewn Iechyd a Gofal Cymdeithasol (Diploma, QCF, NVQ neu BTEC) neu gymhwyster cyfwerth.
2. Fel arall, gallwch gofrestru gan ddefnyddio'r City & Guilds Lefel 2 Iechyd a Gofal Cymdeithasol: Craidd, ond bydd angen i chi gwblhau'r cymhwyster Lefel 3 llawn o fewn tair blynedd.
3. Mae'r cymwysterau a argymhellir ar gyfer ymarfer yn cynnwys Iechyd a Gofal Cymdeithasol Lefel 3 City & Guilds: Ymarfer (Plant a phobl ifanc).
4. Os nad oes gennych gymwysterau gofal cymdeithasol, gallwch barhau i weithio mewn swyddi penodol a chwblhau eich cymwysterau wrth i chi weithio.

Nodweddion personol pwysig:

- Amynedd.
- Gallu addasu.
- Sgiliau cyfathrebu a rhyngbersonol rhagorol.
- Parodrwydd i siarad a gwrando ar bobl o bob cefndir.
- Ymrwymiad i weithio gydag aelodau eraill yn y Tîm Amlddisgyblaethol.
- Brwdfrydig wrth ddarparu'r gofal a'r gefnogaeth orau i gleifion a chleientiaid dan eich gofal.
- Parchu hawliau pob unigolyn i annibyniaeth a phreifatrwydd.
- Ymrwymiad i fabwysiadu dull sy'n canolbwyntio ar yr unigolyn ac i ddeall a gwerthfawrogi bod gan bob unigolyn anghenion corfforol ac emosiynol gwahanol.
- Gallu i osgoi creu embaras i unigolion pan fyddwch yn eu helpu gyda gofal personol.
- Ymrwymiad i ddarparu gwasanaeth gofal cymdeithasol sy'n ymgorffori urddas unigolyn a'i hawl i gael ei drin â pharch.
- Parodrwydd i ddysgu a mabwysiadu arferion a gweithdrefnau newydd yn unol â deddfwriaeth, safonau a chodau ymarfer newydd.

Rheoleiddio gweithwyr gofal proffesiynol:

Mae Arolygiaeth Gofal Cymru (AGC) yn rheoleiddio gwasanaethau cymorth gofal cymdeithasol. Mae rheoleiddio yn cynnwys cofrestru, arolygu, ymateb i bryderon am wasanaethau sy'n cael eu rheoleiddio, cydymffurfio â'r gofynion, darparu cymorth a threfniadau gorfodaeth os byddai angen hynny.

Beth mae'r arholwr yn chwilio amdano

1. Rhaid i'ch ateb gynnwys swyddogaethau dwy swydd briodol o fewn y lleoliad/ gwasanaeth neu ddwy swydd sy'n gysylltiedig â'r lleoliad/ gwasanaeth.
2. Mae angen i chi baratoi gwybodaeth fanwl am beth ydy'r cymwysterau sy'n ofynnol yn ogystal â'r gofynion o ran rheoleiddio proffesiynol.

Darllen ac ymchwil pellach

Gyrfa Cymru **https://gyrfacymru.llyw.cymru/**

GIG Cymru **https://www.gig.cymru/**

Gyrfaoedd yn y GIG **https://aagic.gig.cymru/gyrfaoedd/**

Dod o hyd i gymhwyster **https://cynnwys.gofalcymdeithasol.cymru/cymwysterau-ac-ariannu/fframwaith-cymwysterau**

Sgiliau Gofal **https://gofalcymdeithasol.cymru/**

6.2: Rôl cyfathrebu effeithiol, cydgynhyrchu, cydweithredu, gwaith tîm a phroffesiynoldeb yn y Sector Gofal

Mae'r bennod hon yn edrych ar rôl cyfathrebu effeithiol, cydgynhyrchu, cydweithredu, gwaith tîm a phroffesiynoldeb yn y Sector Gofal. Bydd yr wybodaeth yn y bennod hon a'r ymchwil a gasglwyd yn ystod eich ymgysylltiad â'r sector/profiad gwaith yn cynnig enghreifftiau o gyfathrebu effeithiol a allai fod wedi'u dangos yn y lleoliad.

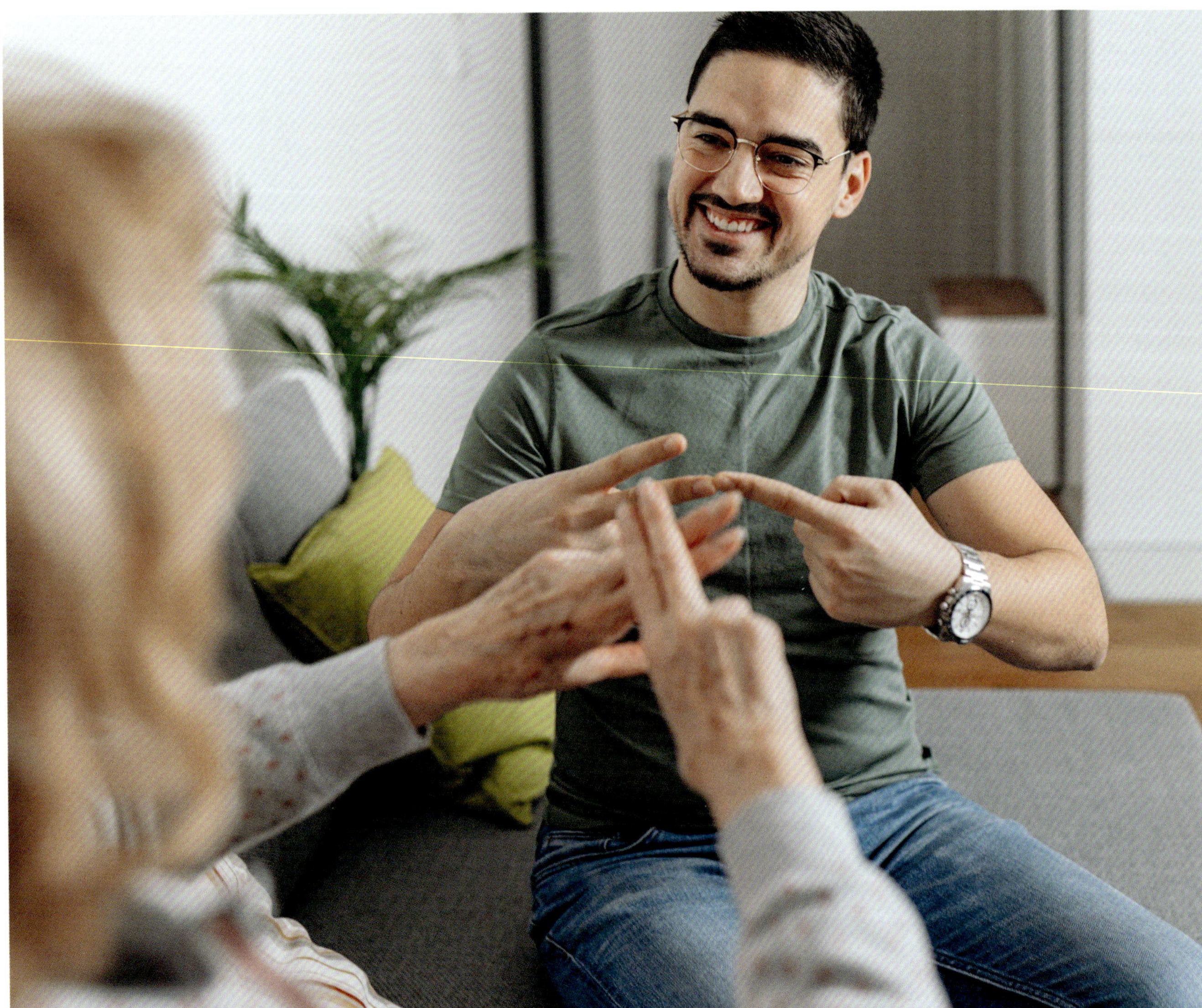

Sut mae cyfathrebu effeithiol yn chwarae rôl wrth ddarparu gofal o ansawdd?

Mae **cyfathrebu effeithiol** yn chwarae rôl hanfodol o ran darparu gofal a chymorth o ansawdd er mwyn gwella canlyniadau llesiant ar gyfer unigolion. Disgwylir i weithwyr gofal gyfathrebu'n effeithiol ag unigolion er mwyn penderfynu ar eu hanghenion gofal a chymorth a datrys unrhyw broblemau mewn modd rhagweithiol.

Mae cyfathrebu mewn lleoliadau iechyd a gofal cymdeithasol yn cael ei ddefnyddio er mwyn:

- canfod beth ydy anghenion corfforol, deallusol, emosiynol, cymdeithasol ac ieithyddol y defnyddwyr gwasanaethau
- sefydlu perthynas dda gyda'r rhai sy'n derbyn gofal
- trosglwyddo gwybodaeth
- gwneud diagnosis
- cadw golwg fanwl ar gynnydd pob unigolyn sy'n derbyn gofal
- rhoi cefnogaeth, cysur a sicrwydd.

Mae gan bob defnyddiwr gwasanaethau ei ffordd unigryw o gyfathrebu gyda'r darparwr, sy'n unol â'r hyn sydd orau ganddyn nhw. Mae gan bob defnyddiwr yr hawl i sgwrsio a thrafod yn yr iaith maen nhw'n ei dewis, yn ogystal â sut mae'r bartneriaeth yn creu cyswllt a meithrin perthynas â'i gilydd.

Mae angen **cyfathrebu effeithiol** er mwyn sicrhau bod gofal a chymorth o ansawdd uchel yn cael eu darparu ar gyfer pawb sy'n defnyddio'r gwasanaethau yng Nghymru. Trwy ddefnyddio cyfathrebu effeithiol, bydd gweithiwr gofal yn creu perthynas sy'n meithrin ymddiriedaeth yn y gofal mae'r defnyddiwr yn ei dderbyn. Bydd perthynas o'r fath yn ymateb i anghenion ac iechyd cyffredinol y defnyddiwr, gan hybu lles a gwytnwch.

Mathau o gyfathrebu

Ysgrifenedig	llythyrau, polisïau, e-byst, cofnodion
Llafar	siarad, canu, gwrando gweithredol
Di-eiriau	iaith y corff, ystumiau, meim a drama, cerddoriaeth, celf a chrefft
Graffigol	posteri, arwyddion, symbolau a diagramau
Dulliau cyfathrebu eraill	Iaith Arwyddion Prydain, Makaton, Braille, Widget

Efallai y bydd rhai defnyddwyr gwasanaethau:

- yn siarad iaith wahanol
- gydag amhariad ar y golwg neu ar y clyw
- yn cael anhawster siarad â/neu efallai bod ganddyn nhw ddealltwriaeth gyfyngedig o'r hyn sy'n cael ei ddweud.

Felly, mae'n bwysig i weithiwr gofal gofio bod nifer o ffactorau yn gallu effeithio ar gyfathrebu, gan gynnwys:

- **Amhariadau ar y golwg** – sy'n effeithio ar allu defnyddiwr gwasanaethau i ddeall cyfathrebu ysgrifenedig ac iaith y corff
- **Amhariadau ar y clyw** – sy'n effeithio ar allu defnyddiwr gwasanaethau i siarad a gwrando
- **Gallu gwybyddol** – sy'n gallu effeithio ar allu defnyddiwr gwasanaethau i feddwl a chanolbwyntio
- **Anghenion addysgol arbennig** – sy'n gallu cyfyngu ar y gallu i gyfathrebu ar lafar ac yn ysgrifenedig
- **Anableddau corfforol** – sy'n gallu effeithio ar allu defnyddiwr gwasanaethau i ysgrifennu, neu efallai y byddan nhw angen defnyddio technoleg i'w cynorthwyo i gyfathrebu.

Mae'n bwysig bod gweithwyr iechyd a gofal cymdeithasol yn ystyried yr wybodaeth ganlynol er mwyn sicrhau bod cyfathrebu effeithiol yn digwydd:

Cyfathrebu llafar	■ Wrth siarad, rhaid bod yn ymwybodol o dôn, traw, cyflymder a chryfder y llais a ddefnyddir. Mae hyn yn gallu effeithio ar sut mae'r neges yn cael ei derbyn. ■ Osgoi defnyddio jargon, byrfoddau, geiriau a thermau cymhleth. ■ Siarad mewn ffordd barchus bob amser, gan addasu'r llais i siwtio'r unigolyn. ■ Defnyddio gwrando gweithredol – gwneud yn siŵr bod pawb wedi deall y neges. ■ Mae defnyddio distawrwydd yn ffordd dda o annog unigolyn i siarad neu lenwi'r bwlch mewn sgwrs. Mae distawrwydd hefyd yn ffordd o ddangos empathi a chonsyrn am deimladau rhywun arall.
Iaith arwyddion	Dyma iaith sy'n cael ei chydnabod yn fyd-eang. Mae'n ffordd weledol o gyfathrebu gan ddefnyddio ystumiau, mynegiant wyneb ac iaith y corff. Mae Iaith Arwyddion Prydain (BSL) yn cael ei defnyddio'n bennaf gan bobl sy'n byw gyda byddardod neu amhariad ar eu clyw.
Makaton	Dyma ffurf ar iaith sy'n defnyddio casgliad sylweddol o arwyddion a symbolau. Mae Makaton yn aml yn cael ei defnyddio gan unigolion sy'n byw gydag anableddau dysgu a chorfforol neu amhariad ar eu clyw.
Braille	Mae'r system hon yn gallu cefnogi darllen ac ysgrifennu ar gyfer unigolion sy'n byw gydag amhariad ar eu golwg neu ddallineb. Mae'n defnyddio cod o ddotiau sy'n cael eu 'darllen' wrth i unigolyn deimlo'r dotiau.
Iaith y corff	Dyma fath o gyfathrebu di-eiriau. Mae yna lawer o wahanol agweddau ar iaith y corff, gan gynnwys ystumiau, mynegiant wyneb, cyswllt llygaid, lleoliad y corff a symudiadau'r corff. Gall iaith y corff gyfathrebu gwybodaeth am unigolyn neu weithiwr, yn aml heb iddyn nhw sylweddoli hynny.
Ystumiau	Symudiadau llaw neu fraich ydy'r rhain, sy'n pwysleisio'r hyn sy'n cael ei ddweud, neu mae'n bosib eu defnyddio yn lle siarad. Mae mynegiant yr wyneb yn cefnogi'r hyn sy'n cael ei ddweud trwy ddangos ymateb neu deimlad, a rhoi cliwiau gwerthfawr am deimladau'r unigolyn.
Cyswllt llygaid	Mae cynnal cyswllt llygaid da yn ffordd bwysig i weithiwr ddangos ei fod yn gwrando ac yn rhan o'r sgwrs.

Symudiadau'r corff	Mae'r ffordd y mae rhywun yn sefyll, eistedd neu ddal ei freichiau wrth siarad yn rhoi cliwiau i eraill am deimladau, agwedd ac emosiynau'r person hwnnw.
Cyfathrebu ysgrifenedig	Dull o anfon negeseuon, cyfathrebu, cadw cofnodion, neu roi tystiolaeth.

Casglu gwybodaeth yn ystod cyfnod ymgysylltu neu gyfnod o brofiad gwaith

Yn ystod eich ymweliad â'ch lleoliad ymgysylltu â'r sector, bydd angen i chi arsylwi a nodi'r gwahanol fathau o gyfathrebu sy'n cael eu defnyddio.

Gallwch gasglu'r wybodaeth hon drwy:

- ✔ arsylwi gweithwyr gofal a nodi'r dulliau cyfathrebu sy'n cael eu defnyddio.
- ✔ paratoi rhestr o'r rhesymau pam y defnyddiwyd gwahanol ddulliau cyfathrebu gan y gweithiwr er mwyn ymateb i anghenion penodol y defnyddiwr.

Beth ydy cydgynhyrchu?

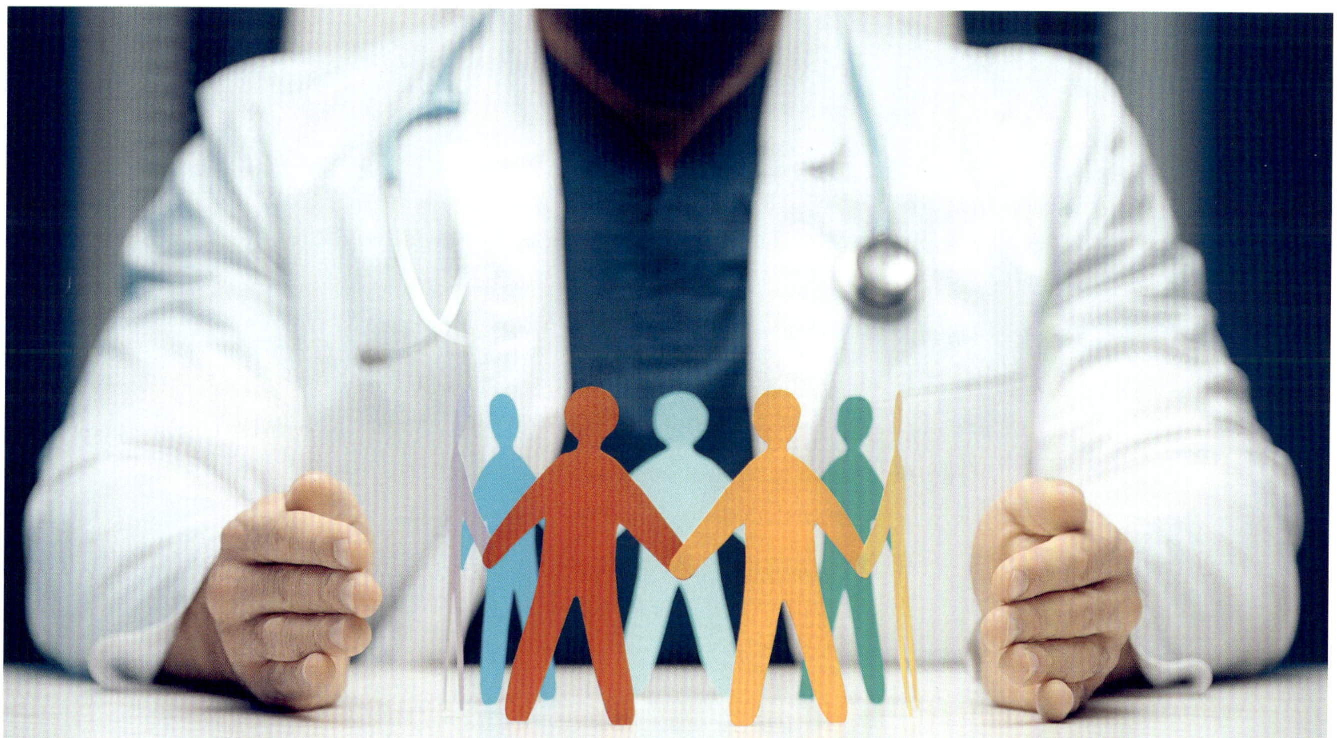

▲ Cydgynhyrchu – cydweithio i gael gwell gofal

Cydgynhyrchu ydy un o brif egwyddorion Deddf Gwasanaethau Cymdeithasol a Llesiant (Cymru) 2014. Mae'r Ddeddf hon yn gofyn am gydweithio gyda'r defnyddiwr gwasanaethau ei hun, ei deulu, ei ffrindiau a gofalwyr a'i gynnwys o fewn y bartneriaeth er mwyn sicrhau bod y gofal a'r cymorth mae'r unigolyn yn ei dderbyn y gorau y gall fod.

Mae cydgynhyrchu yn annog cyfraniad gan bawb, yn ogystal â bod pawb yn cysylltu gyda'i gilydd er mwyn creu polisïau a gwasanaethau cyhoeddus o safon ar gyfer y sector iechyd a gofal cymdeithasol yng Nghymru. Dylai gweithwyr iechyd a gofal cymdeithasol a phobl Cymru gydweithio er mwyn cynllunio a chefnogi arfer gorau a darparu gwasanaeth o ansawdd uchel. Mae cydgynhyrchu yn ffordd o weithio lle mae ymarferwyr a phobl yn gweithio gyda'i gilydd fel partneriaid cyfartal wrth gynllunio a darparu gofal a chymorth.

Dyma rai o fanteision cydgynhyrchu:

- cydnabyddiaeth bod pobl (defnyddwyr gwasanaethau a'u teuluoedd) yn **asedau** gyda chyfraniad cadarnhaol a hanfodol i'w wneud
- ystyried bod defnyddwyr gwasanaethau, eu teuluoedd a'u gofalwyr yn **bartneriaid cyfartal** wrth gynllunio, datblygu a chael mynediad at ofal a chymorth
- rhoi'r **cyfle i wneud y defnydd gorau o alluoedd unigolion** er mwyn cael y canlyniadau gorau
- annog datblygiad **rhwydweithiau cymunedol** ar gyfer rhannu gwybodaeth
- annog **cydweithrediad** a **chyfathrebu effeithiol** rhwng ymarferwyr iechyd a gofal cymdeithasol ac amrywiaeth o bobl, drwy rannu eu barn a'u credoau, gan arwain at gamau i greu perthynas gwaith llwyddiannus
- **cefnogi** a **grymuso** pobl i **gymryd rhan** yn y gwaith o gynllunio, paratoi a gweithredu'r gwasanaethau'n llwyddiannus
- grymuso pobl i **gymryd cyfrifoldeb** dros eu llesiant eu hunain, a chyfrannu ato
- sicrhau bod ymarferwyr yn gweithio mewn **partneriaeth** gyda phobl i gyflawni canlyniadau llesiant ar lefel unigol a lefel y gwasanaeth cyfan
- lleihau'r gwahaniaethau rhwng darparwyr a phobl sydd angen gofal a chymorth yn ogystal â **gofalwyr sydd angen cymorth**
- hybu mwy o gyfleoedd i ddefnyddwyr gwasanaethau a'u teuluoedd a'u gofalwyr roi **adborth** drwy gynnwys pobl wrth baratoi'r gwasanaethau
- cefnogi cyflwyno dulliau **gofal person-ganolog** gan wneud yn siŵr bod defnyddwyr gwasanaethau, eu teuluoedd a'u gofalwyr wrth galon yr holl waith cynllunio a gwneud penderfyniadau.

Casglu gwybodaeth am gydgynhyrchu yn ystod eich cysylltiad â'r sector neu'n ystod eich cyfnod o brofiad gwaith

Yn ystod eich ymweliad â'ch lleoliad ymgysylltu â'r sector, bydd angen i chi nodi ac egluro sut mae **cydgynhyrchu** yn cael ei weithredu yn y lleoliad.

Gallwch gasglu'r wybodaeth hon drwy:

- ✔ ofyn i'r cyflogwr
- ✔ siarad â defnyddwyr gwasanaethau neu breswylwyr
- ✔ cynnal cyfweliad â'r gweithwyr gofal

Beth ydy Cydweithredu a Gwaith Tîm?

Cydweithredu ydy sail llwyddiant mewn unrhyw dîm. Pan fydd darparwyr iechyd a gofal cymdeithasol yn gweithio ar y cyd, mae'r canlyniadau i'r unigolion ac ansawdd y gofal yn tueddu i wella. Mae hyn yn golygu nid yn unig y defnyddiwr a'r gweithwyr gofal, ond mae hefyd yn cynnwys eu teuluoedd a'u gofalwyr yn cydweithredu gyda'i gilydd. Mae cydweithredu yn golygu y bydd tîm o weithwyr gofal yn defnyddio eu gwybodaeth, eu syniadau a'u profiad er mwyn penderfynu'r hyn sydd angen ei wneud neu ei wella er mwyn helpu iechyd, llesiant a gwytnwch y defnyddiwr gwasanaethau.

Mae **gwaith tîm** yn y maes iechyd a gofal cymdeithasol yn dod â phobl sydd â sgiliau, agweddau a doniau amrywiol ynghyd er mwyn darparu'r gofal a'r driniaeth orau posibl i bob unigolyn.

Tîm amlddisgyblaethol	Ystyr 'tîm amlddisgyblaethol' ydy grŵp o weithwyr gofal proffesiynol yn gweithio gyda'i gilydd i gefnogi defnyddiwr gwasanaethau a'i anghenion. Bydd gan bob aelod o'r tîm ei set sgiliau penodol ei hun, sy'n cyfrannu at o leiaf un agwedd ar anghenion y defnyddiwr gwasanaethau.
Dull amlasiantaeth	Dull amlasiantaeth ydy pan fo lleoliadau a/neu sefydliadau yn gweithio gyda'i gilydd i ddarparu gwasanaethau i ddefnyddiwr gwasanaethau a allai fod â nifer o anghenion gofal. Bydd pob lleoliad neu sefydliad yn darparu gwasanaeth penodol a fydd yn cefnogi agwedd benodol ar anghenion y defnyddiwr gwasanaethau.

Casglu gwybodaeth am gydweithredu a gwaith tîm yn ystod eich cysylltiad â'r sector neu'n ystod eich cyfnod o brofiad gwaith

Yn ystod eich ymweliad â'ch lleoliad profiad gwaith â'r sector, bydd angen i chi sylwi a nodi'r enghreifftiau o ble mae **cydweithredu** a **gwaith** tîm i'w gweld a'u profi.

Gallwch gasglu'r wybodaeth hon drwy:

- ✔ ofyn i'r cyflogwr am restr o'r gwahanol swyddi yn y lleoliad
- ✔ paratoi rhestr o'r gwahanol swyddi rydych chi wedi'u gweld neu weithio ochr yn ochr â nhw
- ✔ paratoi rhestr o'r swyddi rheng flaen a'r swyddi cefnogi.

Swyddogaeth proffesiynoldeb ym maes iechyd a gofal cymdeithasol

Mae proffesiynoldeb yn y sector iechyd a gofal cymdeithasol yn ddisgwyliedig gan unigolion sy'n cael gofal a chymorth. Gall proffesiynoldeb gynnwys Dyletswydd Gofal, Cyfrinachedd a Pharchu Hawliau Unigolion.

Dyletswydd Gofal	Mae dyletswydd gofal yn rhwymedigaeth gyfreithiol ar y gweithiwr gofal i ddarparu gofal o ansawdd uchel hyd eithaf ei allu, gan fodloni'r safonau gofynnol. Dylai gweithwyr weithredu o fewn eu lefel gallu eu hunain a pheidio â gwneud unrhyw beth na allan nhw ei wneud yn ddiogel.
Egwyddorion Gofal	Mae egwyddorion gofal yn llywio gwaith gweithwyr gofal yn ddyddiol yn ymarferol mewn lleoliadau iechyd a chymdeithasol. Maen nhw'n helpu i ddarparu gofal a chymorth o ansawdd uchel i ddefnyddwyr gwasanaethau yng Nghymru ac yn sail i holl waith gweithwyr gofal.
Cyfrinachedd	Cyfrinachedd ydy cadw gwybodaeth yn breifat pan ddylid ei chadw'n breifat. Mae hyn yn cynnwys cofnodion ysgrifenedig, cofnodion cyfrifiadurol a gwybodaeth lafar. Bydd gweithiwr iechyd a gofal cymdeithasol yn gwybod llawer am yr unigolion y maen nhw'n gofalu amdanyn nhw. Mae'n hanfodol cadw'r wybodaeth honno'n gyfrinachol a pheidio'i throsglwyddo heb ganiatâd unigolion.
Parchu Hawliau Unigolion	Mae gan bob defnyddiwr ym mhob gwasanaeth hawliau. Dylai gweithwyr gofal barchu'r rhain bob amser. Mae hyn yn cynnwys cael eich trin yn deg, gyda neb yn gwahaniaethu yn eich erbyn.
Sgiliau Gofalu	Mae gweithwyr gofal yn defnyddio sgiliau gofalu yn rheolaidd, fel arfer heb i'r gweithiwr gofal wybod eu bod yn eu defnyddio hyd yn oed. I rai gweithwyr gofal, bydd y sgiliau gofalu hyn yn dod yn naturiol, ond bydd rhai unigolion angen hyfforddiant ac ymarfer ar gyfer rhai agweddau, e.e. sut i ddefnyddio technegau cyfathrebu yn effeithiol.

Casglu gwybodaeth am ymddwyn yn broffesiynol yn ystod eich cysylltiad â'r sector neu'n ystod eich cyfnod o brofiad gwaith

Yn ystod eich ymweliad â'ch lleoliad profiad gwaith â'r sector, bydd angen i chi **adnabod** a **nodi enghreifftiau** o broffesiynoldeb yn y gwaith.

Gallwch gasglu'r wybodaeth hon drwy:

- ofyn i'r cyflogwr neu weithwyr gofal beth mae 'proffesiynoldeb' yn ei olygu iddyn nhw
- paratoi rhestr o'r enghreifftiau o broffesiynoldeb rydych chi wedi eu gweld yn y lleoliad.

Beth mae cyfathrebu, cydgynhyrchu, cydweithredu, gwaith tîm a phroffesiynoldeb effeithiol yn helpu i'w cefnogi?

Safon uchel o ofal a chymorth sy'n canolbwyntio ar ganlyniadau

Gwaith tîm llwyddiannus ac effeithlon

Gwell amgylchedd gwaith ar gyfer cleifion a chleientiaid sy'n derbyn gofal gan gynnwys y model cydgynhyrchu

Profiad gwell i ofalwyr a theuluoedd pob unigolyn sy'n cael mynediad at ofal a chymorth person-ganolog

Gwasanaeth di-dor rhwng pob math o ofal a chymorth sy'n canolbwyntio ar ofal a chefnogaeth

Diogelwch personol unigolion ac atal camgymeriadau rhag digwydd

Rhestr wirio'r aseiniad

Wrth baratoi ar gyfer eich aseiniad, gwnewch yn siŵr eich bod yn rhoi enghreifftiau o'r lleoliad neu'r gwasanaeth ei hun.

Rhowch enghraifft o bob un o'r nodweddion canlynol a welsoch o fewn y lleoliad neu yn ystod y cyfnod profiad a gafwyd o fewn y sector iechyd a gofal cymdeithasol:

- cyfathrebu effeithiol
- cydgynhyrchu
- cydweithredu
- gwaith tîm
- proffesiynoldeb yn y sector iechyd a gofal cymdeithasol

ASTUDIAETH ACHOS

Mae gan Gavin gyflwr dementia ac mae'n byw mewn cartref gofal preswyl. Bob bore mae Gavin yn cerdded i'r siop bapur leol i nôl ei bapur newydd. Fodd bynnag, mae staff y cartref gofal eisiau atal ymweliad Gavin â'r siop bapur, oherwydd unwaith y bydd wedi prynu ei bapur newydd, yn aml bydd yn anghofio dychwelyd i'r cartref gofal. Yn anffodus, does dim digon o staff yn y cartref gofal i fynd gyda Gavin i'r siop ac mae'n well gan Gavin fynd ar ei ben ei hun gan ei fod yn teimlo fod hynny'n rhoi mwy o annibyniaeth iddo.

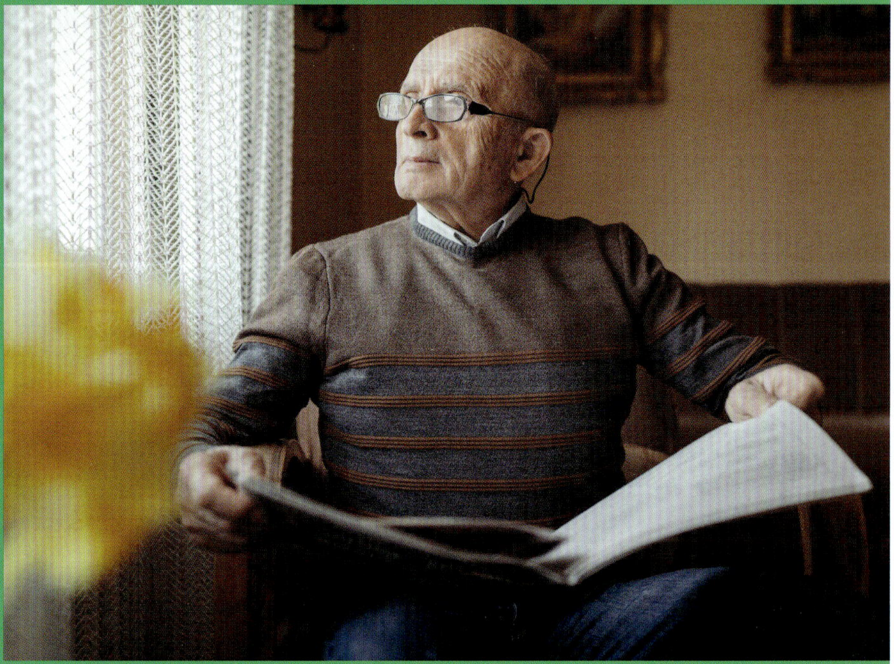

Y tair problem sy'n wynebu rheolwyr y cartref gofal ydy:

1. Mae cof gwael Gavin yn golygu na allan nhw ymddiried ynddo i gyrraedd adref yn ddiogel ar ôl bod yn y siop bapur.
2. Does dim digon o staff ar gael i hebrwng Gavin i'r siop bapur.
3. Agwedd staff – mae rhai yn credu ei bod hi'n haws ac yn fwy diogel atal Gavin rhag mynd i'r siop bapur.

Mae gweithiwr cymdeithasol Gavin wedi cwrdd â Gavin a'i ofalwyr yn y cartref gofal ac wedi paratoi cynllun gofal. O ganlyniad, mae asesiad risg wedi'i gynnal ac maen nhw wedi gweld y gallai Gavin ddychwelyd i'r cartref gofal yn ddiogel ar ôl iddo ymweld â'r siop bapur pe bai rhywun yn ei atgoffa'n syml ar lafar cyn iddo fynd draw i'r siop.

- Cytunodd y gweithiwr cymdeithasol, Gavin, staff y cartref gofal a pherchennog y siop bapur y byddai'r staff yn y siop bapur yn siarad â Gavin bob bore wrth iddo brynu ei bapur newydd gan ei atgoffa i ddychwelyd yn ôl i'r cartref gofal ar ôl gadael y siop.
- Rhoddwyd ffôn symudol i Gavin er mwyn i staff y cartref gofal allu cysylltu â Gavin pe na bai'n dychwelyd yn ôl y disgwyl.

Canlyniadau

- Mae'r trefniadau newydd wedi cynnal annibyniaeth, rhoi grym a hybu hunan-hyder Gavin.
- Mae'r cydgynhyrchu wedi golygu bod defnyddiwr y gwasanaeth, sef Gavin, staff y cartref gofal a'r gweithiwr cymdeithasol wedi cyfarfod gyda'i gilydd i ganfod datrysiad.
- Roedd cydweithredu wedi arwain at nifer o grwpiau yn cydweithio gyda'i gilydd.
- Gwaith tîm a arweiniodd at gynnwys pawb a oedd yn ymwneud â chydweithredu ac yn gweithio tuag at nod cyffredin sef cynnal iechyd a llesiant Gavin. Doedd dementia Gavin a'r ffaith fod ei gof yn pylu bellach ddim yn ei atal rhag gwneud gweithgaredd roedd yn ei fwynhau.
- Dangosodd proffesiynoldeb y gweithwyr iechyd a gofal cymdeithasol gymhwysedd o ran cydweithredu er mwyn sicrhau canlyniad cadarnhaol i Gavin a staff y cartref gofal.

Tasg Asesu Di-arholiad – Tasg B

Dewiswch unrhyw dri (3) arfer da fydd yn arwain at ofal a chefnogaeth ragorol o'r rhestr isod. Archwiliwch eu pwysigrwydd o ran sicrhau safon y gofal a'r gefnogaeth sy'n cael ei gyflawni gan y staff o fewn eich lleoliad profiad gwaith neu o fewn y gwasanaeth iechyd a gofal cymdeithasol. Rhowch enghreifftiau o'r hyn rydych wedi'i weld a'i brofi yn ystod eich cyfnod o brofiad gwaith neu o'ch profiadau o fewn y sector.

- **Cyfathrebu effeithiol**
- **Cydgynhyrchu**
- **Cydweithio**
- **Gwaith tîm**
- **Proffesiynoldeb yn y sector iechyd a gofal cymdeithasol.**

Rhaid i'ch atebion ddangos eich bod wedi cynnal arolwg manwl fydd yn canolbwyntio ar eich lleoliad profiad gwaith neu wasanaeth penodol a brofwyd yn uniongyrchol yn y lleoliad neu o fewn y sector. Bydd angen i chi gasglu tystiolaeth a chofnodi y canlynol:

- Cyfathrebu effeithiol a'i swyddogaeth o ran darparu gofal a chymorth o ansawdd i wella canlyniadau llesiant unigolion. Disgwylir i weithwyr iechyd a gofal cymdeithasol gyfathrebu'n effeithiol ag unigolion i ymateb yn llawn i'w anghenion gofal a chymorth. Bydd angen tystiolaeth hefyd bod y staff yn datrys unrhyw broblem mewn ffordd rhagweithiol.
- Mae cydgynhyrchu yn ffordd o feddwl am sut mae gwasanaethau gofal a chymorth yn cael eu cynllunio, eu darparu a'u gwerthuso. Mae'n golygu gweithio mewn partneriaeth gyfartal i wneud gwasanaethau gofal a chymorth yn fwy effeithiol, effeithlon a chynaliadwy.
- Cydweithio ydy sail llwyddiant unrhyw dîm. Pan fydd darparwyr iechyd a gofal cymdeithasol yn cydweithio, mae'r canlyniadau ar gyfer cleifion a chleientiaid ac ansawdd gofal gan amlaf yn dangos gwelliant yn y gwasanaeth.
- Mae gwaith tîm ym maes iechyd a gofal cymdeithasol yn dod â gweithwyr proffesiynol sydd â sgiliau, y wybodaeth a'r arbenigedd at ei gilydd i ddarparu'r gofal a'r gefnogaeth orau bosibl i bawb.
- Disgwylir proffesiynoldeb yn y sector iechyd a gofal cymdeithasol gan unigolion sy'n derbyn gofal a chymorth. Bydd hyn yn cael ei weithredu drwy gyfrwng y safonau cymhwysedd a fydd yn cael eu rhoi ar waith yn ogystal â'r gwerthoedd moesegol sydd mor allweddol i'r berthynas rhwng y gweithiwr a'r claf neu'r client.

Yr hyn y mae'r arholwr yn chwilio amdano

1. Darparu archwiliad manwl a chlir o arfer da yn eich lleoliad profiad gwaith a'r sector.
2. Gosod yr un pwyslais ar bob un o'r tair elfen o arfer da a ddewiswyd.

3 Angen cynnwys digon o enghreifftiau o'r lleoliad profiad gwaith neu o'r sector iechyd a gofal cymdeithasol.

4 Gwnewch yn siŵr eich bod yn esbonio pwrpas yr enghreifftiau o arfer da a ddewiswyd. Cofiwch wneud hynny o fewn cyd-destun cyfathrebu effeithiol, cydgynhyrchu, cydweithio, gwaith tîm a/neu broffesiynoldeb. Cofiwch hefyd y bydd angen i chi gyfeirio'n benodol at eich lleoliad profiad gwaith neu eich profiad o'r sector a ddewiswyd gennych.

Darllen ac ymchwil pellach

Gofal cymunedol
https://chcymru.org.uk/cy/

Ideas that change health and care
www.kingsfund.org.uk

Communication skills in health and social care gan Bernard Moss (9781526490155)

Addysg a Gwella Iechyd Cymru
https://www.llyw.cymru/addysg-gwella-iechyd-cymru-aagic

Addysg a Gwella Iechyd Cymru (AaGIC)
https://aagic.gig.cymru/

Skills for Health
www.skillsforhealth.org.uk

Social Care Institute for Excellence
www.scie.org.uk

The Health Foundation
https://www.health.org.uk/

Iechyd Cyhoeddus Cymru
https://icc.gig.cymru/gwasanaethau-a-thimau/crynodeb-or-cydweithrediad/

The Nursing & Midwifery Council
https://www.nmc.org.uk/

Professionalism gan Alan Cribb a Sharon Gewitz (9780745653174)

Safonau Ansawdd Iechyd a Gofal
https://www.llyw.cymru/safonau-ansawdd-iechyd-gofal-2023-whc2023013

6.3: Sut mae codau ymddygiad ac ymarfer yn cael eu dilyn a'u cymhwyso mewn lleoliadau iechyd a gofal cymdeithasol?

Mae'r bennod hon yn edrych ar y codau ymddygiad ac ymarfer a sut maen nhw'n cael eu defnyddio a'u cymhwyso mewn lleoliadau iechyd a gofal cymdeithasol. Byddwch yn defnyddio'r wybodaeth yn y bennod hon, a'r wybodaeth y byddwch yn ei chasglu'n ystod eich cyfnod ymgysylltu â'r sector neu'r cyfnod o brofiad gwaith, wrth baratoi eich aseiniad.

Beth ydy codau ymddygiad ac ymarfer?

Mae **codau ymddygiad ac ymarfer** mewn lleoliadau iechyd a gofal cymdeithasol yn nodi'r safonau y mae disgwyl i bob gweithiwr gofal eu dilyn. Mae'n ffordd o sicrhau bod gofal o ansawdd uchel yn cael ei gynnig yn ôl y safonau a nodir yn y codau. Yn y rhan fwyaf o leoliadau iechyd a gofal cymdeithasol, fel arfer gellir dod o hyd i'r codau ymddygiad hyn yn y llawlyfr staff neu mewn ffolder polisïau a gweithdrefnau.

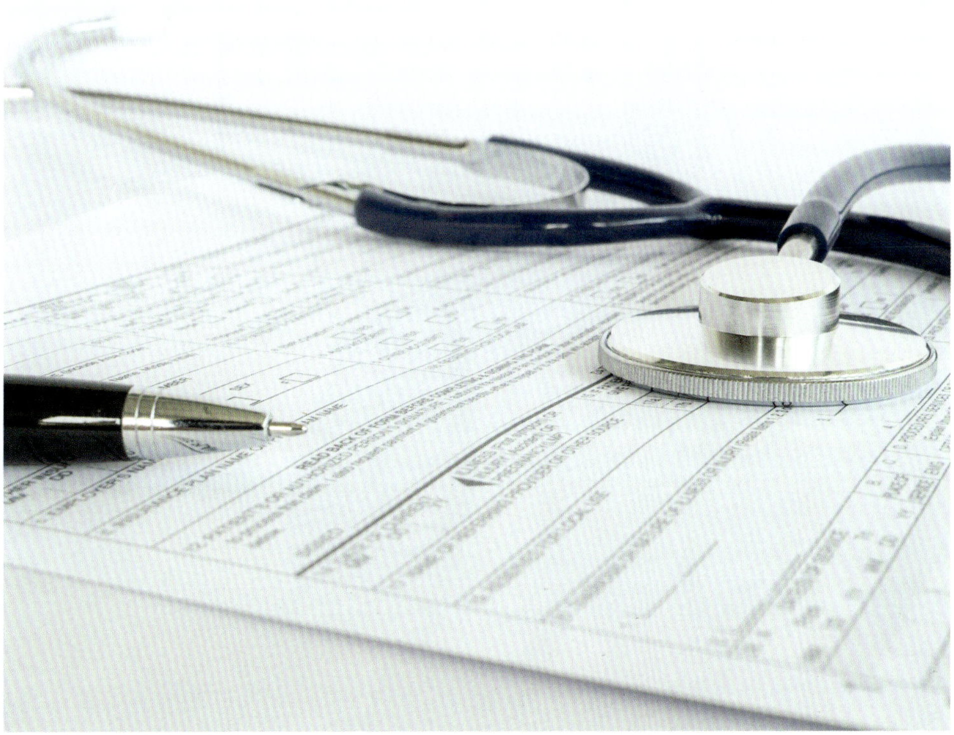

Termau allweddol

Codau ymddygiad ac ymarfer
Dogfen sy'n amlinellu'r safonau y disgwylir i weithwyr gofal eu dilyn wrth weithio. Eu nod ydy sicrhau bod gofal o ansawdd uchel yn cael ei ddarparu i'r safon ofynnol.

Polisïau
Bydd polisi yn dweud wrth y gweithwyr gofal sut y dylen nhw gyflawni dyletswyddau penodol yn y lleoliad gofal.

Gweithdrefnau
Bydd gweithdrefn yn nodi'r ffordd y bydd angen i weithwyr gofal ymdrin â mater penodol. Bydd yn nodi'n fanwl y camau i'w dilyn.

Mae sawl cod ymddygiad ac ymarfer proffesiynol ar gael, er enghraifft:

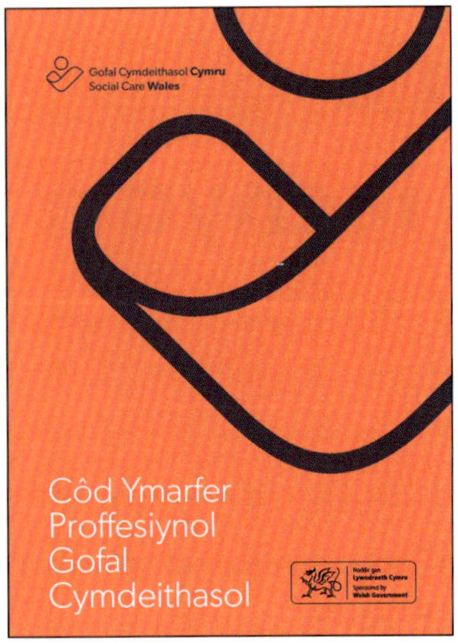

Cod Ymarfer Proffesiynol Gofal Cymdeithasol

Mae'r **Cod Ymarfer Proffesiynol Gofal Cymdeithasol** yn darparu rheolau neu safonau sy'n disgrifio'r ymddygiad a'r ymarfer sy'n ofynnol gan weithwyr cymdeithasol a chyflogwyr yng Nghymru. Mae'r Cod yn rhestr o ddatganiadau sy'n disgrifio'r safonau ymddygiad a'r ymarfer proffesiynol sy'n rhaid eu gweithredu gan y rhai sy'n cael eu cyflogi yn y maes gofal cymdeithasol proffesiynol yng Nghymru. Mae'r Cod yn chwarae rhan allweddol yn y gwaith pwysig o godi ymwybyddiaeth o safonau ymddygiad ac arfer yn unol â'r hyn sy'n ofynnol gan y proffesiwn. Mae'r Cod Ymarfer Proffesiynol Gofal Cymdeithasol yn cynnwys canllawiau ymarferol manwl ar sut i gydymffurfio â gofynion cyfreithiol er mwyn gwneud yn siŵr bod gweithiwr gofal cymdeithasol yn cyflawni'r dyletswyddau canlynol:

- Yn helpu defnyddwyr y gwasanaethau i ddeall eu hawliau.
- Gweithio i ennill ymddiriedaeth a pharch defnyddwyr y gwasanaeth.
- Helpu defnyddwyr y gwasanaeth i holi a thrafod unrhyw elfen o'i gofal (sy'n cynnwys lles corfforol, seicolegol, emosiynol ac ysbrydol yr unigolyn).
- Bod gweithwyr gofal yn gofalu bod y rhai dan eu gofal yn ddiogel.
- Bod gweithwyr gofal yn creu perthynas dda gyda defnyddwyr y gwasanaethau fel eu bod yn gallu ymddiried ynddyn nhw.
- Bod gweithwyr gofal yn gwneud yn siŵr bod defnyddwyr y gwasanaeth yn cynnig gofal sy'n arddel y safonau gorau gan ddilyn eu hyfforddiant proffesiynol eu hunain ar gyfer y swydd.

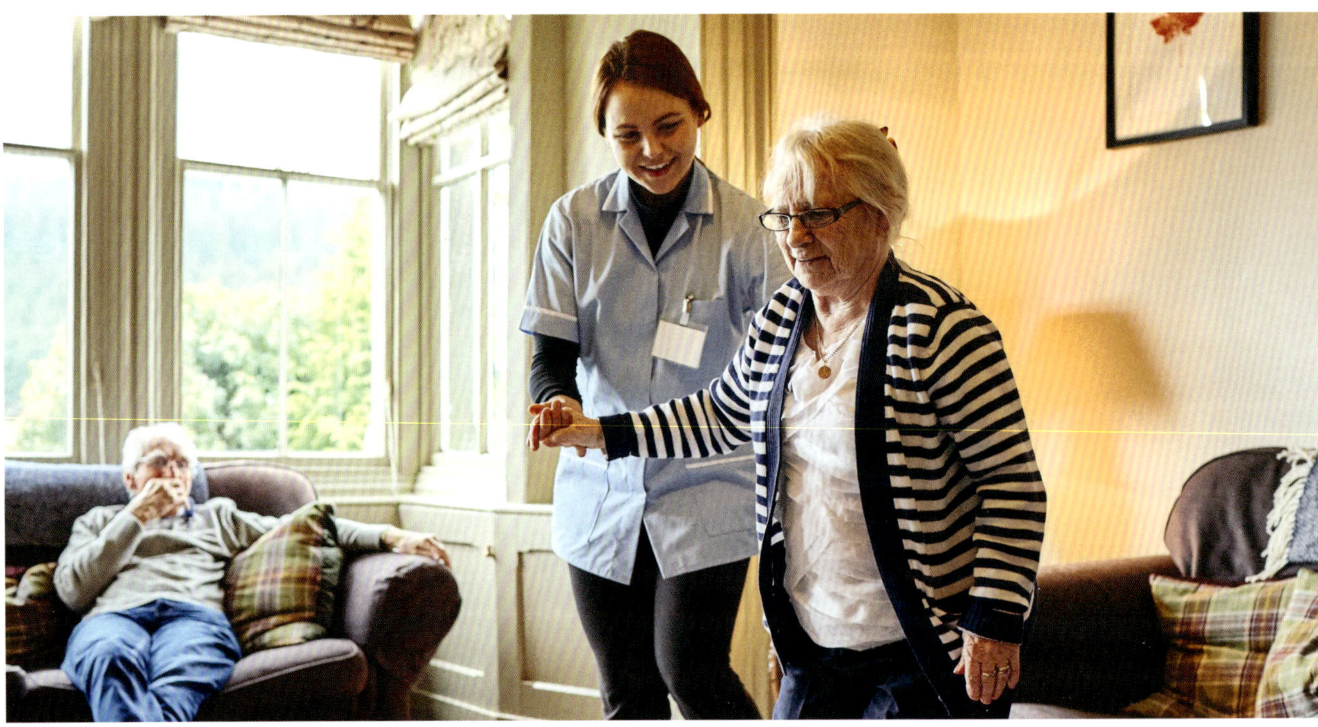

Y gweithiwr gofal preswyl i blant

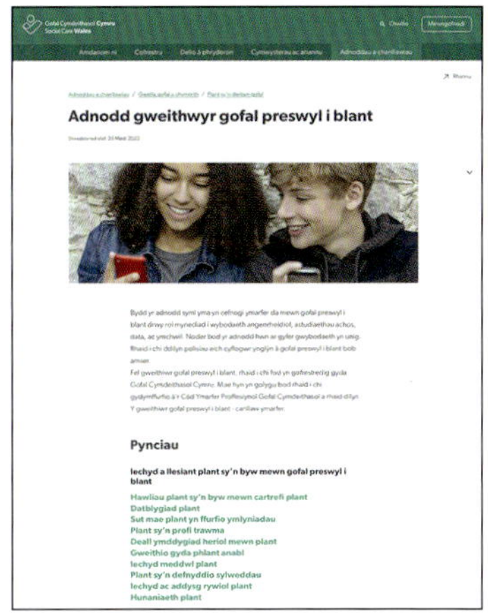

Mae'r codau ymddygiad hyn ar gyfer **gweithwyr gofal preswyl plant** sydd wedi cofrestru gyda Gofal Cymdeithasol Cymru.

Mae'r codau ymddygiad yn nodi sut y dylai gweithiwr gofal preswyl plant gyflawni ei waith a'i ddyletswyddau mewn ffordd broffesiynol. Mae gweithwyr gofal preswyl plant yn cyflawni rôl broffesiynol, gan ddarparu gofal a chymorth i blant a phobl ifanc sydd angen gofal i ffwrdd oddi wrth eu teuluoedd a hynny am gyfnodau byr neu am gyfnodau hirach.

Mae'r dyletswyddau gofal yn cynnwys:

- Diogelu.
- Hyrwyddo hawliau a llesiant plant a phobl ifanc.
- Darparu gofal a chymorth.

https://gofalcymdeithasol.cymru/adnoddau-canllawiau/gwella-gofal-a-chymorth/plant-syn-derbyn-gofal/adnodd-gweithwyr-gofal-preswyl-i-blant

Y Cyngor Proffesiynau Iechyd a Gofal (HCPC)

hcpc health & care professions council

Mae safonau'r **Cyngor Proffesiynau Iechyd a Gofal** yn amddiffyn defnyddwyr y gwasanaeth trwy reoleiddio gweithwyr iechyd a gofal proffesiynol. Maen nhw'n cyflawni hyn drwy osod safonau gorfodol y bydd angen i bob gweithiwr gofal eu dilyn.

Mae nodau ac amcanion y safonau gorfodol yn cynnwys:

1. Hyrwyddo a diogelu buddiannau defnyddwyr y gwasanaeth a'u gofalwyr.
2. Cyfathrebu'n briodol ac effeithiol.
3. Gweithio o fewn terfynau eich gwybodaeth a'ch sgiliau.
4. Dirprwyo'n briodol.
5. Parchu cyfrinachedd.
6. Rheoli risg.
7. Adrodd yn ôl ar bryderon am ddiogelwch.
8. Bod yn agored pan fo pethau yn mynd o chwith.
9. Bod yn onest a dibynadwy.
10. Cadw cofnodion o'ch gwaith.

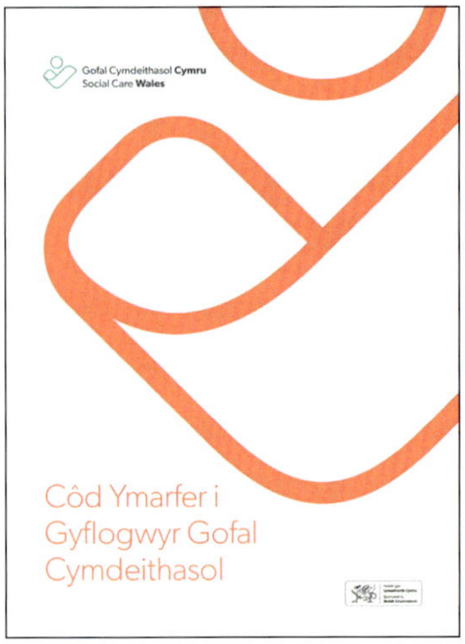

Cod Ymarfer i Gyflogwyr Gofal Cymdeithasol

Mae'r **Cod Ymarfer hwn i Gyflogwyr Gofal Cymdeithasol** (Cod y Cyflogwyr) yn cael ei gyhoeddi gan Gofal Cymdeithasol Cymru o dan Adran 112 Deddf Rheoleiddio ac Arolygu Gofal Cymdeithasol (Cymru) 2016 (y Ddeddf). Mae'n cynnwys rhestr o ddatganiadau sy'n disgrifio'r safonau a ddisgwylir gan gyflogwyr gofal cymdeithasol.

Adran 1 Gwneud yn siŵr bod pobl yn addas i ymuno â'r gweithlu gofal cymdeithasol ac yn deall gofynion a chyfrifoldebau'r swydd.

Adran 2 Y polisïau a'r systemau a'r arferion da ar waith i alluogi gweithwyr gofal cymdeithasol i ymateb yn llawn i ofynion y Cod Ymarfer Proffesiynol Gofal Cymdeithasol.

Adran 3 Darparu a chefnogi cyfleoedd ar gyfer ennill mwy o wybodaeth a datblygu eu gyrfa i alluogi gweithwyr gofal cymdeithasol i ddysgu mwy a gwella eu sgiliau.

Adran 4 Bod polisïau a systemau yn eu lle sy'n amddiffyn pobl rhag ymddygiad amhriodol, ymarfer niweidiol neu weithred beryglus.

Adran 5 Hybu'r Cod Ymarfer Proffesiynol Gofal Cymdeithasol a chydweithredu ag achosion Gofal Cymdeithasol Cymru.

Er mwyn sicrhau bod gweithwyr yng Nghymru yn darparu gofal a chymorth rhagorol i unigolion, mae'r **Cod Ymarfer Proffesiynol Gofal Cymdeithasol** (y Cod) hefyd yn cynnwys gofyniad bod yn rhaid i ofalwyr gofrestru gyda Gofal Cymdeithasol Cymru. Rhaid i bob gofalwr gofrestru cyn y gallan nhw weithio yn y sector gofal cymdeithasol yng Nghymru. Prif ddiben y Cod a'r gofyniad cofrestru ydy darparu'r gofal a'r cymorth gorau o fewn amgylchedd diogel ar gyfer y cleifion a'r cleientiaid.

Rhaid i weithwyr gofal cymdeithasol a rheolwyr gofal cymdeithasol cofrestredig ddilyn y Cod Ymarfer Proffesiynol er mwyn parhau i weithio yn y maes gofal cymdeithasol. Mae'r rhestr o weithwyr y mae'n rhaid iddyn nhw gofrestru gyda Gofal Cymdeithasol Cymru a chydymffurfio â gofynion y Cod yn cynnwys gweithwyr a rheolwyr cymdeithasol a myfyrwyr gwaith cymdeithasol. Mae'r swyddi hyn yn cynnwys:

- gweithwyr a rheolwyr cartrefi gofal i oedolion
- gweithwyr a rheolwyr gofal cartref
- gweithwyr a rheolwyr gofal preswyl i blant (gan gynnwys gofal preswyl diogel)
- gweithwyr a rheolwyr canolfannau preswyl i deuluoedd
- gweithwyr cymdeithasol a myfyrwyr gofal cymdeithasol
- rheolwyr gwasanaethau mabwysiadu

- rheolwyr lleoli oedolion
- rheolwyr eiriolaeth (gwasanaethau i blant a phobl ifanc)
- rheolwyr gwasanaethau maethu
- rheolwyr ysgolion preswyl arbennig.

Mae'n ofyniad cyfreithiol bod yn rhaid i weithwyr a rheolwyr gofal cymdeithasol gofrestru unwaith y byddan nhw wedi cwblhau eu cymhwyster neu pan fyddan nhw'n dechrau eu swydd newydd. Mae gan weithwyr gofal cymdeithasol 6 mis o ddyddiad dechrau eu swydd i gofrestru gyda Gofal Cymdeithasol Cymru. Mae'n ofyniad cyfreithiol i gofrestru gyda Gofal Cymdeithasol Cymru.

Cod Ymddygiad ar gyfer Gweithwyr Cymorth Gofal Iechyd yng Nghymru

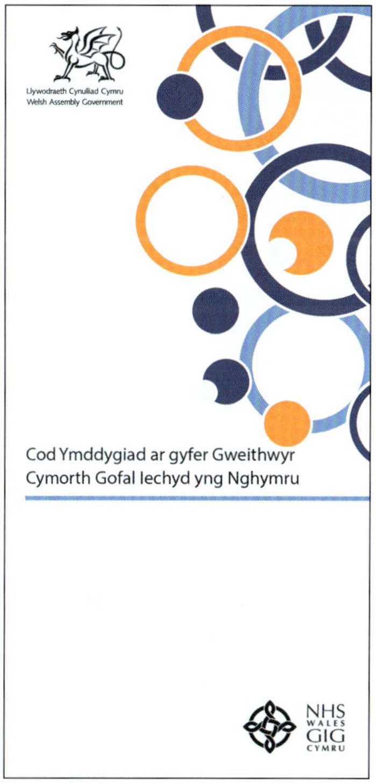

Bydd **Cod Ymddygiad Cenedlaethol GIG Cymru** yn helpu i sicrhau bod defnyddwyr gwasanaethau a'r cyhoedd yn derbyn gwasanaeth cyson, o ansawdd uchel, diogel ac effeithiol gan Weithwyr Cymorth Gofal Iechyd.

Rhaid i Weithwyr Cymorth Gofal Iechyd:

1. Sicrhau y gallan nhw bob amser fod yn atebol am eu gweithredoedd neu am yr hyn na wnaethon nhw ei gyflawni yn ôl y galw.
2. Hybu a chynnal preifatrwydd, urddas, hawliau a llesiant defnyddwyr gwasanaethau a'u gofalwyr bob amser.
3. Cydweithredu â chydweithwyr fel rhan o dîm i sicrhau bod gofal diogel o ansawdd uchel yn cael ei ddarparu ar gyfer defnyddwyr gwasanaethau a'u teuluoedd.
4. Cyfathrebu mewn ffordd agored, dryloyw ac effeithiol er mwyn hybu llesiant defnyddwyr gwasanaethau a'r gofalwyr.
5. Parchu hawl unigolyn i gyfrinachedd, gan amddiffyn a chynnal ei breifatrwydd.
6. Gwella ansawdd y gofal i ddefnyddwyr gwasanaethau trwy wneud yn siŵr eu bod yn darllen ac yn gwneud ymchwil pellach er mwyn bod â'r wybodaeth ddiweddaraf yn eu maes. Mae'n bwysig parhau i ddysgu sgiliau newydd ac ennill profiad er mwyn hyrwyddo datblygiad personol a phroffesiynol.
7. Er mwyn hybu cydraddoldeb, mae holl ddefnyddwyr pob gwasanaeth, cydweithwyr ac aelodau o'r cyhoedd yn haeddu cael eu trin yn deg ac yn ddiduedd.

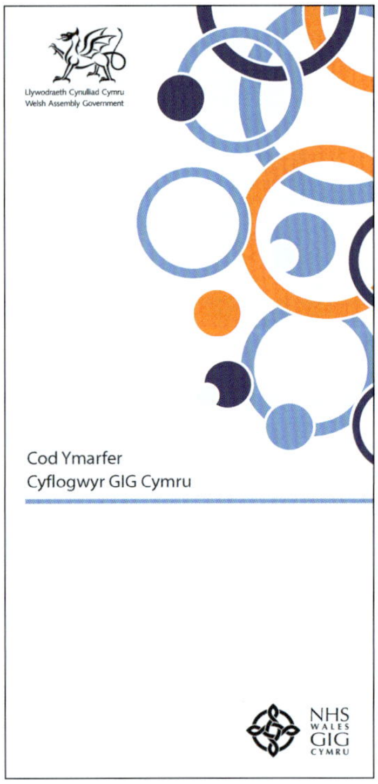

Cod Ymarfer Cyflogwyr GIG Cymru

Mae **Cod Ymarfer Cyflogwyr GIG Cymru** yn cynnig fframwaith pwysig er mwyn sicrhau safonau o fewn y gwasanaeth. Mae'r Cod Ymarfer hwn ar gyfer cyflogwyr sy'n cyflogi gweithwyr Cymorth Gofal Iechyd yng Nghymru. Cefnogir y Cod Ymarfer Cyflogwyr gan y Cod Ymddygiad Gweithwyr Cymorth Gofal Iechyd, sy'n disgrifio'r safonau y mae'n rhaid i unigolion gydymffurfio â nhw. Dylai cyflogwyr fod yn gyfarwydd â'r Cod Ymddygiad a sicrhau bod staff yn cael eu cefnogi i gyflawni'r safonau sydd ynddo.

Er mwyn cyflawni eu cyfrifoldebau mewn perthynas â chefnogi Gweithwyr Cymorth Gofal Iechyd i gydymffurfio â'u Cod Ymddygiad, mae'n **rhaid i gyflogwyr**:

1. Sicrhau bod pobl yn addas i gael eu cyflogi yn y gweithlu gofal iechyd, a'u bod yn deall eu swyddogaethau a'r gofynion, i bwy maen nhw'n atebol a beth ydy eu cyfrifoldebau.
2. Bod â gweithdrefnau yn eu lle i alluogi Gweithwyr Cymorth Gofal Iechyd i fodloni gofynion y Cod Ymddygiad.
3. Darparu cyfleoedd addysg, hyfforddiant a datblygiad amserol, priodol a hygyrch, i alluogi Gweithwyr Cymorth Gofal Iechyd i ddatblygu a chyfoethogi eu sgiliau a'u gwybodaeth.
4. Hybu'r Cod Ymarfer hwn a'r Cod Ymddygiad ar gyfer Gweithwyr Cymorth Gofal Iechyd ymhlith aelodau staff, defnyddwyr gwasanaethau a rhanddeiliaid eraill gan sicrhau bod y gweithdrefnau yn cael eu hymarfer o fewn y sefydliad pob dydd.

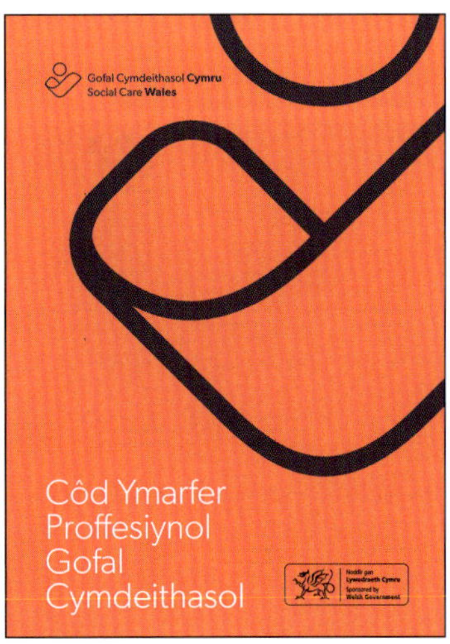

Cod Ymarfer Proffesiynol Gofal Cymdeithasol

Mae'r canllawiau hyn ar gyfer gweithwyr cymdeithasol sydd wedi'u cofrestru gyda Gofal Cymdeithasol Cymru. Mae'r canllawiau ymarfer hyn yn cyfoethogi ac yn ychwanegu at y Cod Ymarfer Proffesiynol Gofal Cymdeithasol.

Nod ac amcan y Canllawiau Ymarfer ydy:

- disgrifio'r hyn a ddisgwylir gan weithwyr cymdeithasol
- cefnogi gweithwyr cymdeithasol i ddarparu gwasanaeth da.

Mae'r canllawiau'n ymdrin â'r canlynol:

- Gwaith cymdeithasol person-ganolog.
- Ymarfer gwaith cymdeithasol safonol.
- Diogelu unigolion.
- Datblygu a rheoli'r hunan.
- Cydweithio gyda chydweithwyr.
- Cyfrannu at wella gwasanaethau.
- Ymddygiad da.

Sut mae'r codau ymarfer a'r canllawiau yn cael eu gweithredu gan weithwyr gofal cymdeithasol?

- **Sefydlu a hyrwyddo dulliau cyfathrebu effeithiol rhwng pob aelod o staff**
- **Cynnal sesiynau hyfforddiant er mwyn sicrhau bod y codau a'r canllawiau'n ddealladwy**
- **Strwythur addas ar gyfer hyrwyddo datblygiad staff**
- **Goruchwylio a rheoli perfformiad**
- **Sefydlu gwasanaeth cwyno a chanmol**
- **Gwasanaethau rheoleiddio ac arolygu er mwyn sicrhau bod y codau ymarfer ac ymddygiad yn cael eu gweithredu**
- **Gwasanaethau rheoleiddio ac arolygu er mwyn sicrhau bod y codau ymarfer ac ymddygiad yn cael eu gweithredu**

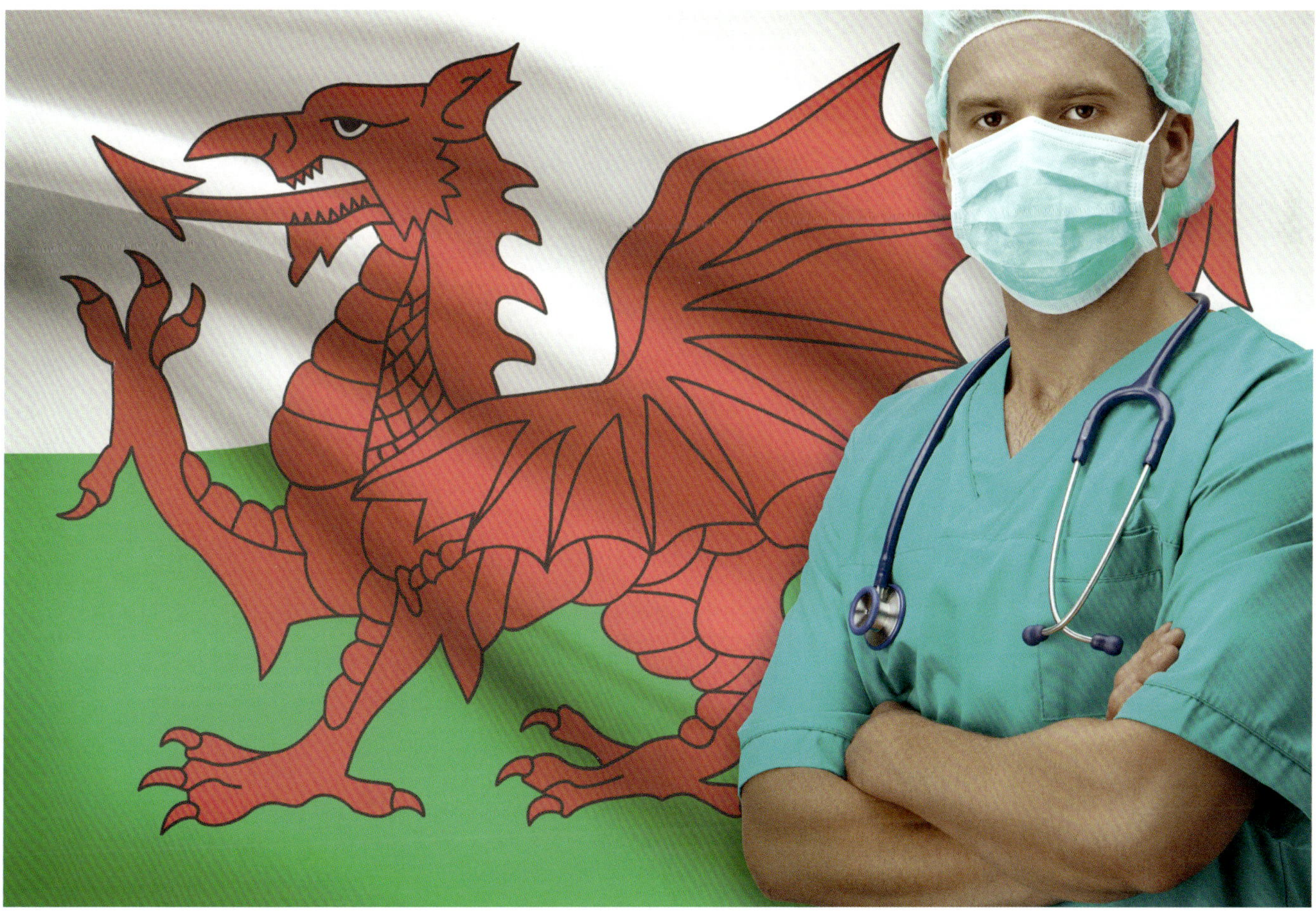

Gofal Cymdeithasol **Cymru**
Social Care **Wales**

Cofrestru gyda Gofal Cymdeithasol Cymru

Er mwyn gwneud yn siŵr bod gweithwyr yng Nghymru yn darparu'r gofal a'r cymorth gorau i unigolion, yna mae'r **Cod Ymarfer Proffesiynol Gofal Cymdeithasol** yn darparu'r safonau gorfodol ar gyfer gweithwyr gofal cymdeithasol. Mae'r safonau hyn ar gyfer gweithwyr gofal proffesiynol yn darparu fframwaith ar gyfer sicrhau ansawdd i helpu i gadw cleifion a chleientiaid yn ddiogel ac yn iach.

Nodwedd ychwanegol o wreiddio gofal rhagorol ac amddiffyn y cyhoedd ydy sicrhau mai dim ond y rhai sy'n gymwys sy'n gallu darparu gofal a chymorth. Felly, bydd **angen i weithwyr gofal cymdeithasol gofrestru** gyda Gofal Cymdeithasol Cymru cyn iddyn nhw ddechrau ar eu gwaith. Bydd hyn yn cadarnhau eu bod yn gymwys i weithio mewn lleoliad gofal cymdeithasol. Drwy fod yn gofrestredig gall gweithwyr gofal ddangos eu bod yn rhan o weithlu proffesiynol a bod ganddyn nhw'r wybodaeth a'r sgiliau hanfodol i ddarparu gofal a chymorth o safon uchel i bobl Cymru. Mae'n rhaid i weithwyr gofal cymdeithasol sydd wedi cofrestru ddilyn y Cod Ymarfer Proffesiynol i weithio yn y sector gofal cymdeithasol.

Bydd angen i weithwyr cymdeithasol a myfyrwyr gwaith cymdeithasol gofrestru gyda Gofal Cymdeithasol Cymru. Mae gweithwyr sydd wedi'u cynnwys ar gyfer cofrestru mewn gofal cymdeithasol yn cynnwys:

- gweithwyr sy'n darparu gofal ar gyfer oedolion yn y cartref neu mewn cartref gofal
- gweithwyr gofal preswyl i blant (gan gynnwys gofal preswyl diogel i blant)
- gweithwyr canolfannau preswyl i deuluoedd.

Bydd angen i reolwyr gofal cymdeithasol hefyd gofrestru gyda Gofal Cymdeithasol Cymru. Mae'r rheolwyr gofal cymdeithasol yn cynnwys:

- Rheolwyr gwasanaethau mabwysiadu
- Rheolwyr cartrefi gofal i oedolion
- Rheolwyr lleoli oedolion
- Rheolwyr eiriolaeth (gwasanaethau i blant a phobl ifanc)
- Rheolwyr gofal yn y cartref
- Rheolwyr gwasanaethau maethu
- Rheolwyr gofal preswyl i blant (gan gynnwys gofal preswyl diogel i blant)
- Rheolwyr canolfannau preswyl i deuluoedd
- Rheolwyr ysgolion preswyl arbennig.

Rhaid i bob gweithiwr a rheolwr gofal cymdeithasol gofrestru unwaith y byddan nhw wedi cwblhau eu cymhwyster, neu pan fyddan nhw'n dechrau yn eu swydd.

Mae gan bob gweithiwr gofal cymdeithasol 6 mis o ddyddiad dechrau eu swydd i gofrestru gyda Gofal Cymdeithasol Cymru. Mae'n ofyniad cyfreithiol i weithwyr yn y swyddi hyn i gofrestru gyda Gofal Cymdeithasol Cymru.

Casglu gwybodaeth am y codau ymddygiad a'r arferion da sy'n cael eu dilyn gan y gweithwyr yn ystod eich cysylltiad chi â'r sector neu yn ystod eich lleoliad profiad gwaith

Wrth ymgymryd â'ch lleoliad neu'r gwasanaeth yn y sector, bydd angen i chi nodi'r codau ymddygiad ac ymarfer y dylai pob gweithiwr yn y lleoliad eu dilyn.

Gallwch gasglu'r wybodaeth hon drwy:

- ofyn i'r cyflogwr am gopi o'r llawlyfr staff
- gwneud rhestr o'r codau ymddygiad a pholisïau ymarfer y maen nhw'n eu dilyn
- cyfweld â gweithwyr gofal eraill i weld pa effaith mae'r codau ymddygiad ac ymarfer yn eu cael ar eu gallu i ddarparu gofal o ansawdd uchel.

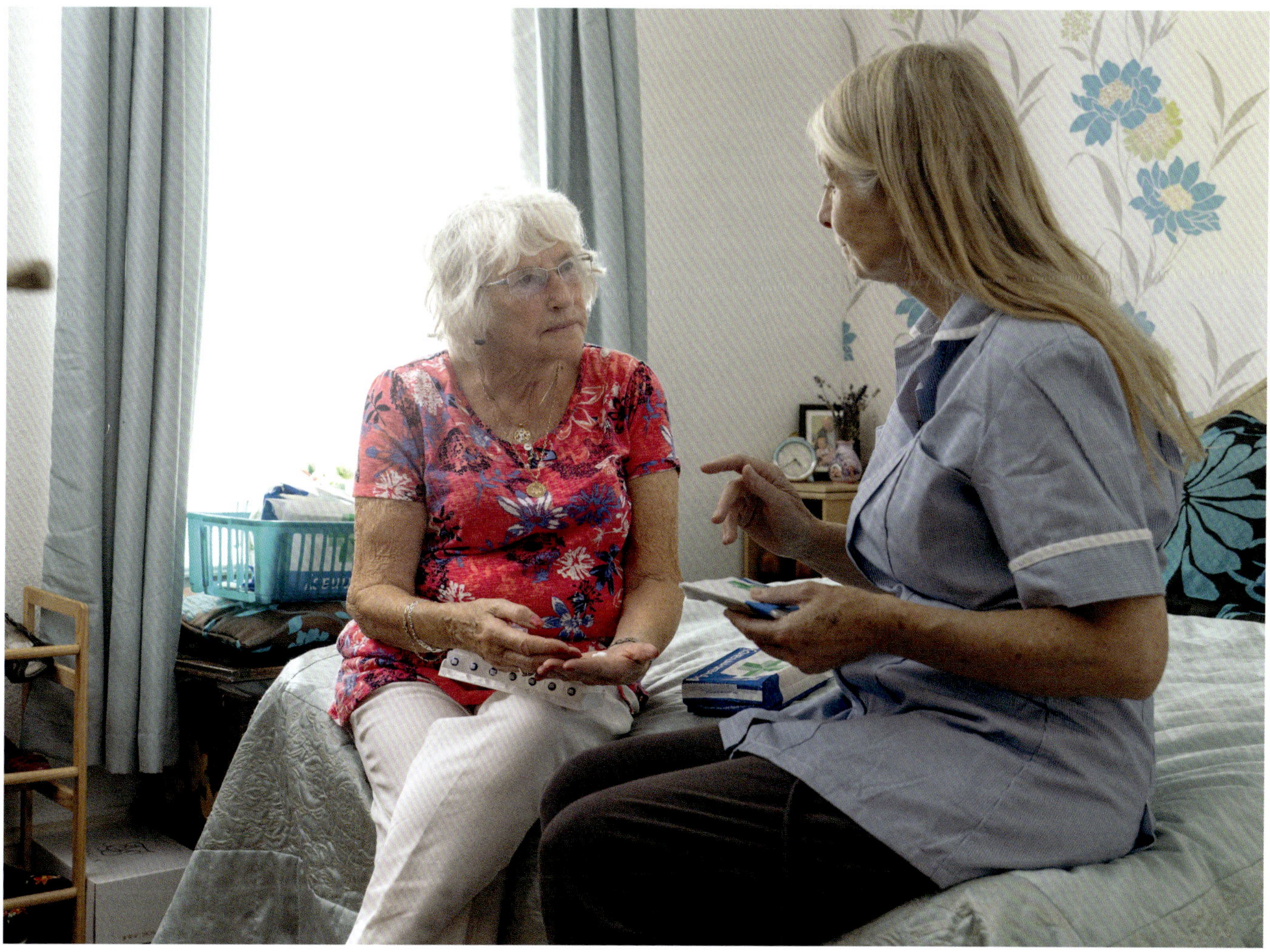

Beth ydy pwrpas cyrff proffesiynol?

Mae Cyrff Proffesiynol yn sefydliadau sy'n cynnwys aelodau unigol sy'n ymarfer proffesiwn neu alwedigaeth lle mae'r sefydliad hwnnw'n cadw trosolwg ar wybodaeth, sgiliau, ymddygiad ac ymarfer y proffesiwn neu'r alwedigaeth honno.

Corff Proffesiynol/ Corff Rheoleiddio	Sefydliad sy'n gosod safonau/rheolau ar gyfer proffesiwn penodol. Maen nhw'n cadw cofrestr o weithwyr gofal cymwysedig ac mae ganddyn nhw bwerau i gael gwared ar y rhai sy'n anaddas i ymarfer.

Bydd angen i bob gweithiwr gofal ym mhob lleoliad iechyd a gofal cymdeithasol yng Nghymru gael ei gofrestru gyda chorff proffesiynol. Bydd pob corff proffesiynol yn cynnig cyfle i gofrestru, yn cynnig canllawiau, cefnogaeth a fframwaith ar gyfer rheoleiddio gweithwyr gofal a'r lleoliadau gyda'r nodau canlynol:

- Hybu safonau proffesiynol ymarfer a moeseg
- Darparu gwybodaeth a chyngor
- Amddiffyn a chefnogi gweithwyr
- Darparu cyfleoedd i'w haelodau rwydweithio
- Cyhoeddi cyfnodolion proffesiynol
- Darparu cyfleoedd datblygu gyrfa yn y proffesiwn.

Dyma rai cyrff proffesiynol ar gyfer iechyd a gofal cymdeithasol:

BMA

Cymdeithas Feddygol Prydain (BMA)

Cymdeithas Feddygol Prydain (BMA) ydy'r undeb llafur a'r corff proffesiynol ar gyfer meddygon yn y Deyrnas Unedig (DU).

> *'Rydym wedi ymrwymo i hyrwyddo hawliau a chyfleoedd cyfartal, cefnogi amrywiaeth a chreu amgylchedd agored a chynhwysol i'n haelodau, ein gweithwyr a'n rhanddeiliaid.*
>
> *Rydym yn cefnogi ein haelodau yn eu bywydau proffesiynol, rydym yn eirioli dros degwch a chydraddoldeb yn y proffesiwn meddygol, ac yn negodi ar gyfer gwell tâl ac amodau gwaith.'*

Coleg Nyrsio Brenhinol
Cymru
Royal College of Nursing
Wales

Coleg Nyrsio Brenhinol Cymru

Coleg Nyrsio Brenhinol Cymru ydy enw'r *Royal College of Nursing (RCN)* yng Nghymru. Mae'n cynrychioli nyrsys, cynorthwywyr gofal iechyd, myfyrwyr nyrsio, a bydwragedd ledled Cymru.

Y *Royal College of Nursing (RCN)* ydy'r undeb a'r corff proffesiynol mwyaf yn y byd ar gyfer staff nyrsio.

> *'Rydym yn sefydliad ag aelodaeth o dros 465,000 o nyrsys cofrestredig, bydwragedd, cynorthwywyr gofal iechyd a myfyrwyr nyrsio. Fel sefydliad sy'n cael ei arwain gan aelodau, rydym yn cydweithio â'n haelodau er mwyn:*
>
> - *dylanwadu ar lywodraethau a chyrff eraill*
> - *gwella amodau gwaith*
> - *ymgyrchu ar faterion er mwyn codi proffil y gymuned nyrsio.'*

Cymdeithas Gweithwyr Cymdeithasol Prydain (BASW) a BASW Cymru

Cymdeithas Gweithwyr Cymdeithasol Prydain (BASW) ydy sefydliad aelodaeth proffesiynol y Deyrnas Unedig ar gyfer gwaith cymdeithasol.

> *'Ni ydy llais annibynnol gwaith cymdeithasol. Rydym yn dathlu gwaith cymdeithasol ac yn helpu aelodau i gyrraedd y safonau proffesiynol uchaf.'*

Mae **BASW Cymru** yn cynrychioli gwaith cymdeithasol, gweithwyr cymdeithasol a myfyrwyr ledled Cymru.

Cyngor Nyrsio a Bydwreigiaeth (*Nursing and Midwifery Council – NMC*)

Y Cyngor Nyrsio a Bydwreigiaeth ydy'r rheoleiddiwr annibynnol ar gyfer nyrsys a bydwragedd yng Nghymru ac yn y Deyrnas Unedig (DU). Un o brif swyddogaethau'r NMC ydy rheoleiddio a hyrwyddo'r safonau gorau o ran gwybodaeth o'r sector a'r sgiliau angenrheidiol er mwyn sefydlu a hyrwyddo safonau proffesiynol o'r radd flaenaf ar gyfer nyrsys a bydwragedd. Maen nhw'n cofrestru gweithwyr proffesiynol sy'n gymwys i weithio ym maes nyrsio a gofal cymdeithasol. Maen nhw hefyd yn ymchwilio i bob achos ble mae consyrn neu bod cwyn am nyrs, bydwraig neu unrhyw swydd arall sy'n gysylltiedig â nyrsio. Gwaith yr NMC fydd ymateb ac yna gweithredu os bydd cwyn yn cael ei gadarnhau. Maen nhw'n ogystal yn cefnogi'r proffesiwn a'r cyhoedd drwy baratoi adnoddau a chanllawiau pwrpasol i'w helpu i gyflawni'r safonau angenrheidiol ac i fynd i'r afael â materion neu heriau cyfredol.

Mae'r manteision o berthyn i gyrff proffesiynol ar gyfer gweithwyr iechyd a gofal cymdeithasol proffesiynol yn cynnwys:

- Hyrwyddo safonau proffesiynol o ymarfer a moeseg.
- Darparu gwybodaeth a chyngor.
- Amddiffyn a chefnogi gweithwyr.
- Darparu cyfleoedd i aelodau rwydweithio.
- Cyhoeddi cyfnodolion proffesiynol (gall aelodau ddarllen a chyfeirio at y materion a godwyd).
- Darparu cyfleoedd i ddatblygu gyrfa'r gweithwyr.

Casglu gwybodaeth am ddyletswyddau'r swyddi a chodau ymddygiad y cyrff rheoleiddio yn ystod eich cysylltiad â'r sector neu'n ystod eich lleoliad profiad gwaith

Ar ôl i chi gasglu'r wybodaeth am y gofalwyr iechyd a'r rhai sy'n gweithio o fewn eich lleoliad, fe fydd angen i chi holi i ba gorff rheoleiddio y maen nhw'n perthyn.

Gallwch gasglu'r wybodaeth hon drwy:

- ofyn i'r gweithiwr gofal gyda phwy maen nhw wedi cofrestru
- ymchwilio ar-lein i weld pwy sy'n rheoleiddio'r swydd benodol honno.

Beth ydy pwrpas undebau llafur?

Ochr yn ochr â chyrff rheoleiddio, bydd llawer o weithwyr gofal ym maes iechyd a gofal cymdeithasol hefyd yn aelodau o undeb llafur. Mae undeb llafur yn cynnwys grŵp o bobl sy'n arbenigo mewn proffesiwn neu swydd benodol, yn cynnig cyngor a chefnogaeth i weithwyr gofal, ac yn gweithio i wella eu hamgylchedd gwaith ac amodau'r swydd. Eu prif nod ydy darparu gwell amodau gwaith i'w haelodau a'u hamddiffyn yn y gwaith. Gallan nhw ddarparu gwybodaeth, cymorth cyfreithiol a chyngor i'w haelodau. Bydd undebau llafur yn ceisio amddiffyn a gwella cyflog ac amodau cyflogaeth y gweithwyr.

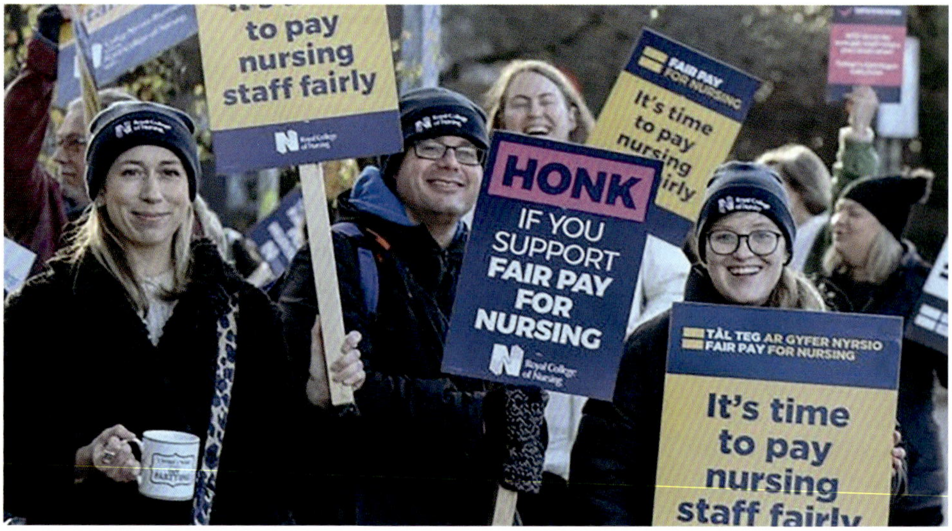

▲ Anghydfod cyflogau'r nyrsys yng Nghaerdydd

UNISON Cymru Wales	BDA British Dental Association	HCSA	GMB UNION	Chartered Society of Physiotherapy / Cymdeithas Siartredig Ffisiotherapi	The Royal College of Midwives
BDA	BMA	Coleg Nyrsio Brenhinol Cymru / Royal College of Nursing Wales	The College of Podiatry	SoR The Society of Radiographers	Unite the UNION

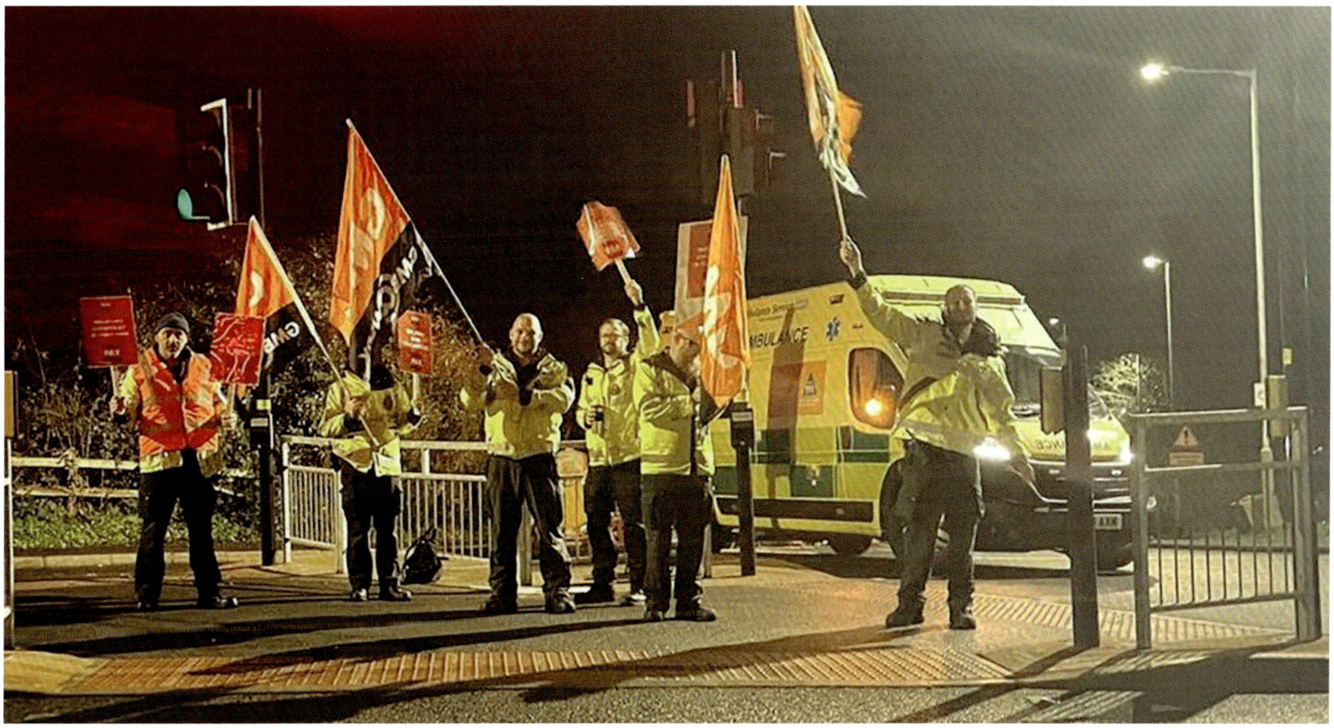

Casglu gwybodaeth am y swyddi a'r undebau llafur y maen nhw'n perthyn iddo yn ystod eich cysylltiad â'r sector neu yn ystod eich lleoliad profiad gwaith

Wrth ymgymryd â'ch lleoliad ymgysylltu yn y sector, bydd angen i chi nodi'r swyddi yn y lleoliad neu'r gwasanaeth a chanfod i ba undebau llafur y maen nhw'n aelodau ohonyn nhw.

Gallwch gasglu'r wybodaeth hon drwy:

- ✔ gyfweld gweithwyr yn eu swyddi a'u holi pa undeb llafur y maen nhw'n aelod ohono a pha fudd maen nhw wedi'i gael o fod yn aelod
- ✔ ymchwilio ar-lein i wybod mwy am y gwahanol undebau llafur a gweld pa fuddion y maen nhw'n eu cynnig i'w haelodau.

Termau allweddol

Moeseg: dyma'r egwyddorion moesol sy'n sail i'r ffordd y dylai gweithiwr weithredu neu ymddwyn.

Rhwydweithio: cyfnewid gwybodaeth neu syniadau gyda gweithwyr eraill o'r un proffesiwn, fel arfer mewn lleoliad mwy anffurfiol a chymdeithasol.

Gwasanaethau cwynion: mae'r rhain yn delio â phroblemau y mae defnyddwyr gwasanaethau eisiau gweld gwelliant yn yr hyn sy'n cael ei gynnig iddyn nhw.

Gwasanaethau canmol: lle mae defnyddwyr gwasanaethau a'u teuluoedd a'u gofalwyr yn rhoi adborth cadarnhaol o'u profiad o'r gwasanaeth sy'n cael ei ddarparu, e.e. 'Roedd y driniaeth a'r gofal a gefais o'r safon orau. Diolch o galon!'.

Ymchwiliad cymhwyster i ymarfer: Dydy ymchwiliad cymhwyster i ymarfer ddim yn ymwneud â pherfformiad proffesiynol yn unig. Mae hefyd yn cynnwys edrych ar weithredoedd y gweithiwr cymdeithasol a allai niweidio hyder y cyhoedd yn y proffesiwn.

Mae ymchwiliad cymhwyster i ymarfer yn dilyn cwyn am weithiwr oherwydd bod y gweithiwr:

- wedi gwneud camgymeriad a/neu ailadrodd camgymeriad, neu heb gyflawni'r hyn roedd gofyn iddo i'w wneud ym maes gofal
- wedi methu â chynnal asesiadau diogelu priodol neu/a digonol
- wedi methu ag ymateb yn effeithiol i anghenion unigolyn
- wedi methu â rheoli cyflyrau iechyd neu ofal yn effeithiol ac efallai wedi achosi i unigolyn wynebu risg.

Rhestr wirio'r aseiniad

Wrth baratoi ar gyfer eich aseiniad, mae'n rhaid i chi wneud yn siŵr eich bod wedi casglu'r wybodaeth angenrheidiol am eich lleoliad neu'r gwasanaeth er mwyn:

- ☑ gallu dadansoddi sut mae'r codau ymddygiad ac ymarfer proffesiynol yn cael eu dilyn a'u gweithredu o fewn y sector iechyd a gofal cymdeithasol
- ☑ gallu defnyddio'r enghreifftiau o'r lleoliad neu'r gwasanaeth i nodi eich profiadau personol chi yn eich ateb.

Asesiad Di-Arholiad – Tasg D

Dadansoddi sut mae codau ymddygiad ac ymarfer proffesiynol yn cael eu dilyn a'u cymhwyso o fewn y sector iechyd a gofal cymdeithasol. Defnyddiwch enghreifftiau o'ch ymgysylltiad â'r sector i egluro'ch ateb.

Rhaid i atebion ddadansoddi'r lleoliad, neu'r gwasanaeth a brofwyd yn uniongyrchol fel rhan o'ch ymgysylltiad â'r sector. Gall yr ateb gynnwys trafod yr agweddau canlynol:

- Y dulliau cyfathrebu sy'n cael eu defnyddio i gyfathrebu gyda phawb o'r staff.
- Ydyn nhw'n cynnig hyfforddiant i sicrhau bod y codau ymddygiad a'r ymarfer proffesiynol yn ddealladwy i bawb?

- Sut mae'r codau ymddygiad a'r ymarfer proffesiynol yn cael ei hyrwyddo gan y lleoliad neu'r sefydliad?
- Sut mae'r codau ymddygiad a'r ymarfer proffesiynol yn cael eu harolygu a'u goruchwylio?
- Beth ydy'r trefniadau ar gyfer gweithredu'r gwasanaethau cwynion a chanmoliaeth?
- Beth ydy'r trefniadau o ran cofrestru a rheoliadau gwaith? Beth ydy'r trefniadau os bod cwyn wedi'i dderbyn o ran aelod o staff a beth ydy'r trefniadau o ran delio a materion o'r fath?
- Beth ydy'r trefniadau o ran arolygu'r codau ymddygiad a'r ymarfer proffesiynol?

Darllen ac ymchwil pellach

BASW Cymru
https://new.basw.co.uk/about-basw/social-work-around-uk/basw-cymru

Cod Ymddygiad ar gyfer Gweithwyr Cymorth Gofal Iechyd yng Nghymru
https://cavuhb.nhs.wales/files/induction/code-of-conduct-1-pdf/

Cod Ymarfer i Gyflogwyr Gofal Cymdeithasol
https://gofalcymdeithasol.cymru/cms-assets/documents/Cod-i-Gyflogwyr.pdf

Cod Ymarfer Cyflogwyr GIG Cymru
heiw.nhs.wales/files/weds-education-contracting-links/code-of-practice-for-nhs-wales-employers/

Coleg Nyrsio Brenhinol Cymru
https://www.rcn.org.uk/wales

Cydffederasiwn y GIG yng Nghymru – Conffederasiwn GIG Cymru
https://www.nhsconfed.org/wales

Cymdeithas Feddygol Prydain (Cymru) (BMA)
https://www.bma.org.uk/

Gofal Cymdeithasol Cymru – Cofrestru
https://gofalcymdeithasol.cymru/cofrestru/pam-rydym-yn-cofrestru

Safonau Iechyd a Gofal Cymdeithasol
https://www.gov.wales/health-and-care-quality-standards-2023-whc2023013

Y Cyngor Nyrsio a Bydwreigiaeth
https://www.nmc.org.uk/about-us/our-role/

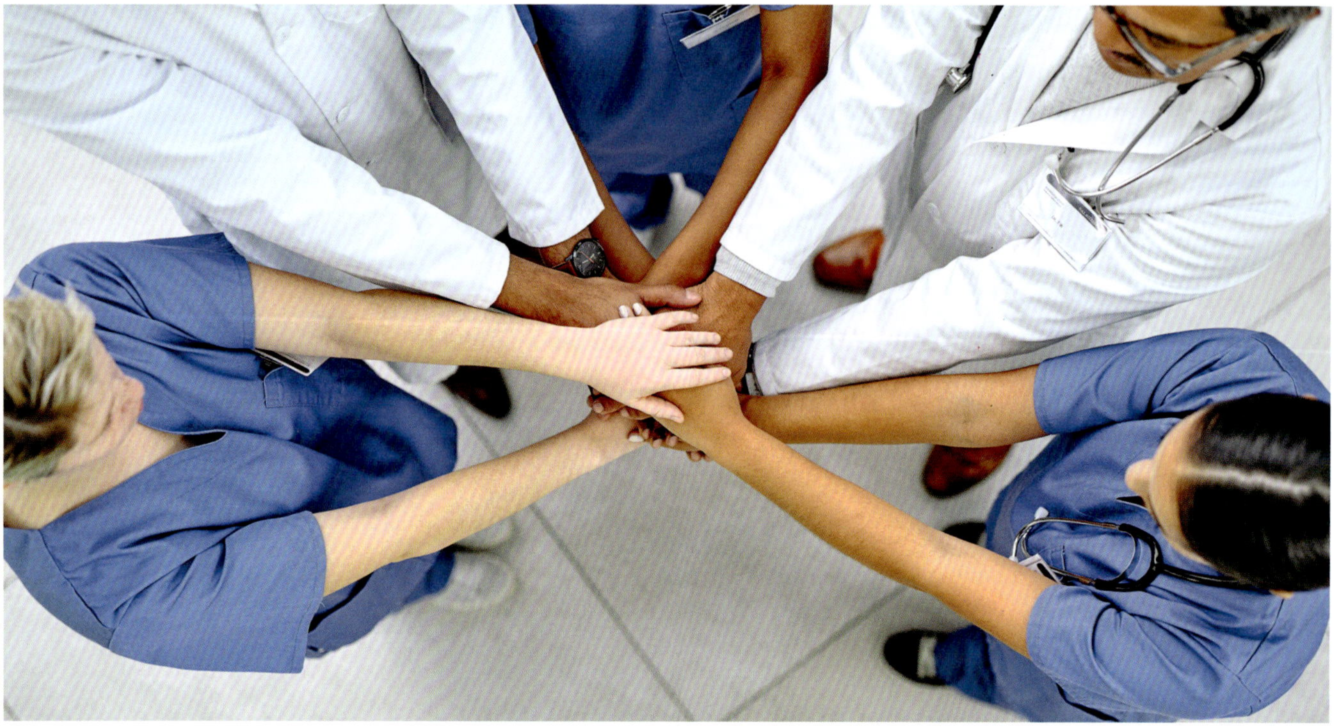

6.4: Rôl cyflogwyr wrth hybu ac amddiffyn hawliau'r gweithiwr cyflogedig

Bydd y bennod hon yn edrych ar rôl cyflogwyr yn y dasg o ddiogelu hawliau'r gweithiwr cyflogedig. Byddwch yn defnyddio'r wybodaeth yn y bennod hon yn ogystal â'r wybodaeth rydych wedi'i chasglu drwy eich cysylltiad â'r sector neu drwy ddilyn cyfnod o brofiad gwaith i ennill gwybodaeth a phrofiad wrth i chi baratoi eich aseiniad.

Sut ddylai cyflogwyr hyrwyddo a diogelu hawliau gweithwyr cyflogedig sy'n gweithio mewn lleoliad iechyd a gofal cymdeithasol?

Mae gan gyflogwyr mewn lleoliadau iechyd a gofal cymdeithasol yng Nghymru gyfrifoldeb i hyrwyddo a diogelu hawliau'r gweithwyr sy'n gweithio yn eu lleoliad. Bydd angen i'r cyflogwr fod â gwybodaeth fanwl o'r safonau a ddisgwylir eu gweithredu o dan y ddeddfwriaeth. Yn ychwanegol at hynny bydd angen gweithredu gofynion y ddeddfwriaeth honno drwy lunio a gweithredu'r ddeddfwriaeth drwy gyfrwng polisïau, gweithdrefnau a strategaethau pwrpasol.

Hawliau gweithwyr cyflogedig

Mae hawliau gweithwyr cyflogedig yn cynnwys yr hawliau canlynol:

- Cyflogau
- Oriau gwaith a goramser
- Patrymau gwaith
- Pensiwn
- Gwyliau
- Absenoldeb salwch
- Sicrwydd a boddhad yn y swydd

Hawliau cyflogaeth sylfaenol

Rhaid i gyflogwyr sicrhau eu bod yn ymwybodol o hawliau cyflogaeth sylfaenol, e.e. cyflog, absenoldeb o ganlyniad i salwch, gwyliau a hawliau staff rhan-amser a'u bod yn cydymffurfio â'r hawliau hynny.

Cyflogau

Mae cyflogau gweithwyr gofal fel arfer yn seiliedig ar eu cymwysterau, eu harbenigedd, eu profiad, a'u sgiliau penodol ar gyfer y swydd. Fodd bynnag, bydd rhai yn derbyn cyflog sy'n gysylltiedig â chyfradd yr awr. Bydd y cyflog hwnnw'n cael ei bennu gan y lleoliad iechyd a gofal cymdeithasol.

Isafswm Cyflog Cenedlaethol	Yr Isafswm Cyflog Cenedlaethol (ar gyfer y rhai sydd wedi cyrraedd oedran gadael ysgol). Mae'r cyfraddau yn newid ar 1 Ebrill bob blwyddyn.
Cyflog Byw Cenedlaethol	Mae'r cyfraddau hyn ar gyfer y Cyflog Byw Cenedlaethol (23 oed a hŷn). Mae'r cyfraddau yn newid ar 1 Ebrill bob blwyddyn.

Mae'r manylion diweddaraf am yr Isafswm Cyflog Cenedlaethol a'r Cyflog Byw Cenedlaethol ar gael ar wefan y Llywodraeth:

https://www.gov.uk/cyfraddau-isafswm-cyflog-cenedlaethol

Tâl Salwch Statudol (SSP) a Thâl Gwyliau Statudol

Absenoldeb a Thâl Salwch Statudol (SSP)	Os ydy staff yn rhy sâl i weithio, mae ganddyn nhw hawl i Dâl Salwch Statudol (SSP). Bydd hwn yn cael ei dalu gan y cyflogwyr am gyfnod penodol. Ewch i wefan y Llywodraeth i gael yr wybodaeth a'r cyfraddau diweddaraf: **https://www.gov.uk/tal-salwch-statudol** Os oes gan y cyflogwr gynllun tâl salwch (neu gynllun galwedigaethol) ei hunan, yna efallai y bydd gan staff hawl i fwy na thaliadau'r SSP. I fod yn gymwys ar gyfer SSP, mae'n rhaid i'r aelod o staff fod yn ennill cyflog cyfartalog sy'n uwch na swm penodol.
Absenoldeb a Hawl i Dâl Gwyliau Statudol	Mae gan bron pob gweithiwr hawl cyfreithiol i 5.6 wythnos (tua 28 diwrnod) o wyliau blynyddol gyda thâl y flwyddyn (a elwir yn Hawl i Dâl Gwyliau Statudol). Gall cyflogwr gynnwys gwyliau banc fel rhan o'r hawl i Dâl Gwyliau Statudol.
Hawliau gweithwyr rhan-amser	Mae gweithwyr rhan-amser yn cael eu hamddiffyn rhag cael eu trin yn llai ffafriol na gweithwyr amser llawn, dim ond oherwydd eu bod nhw'n weithwyr rhan-amser. Mae gweithiwr rhan-amser yn gweithio llai o oriau na gweithiwr amser llawn. Nid oes nifer penodol o oriau sy'n gwneud rhywun yn amser llawn neu'n rhan-amser, ond bydd gweithiwr amser llawn fel arfer yn gweithio tua 35 awr yr wythnos.

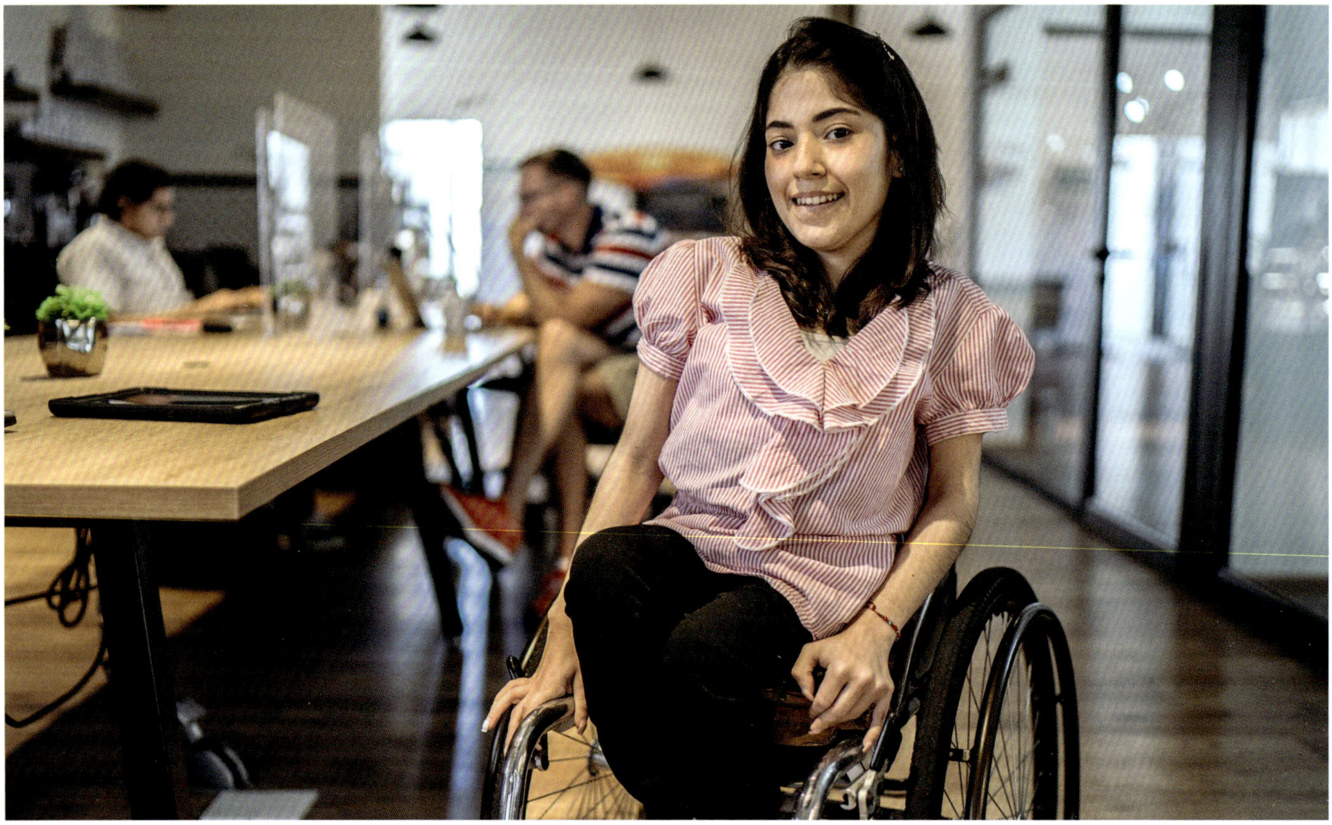

Materion sy'n ymwneud â gwahaniaethu

Rhaid i gyflogwyr mewn gwasanaethau iechyd a gofal cymdeithasol ddeall sut i adnabod, nodi a herio gwahaniaethu ac aflonyddu o fewn y lleoliad.

Mae nodweddion gwarchodedig yn cynnwys:

Oedran, Anabledd, Priodas neu Bartneriaeth sifil, Beichiogrwydd neu Famolaeth, Hil, Crefydd a chred, Rhyw, Ailbennu rhywedd a Chyfeiriadedd rhywiol.

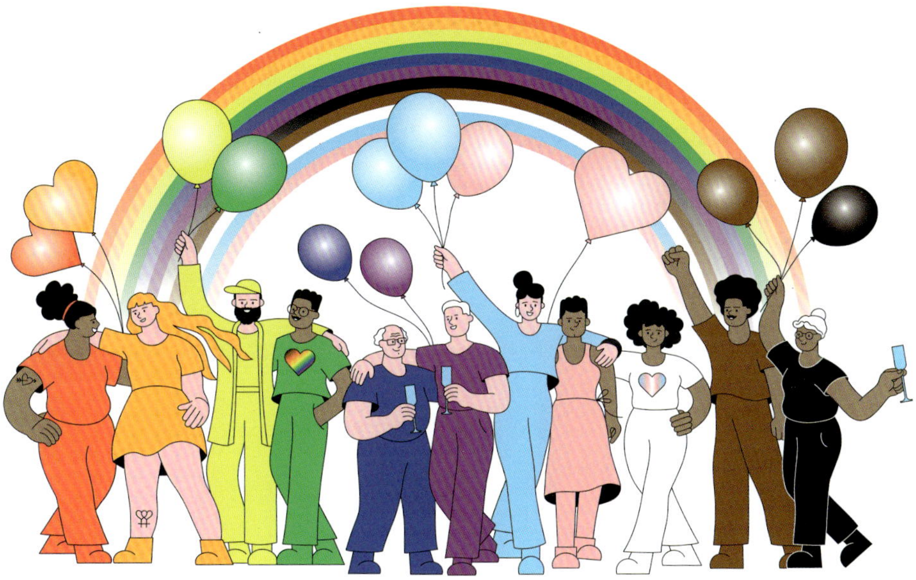

Termau allweddol

Cydraddoldeb: pan fydd gan unigolyn statws, hawliau a chyfleoedd cyfartal.

Gwahaniaethu uniongyrchol : pan fydd unigolyn yn cael ei drin yn llai ffafriol o ganlyniad uniongyrchol i nodwedd warchodedig.

Gwahaniaethu anuniongyrchol: pan fydd unigolyn yn cael ei drin yn annheg a/neu'n anghyfartal oherwydd arfer, system neu gyflwr.

Aflonyddu: pan fydd unigolyn yn destun ymddygiad diangen sy'n gysylltiedig â'i nodweddion gwarchodedig.

Mae **Deddf Cydraddoldeb 2010** yn casglu at ei gilydd yr holl gyfreithiau gwrth-wahaniaethu mewn un Ddeddf. Mae'n symleiddio'r gyfraith, yn cael gwared ar anghysondebau a'i gwneud yn haws i bobl ddeall a chydymffurfio â'r Ddeddf. Mae hefyd yn cryfhau'r gyfraith mewn meysydd pwysig er mwyn helpu i fynd i'r afael â gwahaniaethu ac anghydraddoldeb. Mae canllaw cryno ar gael sy'n dweud wrthych sut mae gweithredu Deddf Cydraddoldeb 2010:

The Equality Act 2010

https://www.gov.uk/guidance/equality-act-2010-guidance

Mae hefyd yn dweud sut mae'n rhaid i unigolion weithredu er mwyn atal ac ymdrin â gwahaniaethu wrth ddarparu nwyddau, cyfleusterau a gwasanaethau i'r cyhoedd. Er enghraifft, mewn cartref gofal preswyl, siop gymunedol neu glwb ar ôl ysgol. Daeth y rhannau hyn o'r Ddeddf i rym ar 1 Hydref 2010.

Deddf Diogelwch, Iechyd a Lles yn y Gwaith 2005

Roedd Deddf Diogelwch, Iechyd a Lles yn y Gwaith 2005 yn diddymu Deddf Diogelwch, Iechyd a Lles yn y Gwaith 1989, i osod gofynion pellach ar faterion yn ymwneud â diogelwch, iechyd a lles gweithwyr. Mae'r Ddeddf hon yn egluro ac yn ychwanegu at gyfrifoldebau cyflogwyr, gweithwyr hunangyflogedig, gweithwyr cyflogedig ac amryw bartïon eraill mewn perthynas â diogelwch ac iechyd yn y gwaith.

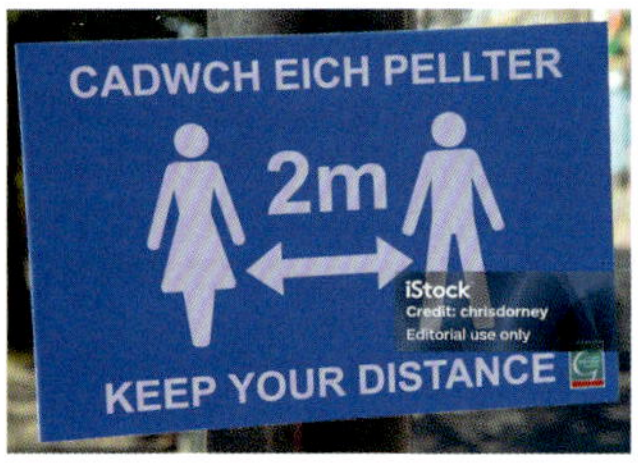

Deddf Diogelwch, Iechyd a Lles yn y Gwaith 2005

Mae angen i gyflogwyr lleoliadau iechyd a gofal cymdeithasol ofalu am iechyd a diogelwch eu gweithwyr cyflogedig a defnyddwyr gwasanaethau. Rhaid i gyflogwyr wybod beth ydy egwyddorion sylfaenol **Deddf Diogelwch, Iechyd a Lles yn y Gwaith 2005**.

Mae'r Ddeddf yn ymdrin â'r canlynol:

- Dyletswyddau cyffredinol Cyflogwyr
- Gwybodaeth i Weithwyr
- Hyfforddi, Cyfarwyddo a Goruchwylio Gweithwyr
- Argyfyngau, peryglon difrifol a rhai sydd ar fin digwydd
- Mesurau Amddiffynnol ac Ataliol
- Adnabod Peryglon ac Asesu Risg
- Datganiad Diogelwch
- Cydweithio
- Gwyliadwriaeth Iechyd a Ffitrwydd Meddygol i Weithio
- Cynrychiolydd diogelwch
- Ymgynghori â Gweithwyr
- Cosbi

Dyma rai o ddyletswyddau'r cyflogwr, er enghraifft:

- Damweiniau yn y gweithle
- Adrodd am anafiadau yn y gweithle
- Diogelwch a hylendid bwyd
- Cymorth cyntaf
- Asesiadau risg
- Atal haint
- Cyfarpar Diogelu Personol
- Diogelwch tân
- Gweithdrefnau brys
- Rheoli sylweddau peryglus i iechyd

Polisïau, gweithdrefnau, mentrau a strategaethau

Mae angen i gyflogwyr mewn lleoliadau iechyd a gofal cymdeithasol wybod am y polisïau, y gweithdrefnau, y mentrau a'r strategaethau sydd eu hangen i'w helpu i amddiffyn hawliau eu gweithwyr cyflogedig. Yn benodol, mae angen iddyn nhw fod yn ymwybodol o'r rhai sy'n effeithio ar iechyd a llesiant eu gweithwyr cyflogedig, gan gynnwys polisïau cyfrinachedd a'r cyfryngau cymdeithasol.

Bydd arfer da mewn lleoliadau iechyd a gofal cymdeithasol yng Nghymru yn:

- darparu cefnogaeth i bob gweithiwr gofal yn y lleoliad gofal
- datblygu polisïau sy'n darparu 'gofal o ansawdd uchel'
- hybu cydraddoldeb ac arfer gwrthwahaniaethol
- darparu hyfforddiant a chyfleoedd datblygu i bob gweithiwr gofal
- paratoi gweithdrefnau manwl i wireddu gofynion arfer gorau.

Deddf Llesiant Cenedlaethau'r Dyfodol (Cymru) 2015

Mae Deddf Llesiant Cenedlaethau'r Dyfodol (Cymru) yn ymwneud â **gwella llesiant cymdeithasol, economaidd, amgylcheddol a diwylliannol Cymru**. Mae'n ei gwneud yn ofynnol i'r cyrff cyhoeddus a restrir yn y Ddeddf roi ystyriaeth bellach i'r hirdymor, gweithio'n well gyda phobl a chymunedau, cydweithio gyda'i gilydd, ceisio atal problemau a mabwysiadu dull gweithredu sy'n clymu pethau gyda'i gilydd.

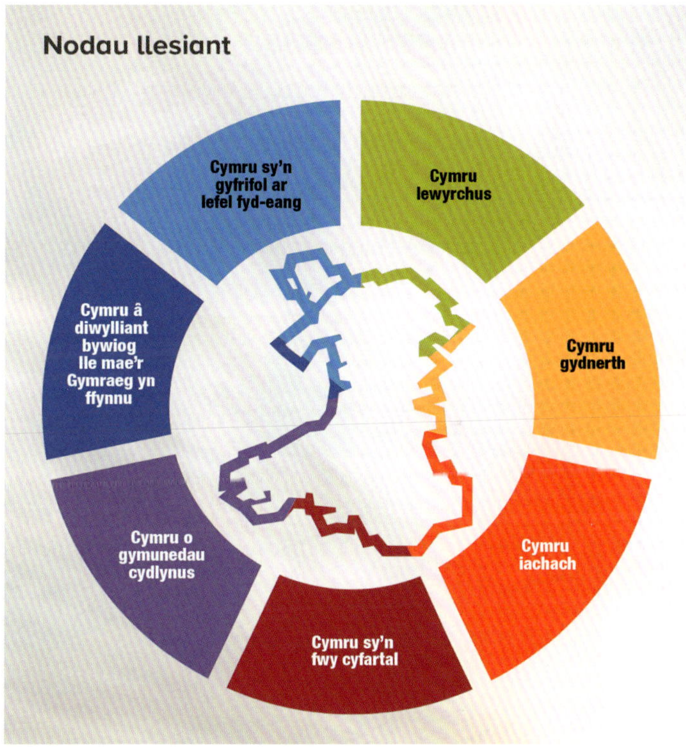

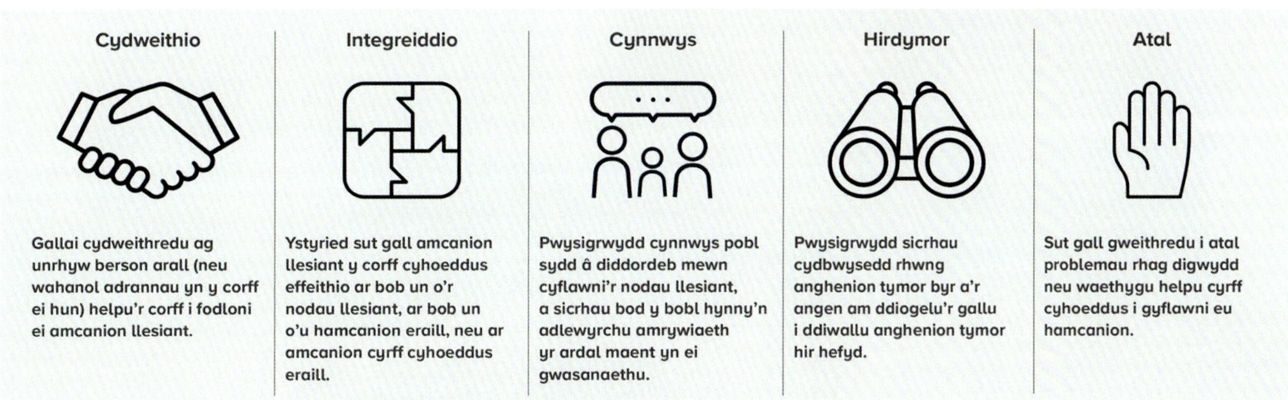

Rheoliad Diogelu Data Cyffredinol (GDPR) a Deddf Diogelu Data 2018

Rheoliad Diogelu Data Cyffredinol (GDPR) – dyma reoliadau'r Undeb Ewropeaidd ar breifatrwydd gwybodaeth o fewn yr Undeb Ewropeaidd (UE) a'r Ardal Economaidd Ewropeaidd. Mae'r GDPR yn elfen bwysig o gyfraith preifatrwydd yr UE a chyfraith hawliau dynol, yn enwedig Erthygl 8 Siarter Hawliau Sylfaenol yr Undeb Ewropeaidd. Ers Brexit mae'r GDPR yn cael ei gadw mewn cyfraith ddomestig o fewn gwledydd Prydain drwy gyfrwng GDPR y Deyrnas Unedig (DU), ac mae gan y DU yr annibyniaeth i barhau i adolygu'r fframwaith hwnnw. Mae 'GDPR y DU' yn cyd-fynd â fersiwn ddiwygiedig o **Ddeddf Diogelu Data 2018**. Mae Deddf Diogelu Data 2018 yn ymgorffori'r Rheoliad Diogelu Cyffredinol (GDPR) yng ngwledydd Prydain. Mae Deddf Diogelu Data 2018 yn rheoli sut mae sefydliadau, busnesau neu'r llywodraeth yn defnyddio'ch gwybodaeth bersonol. Rhaid i sefydliadau gofal iechyd sy'n defnyddio data personol ddilyn rheolau llym i wneud yn siŵr bod gwybodaeth yn cydymffurfio â Deddf Diogelu Data 2018. Mae'r Ddeddf hon yn nodi canllawiau clir y mae gan bob unigolyn yr hawl i:

- gael gwybod sut mae ei data yn cael ei ddefnyddio
- derbyn gwybodaeth glir am yr hyn y bydd y lleoliad yn ei wneud â'r data sy'n cael ei ddarparu gan y defnyddiwr
- derbyn eu gwybodaeth bersonol eu hunain
- cais i'w data gael ei adolygu os yw wedi dyddio neu i gael ei ddileu
- gofyn am wybodaeth am y rhesymau y tu ôl i unrhyw benderfyniad
- atal neu gwestiynu prosesu eu data personol.

Mae amddiffyniad cyfreithiol cryfach i wybodaeth fwy sensitif fel er enghraifft, iechyd, hil, cefndir ethnig, credoau crefyddol a chyfeiriadedd rhywiol.

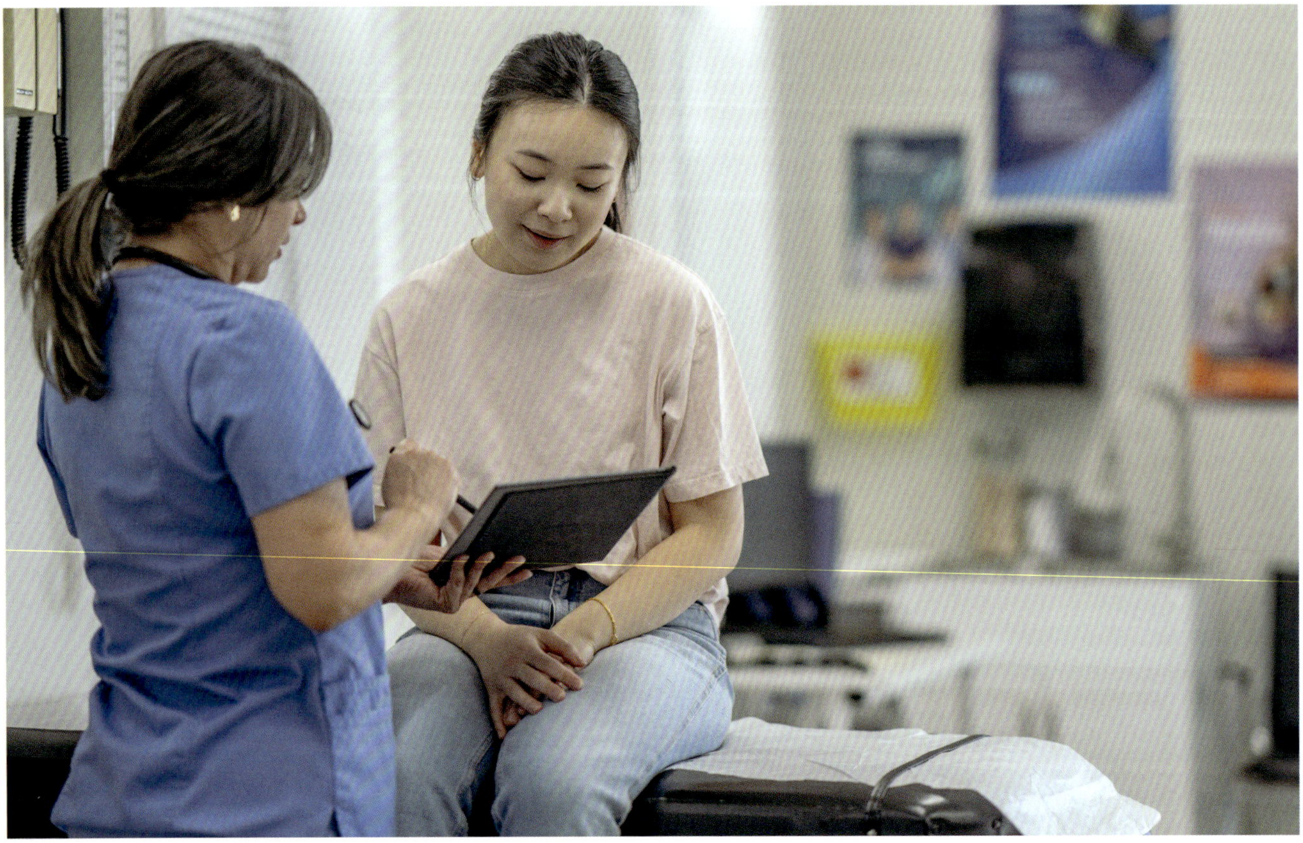

Pa ddyletswydd gofal sydd gan sefydliadau tuag at iechyd a llesiant eu gweithwyr cyflogedig?

Mae gan bob lleoliad iechyd a gofal cymdeithasol yng Nghymru ddyletswydd gofal tuag at eu gweithwyr cyflogedig, yn enwedig am eu hiechyd a'u llesiant. Dylai gweithio ym maes iechyd a gofal cymdeithasol yng Nghymru fod yn brofiad gwerth chweil a phleserus i bob gweithiwr gofal. Dylai gweithwyr gofal deimlo'n ddiogel a chael eu cefnogi wrth gyflawni eu swyddi. Un ffordd y mae cyflogwyr yn gwneud hyn ydy trwy feithrin **diwylliant cefnogol sy'n gyfannol a chynhwysfawr**. Mae hefyd yn bwysig dileu'r **stigma** sydd ynghlwm â mynediad at wasanaethau cefnogi.

Mae diwylliant cefnogol mewn lleoliadau iechyd a gofal cymdeithasol yn seiliedig ar greu a sefydlu perthynas gwaith da gyda defnyddwyr gwasanaethau:

Mae creu perthynas dda â'r unigolyn yn canolbwyntio ar:	Mae creu perthynas gwaith da â'r unigolyn yn arwain at ymdeimlad da ymysg y staff:
Gonestrwydd	Ymdeimlad clir o hunaniaeth
Ymddiriedaeth	Mwy o hunan-barch
Cefnogaeth	Hunan-werth
Parch	Datblygu sgiliau newydd
Cyfathrebu da	Hunanddelwedd gadarnhaol
Dibynadwyedd	

Casglu gwybodaeth am hawliau'r gweithwyr yn ystod eich cyfnod o brofiad gwaith neu'r gwasanaeth

Yn ystod eich lleoliad ymgysylltu â'r sector, bydd angen i chi gasglu'r wybodaeth ganlynol am **hawliau'r gweithwyr** yn eich lleoliad.

Gallwch gasglu'r wybodaeth hon drwy:

- ofyn i unigolion perthnasol am eu hawliau o fewn y lleoliad/gwasanaeth a'u gwybodaeth am bolisïau, gweithdrefnau, trefniadau a chynlluniau newydd sy'n effeithio ar eu hiechyd a'u lles yn y gwaith.
- chwilio am wybodaeth yn ymwneud â hawliau cyflogaeth sylfaenol ar gyfer gweithwyr yn y lleoliad neu'r sector. Gall hyn gynnwys, er enghraifft, hawliau o ran cyfraddau cyflog, isafswm cyflog, cyflog byw, trefniadau absenoldeb a thâl salwch, trefniadau gwyliau a thâl gwyliau a hawliau gweithiwr rhan-amser.

Rhestr wirio'r aseiniad

Wrth i chi baratoi ar gyfer eich aseiniad, mae'n hollol hanfodol eich bod wedi casglu'r wybodaeth o fewn y lleoliad ei hun neu o fewn y gwasanaeth ei hun. Prif bwrpas hyn ydy:

- ☑ paratoi arolwg manwl o wahanol drefniadau, dyletswyddau a chyfrifoldebau gweithwyr a chyflogwyr o ran y lleoliad neu'r gwasanaeth penodol hwnnw
- ☑ amlinellu rôl y cyflogwr wrth hyrwyddo a diogelu hawliau gweithwyr cyflogedig sy'n gweithio yn y lleoliad neu sy'n cynnig gwasanaeth penodol.

Asesiad Di-Arholiad – Tasg A(i) Cyflwyniad

Ysgrifennwch gyflwyniad am y lleoliad/gwasanaeth.

- **Prif bwrpas y lleoliad/gwasanaeth a ddewiswyd**
- **Rôl y cyflogwr wrth hyrwyddo a diogelu hawliau gweithwyr sy'n gweithio yn y lleoliad/gwasanaeth.**

Bydd angen bod eich cyflwyniad yn cynnwys gwybodaeth ar sut y mae'r cyflogwr yn hyrwyddo ac yn diogelu hawliau gweithwyr sy'n gweithio yn eich lleoliad/gwasanaeth. Bydd angen cyfeirio yn eich cyflwyniad at agweddau fel y rhai sy'n cael eu rhestru isod:

- Arferion gwrth-wahaniaethu a gwrth-aflonyddu.
- Hyrwyddo cydraddoldeb.
- Rheolau iechyd a diogelwch.
- Sefydlu a gweithredu polisïau a gweithdrefnau.
- Strategaethau a threfniadau i ddelio â materion sensitif a phersonol. Er enghraifft, mynd i'r afael â'r stigma sy'n gysylltiedig â chael mynediad at wasanaeth cymorth ar gyfer salwch meddwl.
- Trefniadau o ran gwarchod cyfrinachedd a pholisïau yn gysylltiedig â'r cyfryngau cymdeithasol.
- Ymwybyddiaeth o'r ddeddfwriaeth: Deddf Llesiant Cenedlaethau'r Dyfodol 2015, Deddf Diogelu Data 2018.
- Dyletswydd gofal gyda ffocws ar iechyd a lles.
- Diwylliant cyfannol, cynhwysfawr a chefnogol.

Beth mae'r arholwr yn chwilio amdano?

1. Mae'n hynod bwysig eich bod yn gosod pwyslais ar **rôl y cyflogwr yn** rhoi gwybodaeth gynhwysfawr ar weithredu a hyrwyddo hawliau'r gweithwyr sy'n gweithio yn y lleoliad neu o fewn y gwasanaeth iechyd a gofal cymdeithasol.
2. Eich bod yn **enghreifftio'r dystiolaeth o weithredu a hyrwyddo ar sail eich profiad chi yn y lleoliad neu o fewn y gwasanaeth**. Ar sail eich ymchwil mae'r arholwr am weld ydych chi wedi casglu gwybodaeth o ran beth ydy'r gofynion o ran gwarchod a hyrwyddo hawliau'r gweithwyr. Bydd yr arholwr hefyd am wybod os ydych chi wedi edrych yn fanwl ar sut mae'r gofynion o ran y ddeddfwriaeth a'r rheoliadau yn cael eu gweithredu a'u cadw o fewn y lleoliad neu'r gwasanaeth.
3. Mae angen i chi **ymchwilio'n fanwl i rôl y cyflogwr** wrth hyrwyddo a diogelu hawliau gweithwyr i weld a ydy'r lleoliad neu wasanaeth yn gweithredu'r polisïau a'r gweithdrefnau perthnasol i atal gwahaniaethu a bwlio ac a ydyn nhw'n darparu amgylchedd gwaith diogel? Ydy'r lleoliad neu'r gwasanaeth yn deall ac yn cydymffurfio â'r ddeddfwriaeth gwrth-wahaniaethu, ac a ydyn nhw'n cydnabod manteision gweithlu cynhwysol ac amrywiol? Ydyn nhw'n cynnal asesiadau risg ac yn gweithredu ar sail y dystiolaeth? Ydyn nhw'n adolygu polisïau a phenderfyniadau yn rheolaidd i sicrhau cydraddoldeb? Ydyn nhw'n annog diwylliant o gydraddoldeb a thegwch ac yn gosod canllawiau clir ar gyfer gweithdrefnau disgyblu a chydraddoldeb?

Darllen ac ymchwil pellach

Hawliau cyflogaeth
https://www.gov.uk/government/publications/employment-status-and-employment-rights

HSE: Gwybodaeth am iechyd a diogelwch yn y gwaith
https://www.hse.gov.uk/pubns/law.pdf

Deddf Cydraddoldeb 2010 – Canllawiau
https://www.gov.uk/guidance/equality-act-2010-guidance

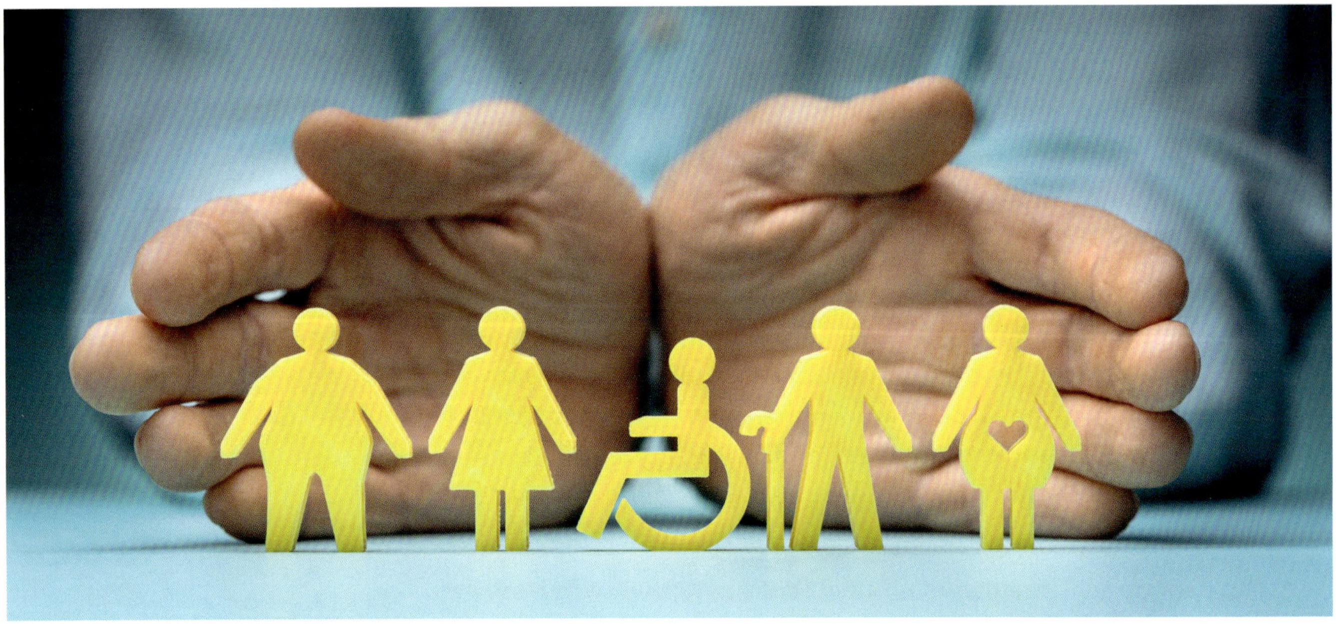

6.5: Diogelu drwy fabwysiadu arfer da

Rydyn ni eisoes wedi edrych ar rai o'r ystyriaethau o ran diogelu defnyddwyr yn Uned 5. Mae'r bennod hon fodd bynnag yn cynnig mwy o wybodaeth a gwell dealltwriaeth o ofynion diogelu drwy fabwysiadu arfer da mewn lleoliadau iechyd a gofal cymdeithasol. Mae'r bennod hon yn edrych yn fanylach hefyd ar yr hyn sy'n gallu digwydd os nad ydy arferion diogelu yn cael eu gweithredu a bod y risg i'r defnyddiwr yn cynyddu. Defnyddiwch y wybodaeth hon a'r dystiolaeth y byddwch yn ei gasglu ar gyfer eich aseiniad yn y lleoliad o fewn y sector a'r cyfnod profiad gwaith.

Arfer da sy'n arwain at ddiogelu defnyddwyr

Ym mhob lleoliad iechyd a gofal cymdeithasol yng Nghymru, bydd gweithwyr gofal yn dod i gysylltiad â phlant ac oedolion a allai fod mewn perygl o gael eu cam-drin a'u hesgeuluso. Dylai fod gan bob lleoliad iechyd a gofal cymdeithasol bolisi diogelu gyda gweithdrefnau i'w dilyn. Mae gweithdrefnau diogelu yn sicrhau bod y plant neu'r oedolion sy'n defnyddio'r gwasanaethau hynny'n cael eu hamddiffyn rhag camdriniaeth ac esgeulustod trwy sicrhau bod diogelu wrth wraidd pob rhan o'r gwaith.

Nod gweithdrefnau diogelu mewn lleoliadau iechyd a gofal ydy sicrhau bod pob gweithiwr gofal yn deall beth ydy ystyr diogelu sef ei rôl a chyfrifoldebau ei gydweithwyr i sicrhau bod prosesau diogelu yn cael eu dilyn.

Mathau o gamdriniaeth ac esgeulustod

Cam-drin corfforol	Pan fydd unigolyn yn cael ei daro'n gorfforol, ei gicio, ei guro neu ei drin mewn ffordd arw.
Cam-drin rhywiol	Pan fydd unigolyn yn cael ei gyffwrdd yn amhriodol neu'n cael ei orfodi i gymryd rhan mewn gweithgaredd rhywiol.
Cam-drin emosiynol a seicolegol	Pan fydd rhywun yn galw enwau ar unigolyn, yn gweiddi arno neu'n ei herio a'i fwlio.
Cam-drin ariannol	Pan fydd arian unigolyn yn cael ei ddwyn neu pan fydd yr unigolyn yn cael ei rwystro i gael mynediad at arian.
Esgeulustod	Pan na fydd unigolyn yn cael gofal digonol.

Mae unigolion a grwpiau sydd fwyaf tebygol o brofi camdriniaeth yn cynnwys:

- Plant
- Oedolion hŷn
- Unigolion sy'n byw gydag anableddau
- Unigolion sy'n byw gydag anawsterau dysgu
- Unigolion sy'n byw gyda salwch meddwl

Recriwtio sy'n Seiliedig ar Werth (VBR)

Recriwtio sy'n Seiliedig ar Werth (VBR)	Dull o recriwtio sy'n helpu sefydliad i ddod o hyd i bobl â'r un gwerthoedd personol â'u haelodau staff er mwyn eu cyflogi.

Bydd cyflogwyr am sicrhau eu bod yn diogelu eu defnyddwyr drwy ddefnyddio:

- Recriwtio sy'n Seiliedig ar Werth (VBR)
- Trefnu sesiynau sefydlu trylwyr yn ystod y cyfnod dechreuol
- Adolygu a diweddaru prosesau a gweithdrefnau yn rheolaidd.

Termau allweddol

Diogelu
Mae diogelu yn golygu atal ac amddiffyn plant ac oedolion sydd mewn perygl o gael eu cam-drin neu eu hesgeuluso. Mae hefyd yn cynnwys addysgu'r rhai sydd o'u cwmpas i adnabod yr arwyddion a'r peryglon.

Person Diogelu Dynodedig
Y person a nodwyd o fewn y lleoliad neu'r sefydliad sydd ar gael i drafod pryderon diogelu.

Term allweddol

Gwiriadau'r Gwasanaeth Datgelu a Gwahardd (DBS)
Mae'r gwiriadau hyn yn cael eu cynnal i weld a oes gan unigolyn unrhyw record o ran yr heddlu. Mae hefyd yn rhoi manylion am unrhyw achosion fod y person wedi'i gael yn euog o drosedd.

Y Gwasanaeth Datgelu a Gwahardd (DBS)

Disclosure & Barring Service

Mae'r **Gwasanaeth Datgelu a Gwahardd (DBS)** yn helpu cyflogwyr yng Nghymru, Lloegr a Gogledd Iwerddon i wneud penderfyniadau recriwtio mwy diogel, ac yn atal pobl anaddas rhag gweithio gyda grwpiau sy'n agored i niwed, gan gynnwys plant. Mae'r DBS yn penderfynu a ydy'n briodol rhoi person ar restr o bobl sydd wedi'u gwahardd rhag gweithio mewn galwedigaethau penodol ym maes iechyd a gofal cymdeithasol a lleoliadau eraill neu ei dynnu oddi ar y rhestr.

Byrddau Diogelu

National Independent Safeguarding Board Wales
Bwrdd Diogelu Gwladol Annibynnol Cymru

Mae'r **Bwrdd Diogelu Annibynnol Cenedlaethol** yn cynghori Llywodraeth Cymru ac yn cydweithio gyda'r Byrddau Diogelwch i ddiogelu plant ac oedolion rhag niwed mewn lleoliadau iechyd a gofal cymdeithasol. Cafodd y Bwrdd Diogelu Annibynnol Cenedlaethol ei sefydlu o dan Ddeddf Gwasanaethau Cymdeithasol a Llesiant (Cymru) 2014. Mae'r Bwrdd Diogelu Annibynnol Cenedlaethol yn gweithio mewn partneriaeth ag wyth o fyrddau diogelu strategol ac amlasiantaethol ar draws Cymru i sicrhau eu bod yn dilyn yr holl ganllawiau a fframweithiau. Nod y Byrddau Diogelu ydy diogelu plant ac oedolion sy'n wynebu risg, camdriniaeth neu esgeulustod ac i atal y plant a'r oedolion hynny rhag wynebu risg o gael eu cam-drin neu eu hesgeuluso.

- Bwrdd Diogelu Plant Caerdydd a'r Fro
- Bwrdd Diogelu Plant Cysur/Canolbarth a Gorllewin Cymru
- Bwrdd Diogelu Plant Cwm Taf Morgannwg
- Bwrdd Diogelu Plant Gwent
- Bwrdd Diogelu Plant Gogledd Cymru
- Bwrdd Diogelu Oedolion Gogledd Cymru
- Bwrdd Diogelu Cwm Taf
- Bwrdd Diogelu Canolbarth a Gorllewin Cymru

Os bydd gweithiwr gofal yn dod yn ymwybodol neu'n credu bod unigolyn mewn perygl uniongyrchol, rhaid iddo gysylltu â'r heddlu ar unwaith. Mae'n rhaid i bob lleoliad iechyd a chymdeithasol fod â pholisïau a gweithdrefnau diogelu yn eu lle sy'n egluro yn union beth sydd angen digwydd os ydy gweithiwr gofal yn credu bod unigolyn mewn perygl.

Chwythu'r chwiban

Mae chwythu'r chwiban yn eiriau a ddefnyddir i ddisgrifio sefyllfa lle mae gweithiwr gofal yn cyfleu pryder neu bryderon i unigolion sydd â'r grym i gymryd camau cywiro a'u bod yn barod i weithredu ar hynny. Mae'n un o'r dulliau ar gyfer tynnu sylw at fater neu bryder yn y lleoliad iechyd a gofal cymdeithasol. Mae chwythu'r chwiban yn rhan hanfodol o'r weithdrefn ddiogelu. Mae'n ddyletswydd felly ar bob gweithiwr gofal i roi gwybod am unrhyw bryderon a allai o bosibl roi unigolyn mewn sefyllfa lle y gallan nhw gael eu cam-drin neu eu niweidio.

BWRDD IECHYD HYWEL DDA

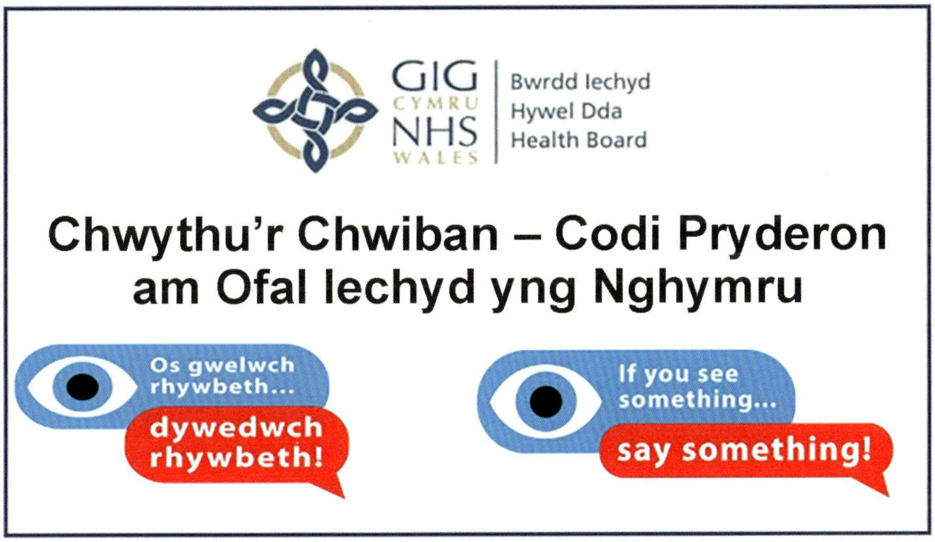
GIG CYMRU NHS WALES
Bwrdd Iechyd Hywel Dda Health Board
Chwythu'r Chwiban – Codi Pryderon am Ofal Iechyd yng Nghymru
Os gwelwch rhywbeth...
dywedwch rhywbeth!
If you see something...
say something!

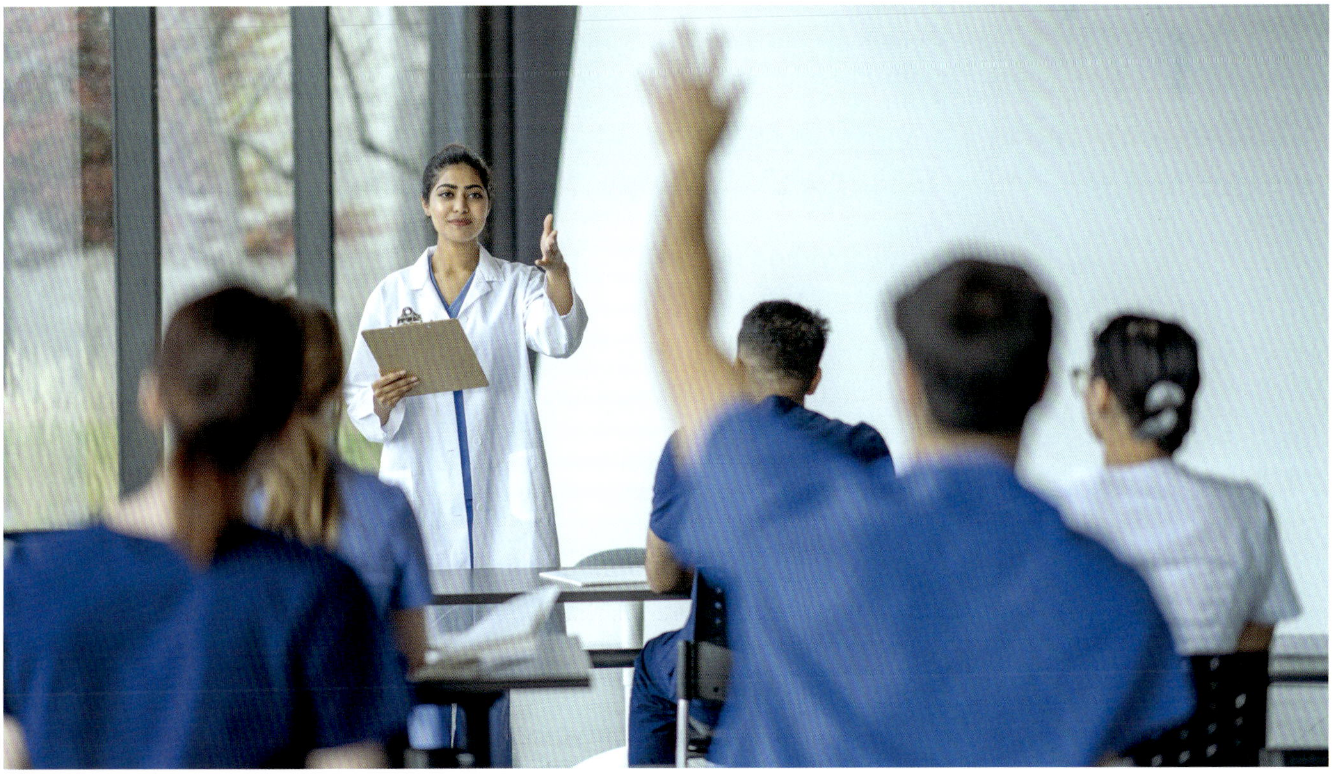

Canlyniadau peidio gweithredu'r gweithdrefnau a'r polisïau diogelu

Os bydd y gweithdrefnau a'r polisïau diogelu yn cael eu torri, gallai hynny arwain at:

- Unigolion sy'n derbyn gofal a chymorth yn cael eu cam-drin a'u hesgeuluso.
- Camau cyfreithiol (erlyniad sifil neu droseddol) yn erbyn yr unigolyn sy'n torri'r gweithdrefnau o fewn lleoliad gofal neu sefydliad sydd â chyfrifoldeb am ofalu.
- Gweithredu camau disgyblu yn erbyn y staff sy'n gysylltiedig â'r 'camweddau'.
- Diswyddo aelod o staff sydd wedi torri gweithdrefnau diogelu.
- Defnyddwyr gwasanaethau yn colli ymddiriedaeth yn y lleoliad a'r gweithwyr gofal.
- Cyhoeddusrwydd negyddol i'r lleoliad iechyd a gofal cymdeithasol. Niweidio enw da'r lleoliad iechyd a gofal cymdeithasol.
- Y lleoliad neu'r sefydliad yn methu denu a chyflogi gweithwyr gofal newydd.

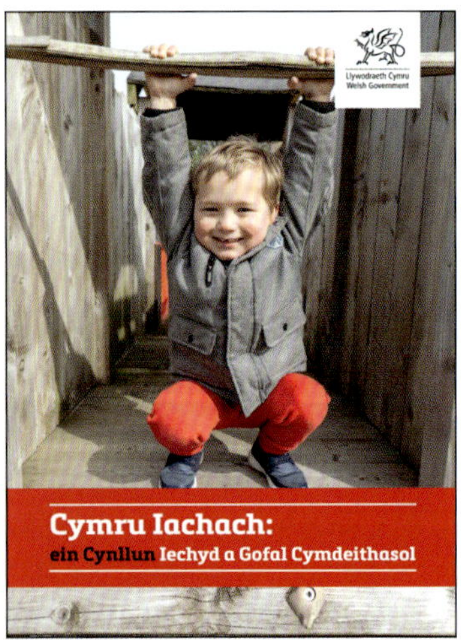

Mae adborth gan unigolion o wahanol leoliadau iechyd a gofal cymdeithasol yn cael ei ddefnyddio i helpu Llywodraeth Cymru i baratoi polisïau a gweithdrefnau ar gyfer y sector. Bydd y dystiolaeth yn cael ei chasglu o nifer o ffynonellau, yn cynnwys ysbytai a chartrefi gofal. Bydd yr adborth a dderbyniwyd yn cael ei ddefnyddio i ddatblygu polisïau, gweithdrefnau a chanllawiau Llywodraeth Cymru. Enghraifft o un o'r dogfennau hyn yw 'Cymru Iachach: ein Cynllun Iechyd a Gofal Cymdeithasol'.

https://www.llyw.cymru/sites/default/files/publications/2021-09/cymru-iachach-ein-cynllun-iechyd-a-gofal-cymdeithasol.pdf

Casglu gwybodaeth yn ystod cyfnod ymgysylltu neu yn ystod cyfnod o brofiad gwaith

Bydd angen i chi gasglu'r wybodaeth angenrheidiol am y polisïau a'r gweithdrefnau diogelu yn eich lleoliad profiad gwaith ar gyfer paratoi eich aseiniad.

Gallwch gasglu'r wybodaeth hon drwy:

- ✔ ofyn i'r cyflogwr neu staff hŷn enwi'r person diogelu dynodedig
- ✔ holi am gopi o'r llawlyfr ar gyfer y polisi diogelu i'r lleoliad neu'r sefydliad
- ✔ arsylwi ar y gweithdrefnau diogelu yn cael eu gweithredu o fewn y lleoliad neu'r sefydliad

Rhestr wirio ar gyfer yr aseiniad

Wrth baratoi ar gyfer eich aseiniad, mae'n rhaid i chi wneud yn siŵr eich bod wedi casglu'r wybodaeth angenrheidiol am eich lleoliad neu'r gwasanaeth er mwyn eich bod yn gallu:

- ✔ esbonio sut y cyflawnir mesurau diogelu o fewn y lleoliad neu'r gwasanaeth i wneud yn siŵr bod pob unigolyn sy'n derbyn gofal person-ganolog sy'n canolbwyntio ar ganlyniadau yn gallu byw yn ddiogel heb unrhyw niwed, camdriniaeth neu esgeulustod.
- ✔ amlinellu'r canlyniadau posibl os na ddilynir y polisïau a'r gweithdrefnau diogelu ar gyfer y lleoliad neu'r gwasanaeth.

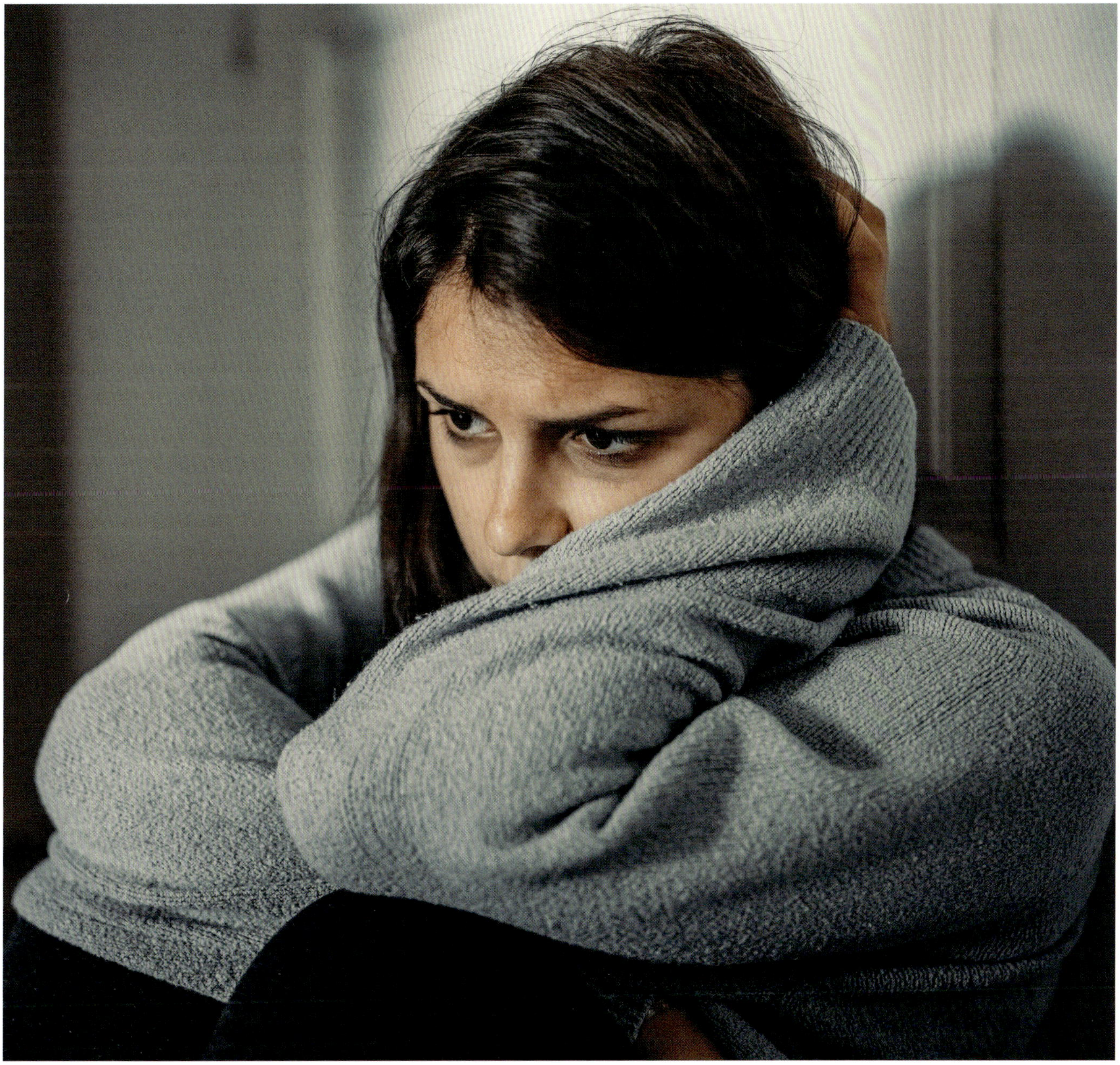

Yr Asesiad Di-arholiad – Adran C Tasg C(i)

Yr Asesiad Di-arholiad – Adran C Tasg C(i)
Eglurwch sut y mae sicrhau bod trefniadau diogelu yn cael eu gweithredu o fewn y lleoliad neu'r gwasanaeth i wneud yn siŵr bod unigolion yn derbyn y gofal gorau. Gofal fydd yn canolbwyntio ar osod yr unigolyn yng nghanol y gofal sy'n cael ei ddarparu a hynny o fewn amgylchedd sy'n rhydd o niwed, camdriniaeth ac esgeulustod.

Yr Asesiad Di-arholiad – Adran C Tasg C(ii)
Amlinellwch y canlyniadau posibl os nad yw'r lleoliad neu'r gwasanaeth yn dilyn polisïau a gweithdrefnau'r lleoliad.

Yr Asesiad Di-arholiad – Adran C Tasg C(i):

Rhaid i'r atebion roi esboniad o sut y mae diogelu yn cael ei weithredu o fewn y lleoliad neu wasanaeth. Rhaid i chi hefyd gyfeirio'n benodol ar sut y cyflawnir diogelu yn y lleoliad neu'r gwasanaeth drwy gyfeirio at eich profiad uniongyrchol chi yn ystod eich profiad gwaith o fewn y sector. Bydd angen i chi gyfeirio'n benodol at sut mae'r lleoliad neu'r gwasanaeth yn darparu gwasanaeth sy'n canolbwyntio ar yr unigolyn. Bydd angen i chi hefyd gyfeirio'n benodol ar sut mae unigolion yn derbyn gofal a chymorth personol a sut maen nhw'n cael eu cadw'n ddiogel rhag niwed, camdriniaeth ac esgeulustod. Yn ystod eich profiad gwaith yn y lleoliad, bydd angen i chi ddangos yn glir sut mae hyn yn cael ei gyflawni o fewn y lleoliad neu'r gwasanaeth:

- Ydy'r lleoliad yn darparu dulliau gweithredu sy'n canolbwyntio ar yr unigolyn ac yn grymuso pobl i fod yn gyfrifol am eu hiechyd a'u gofal eu hunain?
- Ydy'r lleoliad neu'r gwasanaeth yn rhoi pwyslais ar gael barn cleifion ar sut y gallan nhw helpu eu hunain i ofalu am eu hiechyd eu hunain? Ydyn nhw'n mabwysiadu dulliau sy'n canolbwyntio ar weithredu dulliau person-ganolog? Ydyn nhw'n cynnig nid yn unig yr amodau gorau ar gyfer gofal ond hefyd yn gwneud yn siŵr fod pawb yn cael eu trin ag urddas, parch a thosturi? Mae'r gofal hwn hefyd yn gallu cynnwys rhoi sylw i farn a chyfraniad perthnasau.
- Ydy diogelu yn ganolog i drefniadau a rŵtin gweithwyr gofal yn y lleoliad?
- Ydy'r lleoliad yn darparu cwrs sefydlu? Ydyn nhw'n darparu hyfforddiant parhaus i bawb o'r staff? Ydyn nhw'n gwneud yn siŵr fod pawb o'r staff yn gyfarwydd ac yn gweithredu'n llawn y ddeddfwriaeth, y safonau, y polisïau, a'r gweithdrefnau hynny?
- Ydy'r lleoliad neu'r gwasanaeth yn cadw cofnodion cywir, manwl a chyfredol mewn perthynas â diogelu?
- Beth ydy'r gymhareb staff o ran nifer y staff mewn perthynas â nifer y cleifion neu'r cleientiaid?

- Oes ganddyn nhw drefniadau pwrpasol ar gyfer derbyn cwynion?
- Ydyn nhw'n gosod gofal person-ganolog yng nghanol eu trefniadau a'u gwaith er mwyn lles o fewn y cyfan o'u trefniadau diogelu?
- Sut maen nhw'n sicrhau bod y polisïau a'r gweithdrefnau diogelu yn cael eu hadolygu a bod y prosesau a'r gweithdrefnau'n cael eu diweddaru'n gyson?
- Ydy'r gwasanaethau a ddarperir gan y Gwasanaeth Datgelu a Gwahardd (DBS) yn cael eu defnyddio i wirio cefndir y staff?
- Ydy'r adborth gan yr unigolion yn y lleoliad neu'r gwasanaeth yn cael ei drosglwyddo ac yn dylanwadu ar bolisïau Llywodraeth Cymru?
- Disgrifiwch sut mae'r ddyletswydd i adrodd yn ôl am ddigwyddiad neu enghraifft o ddiffyg gofal ('chwythu'r chwiban') yn cael ei weithredu o fewn y lleoliad neu'r gwasanaeth.
- Sut mae'r lleoliad neu'r gwasanaeth yn gwneud yn siŵr nad ydyn nhw'n torri amodau pob cytundeb ac nad oes perygl y byddan nhw'n cael eu herlyn?

Yr Asesiad Di-arholiad Adran C Tasg C(ii):

Rhaid i'ch ateb edrych yn fanwl a diffinio beth ydy'r canlyniadau posibl os nad ydy'r polisïau a'r gweithdrefnau diogelu yn y lleoliad neu'r gwasanaeth yn cael eu dilyn. Bydd angen i chi ystyried y canlyniadau ar gyfer yr unigolyn a'r lleoliad. Mae'n rhaid i'ch ateb fod yn seiliedig ar eich profiadau chi yn y lleoliad neu'r gwasanaeth. Bydd angen i chi gasglu'r wybodaeth angenrheidiol yn y lleoliad ei hun er mwyn dangos y canlyniadau posibl ar gyfer yr unigolion os nad ydy'r polisïau a'r gweithdrefnau diogelu wedi eu dilyn. Gallai'r canlyniadau negyddol hyn gynnwys:

- **Bod yn agored i niwed**: bydd yr unigolyn sy'n derbyn gofal a chymorth yn y lleoliad neu gan y gwasanaeth yn fwy agored i niwed, camdriniaeth neu esgeulustod.
- **Niwed a risg annisgwyl neu anfwriadol i unigolion**: bydd gofynion unigolyn sy'n derbyn gofal a chymorth yn y lleoliad neu'r gwasanaeth mewn perygl os na fydd y polisïau a'r gweithdrefnau gofal iechyd a diogelu yn cael eu gweithredu'n llawn. Os bydd y lleoliad yn methu â chydymffurfio gyda pholisïau diogelu, yna ni fydd unigolion yn cael eu hamddiffyn rhag camdriniaethau corfforol, emosiynol a rhywiol, esgeulustod na niwed.
- **Canlyniadau cyfreithiol ac erlyniad**: mae'n bosib y gall y lleoliad neu'r gwasanaeth, y staff neu unigolion fod yn destun camau disgyblu os ydy'r gweithiwr iechyd a gofal cymdeithasol neu'r lleoliad wedi torri polisïau a gweithdrefnau cyfreithiol. Caiff y polisïau a'r gweithdrefnau hyn eu monitro gan Iechyd Cyhoeddus Cymru sydd â threfniadau i adnabod ac adrodd yn ôl am gamdriniaeth, niwed neu esgeulustod o fewn lleoliad. Bydd methiant i gydymffurfio â'r gofynion cyfreithiol hyn

yn arwain at heriau a chanlyniadau cyfreithiol. Bydd y lleoliad neu'r gwasanaeth sy'n darparu'r gofal hefyd yn cael ei erlyn os nod ydy'r lleoliad wedi dilyn pob protocol diogelu.

- **Enw da**: Gall peidio â dilyn polisïau diogelu arwain at ddileu enw da'r lleoliad neu'r gwasanaeth. Gallai hyn yn ei dro arwain at golli hyder unigolion a'r cyhoedd.

Am beth mae'r arholwr yn chwilio amdano?

Tasg asesu C(i):

1. I gyrraedd y bandiau marciau uwch, bydd angen i chi ddarparu enghreifftiau penodol o'ch lleoliadau profiad gwaith i gefnogi'r wybodaeth yr ydych yn ei gynnwys yn eich ateb ar gyfer trefnu a gweithredu mesurau diogelwch.
2. Bydd rhaid i chi ofalu bod y cyfan o'r polisïau a'r gweithdrefnau diogelu wedi'u cynnwys a'u trafod o fewn eich ateb.
3. Bydd angen i chi ddarparu tystiolaeth glir a chynhwysfawr i ddangos sut mae polisïau a gweithdrefnau o fewn y lleoliad yn sicrhau bod unigolion yn cael eu diogelu. Cofiwch ddefnyddio enghreifftiau penodol o arferion da a hefyd sut mae'r lleoliad yn darparu gofal a chymorth drwy fabwysiadu dulliau gweithio sy'n canolbwyntio ar yr unigolyn.
4. Cofiwch gynnwys enghreifftiau o bolisïau a gweithdrefnau diogelu sy'n hanfodol ar gyfer sicrhau diogelwch a lles unigolion sy'n agored i niwed. Dangoswch sut mae'r polisïau a'r gweithdrefnau hynny'n darparu fframwaith ar gyfer adnabod, atal ac ymateb i bob risg diogelu o fewn y lleoliad.

Tasg asesu C(ii):

1. Mae'n ofynnol i chi ddarparu gwybodaeth fanwl am y cyfan o'r polisïau a'r prosesau diogelu mewnol sy'n weithredol o fewn y lleoliad.
2. Mae angen i chi ddangos bod peidio â chadw at bolisïau diogelu yn a lleoliad gofal iechyd yn arwain at ganlyniadau difrifol i gleifion ac unigolion sy'n agored i niwed. Dyma rai canlyniadau posibl y bydd angen i chi eu hystyried yn ofalus:
    - **Risg i ddiogelwch a lles cleifion**: Bydd canlyniadau difrifol yn debygol os na fydd polisïau a gweithdrefnau diogelu yn cael eu gweithredu. Ymysg y canlyniadau difrifol hynny mae niwed, cam-driniaeth, neu esgeulustod i unigolion bregus. Bydd anwybyddu camau diogelu o ran eu hiechyd a'u hawliau dynol yn arwain at niwed corfforol, emosiynol neu seicolegol.
    - **Colli cyfle i ymyrryd**: Mae cyfundrefn sydd ddim yn cynnig cyfle i rannu gwybodaeth neu'n aneffeithiol o ran adnabod risg yn gallu arwain at golli cyfle i ymyrryd. Mewn achosion difrifol, mae hyn yn gallu arwain at ddiffygion pellgyrhaeddol o ran gofal a chanlyniadau negyddol ar gyfer y cleifion a chleientiaid o fewn y lleoliad neu'r gwasanaeth.

- **Canlyniadau cyfreithiol a rheoleiddiol**: Mae'r rhai sy'n cynnig gwasanaethau iechyd a gofal cymdeithasol a sefydliadau cysylltiol yn agored i ganlyniadau cyfreithiol a rheoleiddiol difrifol os nad ydyn nhw'n cydymffurfio â'r gofynion cyfreithiol. Mae cyrff rheoleiddio fel Arolygiaeth Gofal Cymru yn gyfrifol am fonitro trefniadau cydymffurfiaeth. Bydd methiant i ymateb a gwella i'w hargymhellion yn arwain at ganlyniadau difrifol i'r lleoliad neu'r gwasanaeth.
- **Effaith ar y staff**: Gall arferion diogelu annigonol o fewn lleoliad roi straen ychwanegol ar y rhai sy'n gyfrifol am ddarparu'r gwasanaeth gofal. Er enghraifft, byddai peidio â darparu a gweithredu trefniadau diogelu yn debygol o arwain at fwy o broblemau yn nes ymlaen. Drwy beidio â gweithredu'r polisïau byddai hynny'n arwain at greu sefyllfa anodd gyda'r angen i gynnal ymchwiliad a materion disgyblu. Byddai hynny'n siŵr o arwain at gyfnod o ansicrwydd a llai o ofal i'r cleifion neu'r cleientiaid.
- **Colli ymddiriedaeth ac enw da**: Byddai methu â diogelu cleifion a chleientiaid yn tanseilio ymddiriedaeth y cyhoedd yn y sefydliad gofal iechyd. Gall cyhoeddusrwydd negyddol arwain at niweidio enw da a hygrededd y cyhoedd yn y sefydliad.

Er mwyn lleihau'r risg, yna mae'n rhaid i weithwyr gofal iechyd proffesiynol flaenoriaethu trefniadau i atal y broblem, adnabod y broblem yn gynnar, a rhannu gwybodaeth yn syth. Mae'n bwysig cofio ei bod yn gyfrifoldeb ar bawb i flaenoriaethu a gweithredu polisïau, gweithdrefnau a threfniadau a fydd yn diogelu pawb er lles pobl sy'n agored i niwed.

Darllen ac ymchwil pellach

Arolygiaeth Gofal Iechyd Cymru **https://www.agic.org.uk/**

Gwasanaeth Datgelu a Gwarchod (DBS)
https://www.arolygiaethgofal.cymru/archwiliadau-gan-y-gwasanaeth-datgelu-gwahardd

Bwrdd Diogelu Annibynnol Cenedlaethol
https://bwrdddiogelu.cymru

Iechyd Cyhoeddus Cymru **https://icc.gig.cymru/**

Chwythu'r chwiban – Codi Pryderon am Ofal Iechyd yng Nghymru
https://www.agic.org.uk/chwythur-chwiban-codi-pryderon-am-ofal-iechyd-yng-nghymru

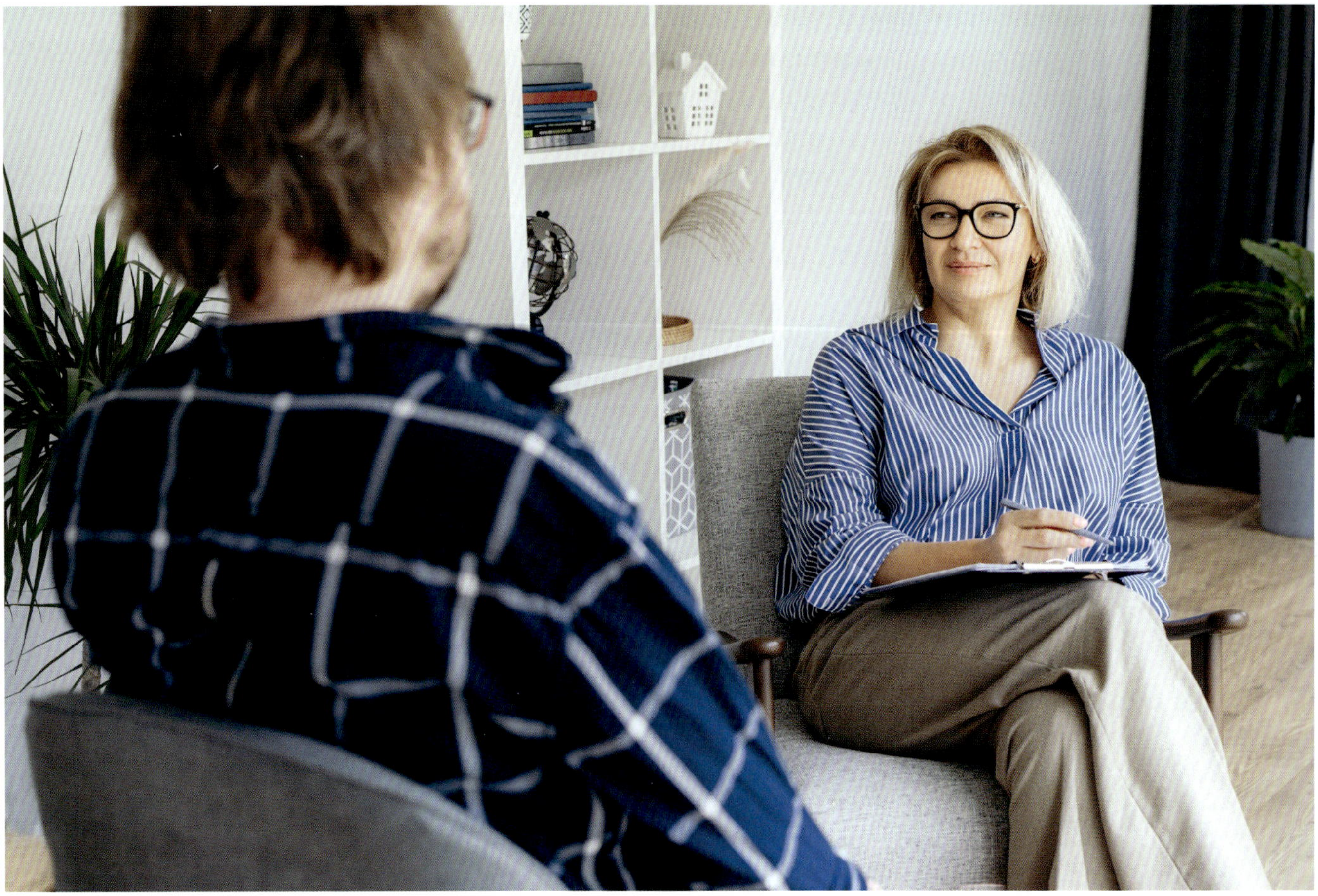

6.6: Sut y defnyddir gwahanol ddulliau mewn lleoliadau i fodloni anghenion a gofynion unigolion

Bydd y bennod hon yn edrych ar sut mae gwahanol ddulliau mewn lleoliadau iechyd a gofal cymdeithasol yng Nghymru yn cael eu defnyddio i fodloni anghenion a gofynion defnyddwyr gwasanaethau. Byddwch yn defnyddio'r wybodaeth yn y bennod hon a'r wybodaeth rydych wedi'i chasglu wrth i chi ymgysylltu â'r sector neu'r cyfnod o brofiad gwaith wrth baratoi eich aseiniad.

Beth ydy dull sy'n seiliedig ar weithgaredd?

Mewn rhai lleoliadau iechyd a gofal cymdeithasol, gall rhai defnyddwyr gwasanaethau dreulio cyfnodau hir neu dreulio eu bywyd yno'n barhaol. Er ei bod yn hanfodol cynnal gofal a chymorth o ansawdd uchel, mae hefyd yn bwysig bod defnyddwyr gwasanaethau yn cymryd rhan mewn gweithgareddau sy'n berthnasol iddyn nhw mor aml â phosibl.

Mae llawer o wahanol ddulliau y gellir eu defnyddio mewn lleoliad iechyd a gofal cymdeithasol er mwyn ceisio cael effaith gadarnhaol ar iechyd, llesiant a gwytnwch defnyddwyr gwasanaethau. Yn ddibynnol ar y gweithgaredd, gallan nhw helpu gyda symudedd, ymarfer corfforol, gallu gwybyddol a chymdeithasu. Dyma rai mathau o weithgareddau posibl:

Gweithgareddau corfforol – gweithgaredd sy'n defnyddio'r corff, fel arfer i hybu ffitrwydd a gwella symudedd.

Gweithgareddau deallusol a gwybyddol – gweithgaredd sy'n cynnwys defnyddio sgiliau meddwl a sgiliau'r cof.

Gweithgareddau emosiynol – gweithgaredd sy'n hybu neu alluogi mynegi teimladau ac emosiynau.

Gweithgareddau cymdeithasol – gweithgaredd sy'n hybu perthynas bersonol a chyfathrebu ag eraill.

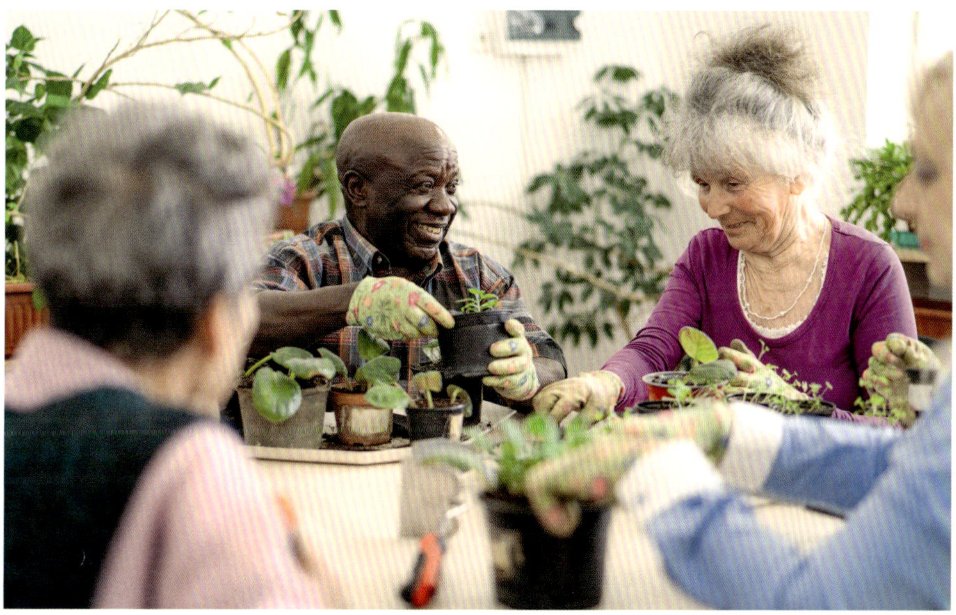

Mathau nodweddiadol o weithgareddau

- Garddio
- Tynnu lluniau
- Darllen
- Posau
- Coginio
- Gwau
- Ymarfer corff
- Cerddoriaeth

Un dull sy'n seiliedig ar weithgaredd y gellir ei ddefnyddio mewn lleoliadau iechyd a gofal cymdeithasol ydy **dull sy'n seiliedig ar stori bywyd y person** neu weithgaredd **hel atgofion** sy'n dod â'r gorffennol yn ôl i'r cof. Mae'r math hwn o strategaeth yn hynod werthfawr gydag unigolion sydd wedi colli eu cof neu sy'n dioddef o ddementia. Fel arfer, gall unigolyn sy'n byw gyda dementia gofio a rhannu straeon am bethau a ddigwyddodd amser maith yn ôl – ond yn methu â chofio rhywbeth sydd newydd ddigwydd. Mae therapi hel atgofion yn annog defnyddwyr gwasanaethau i rannu atgofion a straeon o'u gorffennol. Mae hyn i gyd yn helpu iechyd, llesiant a gwytnwch. Dyma weithgaredd a fydd yn rhoi ymdeimlad o berthyn, hunaniaeth a hunan-werth i unigolion ac yn eu hatgoffa o'u gwerth o fewn y gymuned a'r gymdeithas.

Casglu gwybodaeth am y dulliau sy'n seiliedig ar weithgaredd yn ystod y cyfnod ymgysylltu neu'n ystod cyfnod o brofiad gwaith

Fel rhan o'ch gwaith yn casglu gwybodaeth, bydd angen i chi nodi'r defnydd o ddulliau sy'n seiliedig ar weithgareddau sy'n cael eu cynnal yn y lleoliad.

Gallwch gasglu'r wybodaeth hon drwy:

- ☑ ofyn i'r cyflogwr am restr o'r gwahanol weithgareddau sy'n cael eu cynnal yn y lleoliad ar gyfer defnyddwyr gwasanaethau
- ☑ cymryd rhan yn y gweithgareddau i weld sut maen nhw'n helpu anghenion a gofynion defnyddwyr y gwasanaeth
- ☑ siarad â defnyddwyr gwasanaethau am weithgareddau y maen nhw'n eu mwynhau neu weithgareddau yr hoffen nhw gymryd rhan ynddyn nhw
- ☑ cynnal gweithgaredd yn y lleoliad i gefnogi anghenion a gofynion defnyddwyr gwasanaethau (bydd angen i chi gael caniatâd y cyflogwr i ymgymryd â'r gweithgaredd hwn).

Beth ydy Therapi Ymddygiad Gwybyddol (CBT)?

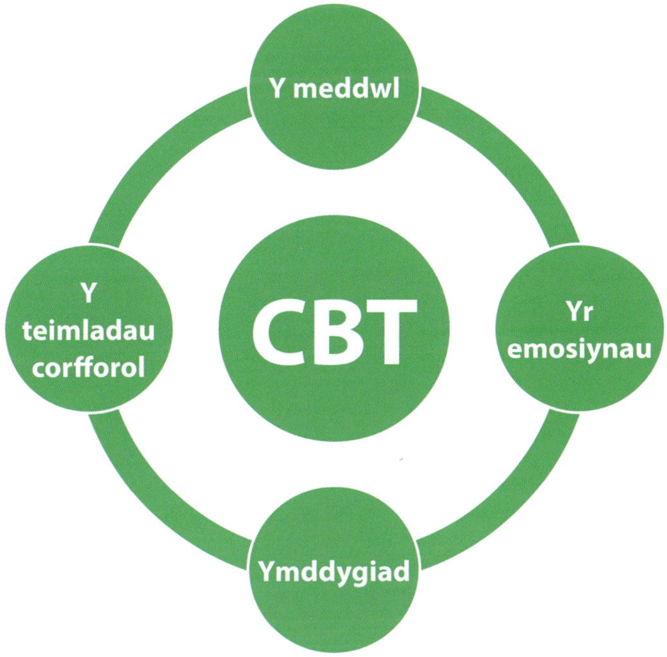

Therapi siarad ydy Therapi Ymddygiad Gwybyddol a ddefnyddir i drin unigolion sydd â gorbryder, iselder neu sy'n galaru. Mae'n canolbwyntio ar feddyliau, emosiynau, ymddygiad a theimladau corfforol. Gall mabwysiadu dulliau CBT helpu i reoli problem trwy newid y ffordd y mae'r unigolyn yn meddwl ac yn ymddwyn.

Mae therapi ymddygiad gwybyddol yn fath o seicotherapi. Fe'i defnyddir mewn lleoliadau iechyd a gofal cymdeithasol i helpu defnyddwyr y gwasanaeth i newid y ffordd y maen nhw'n meddwl, yn teimlo, ac yn ymddwyn am rai pethau trwy siarad amdanyn nhw. Mae CBT yn canolbwyntio ar yr unigolyn ac yn canolbwyntio arno i feithrin a defnyddio strategaethau hunangymorth. Y nod ydy y bydd mabwysiadau dulliau CBT yn helpu unigolion i wella eu hiechyd, eu llesiant a'u gwytnwch. Mae tystiolaeth wedi dangos bod y dull hwn yn gallu bod mor effeithiol â meddyginiaeth i drin rhai cyflyrau iechyd meddwl. Fe'i defnyddir gan amlaf i drin gorbryder ac iselder ond gall fod yn ddull defnyddiol ar gyfer cyflyrau iechyd meddwl a chorfforol eraill.

Mae Therapi Ymddygiad Gwybyddol yn seiliedig ar y syniad bod meddyliau, teimladau a gweithredoedd yn gysylltiedig â'i gilydd, ac y gall meddyliau negyddol ddal unigolyn mewn cylch negyddol. Nod y dull hwn ydy delio â phroblem mewn ffordd fwy cadarnhaol drwy ymdrin ag un rhan o'r broblem ar y tro a thrwy wneud hynny wella'r ffordd y mae'r unigolyn yn teimlo am y broblem. Nod CBT ydy rheoli problemau a'u hatal rhag cael effaith negyddol ar fywyd unigolyn.

Casglu gwybodaeth am y defnydd o Therapi Ymddygiad Gwybyddol (CBT) yn ystod eich cyfnod ymgysylltu neu'n ystod y cyfnod o brofiad gwaith

Fel rhan o'ch gwaith yn casglu'r wybodaeth am eich lleoliad wrth i chi ymgysylltu â'r sector, bydd angen i chi ddarganfod a ydy **Therapi Ymddygiad Gwybyddol (CBT)** yn cael ei ddefnyddio yn y lleoliad.

Gallwch gasglu'r wybodaeth hon drwy:

- ofyn i'r cyflogwr a ydy CBT yn cael ei ddefnyddio gyda defnyddwyr gwasanaethau
- nodi pwy sydd wedi'i hyfforddi i gynnal CBT yn y lleoliad neu pwy sy'n ymweld â'r lleoliad i gyflwyno sesiynau CBT gyda defnyddwyr gwasanaethau
- ymchwilio ar-lein sut y gellid defnyddio CBT yn eich lleoliad.

Beth ydy Therapi Ymddygiad?

Mewn lleoliadau iechyd a gofal cymdeithasol, gellir defnyddio **Therapi Ymddygiad** gyda defnyddwyr gwasanaethau i sylwi ar sawl ymddygiad penodol sydd ganddyn nhw. Gellir hefyd ei ddefnyddio er mwyn gweld sut mae eu hamgylchedd yn dylanwadu ar yr ymddygiad hwnnw. Gall therapi ymddygiad helpu i drin cyflyrau fel anhwylderau bwyta, hunan-niweidio a chamddefnyddio sylweddau.

Nod Therapi Ymddygiad ydy helpu'r defnyddiwr gwasanaeth i ddysgu ymddygiad newydd a fydd, gobeithio, yn cael effaith gadarnhaol ar ei ymddygiad presennol. Mae llawer o wahanol ddulliau y gellir eu defnyddio fel rhan o Therapi Ymddygiad.

Casglu gwybodaeth am y defnydd o Therapi Ymddygiad yn ystod eich cyfnod ymgysylltu neu'n ystod y cyfnod o brofiad gwaith

Fel rhan o'ch gwaith yn casglu'r wybodaeth am eich lleoliad, bydd angen i chi holi a ydy **Therapi Ymddygiad** yn cael ei ddefnyddio yn y lleoliad.

Gallwch gasglu'r wybodaeth hon drwy:

- ofyn i'r cyflogwr a ydy Therapi Ymddygiad yn cael ei ddefnyddio gyda defnyddwyr gwasanaethau
- nodi pwy sydd wedi'i hyfforddi i gynnal Therapi Ymddygiad yn y lleoliad neu pwy sy'n ymweld â'r lleoliad i gyflwyno sesiynau Therapi Ymddygiad gyda defnyddwyr gwasanaethau
- ymchwilio ar-lein i weld sut y gellir defnyddio Therapi Ymddygiad yn eich lleoliad.

Beth ydy Cefnogi Ymddygiad yn Gadarnhaol?

Cefnogi Ymddygiad yn Gadarnhaol ydy deall ymddygiad unigolyn. Mae'n seiliedig ar asesiad o'r amgylchedd cymdeithasol a ffisegol lle mae'r ymddygiad yn digwydd, ac yn cynnwys barn yr unigolyn a phawb sy'n gysylltiedig. Mae Cefnogi Ymddygiad yn Gadarnhaol yn defnyddio'r ddealltwriaeth hon i sefydlu cefnogaeth sy'n gwella ansawdd bywyd yr unigolyn a phawb sy'n gysylltiedig.

www.bild.org.uk/pbs

Gellir defnyddio Cefnogi Ymddygiad yn Gadarnhaol pan fydd unigolyn yn dangos ymddygiad sy'n herio neu pan fydd gan unigolyn anableddau dysgu. Fe'i defnyddir yn gyffredin pan fydd defnyddiwr yn herio gweithiwr gofal a/neu'r lleoliad.

Mae ymddygiad sy'n herio yn disgrifio amrywiaeth o ymddygiadau y mae rhai defnyddwyr gwasanaethau yn eu harddangos er mwyn sicrhau bod eu hanghenion yn cael eu bodloni, e.e.:

- **Brifo eraill** – tynnu gwallt, taro, taro talcen wrth dalcen
- **Hunan-niweidio** – curo pen, procio llygaid, brathu dwylo
- **Ymddygiad dinistriol** – taflu pethau, malu dodrefn, rhwygo pethau
- **Bwyta pethau sydd ddim i fod i gael eu bwyta** – stwmp sigarét, caead beiro, dillad gwely
- **Ymddygiadau eraill** – poeri, dadwisgo'n gyhoeddus, rhedeg i ffwrdd

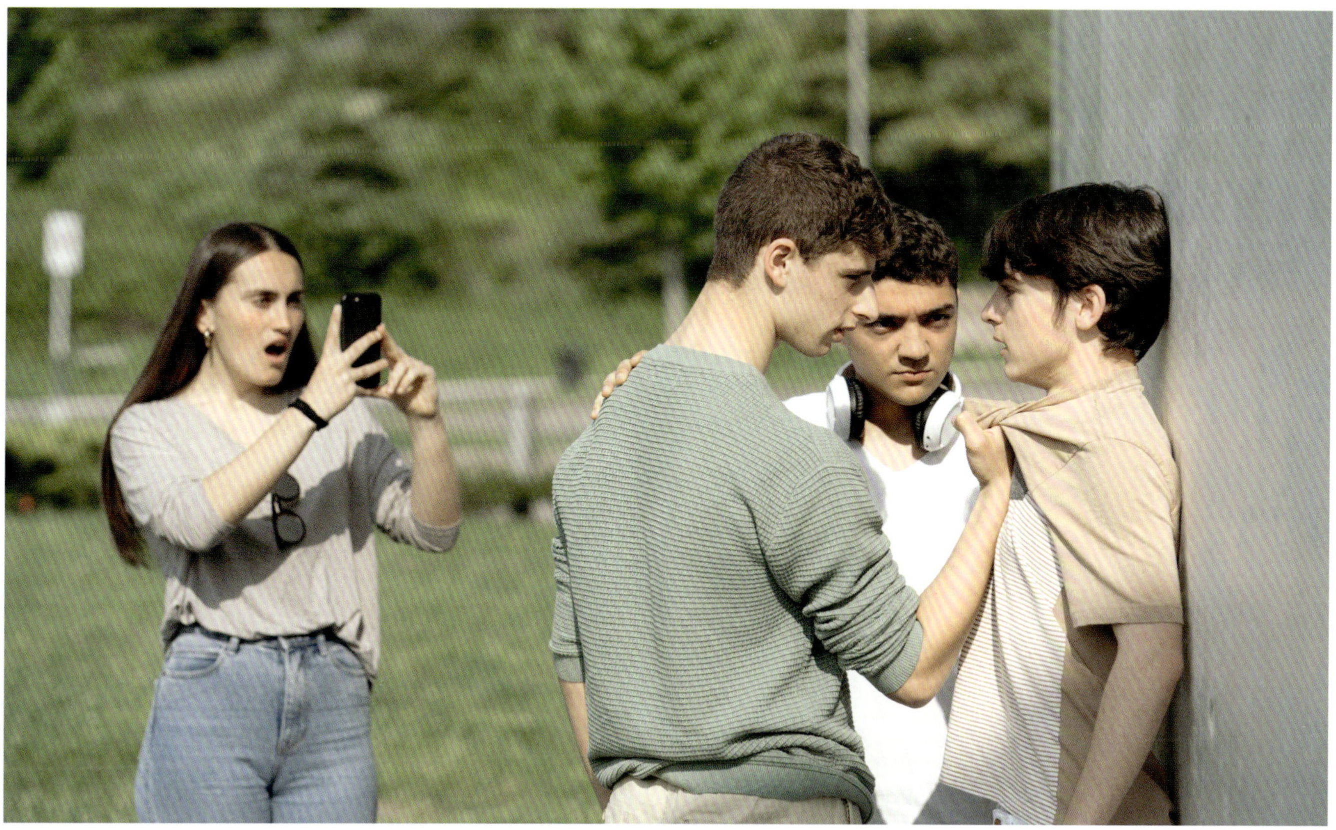

Cefnogi Ymddygiad yn Gadarnhaol – elfennau allweddol

Gwerthoedd	1 Atal a lleihau ymddygiad sy'n herio o fewn cyd-destun gwell ansawdd bywyd, cynhwysiant, cyfranogiad ac amddiffyn a chefnogi rôl gymdeithasol sy'n cael ei gwerthfawrogi. 2 Dulliau adeiladol o ymyrryd drwy feithrin sgiliau a chyfleoedd rhanddeiliaid a gwrthod arferion niweidiol a chyfyngol. 3 Mae cyfranogiad rhanddeiliaid yn hysbysu, gweithredu a dilysu arferion asesu ac ymyrryd.
Theori ac ymarfer sy'n seiliedig ar dystiolaeth	4 Dealltwriaeth o sut mae ymddygiad sy'n herio yn diwallu swyddogaethau pwysig i unigolion. 5 Gellir defnyddio'r egwyddorion a'r gweithdrefnau o ddadansoddi ymddygiad i asesu ac yna mynd ati i gefnogi newid ymddygiad mewn unigolion. 6 Gall defnyddio dulliau cyflenwol eraill sy'n seiliedig ar dystiolaeth hefyd gynorthwyo a chefnogi newid ymddygiad ar sawl lefel.
Proses	7 Dull sy'n defnyddio data a gwybodaeth fanwl fel sail i wneud penderfyniadau yn ystod pob cam. 8 Asesiad sy'n sail i ymyrraeth sy'n seiliedig ar y gallu i weithredu. 9 Ymyriadau sy'n cynnwys sawl elfen ar gyfer newid ymddygiad (drwy fod yn rhagweithiol – *proactive*) a rheoli ymddygiad (drwy fod yn adweithiol – *reactive*). 10 Cefnogaeth ar gyfer gweithredu, monitro a gwerthuso ymyriadau dros gyfnod hir.

Ymddygiad Cadarnhaol: Camau Cefnogi 1–6:

1. Y Disgwyliadau
Gosod disgwyliadau clir

2. Modelu
Creu model o ymddygiad cadarnhaol

3. Cysondeb
Byddwch yn gyson

4. Cydnabod
Angen cydnabod pob ymdrech gadarnhaol

5. Gwerthuso
Angen gwerthuso llwyddiant

6. ... nôl i Cam 1
Ydy'r disgwyliadau wedi eu cyflawni? Gosod rhai newydd ...

Nod Cefnogi Ymddygiad Cadarnhaol ydy gwella ansawdd bywyd unigolion sydd ag ymddygiad heriol. Mae'r dull hwn yn canolbwyntio ar ddeall achos sylfaenol yr ymddygiad a chwilio am strategaethau newydd i wella ansawdd eu bywydau. Mae'r dull hwn yn ddefnyddiol iawn wrth ddelio ag unigolyn sy'n ofidus ac mewn perygl o niweidio'i hun ac eraill.

Mae'n ddull rhagweithiol sy'n canolbwyntio ar yr unigolyn ac sy'n edrych ar eu cryfderau, eu diddordebau a'u heriau gyda ffocws ar wella eu lles a'u hurddas. Mae angen i weithwyr gofal weithio'n agos gyda'r unigolyn i ddeall pam mae unigolyn dan straen a beth ydy'r ffactorau a'r sbardun sy'n creu'r pryder a'r straen hwnnw. Yn seiliedig ar eu dealltwriaeth, gall ymarferwyr gofal iechyd wedyn ddyfeisio strategaethau unigol. Mae'r dull yn canolbwyntio ar atgyfnerthu cadarnhaol a datblygu sgiliau sy'n cael ei arwain gan dystiolaeth. Mae'n werth cofio bod Cefnogi Ymddygiad Cadarnhaol yn un dull o wella ansawdd bywyd unigolyn ag ymddygiad heriol ac y gallai fod angen math gwahanol o gymorth a chefnogaeth ar wahanol unigolion.

Casglu gwybodaeth am gefnogi Ymddygiad yn Gadarnhaol yn ystod cyfnod o brofiad gwaith neu wasanaeth

Fel rhan o'ch gwaith yn casglu'r wybodaeth, bydd angen i chi wybod a ydy **Cefnogi Ymddygiad yn Gadarnhaol** yn cael ei ddefnyddio yn y lleoliad.

Gallwch gasglu'r wybodaeth hon drwy:

- ofyn i'r cyflogwr neu aelod hŷn o staff a ydy Cefnogi Ymddygiad yn Gadarnhaol yn cael ei ddefnyddio gan y lleoliad neu'r gwasanaeth
- nodi pwy sydd wedi cael eu hyfforddi i Gefnogi Ymddygiad yn Gadarnhaol yn y lleoliad neu pwy sy'n ymweld â'r lleoliad i gyflwyno sesiynau therapi ymddygiad gyda defnyddwyr y gwasanaeth
- ymchwilio ar-lein i weld sut y gellid defnyddio Cefnogi Ymddygiad yn Gadarnhaol yn eich lleoliad.

Rhestr wirio'r aseiniad

Wrth baratoi ar gyfer eich aseiniad, mae'n rhaid i chi wneud yn siŵr eich bod wedi casglu'r wybodaeth angenrheidiol am eich lleoliad neu'r gwasanaeth er mwyn:

- esbonio sut y gellid defnyddio gwahanol ddulliau yn y lleoliad neu'r gwasanaeth i fodloni anghenion a gofynion yr unigolion.

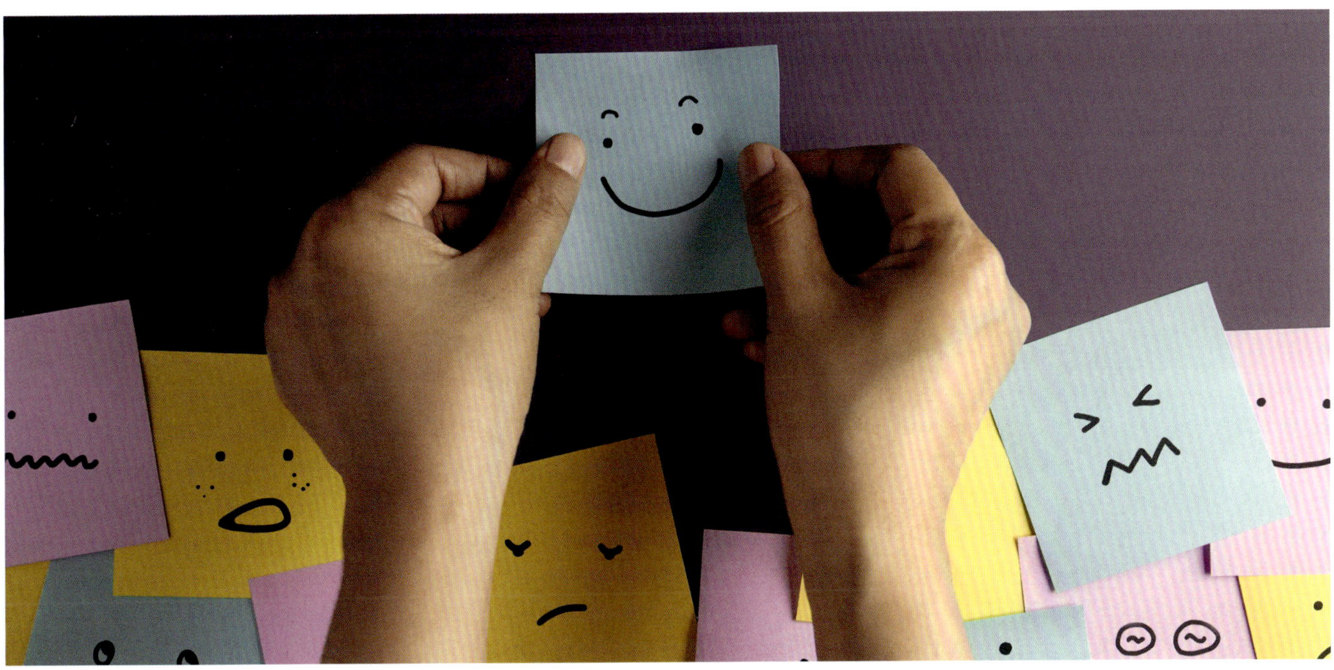

Asesiad Di-Arholiad – Tasg E

Eglurwch sut y gellid defnyddio gwahanol ddulliau yn y lleoliad neu'r gwasanaeth i ymateb yn llawn i anghenion a gofynion yr unigolion yn y lleoliad neu o fewn y gwasanaeth.

Rhaid i'ch ateb esbonio sut y gellid defnyddio'r gwahanol ddulliau o ddiwallu anghenion a gofynion unigolion yn y lleoliad neu o fewn y gwasanaeth. Fodd bynnag, rhaid i'ch ateb ddisgrifio ac ystyried yr wybodaeth a gasglwyd gennych a hynny ar sail eich profiadau yn ystod eich ymgysylltiad â'r sector. Bydd angen i chi hefyd ganolbwyntio ar sut mae'r dulliau damcaniaethol i ddiwallu anghenion neu ofynion cleifion neu gleientiaid yn cael eu defnyddio'n ymarferol mewn sefyllfaoedd gwirioneddol a real o fewn y lleoliad neu'r gwasanaeth.

Bydd angen i chi ddangos eich bod yn gwybod ac yn deall sut mae gwahanol ddulliau'n cael eu defnyddio neu y gellid eu defnyddio mewn lleoliadau gofal. Gallai'r dulliau hyn gynnwys y canlynol:

- **Dulliau sy'n seiliedig ar weithgaredd**: Mae'r dull hwn yn canolbwyntio ar ofal ataliol ac ar sut i hybu iechyd trwy gadw cleifion a chleientiaid yn actif ac yn cymryd rhan mewn bywyd. Gallai'r ymgysylltiad hwn gynnwys therapi 'hel atgofion a straeon bywyd y person' sy'n meithrin perthynas dda rhwng pobl â'i gilydd ac yn helpu unigolion i gadw'n iach o ran meddwl a chorff.
- **Therapi ymddygiad gwybyddol (CBT):** Mae'r dull hwn yn therapi sy'n gosod pwyslais ar siarad ac yn gallu helpu unigolyn i ddelio â'i broblemau trwy newid y ffordd y mae'r unigolyn yn meddwl ac yn ymddwyn.
- **Therapi ymddygiad**: Mae'r dull hwn yn cynnwys amrywiaeth eang o wahanol dechnegau sy'n cael eu defnyddio i atgyfnerthu ymddygiad dymunol a dileu ymddygiad annymunol. Nod y dull hwn ydy newid ymddygiad unigolyn. Mae'r unigolyn yn aml yn osgoi sefyllfa heriol yn hytrach na'i wynebu a delio â'r sefyllfa yn effeithiol. Mae enghreifftiau o gyflyrau sy'n gallu ymateb yn gadarnhaol i therapi ymddygiad yn cynnwys anhwylderau bwyta, ymddygiad hunan-niweidio, cam-drin sylweddau ac osgoi sefyllfaoedd cymdeithasol oherwydd pryder neu ddim yn teimlo'n gyfforddus. Mae'r rhain i gyd yn enghreifftiau o ymddygiadau camaddasol (*maladaptive*).
- **Ymddygiad sy'n cael ei ddysgu**: Mae ymddygiad sy'n cael ei ddysgu yn ymddygiad sy'n cael ei addasu gan y broses ddysgu a thrwy arsylwi a phrofiad. Mae'r dull hwn yn galluogi unigolyn i addasu i newidiadau yn yr amgylchedd. Mae'r dull hwn yn ddull sy'n seiliedig ar ryngweithio personol a chymdeithasol.

- **Cefnogi Ymddygiad yn Gadarnhaol**: Mae'r dull hwn yn darparu dull o gefnogi unigolion ac yn cynnwys deall y rhesymau y tu ôl i'r ymddygiad fel iechyd corfforol, emosiynau a hanes eu bywyd.

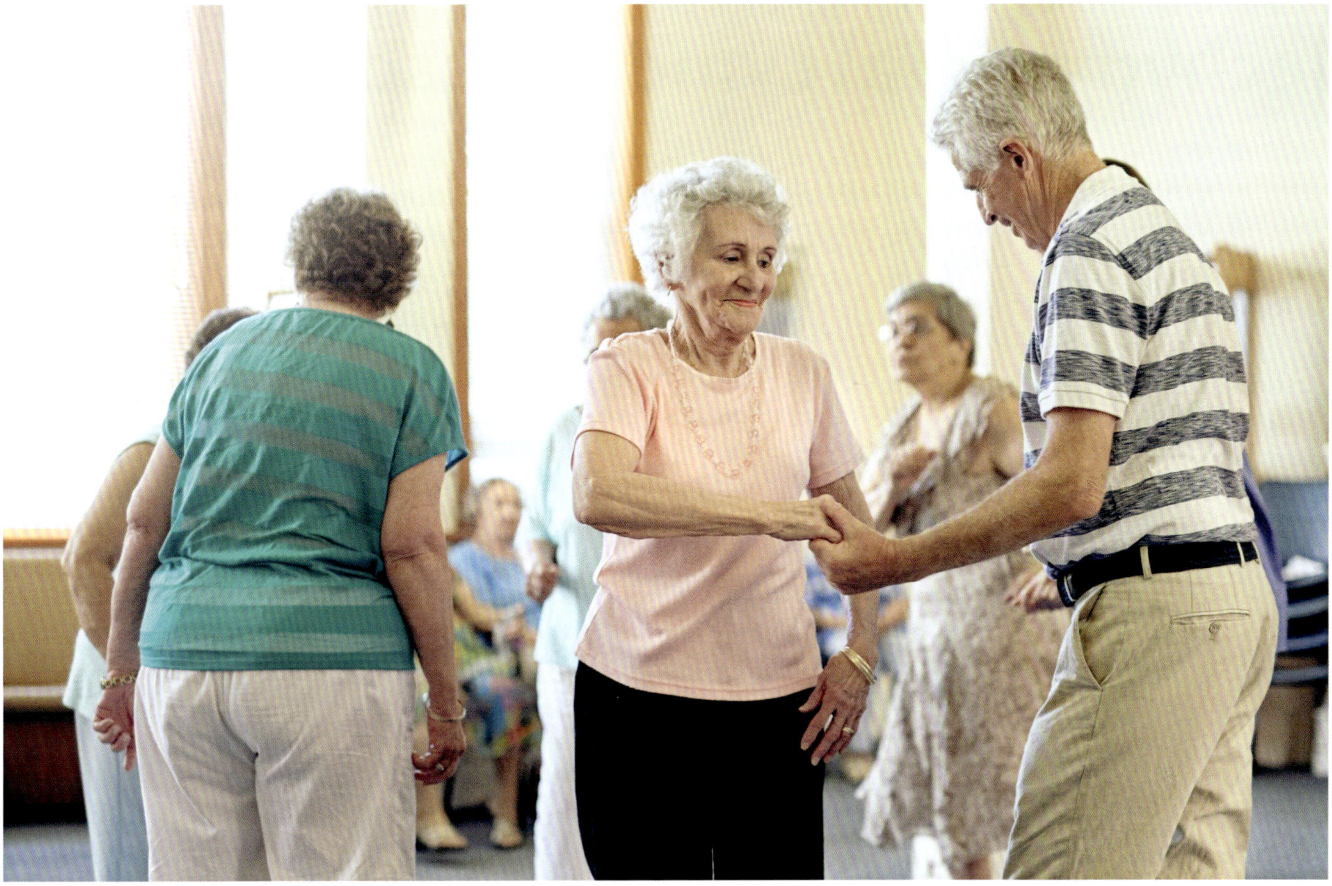

Beth mae'r arholwr yn chwilio amdano?

1. Eich gallu i ddangos y berthynas rhwng y theori a'r ymarferol. Roedd yr ymgeiswyr hynny a lwyddodd i ddangos pa ddulliau oedd yn cael eu defnyddio a'u gweithredu'n llwyddiannus yn y lleoliad yn llwyddo i ennill gwell marciau.
2. Eich gallu i gynnig eglurhad manwl o'r dulliau penodol oedd yn cael eu defnyddio pan fyddai unigolyn yn dangos ymddygiad heriol o fewn eich lleoliad.

6.7: Sut mae deddfwriaeth Cymru yn effeithio ar ymarfer mewn lleoliadau iechyd a gofal cymdeithasol

Termau allweddol

Deddfwriaeth
Set o ddeddfau sy'n cael eu pasio gan gyrff deddfu yn Senedd y Deyrnas Unedig, Senedd Cymru, Senedd yr Alban a Chynulliad Gogledd Iwerddon.

Rheoliadau
Rheolau a wneir gan Lywodraeth neu Awdurdod arall yw rheoliadau, er mwyn rheoli'r ffordd y mae rhywbeth yn cael ei wneud, neu'r ffordd y mae pobl yn ymddwyn.

Fframweithiau
Mae fframweithiau'n nodi sut i newid a gwella gwasanaethau a hefyd yn nodi egwyddorion i'w dilyn.

Mae'r bennod hon yn edrych ar rôl deddfwriaeth Cymru a'r effaith y mae'n ei chael ar ddulliau gweithio mewn lleoliadau iechyd a gofal cymdeithasol. Bydd yr wybodaeth yn y bennod hon, a'r ymchwil wrth i chi ymgysylltu â'r sector neu yn ystod eich cyfnod profiad gwaith, yn eich cynorthwyo i baratoi'r aseiniad.

Sut mae deddfwriaeth, rheoliadau a fframweithiau yng Nghymru yn effeithio ar ymarfer mewn lleoliadau iechyd a gofal cymdeithasol yng Nghymru?

Bydd pob lleoliad iechyd a gofal cymdeithasol yng Nghymru yn dilyn deddfwriaeth, rheoliadau a fframweithiau er mwyn eu helpu i gyflawni'r canlyniadau y mae'r gwasanaeth penodol a defnyddwyr y gwasanaethau yn dymuno eu cael.

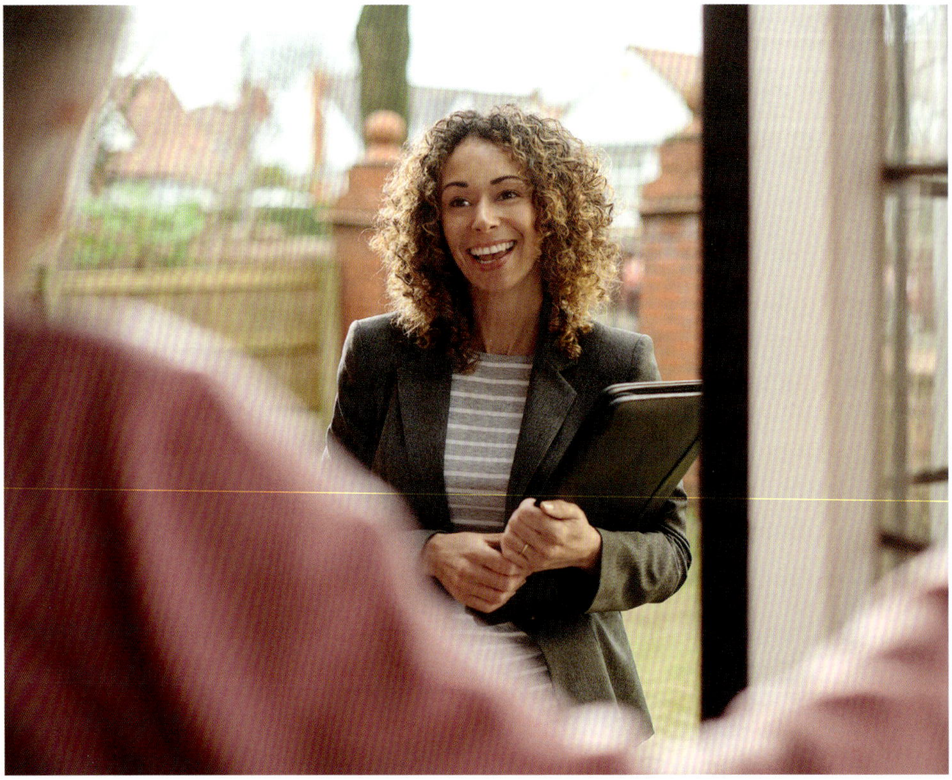

Deddf Rheoleiddio ac Arolygu Gofal Cymdeithasol (Cymru) 2016

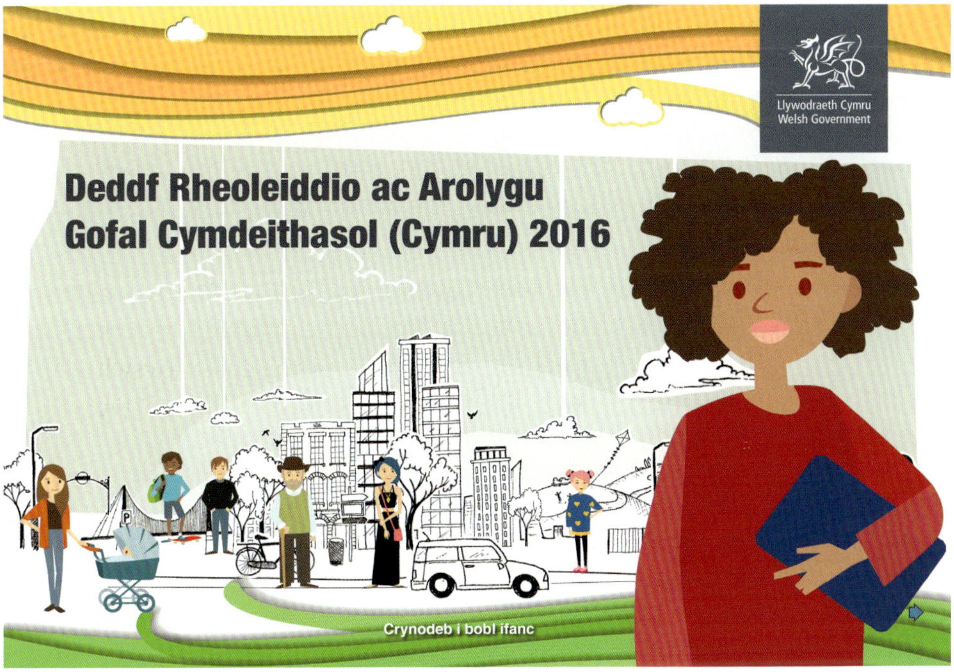

https://www.legislation.gov.uk/anaw/2016/2/contents/welsh

'Mae'r Ddeddf yn adeiladu ar lwyddiant rheoleiddio yng Nghymru ac yn sicrhau bod ansawdd gwasanaethau a gwella yn rhan annatod o'r broses reoleiddio. Mae'n cryfhau trefniadau amddiffyn i'r rhai sydd eu hangen, mae'n sefydlu system reoleiddio sy'n cyd-fynd â Deddf Gwasanaethau Cymdeithasol a Llesiant (Cymru) 2014, ac yn creu system reoleiddio sy'n canolbwyntio ar bobl sydd angen gofal a chymorth, a'r gweithlu gofal cymdeithasol.'

Mae'r Ddeddf hon yn ymwneud â monitro gwasanaethau gofal a chymorth i sicrhau bod ansawdd y gwasanaethau a ddarperir yn adlewyrchu'r safonau iechyd a gofal cymdeithasol uchaf ar gyfer defnyddwyr y gwasanaethau.

Sut mae Deddf Rheoleiddio ac Arolygu Gofal Cymdeithasol (Cymru) 2016 yn helpu i gyflawni'r canlyniadau a ddymunir?

Nod y Ddeddf hon ydy helpu i gyflawni'r canlyniadau a ddymunir drwy:

- sicrhau bod fframwaith yn ei le ar gyfer sicrhau gwelliannau ym maes gofal a chymorth ar gyfer defnyddwyr gwasanaethau yng Nghymru
- creu gweithlu gyda'r sgiliau angenrheidiol ac ysbryd ofalgar ym mhob lleoliad gofal a chymorth yng Nghymru
- sicrhau bod gan yr holl ddefnyddwyr gwasanaethau yng Nghymru lesiant da ac nad ydy'r gwasanaethau sy'n cael eu darparu yn effeithio'n negyddol ar eu llesiant
- gofalu bod darparwyr gwasanaethau yn atebol ac yn gorfod bod yn atebol hefyd am unrhyw gamgymeriadau
- sicrhau bod defnyddwyr gwasanaethau yn cael cyfle i gynnig adborth drwy ddilyn llwybr clir ar gyfer monitro'r trefniadau.

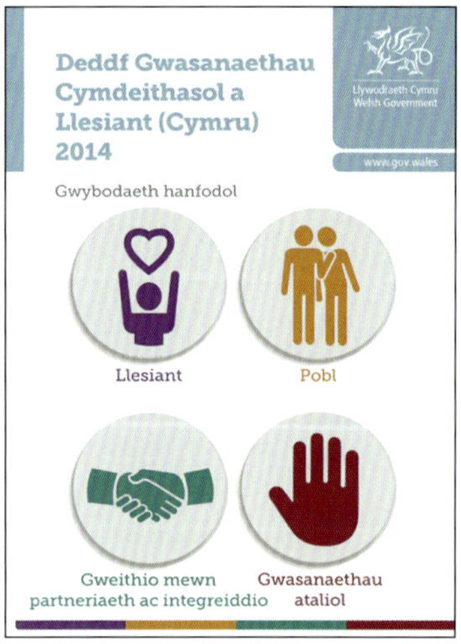

Deddf Gwasanaethau Cymdeithasol a Llesiant (Cymru) 2014

'Mae Deddf Gwasanaethau Cymdeithasol a Llesiant (Cymru) 2014 yn ddarn nodedig o ddeddfwriaeth ar gyfer iechyd a gofal cymdeithasol yng Nghymru a fydd â goblygiadau i'ch gwaith fel gweithiwr iechyd a gofal cymdeithasol. Daeth yn gyfraith yn 2014 gan ddod i rym ym mis Ebrill 2016. Mae'n moderneiddio ac yn dwyn ynghyd gwahanol ddarnau o gyfraith gofal cymdeithasol.'

Mae'r Ddeddf yn darparu'r sylfaen i fframwaith statudol ar gyfer gwella llesiant pobl sydd angen gofal a chymorth, a gofalwyr sydd angen cymorth, ac ar gyfer trawsnewid gwasanaethau cymdeithasol yng Nghymru.

Mae'r Ddeddf yn seiliedig ar yr egwyddorion craidd canlynol:

- Llais a rheolaeth
- Atal ac ymyrryd yn gynnar
- Llesiant
- Cydgynhyrchu
- Amlasiantaeth

Sut mae Deddf Gwasanaethau Cymdeithasol a Llesiant (Cymru) 2014 yn helpu i gyflawni'r canlyniadau a ddymunir?

Nod Deddf Gwasanaethau Cymdeithasol a Llesiant (Cymru) 2014 ydy:

- rhoi llais cryfach i ddefnyddwyr gwasanaethau a mwy o reolaeth dros y cymorth a'r gwasanaethau y maen nhw'n eu derbyn i'w helpu i wireddu gofynion llesiant
- sicrhau bod cyngor a chymorth amserol yn cael eu darparu i ddefnyddwyr gwasanaethau er mwyn atal pethau rhag troi'n argyfwng iddyn nhw
- darparu ymyrraeth gynnar ac atal trwy gamu i mewn yn gynnar i helpu defnyddwyr gwasanaethau, i leihau neu ohirio'r angen am ofal a chymorth tymor hirach
- sicrhau y gall defnyddwyr gwasanaethau ofyn am yr help sydd ei angen arnyn nhw pan fydd ei angen arnyn nhw er mwyn atal eu sefyllfa rhag gwaethygu
- cefnogi hawl defnyddwyr gwasanaethau i lesiant, drwy gydnabod y bydd angen help ar rai i gyflawni hynny.

Mesur y Gymraeg (Cymru) 2011

'Mae Mesur y Gymraeg (Cymru) 2011 (y Mesur) yn moderneiddio'r fframwaith cyfreithiol o ran defnyddio'r Gymraeg wrth gyflawni gwasanaethau cyhoeddus.

Mae'r Mesur yn cynnwys darpariaeth am statws swyddogol y Gymraeg ac yn sefydlu swydd Comisiynydd y Gymraeg sy'n disodli Bwrdd yr Iaith Gymraeg.'

Sut mae Mesur y Gymraeg (Cymru) 2011 yn helpu i gyflawni'r canlyniadau a ddymunir?

Mae gan y Ddeddf **ddwy egwyddor** sy'n sail i waith gweithwyr gofal ym mhob lleoliad iechyd a gofal cymdeithasol yng Nghymru:

1. Ni ddylid trin y Gymraeg **yn llai ffafriol** na'r Saesneg.
2. Dylai defnyddwyr gwasanaethau yng Nghymru **allu byw eu bywydau drwy gyfrwng y Gymraeg** os ydyn nhw'n dewis gwneud hynny.

'Mwy na geiriau' a 'Cynnig Rhagweithiol' Llywodraeth Cymru 2016

Fframwaith strategol Llywodraeth Cymru ar gyfer hyrwyddo'r Gymraeg ym maes iechyd a gofal cymdeithasol a gyhoeddwyd yn 2016 ydy 'Mwy na geiriau'. Roedd y fframwaith hwn yn nodi pwysigrwydd derbyn gwasanaethau drwy gyfrwng y Gymraeg fel rhan greiddiol o ddarparu gofal o ansawdd uchel oedd yn seiliedig ar hawliau. Fframwaith oedd hefyd yn canolbwyntio ar yr unigolyn. Fframwaith ydy hwn ar gyfer pobl sy'n byw mewn gwlad ddwyieithog. Roedd yn pwysleisio bod defnyddio'r Gymraeg nid yn unig yn fater o ddewis ond hefyd yn fater o angen i lawer o bobl. Mae gan ddarparwyr iechyd a gofal cymdeithasol gyfrifoldeb felly i ymateb i'r anghenion hyn.

Un o nodau pwysicaf y fframwaith ydy sicrhau bod pobl sydd angen gwasanaeth cyfrwng Cymraeg yn derbyn 'Cynnig Rhagweithiol' ('*Active Offer*') o ran y defnydd o'r Gymraeg. Hynny ydy, bod siaradwyr Cymraeg yn teimlo'n hyderus bod eu hanghenion yn cael eu diwallu. Mae'n gyfrifoldeb ar bawb sy'n darparu gwasanaethau gofal i bobl a phlant ar draws Cymru i roi'r person wrth wraidd gwasanaethau iechyd a gofal cymdeithasol yng Nghymru.

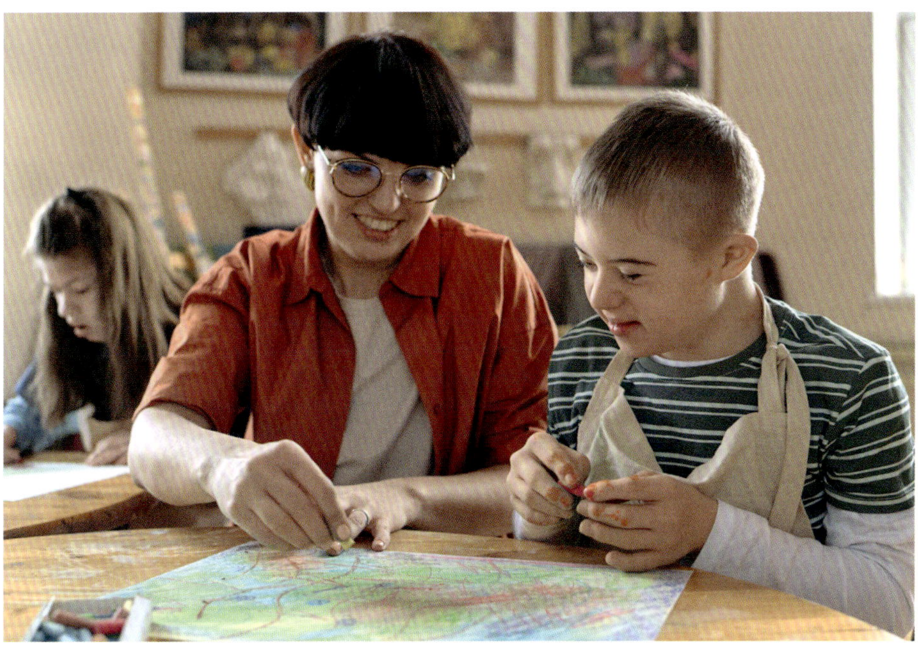

Mental Capacity Act 2005

Deddf Galluedd Meddyliol 2005

'Os na allwch benderfynu pethau drosoch eich hun am nad oes gennych y galluedd meddyliol i wneud hynny, mae Deddf Galluedd Meddyliol 2005 yn dweud wrthych:

- beth allwch chi ei wneud i gynllunio ymlaen llaw
- sut y gallwch chi ofyn i rywun arall benderfynu pethau ar eich rhan
- pwy all benderfynu pethau ar eich rhan os nad ydych chi wedi cynllunio ymlaen llaw.

Bydd y Ddeddf Galluedd Meddyliol yn bwysig i chi os ydych yn credu y bydd eich problem iechyd meddwl, salwch, anaf, neu resymau allanol, e.e. effaith y feddyginiaeth sy'n cael ei rhoi i chi, yn effeithio ar eich gallu i ddod i benderfyniad penodol yn y dyfodol.'

Sut mae Deddf Galluedd Meddyliol (2005) yn helpu i gyflawni'r canlyniadau a ddymunir?

Mae'r Ddeddf yn helpu i gyflawni'r canlyniadau a ddymunir drwy helpu i asesu a oes gan unigolyn y gallu meddyliol i benderfynu pethau. Fel defnyddiwr gwasanaethau, fe gymerir bod gan yr unigolyn hwnnw y capasiti meddyliol (galluedd), oni bai ei fod wedi cael asesiad yn dangos fel arall. Mae hyn yn helpu unigolion i gyflawni'r canlyniadau a ddymunir, drwy sicrhau y bydd popeth sy'n cael ei benderfynu ar ran defnyddwyr gwasanaethau sydd wedi colli eu galluedd meddyliol er eu budd a'u lles nhw.

Casglu gwybodaeth am sut mae deddfwriaeth, rheoliadau a fframweithiau yng Nghymru yn effeithio ar weithdrefnau ac arferion dyddiol yn y lleoliad

Fel rhan o'ch gwaith yn casglu'r wybodaeth angenrheidiol, bydd angen i chi nodi sut mae'r deddfau perthnasol wedi'u hymgorffori o fewn yr arferion o ddydd i ddydd yn eich lleoliad gofal.

Gallwch gasglu'r wybodaeth hon drwy:

- ofyn i'r cyflogwr, staff hŷn neu gydweithwyr a oes ganddyn nhw wybodaeth a dealltwriaeth o'r ddeddfwriaeth, rheoliadau a fframweithiau sy'n berthnasol i'r lleoliad
- paratoi rhestr o'r enghreifftiau a welsoch o'r deddfau, y rheoliadau a'r fframweithiau sy'n weithredol yng Nghymru yn cael eu dilyn a'u gweithredu yn y lleoliad yn ystod eich profiad gwaith

Gweithgaredd

Defnyddiwch ddulliau ar-lein i baratoi ymchwil cefndirol i'r Deddfau canlynol:

- Deddf Rheoleiddio ac Arolygu Gofal Cymdeithasol (Cymru) 2016
- Deddf Gwasanaethau Cymdeithasol a Llesiant (Cymru) 2014
- Mesur y Gymraeg (Cymru) 2011
- Deddf Galluedd Meddyliol 2005

Bydd angen i'ch ymchwil nodi prif nodweddion y Deddfau a'r hyn y mae'r Deddfau yn ceisio'i gyflawni mewn lleoliadau gofal. Yn ogystal â'ch ymchwil personol, bydd angen i chi hefyd gynnwys gwybodaeth am eich lleoliad profiad gwaith, gan ddefnyddio enghreifftiau o'r ddeddfwriaeth yn ogystal â'ch profiad chi eich hun sy'n cadarnhau a ydy'r ddeddfwriaeth a'r rheoliadau yn cael eu dilyn ai peidio.

Sut mae Darparwyr Iechyd a Gofal Cymdeithasol yng Nghymru yn cael eu harolygu a'u rheoleiddio?

Mae lleoliadau iechyd a gofal cymdeithasol yng Nghymru yn cael eu harolygu a'u rheoleiddio er mwyn sicrhau bod safonau a chanllawiau proffesiynol yn cael eu dilyn bob amser. Bydd hyn yn sicrhau bod y lleoliad a'r gweithwyr gofal yn darparu gofal o ansawdd uchel.

Arolygiaeth Gofal Cymru (AGC)

Arolygiaeth Gofal **Cymru**
Care Inspectorate **Wales**

Mae Arolygiaeth Gofal Cymru yn cofrestru, arolygu a gweithredu er mwyn gwella ansawdd a diogelwch gwasanaethau ym mhob lleoliad gofal yng Nghymru, a hynny er lles defnyddwyr y gwasanaethau yng Nghymru.

Mae Arolygiaeth Gofal Cymru yn cynnal arolygiadau o leoliadau gofal yng Nghymru er mwyn rhoi sicrwydd ar ansawdd a diogelwch yn y lleoliadau hynny.

Maen nhw'n rheoleiddio'r gwasanaethau canlynol:

Gwasanaethau oedolion	Cartrefi gofal i oedolion, gwasanaethau cymorth cartref, gwasanaethau lleoli oedolion a gwasanaethau canolfan breswyl i deuluoedd.
Gwasanaethau plant	Cartrefi gofal i blant, gwasanaethau maethu, gwasanaethau mabwysiadu, gwasanaethau eirioli a gwasanaethau llety diogel.
Gwasanaethau gofal plant a chwarae	Gwarchodwyr plant, *crèches*, gofal dydd llawn, gofal dydd sesiynol, gofal y tu allan i'r ysgol a darpariaeth chwarae mynediad agored.
Lleoliadau eraill Awdurdodau Lleol	Gwasanaethau Maethu a Mabwysiadu Awdurdodau Lleol, Ysgolion Preswyl, Ysgolion Arbennig Preswyl (trefniadau llety am lai na 295 diwrnod), Colegau addysg bellach gyda llety preswyl i fyfyrwyr dan 18 oed.

Nod Arolygiaeth Gofal Cymru ydy:

- gwella ansawdd y gofal a diogelwch lleoliadau gofal drwy benderfynu **pwy** sy'n gallu darparu gwasanaethau iechyd a gofal yng Nghymru
- cynnal **arolygiadau** rheolaidd
- sicrhau gwelliant yn y gwasanaethau hynny sy'n cael eu rheoleiddio yn ogystal â'r gwasanaethau cymdeithasol sy'n cael eu darparu gan yr awdurdodau lleol.
- cynnal **adolygiadau cenedlaethol** o wasanaethau gofal cymdeithasol a chymryd camau i sicrhau bod gwasanaethau'n bodloni gofynion deddfwriaethol a rheoleiddiol.

Arolygiaeth Gofal Iechyd Cymru (AGIC)

agic hiw
Arolygiaeth Gofal Iechyd Cymru
Healthcare Inspectorate Wales

Arolygiaeth Gofal Iechyd Cymru ydy'r arolygiaeth a'r rheoleiddiwr annibynnol gofal iechyd yng Nghymru. Mae'n arolygu gwasanaethau'r GIG ac yn rheoleiddio darparwyr gofal iechyd annibynnol yn erbyn amrywiaeth o safonau, polisïau, canllawiau a rheoliadau i amlygu meysydd sydd angen eu gwella.

Sut mae darparwyr iechyd a gofal cymdeithasol yng Nghymru yn cael eu harolygu a'u rheoleiddio?

Mae Arolygiaeth Gofal Iechyd Cymru yn rheoleiddio nifer o wasanaethau iechyd yng Nghymru, gan gynnwys y canlynol:

Ysbytai, Gofal mewn Hosbis, Gwasanaeth Meddygon Teulu, Gwasanaeth Deintyddol, Iechyd Meddwl ac Anabledd Dysgu, Ymbelydredd Ïoneiddio (e.e. Radiotherapi), Laser – llawfeddygol (e.e. llawdriniaeth laser llygaid), Laser – heb lawdriniaeth (e.e. tynnu gwallt neu datŵ), Enwaediad, IVF a Therfynu Beichiogrwydd.

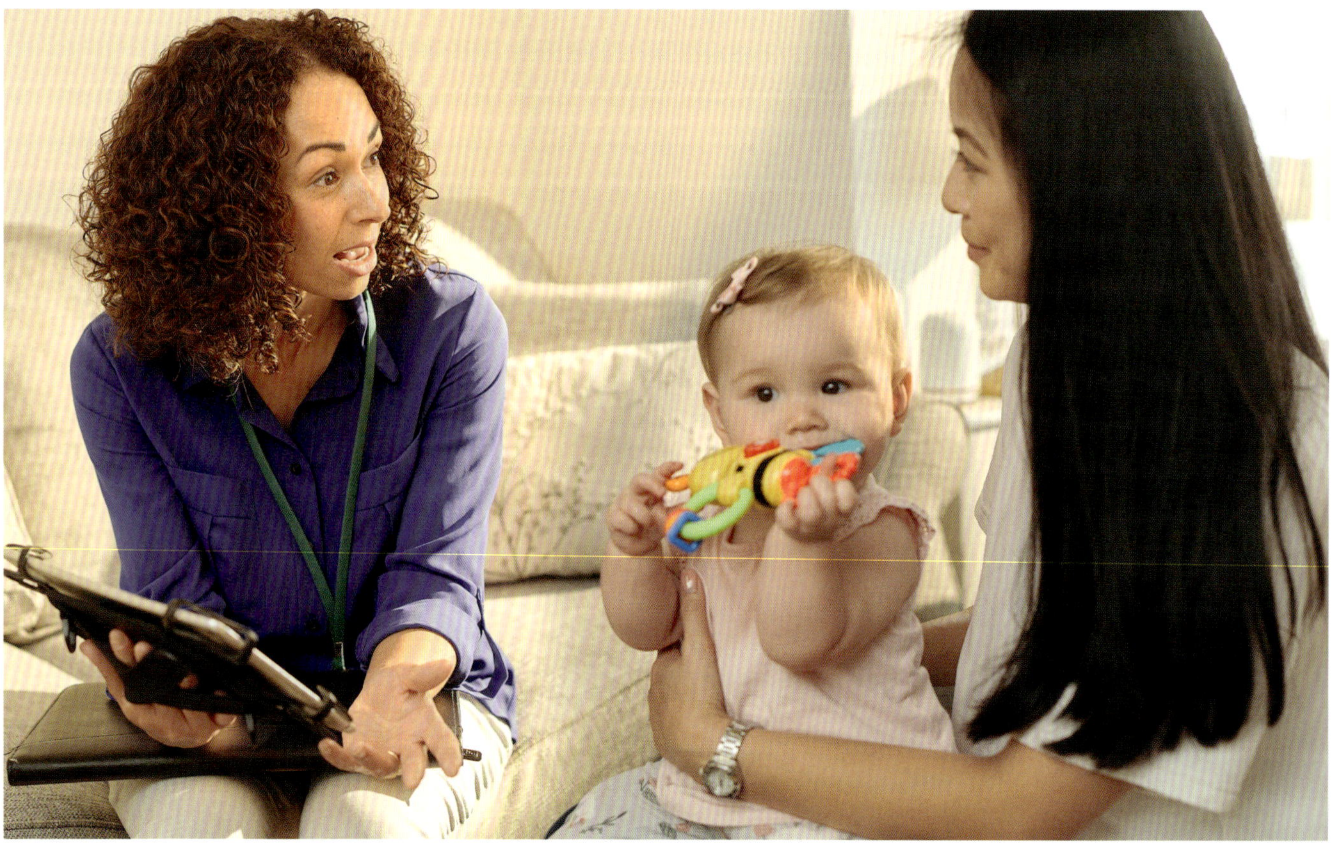

Gofal Cymdeithasol Cymru (GCC)

Gofal Cymdeithasol **Cymru**
Social Care **Wales**

Mae Gofal Cymdeithasol Cymru yn cadw cofrestr o weithwyr gofal yng Nghymru sydd wedi dangos eu bod yn addas i weithio ym maes gofal cymdeithasol. Rhaid i bawb sydd ar y Gofrestr ddangos eu bod:

- â chymwysterau priodol
- yn addas yn gorfforol ac yn feddyliol i ymgymryd â'r gwaith
- â'r cymeriad a'r gallu i ymgymryd â'r gwaith
- yn dilyn Cod Ymarfer Proffesiynol Gofal Cymdeithasol (y Cod) a chanllawiau ymarfer ar gyfer eu rôl
- yn bwriadu gweithio ym maes gofal cymdeithasol yng Nghymru.

Casglu gwybodaeth am y rheoliadau a'r drefn arolygu yn y lleoliad neu'r gwasanaeth yn ystod eich cyfnod o brofiad gwaith

Fel rhan o'ch gwaith yn casglu'r wybodaeth angenrheidiol, bydd angen i chi nodi sut mae'r lleoliad gofal yn cael ei **reoleiddio** a'i **arolygu** a gyda phwy y mae angen cofrestru'r gweithwyr gofal.

Gallwch gasglu'r wybodaeth hon drwy:

- ✔ holi tîm y lleoliad a chasglu gwybodaeth am y polisïau a'r trefniadau mewnol ar sut mae'r lleoliad gofal yn cael ei reoleiddio a'i arolygu.
- ✔ chwilio ar-lein am gopi o arolygiad diweddaraf y lleoliad. Gallwch chwilio ar-lein am gopi o'r arolwg diweddaraf ar gyfer y lleoliad gan fod yr adroddiadau arolygu hyn yn ddogfennau cyhoeddus
- ✔ gofyn i'r gweithwyr gofal gyda phwy maen nhw wedi cofrestru
- ✔ ymchwilio ar-lein pwy sy'n rheoleiddio swyddi penodol yn y lleoliad.

Mae lleoliadau iechyd a gofal yng Nghymru yn dilyn fframweithiau arolygu a baratowyd gan Arolygiaeth Gofal Cymru ac Arolygiaeth Gofal Iechyd Cymru i sicrhau bod nodau a chanlyniadau llesiant yn cael eu cyflawni.

Fframwaith Arolygu Arolygiaeth Gofal Cymru	**Fframwaith Arolygu Arolygiaeth Gofal Iechyd Cymru**
Arolygiaeth Gofal **Cymru** Care Inspectorate **Wales**	agic hiw Arolygiaeth Gofal Iechyd Cymru Healthcare Inspectorate Wales
https://www.arolygiaethgofal.cymru/	https://www.agic.org.uk/

Y Fframwaith Arolygu sy'n effeithio ar eich dulliau gweithio yn y lleoliad yn ystod eich cyfnod o brofiad gwaith

Fel rhan o'ch gwaith yn casglu'r wybodaeth angenrheidiol, byddwch angen copi o'r **Adroddiad Arolygu** diweddaraf gan y Rheoleiddwyr lle bydd cyfle i weld y **Fframwaith** y maen nhw'n ei ddilyn.

Gallwch gasglu'r wybodaeth hon drwy:

- ✔ drefnu i gyfweld y cyflogwr er mwyn gweld sut mae'r Fframwaith Arolygu yn effeithio ar arfer da o fewn y lleoliad
- ✔ edrych ar yr Adroddiad Arolygu diweddaraf ar-lein

Rhestr wirio'r aseiniad

Wrth baratoi ar gyfer eich aseiniad, mae'n rhaid i chi sicrhau eich bod wedi casglu gwybodaeth gynhwysfawr am eich lleoliad neu eich gwasanaeth er mwyn gallu:

- ✔ ystyried sut mae deddfwriaeth, rheoliadau a fframweithiau Cymru wedi dylanwadu ar arfer da yn y lleoliad neu o fewn y gwasanaeth er mwyn gwella gofal person-ganolog sy'n canolbwyntio ar ganlyniadau
- ✔ ystyried sut mae modd llunio polisi a dulliau gweithredu i gyflawni'r canlyniadau a ddymunir ar gyfer gweithwyr iechyd a gofal cymdeithasol a'r unigolion sy'n derbyn gofal
- ✔ cynnwys enghreifftiau o'r lleoliad neu'r profiad gwaith ei hun i enghreifftio eich atebion.

Yr Asesiad Di-arholiad – Tasg A(iii)

1. Ystyriwch sut mae deddfwriaeth, rheoliadau a fframweithiau Cymru wedi dylanwadu ar ddulliau gweithio yn y lleoliad neu'r gwasanaeth er mwyn gwella gofal sy'n canolbwyntio ar yr unigolyn.

Bydd angen defnyddio enghreifftiau o'ch lleoliad neu'r gwasanaeth.

2. Ystyriwch sut y dylid llywio polisi ac ymarfer yn y lleoliad neu'r gwasanaeth i gyflawni canlyniadau dymunol ar gyfer gweithwyr iechyd a gofal cymdeithasol ac unigolion sy'n cael mynediad i'r gofal.

1. Ystyriwch sut mae deddfwriaeth, rheoliadau a fframweithiau Cymru wedi dylanwadu ar ddulliau gweithio yn y lleoliad neu'r gwasanaeth er mwyn gwella gofal sy'n canolbwyntio ar yr unigolyn

Dylai eich ateb ganolbwyntio ar ddangos sut mae deddfwriaeth, rheoliadau a fframweithiau Cymru yn dylanwadu ar bolisïau a gweithdrefnau o fewn y lleoliad neu'r gwasanaeth yr ydych wedi'i brofi'n uniongyrchol fel rhan o'ch profiad gwaith yn y sector. Bydd angen i chi ganolbwyntio ar gynnwys enghreifftiau gwirioneddol o sut mae deddfwriaeth, rheoliadau a fframweithiau Cymru yn cael eu defnyddio o fewn y lleoliad neu'r gwasanaeth yn ystod eich lleoliad yn y sector. Bydd angen i chi ystyried sut y mae'r ddeddfwriaeth, y rheoliadau a'r fframweithiau isod yn canolbwyntio ar yr unigolyn. Gallai eich ateb gyfeirio at y canlynol:

- Deddf Rheoleiddio ac Arolygu Gofal Cymdeithasol (Cymru) 2016
- Deddf Gwasanaethau Cymdeithasol a Llesiant (Cymru) 2014 (SSWA)
- Mesur y Gymraeg (Cymru) 2011
- Deddf Galluedd Meddyliol 2005
- Fframweithiau arolygu a'r hyn sy'n ofynnol i'r lleoliadau i'w gyflawni er mwyn sicrhau bod canlyniadau cadarnhaol ar gyfer lles y cleifion neu'r cleientiaid a'r darparwyr iechyd a gofal cymdeithasol yn y lleoliad.
- Rôl Arolygiaeth Gofal Cymru (AGC) ac Arolygiaeth Gofal Iechyd Cymru (AGIC) o ran sicrhau bod gwasanaethau iechyd a gofal cymdeithasol yn cael eu rheoleiddio a'u harolygu er mwyn galluogi'r darparwyr i gyflawni safonau proffesiynol a darparu canllawiau addas ar gyfer ymarferwyr.
- Fframwaith strategol 'Mwy na geiriau' a'r 'Cynnig Rhagweithiol' gan Lywodraeth Cymru yn 2016 o ran y defnydd o'r iaith Gymraeg.

2. Ystyriwch sut y dylid llywio polisi ac ymarfer yn y lleoliad neu'r gwasanaeth i gyflawni canlyniadau dymunol ar gyfer gweithwyr iechyd a gofal cymdeithasol ac unigolion sy'n cael mynediad i'r gofal.

Bydd angen i chi ddisgrifio a gwerthuso sut mae gofynion y ddeddfwriaeth, y rheoliadau a'r fframweithiau Cymreig wedi dylanwadu ar ddulliau gweithio'r lleoliad neu'r gwasanaeth. Gofynion sy'n gofyn bod darparwyr a'r ymarferwyr yn canolbwyntio ar anghenion personol yr unigolyn. Ydy mabwysiadu dulliau sy'n canolbwyntio ar yr unigolyn ym maes iechyd a gofal cymdeithasol wedi arwain at greu gwell gofal a hynny mewn partneriaeth â'r unigolion sy'n defnyddio'r gwasanaeth? Ydy'r lleoliad neu'r gwasanaeth wedi llwyddo i greu hyder ymysg y cleifion neu'r cleientiaid fel eu bod yn teimlo'n fwy cymwys i reoli eu hiechyd eu hunain, i wneud penderfyniad ar sail gwybodaeth a theimlo'n hyderus yn y gofal y maen nhw'n ei dderbyn? Ydy deddfwriaeth, rheoliadau a fframweithiau Cymru wedi llwyddo i arwain at drin pob claf neu gleient fel unigolyn unigryw sy'n adlewyrchu eu hanghenion a'u disgwyliadau personol nhw?

Beth mae'r arholwr yn chwilio amdano?

1. Bydd angen i chi gyfeirio at y ddeddfwriaeth, yr arferion rheoleiddio a'r fframweithiau sy'n cael eu hamlinellu yn y fanyleb i dderbyn marciau uwch.
2. Bydd angen dangos y berthynas rhwng y ddeddfwriaeth, rheoliadau, fframweithiau a'r ymarfer sy'n cael ei weithredu yn y lleoliad neu'r gwasanaeth. Bydd ymgeiswyr yn colli marciau drwy beidio â gwneud hyn. Bydd angen gofalu eich bod yn cynnwys enghreifftiau ar sail eich profiadau yn ystod eich cyfnod o brofiad gwaith.
3. Bydd angen i chi gyfeirio'n fanwl at y ddeddfwriaeth sy'n benodol i Gymru, e.e. Deddf Gwasanaethau Cymdeithasol a Llesiant (Cymru) 2014 (SSWA), Mesur y Gymraeg (Cymru) 2011 a fframwaith strategol Llywodraeth Cymru 'Mwy na geiriau' a'r 'Cynnig Rhagweithiol' a gyhoeddwyd yn 2016. Bydd angen i chi roi mwy o bwyslais ar ddeddfwriaeth, rheoliadau a fframweithiau Cymreig ar gyfer yr asesiad penodol hwn yn hytrach na deddfwriaeth sy'n fwy cyffredinol fel y Ddeddf Hawliau Dynol sy'n ymwneud â chynulleidfa ehangach na Chymru.

Darllen ac ymchwil pellach

Deddf Galluedd Meddyliol 2005
https://www.legislation.gov.uk/ukpga/2005/9/contents

Mesur y Gymraeg (Cymru) 2011
https://www.legislation.gov.uk/cy/mwa/2011/1/contents/welsh

'Mwy na geiriau' – Fframwaith strategol Llywodraeth Cymru ar gyfer hyrwyddo'r Gymraeg ym maes iechyd a gofal cymdeithasol
https://www.arolygiaethgofal.cymru/mwy-na-geiriau

Deddf Gwasanaethau Cymdeithasol a Llesiant (Cymru) 2014
https://www.legislation.gov.uk/cy/anaw/2014/4/contents/enacted/welsh

Gofal Cymdeithasol Cymru
https://gofalcymdeithasol.cymru/cofrestru

Arolygiaeth Gofal Cymru
https://www.careinspectorate.wales/sites/default/files/2019-06/190620-inspection-framework-en_0.pdf

Arolygiaeth Gofal Iechyd Cymru
https://www.agic.org.uk/

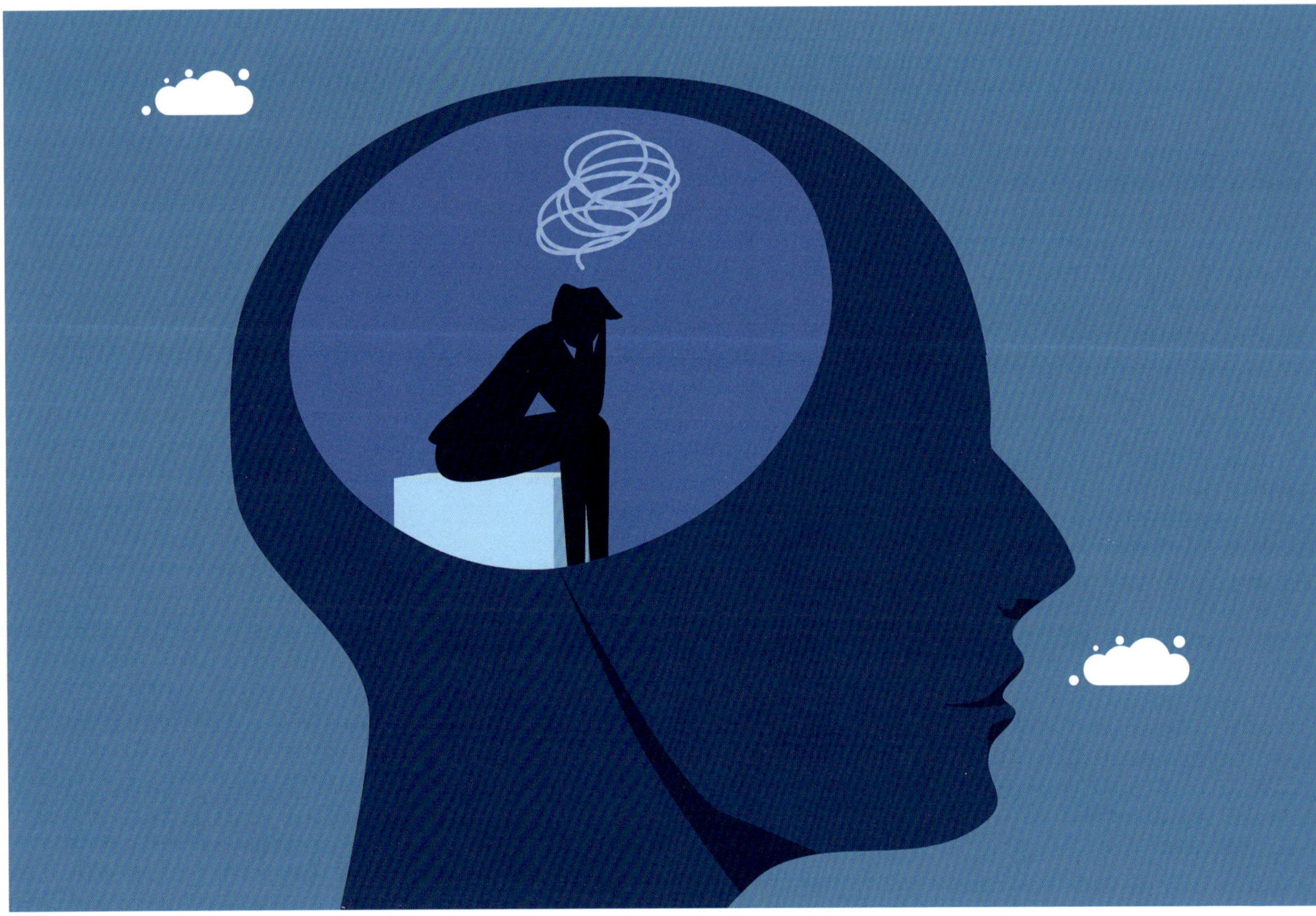

6.8: Rôl myfyrio mewn lleoliadau gofal

Termau allweddol

Myfyrio ac ymarfer myfyriol: Unigolyn yn meddwl am yr hyn mae'n ei wneud neu'r hyn mae wedi'i wneud.

Datblygiad proffesiynol: Cyfle i unigolyn ddysgu sgiliau newydd neu ddatblygu sgil sydd eisoes ganddo a fydd yn gwella'r ffordd y mae'r unigolyn yn cyflawni ei swydd.

Mae'r bennod hon yn edrych ar rôl myfyrio rheolaidd ac ymarfer myfyriol mewn lleoliadau gofal. Byddwch yn defnyddio'r wybodaeth yn y bennod hon a'r wybodaeth rydych chi wedi'i chasglu yn ystod eich profiad yn y sector gofal a'r cyfnod o brofiad gwaith wrth baratoi eich aseiniad.

Beth ydy myfyrio ac ymarfer myfyriol?

Mae myfyrio ac ymarfer myfyriol yn cyfeirio at unigolyn yn meddwl am yr hyn mae'n ei wneud neu wedi'i wneud. Bydd hyn yn arwain at adolygu a dadansoddi dulliau o weithio. Dylid annog ymarfer myfyriol ym mhob lleoliad er mwyn i weithwyr gofal gael cyfle i adnabod eu cryfderau a'u gwendidau.

Bydd y rhan fwyaf o leoliadau iechyd a gofal cymdeithasol wedi adnabod a nodi prosesau myfyrio yn eu polisïau a'u gweithdrefnau. Pwrpas hyn ydy sicrhau y gall gweithwyr gofal gyfoethogi eu dulliau gweithio er mwyn gwella a chyrraedd lefelau uwch eto o ran gofal. Mae myfyrio hefyd yn ystyried anghenion y gweithiwr gofal, a dylai ymarfer myfyriol gyfrannu at eu datblygiad proffesiynol. Dylid neilltuo amser ar gyfer cyfarfodydd ymarfer myfyriol rhwng gweithiwr unigol a'u rheolwr llinell. Gall cyfarfodydd ymarfer myfyriol gael eu cynnal bob wythnos, yn fisol neu'n flynyddol. Y nod ydy gweld sut y gellir dysgu, gwerthfawrogi a gwella dulliau gweithio'r gweithiwr gofal. Bydd gan bob lleoliad gyfrifoldeb i sicrhau bod pob gweithiwr gofal yn parhau i ddatblygu ei sgiliau a'i allu ei hun.

Dyddiadur Myfyriol

Yn ystod y cyfnod o brofiad gwaith, bydd gofyn i chi baratoi a chyflwyno **Dyddiadur Myfyriol**. Bydd y Dyddiadur yn rhoi cyfle i chi fyfyrio ar eich dulliau gweithio ac ymarfer. Fel rhan o'ch gwaith yn casglu'r wybodaeth hon ar gyfer eich aseiniad, bydd angen i chi nodi'r cyfleoedd sydd ar gael ar gyfer **myfyrio** ac **ymarfer myfyriol** o fewn y lleoliad. Dyma enghraifft neu ddwy o'r math o gwestiynau y gallwch eu gofyn wrth gasglu'r wybodaeth angenrheidiol:

Beth ddigwyddodd heddiw?

Beth nad aeth yn dda heddiw?

Beth aeth yn dda heddiw?

Beth allwn i fod wedi'i wneud yn well?

Beth wna i yn wahanol tro nesaf?

Beth ydw i wedi'i ddysgu heddiw?

Bydd angen i chi hefyd:

- ofyn i'r cyflogwr neu aelod hŷn o staff am eu prosesau myfyrio ac ymarfer myfyriol o fewn y lleoliad
- gofyn am gopi o bolisïau myfyrio ac ymarfer myfyriol y lleoliad
- trafod gyda'r gweithwyr gofal sut mae eu gweithdrefnau myfyrio ac ymarfer myfyriol yn gweithio a pham mae'n ddefnyddiol ar gyfer eu datblygiad proffesiynol eu hunain.

Sut y gellir rhoi myfyrio ac ymarfer myfyriol ar waith mewn lleoliad gofal?

Gellir myfyrio ac ymarfer yn fyfyriol trwy ddefnyddio amrywiaeth o wahanol ddulliau. Bydd y rhan fwyaf o leoliadau yn defnyddio mwy nag un dull ar gyfer eu prosesau myfyrio ac ymarfer myfyriol, gan gynnwys:

Unigolion yn paratoi dyddiadur myfyriol

Gall gweithiwr gofal ddefnyddio dyddiadur myfyriol i gofnodi profiadau o ddigwyddiad arwyddocaol neu i gofnodi digwyddiadau'r diwrnod hwnnw yn unig.

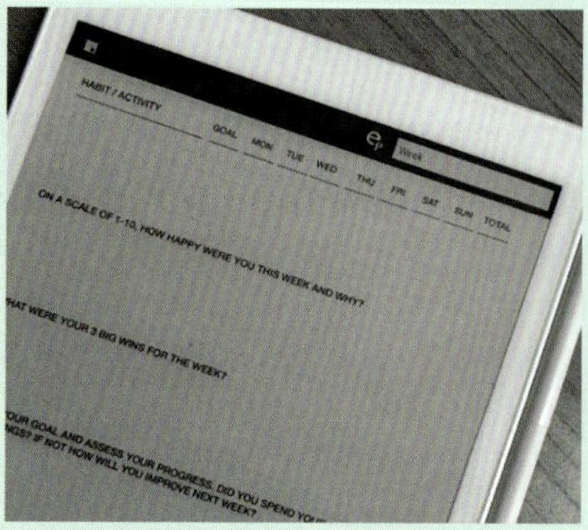

Bydd y dyddiadur yn rhoi cyfle i'r gweithiwr gofal gofnodi agweddau cadarnhaol a negyddol ar y digwyddiad.

Bydd y gweithiwr gofal hefyd yn gallu defnyddio'r dyddiadur i nodi'r hyn a ddysgodd o'r digwyddiad a'r hyn y byddai angen ei wneud i wella ei ymarfer pe bai hynny'n digwydd eto.

reMarkable – Daily Reflection Journal Template – Einkpads

Cyfarfodydd tîm a thrafodaethau rheolaidd

Gellir defnyddio cyfarfodydd tîm a thrafodaethau rheolaidd ar gyfer myfyrio ac ymarfer myfyriol. Bydd hyn yn rhoi cyfle i'r gweithwyr gofal drafod eu harferion presennol gyda'i gilydd.

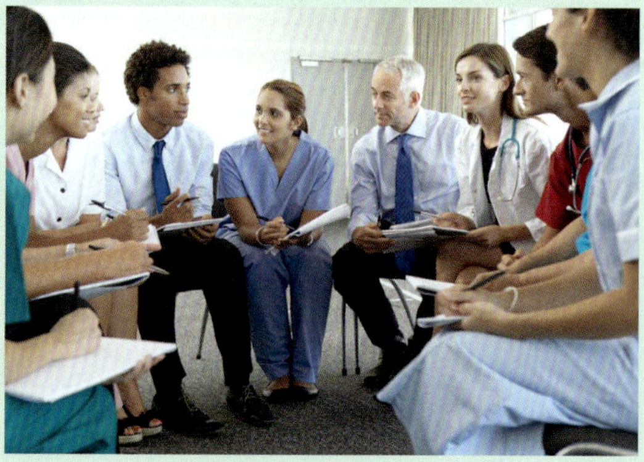

Mae cael amser fel tîm i ddod at ei gilydd yn gallu bod yn hanfodol o ran rhannu unrhyw bryderon a allai fod ganddyn nhw. Mae hefyd yn rhoi cyfle i weithwyr gofal rannu syniadau ar sut i wella.

Agendas ar gyfer Cyfarfodydd Rhyngddisgyblaethol ar gael yma: *Home Centred Care Institute* (hccinstitute.org)

Adborth gan uwch gydweithwyr

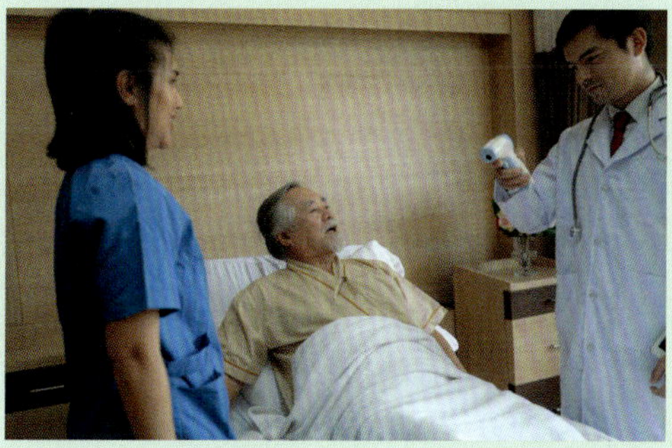

Mewn sawl lleoliad gofal, bydd uwch gydweithwyr yn arsylwi ar y gweithwyr gofal.

Defnyddir hyn fel sail werthfawr ar gyfer myfyrio ac ymarfer myfyriol gan ei fod yn ffordd dda iddyn nhw arsylwi ar ymarfer gweithwyr gofal a chynnig adborth arno.

Gall hefyd fod yn ffordd wych o rannu arfer da, gyda'r uwch gydweithiwr yn cynnig cyngor ac awgrymiadau i'r gweithiwr gofal.

Arfarniadau, dulliau goruchwylio ac adolygiadau rheoli perfformiad

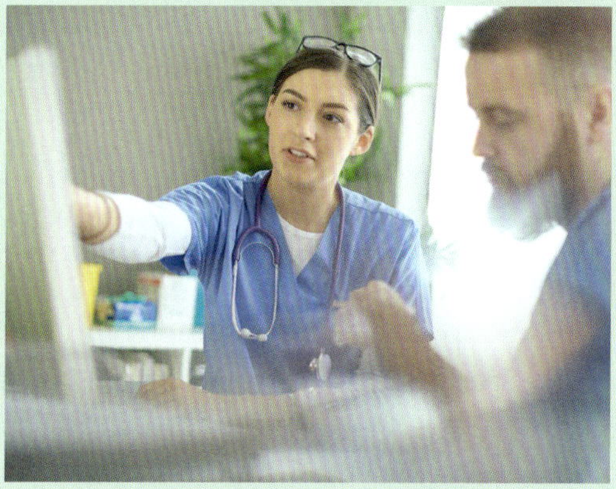

Bydd pob gweithiwr gofal yn cael eu monitro trwy gyfrwng arfarniad, trefniant goruchwylio a chynnal sawl adolygiad rheoli perfformiad fel rhan o'r broses o reoli a monitro'r swydd. Bydd y dulliau hyn yn monitro'r trefniadau er mwyn gwneud yn siŵr bod pob gweithiwr gofal yn cyflawni pob dyletswydd yn briodol ac yn ymateb yn llawn i'r ddeddfwriaeth a'r rheoliadau. Pwrpas rheoli perfformiad ydy sicrhau gwelliant parhaus i'r gweithiwr gofal unigol a'r lleoliad.

Bydd y trefniadau hyn yn helpu gweithwyr gofal i adnabod a nodi targedau ar gyfer cynnig gwelliannau ac yn cynnig dulliau sut orau i fynd i'r afael â nhw. Yna, fe fydd y targedau newydd hyn yn cael eu gwirio er mwyn gofalu bod y gwelliannau wedi'u cyflawni. O ganlyniad i'r monitro, bydd y gofal sy'n cael ei gynnig yn y lleoliad yn rhagori ar y trefniadau gofal blaenorol.

Mae Cyngor Gofal Cymru wedi paratoi canllawiau defnyddiol ar gyfer y gwaith hwn sef: *Supervising and Appraising Well: A Guide to Effective Supervision and Appraisal for those working in Social Care.*

Bod yn ymwybodol, hunanfyfyrio a'r effaith mae hynny'n ei gael ar yr unigolyn

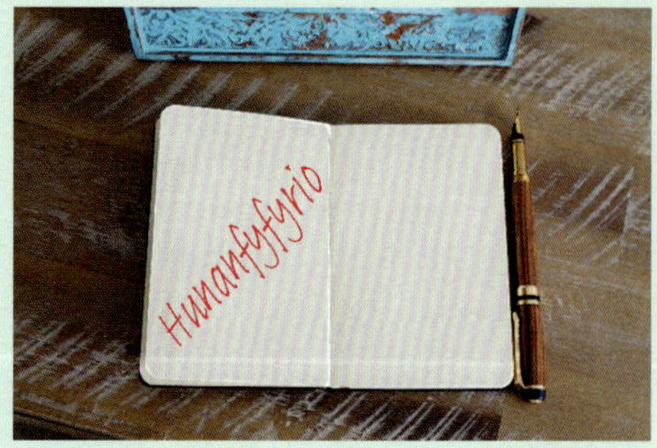

Dull arall ar gyfer meithrin myfyrio ac ymarfer myfyriol ydy trwy fod yn ymwybodol o'r hyn sy'n digwydd o'ch cwmpas a bod cyfle i fyfyrio ar hynny a'r effaith y gall hynny ei gael ar yr unigolyn.

Bydd hunanfyfyrio yn caniatáu i'r gweithwyr gofal ddysgu amdanyn nhw eu hunain a dod yn ymwybodol o'u gallu a'u cryfderau eu hunain. Bydd hyn hefyd yn gyfle i bawb fod yn fwy ymwybodol o'r meysydd a'r sgiliau sydd angen eu gwella.

Bydd hyn yn ei dro yn help i sicrhau gwelliant yn gyffredinol yn ogystal â grymuso eu sgiliau a'u gofal yn y lleoliad gofal a chaniatáu iddyn nhw hefyd fod yn fwy effeithiol yn eu swyddi.

heiw.nhs.wales/files/benefits-of-becoming-a-reflective-practitioner/

Casglu gwybodaeth er mwyn adnabod a nodi'r dulliau myfyrio sydd ar gael i staff i fyfyrio ac i weithredu ymarfer myfyriol yn ystod eich cyfnod o brofiad gwaith neu wasanaeth

Fel rhan o'ch gwaith yn casglu'r wybodaeth angenrheidiol o'r lleoliad, bydd angen i chi adnabod a nodi'r dulliau **myfyrio** sydd ar gael i staff ac i ddefnyddio dulliau **ymarfer myfyriol**.

Dyma rai canllawiau ar gyfer casglu'r wybodaeth angenrheidiol:

- Gofyn i'r cyflogwr neu aelod hŷn o'r staff am wybodaeth o'r dulliau myfyrio ac ymarfer myfyriol sy'n cael eu defnyddio fel y gallwch baratoi rhestr gynhwysfawr o'r dulliau myfyrio ac ymarfer myfyriol o fewn y lleoliad.
- Cyfweld â gweithwyr gofal gan ofyn iddyn nhw am wybodaeth fanwl o'r dulliau myfyrio ac ymarfer myfyriol y maen nhw'n eu defnyddio yn y lleoliad.
- Holi'r cyflogwr neu aelod hŷn o staff am dempled neu gopi o'u dulliau ar gyfer trefniadau myfyrio ac ymarfer myfyriol o fewn y lleoliad.

Modelau a damcaniaethau yn gysylltiedig ag ymarfer myfyriol

Mae yna lawer o wahanol fodelau a damcaniaethau o ran ymarfer myfyriol. Mae gan bob un ohonyn nhw ddulliau gwahanol o edrych ar fyfyrio ac ymarfer myfyriol. Gall gweithwyr gofal ddefnyddio modelau a damcaniaethau gwahanol wrth gyflawni eu dyletswydd i fyfyrio ar eu hymarfer.

Cylch Myfyriol Kolb

Mae **David Kolb** a'i Gylch Myfyriol yn fodel o ymarfer myfyriol sy'n cael ei ddefnyddio a'i dderbyn yn eang ym maes gofal. Yn ôl Kolb rydym yn dysgu o'n profiadau, ac ar sail hynny fe luniodd gylch a oedd yn cynnwys pedwar cam sef Profi, Myfyrio, Cysyniadu a Chynllunio.

Profiad Pendant	Person yn cael profiad newydd a'r profiad hwnnw'n arwain at ddysgu o'r profiad a'i fod yn gweithredu'n wahanol o ganlyniad i hynny.
Arsylwi Myfyriol	Mae arsylwi myfyriol yn cynnwys gwylio eraill neu eich bod yn paratoi sylwadau am eich profiadau chi eich hunan. Beth ydy eich barn am y profiad hwnnw a sut mae hynny'n effeithio ar yr hyn rydych chi'n ei ddysgu?
Cysyniadu Haniaethol	Mae Cysyniadu Haniaethol yn ymwneud â datblygu damcaniaethau i egluro'r hyn rydych yn sylwi arno. Y cam nesaf fyddai i chi gysyniadu yr hyn rydych wedi sylwi arno.
Arbrofi Gweithredol	Mae arbrofi gweithredol yn ymwneud â defnyddio damcaniaethau i ddatrys problemau a gwneud penderfyniadau. Pa effaith y mae'r deilliant dysgu newydd hwn yn ei gael ar yr hyn rydych chi'n ei wneud?

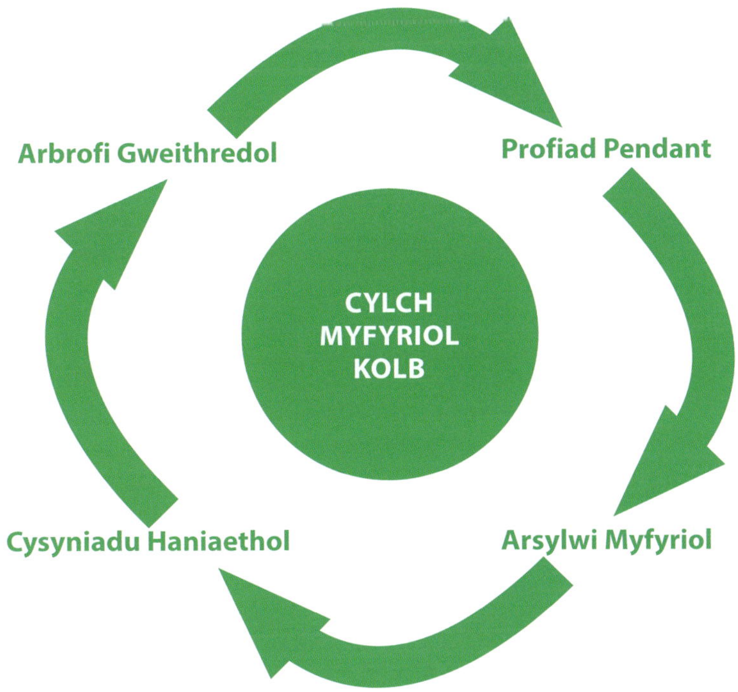

Model Honey a Mumford

Datblygodd Peter Honey ac Alan Mumford fodel myfyrio sy'n rhoi cyfle i'r dysgwr fyfyrio. Fe aethon nhw ati i baratoi holiadur cynhwysfawr sy'n rhannu pobl yn bedwar math o ddysgwyr sef Pobl sy'n Gweithredu, Pobl sy'n Myfyrio, Pobl sy'n Damcaniaethu a Phobl Bragmatig.

Pobl sy'n Gweithredu	Maen nhw'n frwdfrydig ac yn hyblyg
Pobl sy'n Myfyrio	Maen nhw'n sylwi ac yn myfyrio yn ogystal â chymryd amser i bwyso a mesur a hunanfyfyrio
Pobl sy'n Damcaniaethu	Maen nhw am wybod y ffeithiau i gyd cyn i'r wybodaeth honno gael ei chymhwyso
Pobl Bragmatig	Maen nhw'n ymarferol ac yn realistig ac yn hoffi rhoi cynnig ar bethau a gweld a ydyn nhw'n gweithio ai peidio

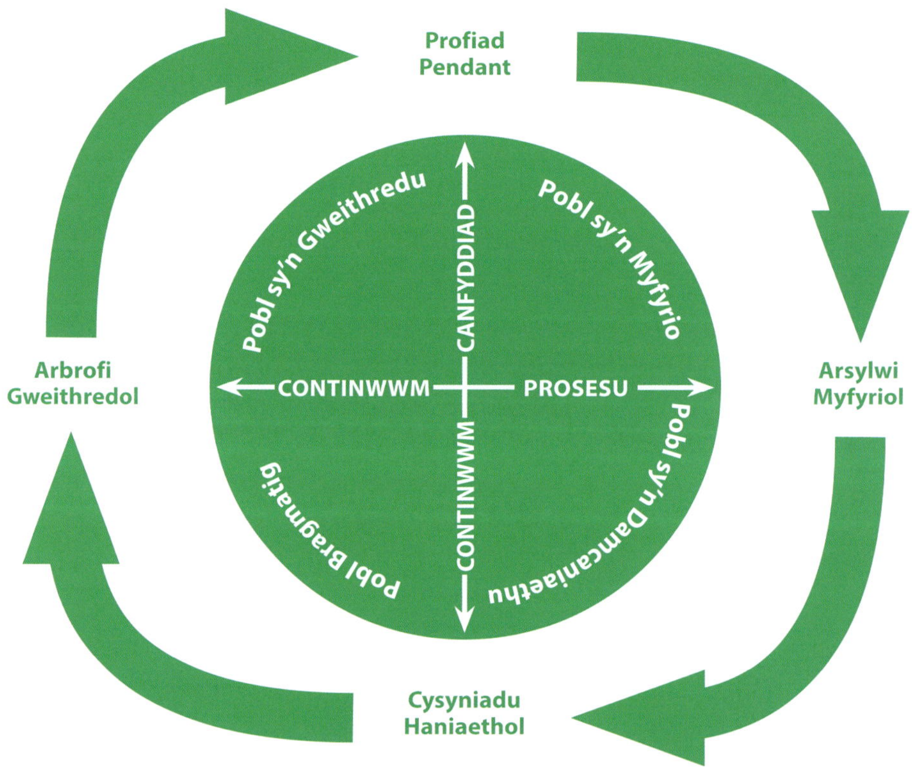

Model Myfyrio Schön

Datblygodd Donald Schön fodel myfyrio a oedd yn seiliedig ar y syniad bod angen i fyfyrio gymryd lle yn ystod y profiad ei hun. Dywedodd Schön ei bod yn bwysig i unigolion feddwl am eu gweithredoedd wrth iddyn nhw ddigwydd. Edrychodd Schön ar bwysigrwydd myfyrio yn ystod y profiad (Myfyrio yn ystod y gwaith) a myfyrio wedyn ar y weithred honno (Myfyrio ar ôl y gwaith). Roedd model myfyrio Schön yn seiliedig ar fyfyrio yn ystod y profiad. Dywedodd ei bod hi'n bwysig bod unigolion yn meddwl am ac yn ystyried yr hyn maen nhw'n ei wneud, a bod hynny'n digwydd wrth iddyn nhw ei wneud.

Myfyrio yn ystod y gwaith	Myfyrio yn ystod y profiad ■ meddwl ymlaen ■ dadansoddi ■ profi ■ ymateb yn gritigol
Myfyrio ar ôl y gwaith	Myfyrio ar ôl y profiad ■ meddwl am y sefyllfaoedd dilynol ■ trafodaeth ■ dyddiadur myfyriol

Casglu gwybodaeth am y defnydd o fodelau myfyrio yn ystod eich cyfnod o brofiad gwaith mewn lleoliad neu wasanaeth

Fel rhan o'ch gwaith yn casglu'r wybodaeth angenrheidiol o fewn y lleoliad, bydd angen i chi nodi a oes unrhyw rai o'r **modelau myfyrio** yn cael eu defnyddio o fewn y lleoliad.

Dyma rai canllawiau ar gyfer casglu'r wybodaeth angenrheidiol:

- ☑ Gofyn i'r cyflogwr neu aelod hŷn o staff os ydyn nhw'n defnyddio unrhyw un o'r modelau myfyrio ac ymarfer myfyriol yn y lleoliad fel rhan o'u harferion myfyrio ac ymarfer myfyrio.
- ☑ Chwilio am wybodaeth mewn print neu ar-lein i gasglu mwy o wybodaeth am y modelau fel bod modd gweld a ydyn nhw'n addas i'w defnyddio ar gyfer arferion myfyrio ac ymarfer myfyriol yn y lleoliad.
- ☑ Dewis un o'r modelau myfyrio ac ymarfer myfyriol ar gyfer myfyrio ar eich profiadau chi yn y lleoliad yn ystod eich cyfnod o brofiad gwaith.

Gweithgaredd

Yn ystod eich lleoliad ymgysylltu â'r sector/profiad gwaith bydd angen i chi ystyried eich profiadau a'ch trefniadau gweithio yn ystod y cyfnod y byddwch yn gweithio. Yn dilyn hynny ewch ati i'w cofnodi fel bod cyfle wedyn I fyfyrio ar yr hyn sydd wedi cymryd lle. Rhowch enghraifft neu ddwy o'ch profiad personol chi yn ystod y profiad gwaith yn y lleoliad. Esboniwch pa bethau fyddech chi yn eu gwneud yn wahanol tro nesaf. Yna, ar ôl y profiad, meddyliwch am fyfyrio ar weithredu a'r hyn rydych chi'n ei wybod nawr am y profiad.

Rhestr wirio'r aseiniad

Rhaid i chi sicrhau eich bod wedi **casglu'r wybodaeth o'r lleoliad ei hun er mwyn cwblhau eich aseiniad**. Gallwch gynnwys y ffynonellau o fewn y testun ei hun a hefyd o fewn eich llyfryddiaeth.

Gallwch hefyd ddefnyddio'r canllawiau canlynol i'ch cynorthwyo gyda'ch aseiniad:

- ✔ Esbonio sut mae ymarfer myfyriol yn cefnogi a hybu datblygiad proffesiynol gweithwyr iechyd a gofal cymdeithasol mewn lleoliad neu wasanaeth.
- ✔ Gan gyfeirio at ddamcaniaethwyr perthnasol, eglurwch sut y gall timau iechyd a gofal cymdeithasol yn y lleoliad neu o fewn gwasanaeth fyfyrio a defnyddio dulliau ymarfer myfyriol ar eu hymarfer wrth asesu a gwella'r gofal a'r cymorth y maen nhw'n eu darparu i unigolion a'u teuluoedd.

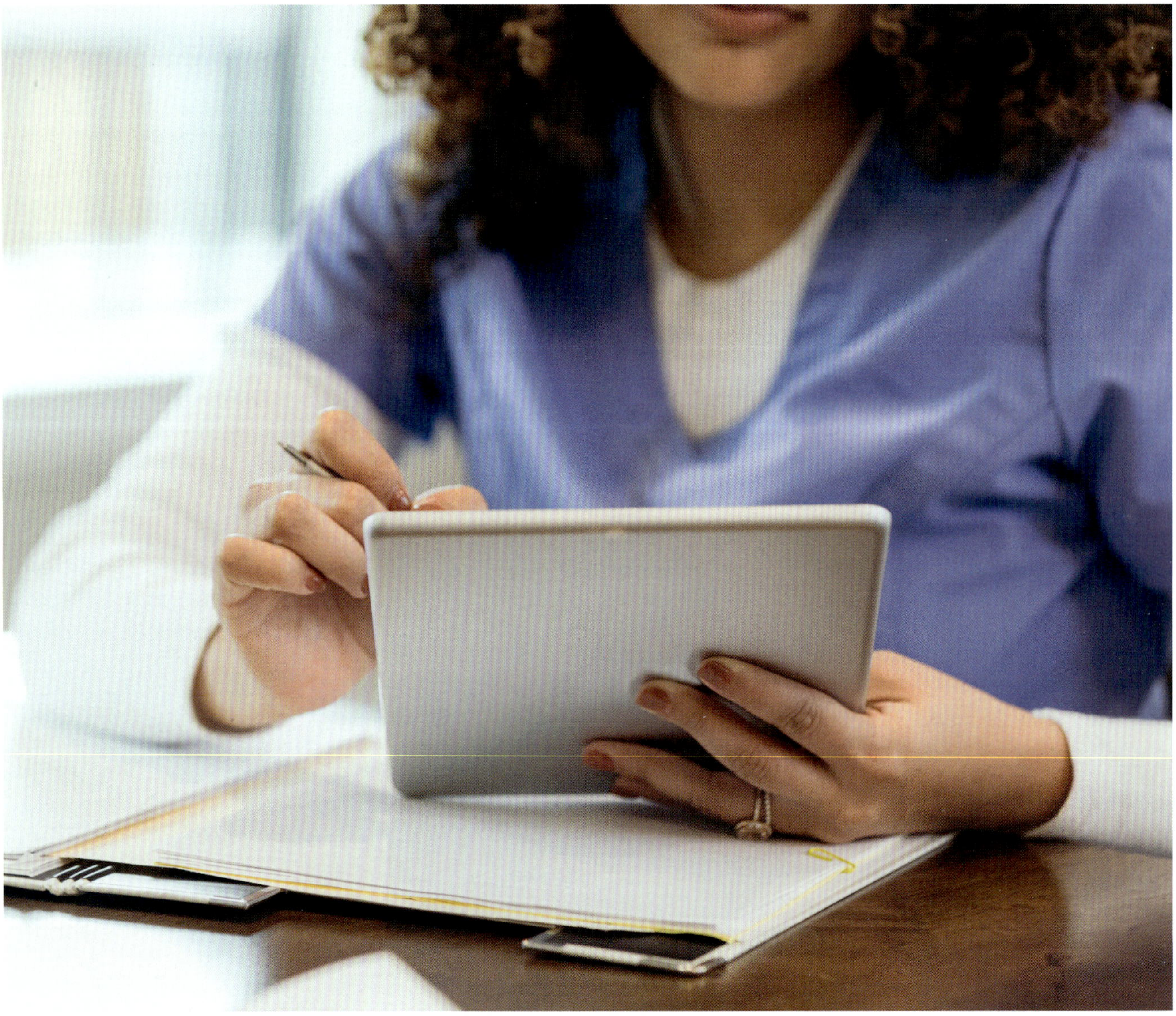

Asesiad Di-Arholiad – Adran F Tasg F(i)

Asesiad Di-Arholiad – Adran F Tasg F(i)
Eglurwch sut mae ymarfer myfyriol yn cefnogi datblygiad proffesiynol gweithwyr iechyd a gofal cymdeithasol o fewn y lleoliad neu'r gwasanaeth.

Asesiad Di-Arholiad – Adran F Tasg F(ii)
Gan gyfeirio at ddamcaniaethwyr perthnasol, eglurwch sut y gall timau iechyd a gofal cymdeithasol yn y lleoliad neu'r gwasanaeth fyfyrio ar eu hymarfer wrth asesu a gwella'r gofal a'r cymorth y maen nhw'n eu darparu i unigolion a'u teuluoedd.

Asesiad Di-Arholiad – Adran F Tasg F(i)

Eglurwch sut mae ymarfer myfyriol yn cefnogi datblygiad proffesiynol gweithwyr iechyd a gofal cymdeithasol o fewn y lleoliad neu'r gwasanaeth.

Mae'n rhaid i'ch ymateb i'r cwestiwn hwn esbonio sut mae ymarfer myfyriol yn cefnogi datblygiad proffesiynol gweithwyr iechyd a gofal cymdeithasol yn y lleoliad neu'r gwasanaeth. Bydd angen i chi gofnodi eich profiadau yn ystod eich ymgysylltiad â'r sector. Eglurwch yn fanwl sut y gall myfyrio ar brosesau, polisïau a gweithdrefnau wella ymarfer a datblygiad proffesiynol. Gallai eich ymateb gynnwys y canlynol:

- Sut mae ymarfer myfyriol yn cefnogi datblygiad proffesiynol gweithwyr iechyd a gofal cymdeithasol unigol o fewn y lleoliad neu wasanaeth?
- Sut mae gweithwyr iechyd a gofal cymdeithasol yn y lleoliad neu'r gwasanaeth yn defnyddio arferion myfyriol i wella eu hymarfer yn barhaus?
- Beth ydy'r dystiolaeth bod arferion myfyriol yn y lleoliad yn cyfrannu at ddysgu parhaus a datblygiad proffesiynol aelodau'r tîm?
- Yn seiliedig ar yr hyn a ddysgwyd yn ystod arferion myfyriol, beth yw'r trefniadau ar gyfer adolygu dogfennau, polisïau, gweithdrefnau ac arfer yn y lleoliad?
- A oes cyfleoedd yn cael eu darparu gan y lleoliad i ganiatáu i aelodau unigol hysbysu uwch reolwyr a chyd-aelodau o'r staff am y gwersi a ddysgwyd wrth fyfyrio ac arferion myfyriol?

Asesiad Di-Arholiad – Adran F Tasg F(ii)

Gan gyfeirio at ddamcaniaethwyr perthnasol, eglurwch sut y gall timau iechyd a gofal cymdeithasol yn y lleoliad neu'r gwasanaeth fyfyrio ar eu hymarfer wrth asesu a gwella'r gofal a'r cymorth y maen nhw'n eu darparu i unigolion a'u teuluoedd.

Rhaid i'ch ateb egluro sut mae timau iechyd a gofal cymdeithasol yn y lleoliad neu'r gwasanaeth yn cael cyfle i fyfyrio gan ddefnyddio modelau myfyriol perthnasol. Beth ydy'r modelau myfyriol a ddefnyddir yn y lleoliad i fyfyrio ar eu hymarfer? Sut mae'r modelau myfyriol hyn yn cael eu defnyddio i asesu a gwella'r gofal a'r cymorth y maen nhw'n eu darparu i unigolion a'u teuluoedd? Bydd angen i chi roi trosolwg o'r modelau myfyriol a sut y maen nhw'n cael eu defnyddio gan y lleoliad. Eglurwch hefyd sut y maen nhw'n cael eu defnyddio'n ymarferol ar sail eich profiad yn y lleoliad.

Mae nifer fawr o fodelau a damcaniaethau wedi'u datblygu ar gyfer ymarfer myfyriol. Maen nhw'n cynnwys, er enghraifft, modelau a damcaniaethau **Honey a Mumford**, **Kolb**, **Schön**, **Gibbs**, **Driscoll**, **Johns** a **Jasper**.

Bydd angen i chi hefyd esbonio'r gwahanol ffyrdd y mae ymarfer myfyriol yn cael eu cynnal mewn lleoliadau iechyd a gofal. Mae'r rhain yn cynnwys:

- aelodau unigol o'r tîm yn ysgrifennu dyddiadur myfyriol
- cynnal cyfarfodydd tîm rheolaidd gyda gwahoddiad agored i drafod, rhannu profiadau a myfyrio. Gall cynnal cyfarfodydd o'r fath arwain at ddarparu gwell gofal ar gyfer eu cleifion neu gleientiaid
- trefnu cyfarfodydd tîm rheolaidd i hwyluso adborth a sefydlu perthynas agored gydag uwch gydweithwyr a rheolwyr. Gallai'r arfer myfyriol hwn gynnig cyfle gwych i bawb o'r staff yn y lleoliad neu'r gwasanaeth i weithio mewn partneriaeth a thrwy hynny wella arferion gofal er budd pawb sy'n defnyddio'r gwasanaeth.
- cynnal gwerthusiadau staff, sesiynau goruchwyliaeth ac adolygiadau rheoli perfformiad yn cynnig cyfle da i gynnwys myfyrio a defnydd mwy helaeth o arferion myfyriol
- darparu cyfle i unigolyn hunanfyfyrio a pharatoi cynllun gweithredu personol
- trefnu sesiynau penodol ar ymarfer myfyriol i roi gwybodaeth a gwerthuso gwahanol fodelau a damcaniaethau.

Beth mae'r arholwr yn chwilio amdano

Ar gyfer tasg asesu F(i):

1. Rhaid i'ch ateb egluro sut y mae timau iechyd a gofal cymdeithasol yn y lleoliad neu'r gwasanaeth yn gallu myfyrio ar eu hymarfer wrth iddyn nhw asesu a gwella'r gofal a'r cymorth y maen nhw'n eu darparu i unigolion a'u teuluoedd.
2. Bydd angen i chi gasglu tystiolaeth fanwl o'r arferion myfyriol a welsoch yn eich lleoliad gwaith.
3. Bydd angen i chi gasglu tystiolaeth o sut mae myfyrio ac ymarfer myfyriol yn dylanwadu ar ddatblygiad proffesiynol gweithwyr a sut mae hynny'n effeithio ar y gofal sy'n cael ei ddarparu yn y lleoliad neu'r gwasanaeth.
4. Mae'n rhaid i chi gofio egluro yn hytrach na disgrifio yn unig sut y mae myfyrio ac arferion myfyriol yn cael eu cymhwyso ar gyfer gwella gofal a datblygiad proffesiynol yn y lleoliad neu'r gwasanaeth.
5. Bydd angen cynllunio a pharatoi o flaen llaw cyn casglu'r dystiolaeth ar gyfer y dasg asesu hon. Cynlluniwch yn ofalus pa wybodaeth fydd ei hangen arnoch i'ch galluogi i ymateb yn llawn i ofynion y dasg asesu. Bydd hyn hefyd yn gofyn bod gennych wybodaeth am y modelau a'r damcaniaethau fel y gallwch ofyn y cwestiynau cywir.

Ar gyfer tasg asesu F(ii):

1. Bydd defnyddio eich dyddiaduron myfyriol i gymhwyso gwybodaeth a dealltwriaeth o ddamcaniaethau fel modelau a damcaniaethau Kolb, Honey a Mumford a Schön neu fodelau a damcaniaethau adfyfyriol eraill, yn ennill mwy o farciau.
2. Gan gyfeirio at ddamcaniaethwr perthnasol bydd angen i chi egluro sut y gall ymarfer myfyriol fod yn arf gwerthfawr yn ystod y broses o asesu a gwella iechyd a gofal cymdeithasol yn y lleoliad. Gellir ennill gwell marc hefyd trwy gyfeirio at eich dyddiadur myfyriol a wnaethoch ei gwblhau yn ystod eich profiad gwaith. Gall eich dyddiadur myfyriol wella eich gallu i asesu gwerth model a damcaniaeth fyfyriol yn ogystal â defnyddio myfyrdod personol i wella'r gofal sy'n cael ei baratoi yn y lleoliad.
3. Bydd cyfeirio at werth paratoi cynlluniau gweithredu personol, cynnal cyfarfodydd tîm a threfniadau ar gyfer rheoli perfformiad yn y lleoliad yn ennill marc uwch.
4. Bydd cyfeirio at werth ymarfer myfyriol fel dull o sicrhau ansawdd sy'n gallu arwain at wasanaeth gofal sy'n canolbwyntio ar ganlyniadau gwell hefyd yn ennill marciau ychwanegol.
5. Mae cynnwys llyfryddiaeth fanwl fel tystiolaeth o'ch ymchwil i ffynonellau gwybodaeth hefyd yn syniad rhagorol. Mae modd i chi gynnwys dyfyniad/au o fewn y testun yn eich Asesiad Di-arholiad Mewnol ysgrifenedig.

Ymateb enghreifftiol ymgeisydd a sylwadau'r arholwr

Ymateb yr ymgeisydd: (yn eu geiriau eu hunain)

Gydag iechyd a gofal cymdeithasol, gellir cysylltu theori Schön ag iechyd a gofal cymdeithasol. Mae'r ddamcaniaeth hon yn ymwneud â myfyrio. Gall hyn fod yn bwysig i staff iechyd a gofal cymdeithasol wrth iddyn nhw geisio myfyrio ar eu harferion. Dylai pob gweithiwr proffesiynol wneud rhyw fath o ymarfer myfyriol. Gall hyn fod trwy baratoi dyddiadur myfyriol unigol, neu hyd yn oed ymuno â chyrsiau ar fyfyrio ac ymarfer myfyriol. Damcaniaeth arall y gellir ei defnyddio wrth egluro pam ei bod yn bwysig i staff fyfyrio yw damcaniaeth Honey a Mumford. Mae'r ddamcaniaeth hon yn ymwneud â sut mae ganddi'r gallu i ganiatáu i unigolion gael gwell dealltwriaeth ohonynt eu hunain a'u galluoedd. Gall hon fod yn ddamcaniaeth dda gan y byddan nhw'n gallu dysgu gwahanol bethau amdanyn nhw eu hunain a chanolbwyntio ar y gwahanol bethau y gallan nhw eu gwella. Gall anghenion a hawliau sylfaenol fod yn bwysig iddyn nhw. Mae'n golygu eu bod yn cael y math gorau o amddiffyniad, ac mae'n rhaid diwallu eu hanghenion cyn y gallan nhw geisio cyflawni potensial uwch.

Gyda theori Schön bydd yn caniatáu i weithwyr proffesiynol deimlo'n well ynddynt eu hunain a bydd yn caniatáu iddyn nhw wella gofal a chymorth unigolion a'u teuluoedd. Bydd hefyd yn caniatáu iddyn nhw ennill potensial uwch o wneud yn dda.

Mae timau amlddisgyblaethol yn gallu asesu a gwella gofal a chymorth gan ei fod yn cynnwys sawl proffesiwn ym maes gofal iechyd sy'n dod at ei gilydd fel tîm ac yn cynllunio a chydgysylltu gofal unigol pobl. Gall unrhyw fath o waith yn y sector iechyd a gofal cymdeithasol fod yn rhan o'r tîm amlddisgyblaethol. Gall hyn fod yn gysylltiedig â theuluoedd gan y bydd yn galluogi'r teuluoedd i wybod y bydd yr unigolion yn cael y gofal gorau. Gall ddod â theuluoedd at ei gilydd. Gyda'r gweithwyr proffesiynol yn myfyrio ar eu hymarfer gall hyn fod trwy gydweithio. (Macmillan, S.S., Pedro Morago, Linda Bruce a Malcolm)

Cyfeiriadau llyfryddiaeth ar gyfer Uned 6: (rhan yn unig a ddangosir):

www.hse.gov.uk. *Cyfrifoldebau cyflogwr: Iechyd a diogelwch gweithwyr.*

Cqc.org.uk. (2014). *Rheoliad 7: Gofynion yn ymwneud â rheolwyr cofrestredig | Comisiwn Ansawdd Gofal.* [ar-lein] Ar gael yn: **https://www.cqc.org.uk/guidance-providers/regulations-enforcement/regulation-7-requirements-relating-registered-managers**

Sylwadau'r arholwr:

Mae'r sampl yn dangos peth defnydd o gyfeirnodi yn y testun a bod llyfryddiaeth wedi'i gynnwys. Dangosodd yr ymgeisydd peth gwybodaeth ynghyd â dealltwriaeth o ofynion yr Asesiad Di-Arholiad, gan gyfeirio at waith rhai damcaniaethwyr penodol. Fodd bynnag, ni chymhwyswyd y wybodaeth na chwaith y ddealltwriaeth yn benodol i'r lleoliad a'r sector. Roedd lle i wella hefyd o ran strwythur cyffredinol yr ateb.

Geirfa

Addasiad rhesymol: O dan Ddeddf Cydraddoldeb 2010 mae'n rhaid i sefydliadau'r sector cyhoeddus wneud newidiadau i'w dulliau gweithio neu eu darpariaeth er mwyn sicrhau bod gwasanaethau'n hygyrch i bobl anabl yn ogystal â phawb arall. Gall addasiadau rhesymol olygu newidiadau i adeiladau drwy ddarparu lifft, drysau llydan, ramp ac arwyddion cyffyrddol, ond gallan nhw hefyd olygu newidiadau i bolisïau, gweithdrefnau a hyfforddiant staff i sicrhau bod gwasanaethau'n gweithio'r un mor dda i bobl ag anableddau dysgu.

Addysg a Gwella Iechyd Cymru (HEIW): Dyma'r corff strategol ar gyfer y gweithlu ar gyfer GIG Cymru.

Aflonyddwch, aflonyddu (*Harassment*): Mae aflonyddu yn ymddygiad digroeso sy'n effeithio ar urddas dynion a merched yn y gweithle. Gall fod yn gysylltiedig ag oedran, rhyw, hil, anabledd, crefydd, cyfeiriadedd rhywiol, cenedligrwydd neu unrhyw nodwedd bersonol sy'n perthyn i'r unigolyn hwnnw. Mae'n gallu bod yn un digwyddiad yn unig neu'n gyfres o ddigwyddiadau sy'n cynhyrfu'r unigolyn ac yn effeithio ar ei les.

Alergedd: Mae alergedd, a elwir hefyd yn glefydau alergaidd, yn gyflyrau amrywiol a achosir gan orsensitifrwydd y system imiwnedd i sylweddau nodweddiadol ddiniwed yn yr amgylchedd. Mae'r clefydau hyn yn cynnwys clefyd y gwair, alergedd bwyd, dermatitis atopig, asthma alergaidd, ac anaffylacsis.

Amrywiaeth (*Diversity*): Gwahaniaethau unigol sy'n ein gwahaniaethu oddi wrth ein gilydd, fel gwahaniaethau hil, iaith, rhywedd neu wahaniaethau crefyddol. Mae amrywiaeth mewn iechyd a gofal cymdeithasol yn cyfeirio at unigolion o wahanol gefndiroedd, diwylliannau, cefndir ethnig, rhyw, cyfeiriadedd rhywiol, crefydd, oedran a galluoedd amrywiol o fewn y sector. Mae'n golygu hefyd bod angen cydnabod a pharchu y gwahaniaethau hyn. Mae amrywiaeth yn bwysig ym maes iechyd a gofal cymdeithasol gan ei fod yn golygu bod angen teilwra'r gwasanaethau i ddiwallu anghenion personol nifer sylweddol o bobl.

Arfarniad (*Appraisal*): Gweithred o asesu rhywun neu rywbeth. Gall fod yn asesiad ffurfiol fel cyfweliad i fesur perfformiad gweithiwr dros gyfnod o amser.

Arfer gwahaniaethol (*Discriminatory practice*): Mae Deddf Cydraddoldeb 2010 yn diogelu pobl yn gyfreithiol rhag gwahaniaethu yn y gweithle ac yn y gymdeithas ehangach.

Arfer myfyriol (*Reflective practice*): Mae arfer myfyriol yn broses o feddwl yn ddadansoddol ac yn feirniadol am eich ymarfer proffesiynol. Mae'n cynnwys ystyried eich profiadau a'r gwersi a ddysgwyd i wella ansawdd y gofal a'r ffordd o weithio. Mae'n broses sydd angen ei hymarfer yn gyson er mwyn dysgu o bob profiad newydd a gwella eich ffordd o weithio a'r gofal.

Arolygiaeth Gofal Cymru: Cyfrifoldeb am adolygu ac arolygu'r GIG a sefydliadau gofal iechyd annibynnol yng Nghymru.

Arsylwi myfyriol (*Reflective observation*): Mae arsylwi myfyriol yn cynnwys arsylwi arnoch chi eich hun neu arsylwi ar eraill cyn mynd ati i ddadansoddi'r profiad hwnnw.

Arwyddion salwch: Mae'r geiriau 'arwydd' a 'symptom' yn eiriau y gellir eu cyfnewid. Fodd bynnag, mae symptom yn rhywbeth y mae unigolyn yn ei brofi, tra bod arwydd yn rhywbeth y mae meddyg, neu berson arall, yn sylwi arno. Mae pobl yn gallu bod yn ansicr am y gwahaniaethau rhwng arwyddion a symptomau, ond mae gwahaniaethau pwysig o ran y defnydd ohonyn nhw yn y byd meddygol fodd bynnag. Mae unrhyw dystiolaeth wrthrychol o glefyd, fel brech ar y croen, peswch neu golli neu ennill pwysau yn arwydd. Mae'r arwyddion hyn yn gallu cynnwys newidiadau mewn ymddygiad neu ydyn nhw mewn hwyliau da ai peidio.

Asesu: Dull o weld pa help a chefnogaeth sydd ei angen ar berson. Bydd hyn yn wahanol I bob person.

Asesu risg: Dull sy'n cael ei ddefnyddio yn y gwaith ar gyfer adnabod a nodi unrhyw berygl sydd â'r gallu i achosi niwed, penderfynu ar lefel y risg a sut mae dileu neu leihau'r risg hwnnw.

Asthma: Cyflwr ar yr ysgyfaint sy'n arwain at broblemau anadlu.

Byrddau Diogelu Plant Lleol a Rhanbarthol: Byrddau sy'n goruchwylio trefniadau amddiffyn plant i sicrhau bod pob sefydliad yn gweithio gyda'i gilydd i ddiogelu plant a'u lles.

Camdriniaeth, cam-drin (*Abuse*): Plentyn neu oedolyn yn cael eu cam-drin mewn ffordd sy'n arwain at greulondeb, trais neu drwy fod yn sarhaus neu'n ymosodol.

Cartref Gofal Preswyl: Lleoliad gofal ar gyfer unigolion sydd angen gofal a chymorth gyda gweithgareddau bob dydd.

Cefnogaeth camddefnyddio sylweddau: Cefnogaeth i berson sy'n camddefnyddio cyffuriau yn ogystal â chyflwyno sgiliau ymdopi newydd i oresgyn dibyniaeth. Y nod ydy cefnogi adferiad fel proses barhaus.

Cefnogi Ymddygiad yn Gadarnhaol (*Positive Behaviour Support – PBS*): Mae Cymorth Ymddygiad Cadarnhaol (PBS) yn ceisio cefnogi pobl y mae eu hymddygiad yn arwain at greu sefyllfaoedd heriol i'r gwasanaethau iechyd a gofal cymdeithasol.

Clefyd awto-imiwn: Cyflwr ffisiolegol sy'n digwydd pan fo'r mecanwaith sy'n galluogi'r system imiwnedd i adnabod y gwahaniaeth rhwng celloedd y corff a chelloedd allanol yn torri lawr; mae hyn yn achosi'r corff ymosod ar ei gelloedd ei hun mewn camgymeriad.

Clinig iechyd rhywiol: Clinig ar gyfer cefnogaeth, diagnosis a thriniaeth cyflyrau rhywiol. Rhoddir sylw hefyd i leihau'r stigma sy'n gallu perthyn i haint a drosglwyddir yn rhywiol (STIs).

Cod Ymarfer: Mae cod ymarfer yn set o reolau ysgrifenedig sy'n esbonio sut y dylai pobl sy'n gweithio mewn proffesiwn penodol ymddwyn.

Cod Ymarfer Gofal Cymdeithasol i Gyflogwyr (*The Social Care Code of Practice for Employers*): Rhestr o ddatganiadau sy'n disgrifio'r safonau a ddisgwylir gan gyflogwyr gofal cymdeithasol. Ffocws Cod y Cyflogwyr ydy'r safonau sy'n ofynnol gan gyflogwyr i sicrhau gweithlu gofal cymdeithasol diogel a medrus sy'n cael ei gefnogi'n briodol. Dydy'r Cod ddim wedi'i fwriadu i gynnwys pob sefyllfa neu agwedd ar gyfrifoldeb cyflogwr.

Cod Ymarfer i Gyflogwyr GIG Cymru (*The Code of Practice for NHS Wales Employers*): Mae'r Cod Ymarfer ar gyfer cyflogwyr GIG Cymru yn fecanwaith sicrwydd pwysig, sy'n cefnogi cyflogaeth Gweithwyr Cymorth Gofal Iechyd yng Nghymru. Cefnogir y Cod Ymarfer i Gyflogwyr gan God Ymddygiad ar gyfer Gweithwyr Cymorth Gofal Iechyd, sy'n disgrifio'r Safonau y mae'n rhaid i unigolion gydymffurfio â nhw.

Cod Ymarfer Proffesiynol Gofal Cymdeithasol (*The Code of Professional Practice for Social Care*): Pwrpas y Cod ydy sicrhau bod gweithwyr iechyd a gofal cymdeithasol yng Nghymru yn darparu gofal a chymorth o safon i'w cleifion a'u cleintiaid. Mae'r Cod yn mynnu bod pob gweithiwr yn cofrestru gyda'r Corff i wneud yn siŵr eu bod yn addas i weithio yn y sector. Mae'r Cod yn cynnwys set o reolau, neu safonau, y mae'n rhaid i weithwyr gofal proffesiynol weithio yn unol â nhw er mwyn cadw'r claf neu'r cleient yn ddiogel ac yn iach.

Cod Ymddygiad GIG Cymru ar gyfer Gweithwyr Cymorth Gofal yng Nghymru (*NHS Wales Code of Conduct for Healthcare Support Workers in Wales*): Mae'r cod ymddygiad yn nodi'r gofynion sylfaenol ar gyfer sut y dylai Gweithwyr Cynnal Gofal Iechyd a Gweithwyr Gofal Cymdeithasol i Oedolion ymddwyn yn y gwaith. Mae ar waith i'w helpu i ddarparu gofal iechyd, gofal a chymorth diogel, effeithiol a thosturiol i'r claf neu'r client ac i'r teulu hefyd. Mae'r Cod Ymddygiad hwn yn berthnasol i bob Gweithiwr Cynnal Gofal Iechyd, p'un a ydyn nhw'n darparu gofal uniongyrchol neu anuniongyrchol.

Conffederasiwn GIG Cymru (Welsh NHS Confederation): Mae Conffederasiwn GIG Cymru yn cynrychioli'r byrddau iechyd lleol, tair ymddiriedolaeth y GIG a dau awdurdod iechyd arbennig.

COPD – Clefyd Rhwystrol Cronig yr Ysgyfaint: Grŵp o glefydau a nodweddir gan symptomau anadlol hirdymor a chyfyngiadau ar lif aer.

Corff Rheoleiddio: Corff sy'n gyfrifol am reoli'r gwasanaeth yn genedlaethol. Yng Nghymru, y corff hwnnw yw Arolygiaeth Gofal Cymru. Mae'n rheoleiddiwr annibynnol. Ei bwrpas yw darparu sicrwydd annibynnol a gwrthrychol ar ansawdd, diogelwch ac effeithiolrwydd gwasanaethau gofal iechyd gan wneud argymhellion i sefydliadau gofal iechyd er mwyn hybu gwelliannau.

Cydgynhyrchu (*co-production*): Mae cydgynhyrchu ar draws y GIG yn cyfeirio at gynnwys cleifion, eu teuluoedd, a chymunedau wrth iddyn nhw gynllunio a darparu gwasanaethau gofal iechyd. Fe'i defnyddir mewn sefyllfaoedd lle mae darparwyr gofal iechyd yn cydnabod bod angen iddyn nhw weithio mewn partneriaeth â chleifion a'r rhai sy'n defnyddio'r gwasanaeth i gynllunio a darparu gofal o ansawdd.

Cydweithredu (*Collaboration*): Dau neu fwy o unigolion neu grwpiau yn cydweithio gyda'i gilydd i gyflawni nodau penodol trwy gyfnewid syniadau a phrofiadau.

Cyfathrebu: Cysylltu a rhyngweithio â phobl eraill.

Cyfathrebu effeithiol: Dyma'r grefft o gyfnewid gwybodaeth mewn ffordd sy'n meithrin dealltwriaeth, cydweithio a chreu cysylltiadau. Mae'n fwy na geiriau, mae'n ymwneud ag eglurder a chreu amgylchedd sy'n ffafriol i ddeialog.

Cyfeiriadedd rhywiol (*Sexual orientation*): Hunaniaeth person mewn perthynas â'r rhyw neu'r rhyw y mae'n cael ei ddenu'n rhywiol ato, e.e. heterorywiol, cyfunrywiol.

Cyflogwr: Yr asiantaeth, y sefydiad neu'r unigolyn/unigolion sy'n cyflogi'r gofalwr iechyd a gofal cymdeithasol

Cyflwr anhrosglwyddadwy: Cyflwr lle nad ydy'r haint yn cael ei drosglwyddo'n uniongyrchol o un unigolyn i'r llall.

Cyflwr ffisiolegol: Diffyg o ran gweithrediad yr organau yn y corff a bydd hyn yn achosi symptomau sy'n gallu arwain at afiechyd. Mae gwahanol gyflyrau ffisiolegol yn gallu cael effaith negyddol ar fywyd pob dydd pobl.

Cyflwr heintus: Mae'r cyflwr hwn yn cynnwys er enghraifft, ffliw, y frech goch, meningitis (llid yr ymennydd), MRSA, Clwy'r Pennau, norofeirws, twbercwlosis (*TB*), y pas (*whooping cough*).

Cyflwr trosglwyddadwy: Cyflwr sy'n gallu trosglwyddo haint o un unigolyn i'r llall.

Cyfranogi (*Participate*): Cymryd rhan mewn gweithgaredd neu ddod yn rhan ohono.

Cyfranogiad gweithredol (*active participation*): Mae'r Cod Ymarfer Proffesiynol ar gyfer Gofal Cymdeithasol wedi diffinio cyfranogiad gweithredol fel ffordd o weithio sy'n ystyried unigolion fel 'partneriaid gweithredol yn eu gofal eu hunain yn hytrach na bod yn unigolion goddefol. Mae cyfranogiad gweithredol yn cydnabod hawl pob unigolyn i gymryd rhan mewn gweithgareddau bywyd pob dydd mor annibynnol ag sy'n bosibl'.

Cyfrifoldebau: Dyletswyddau a'r gofynion cyfreithiol a moesol y mae'n rhaid i chi eu gwneud fel rhan o'ch swydd.

Cyfrinachedd: Peidio datgelu gwybodaeth am fanylion meddygol neu fanylion preifat claf neu gleint i bobl eraill heb eu caniatâd.

Cylchred trosglwyddo heintiau: Cylchred trosglwyddo haint sy'n cynnwys chwe cam. Mae'n bosib torri ar y gylchred hon fodd bynnag i atal trosglwyddiad yr haint. Gall hyn gymryd lle drwy gael gwared o ddolen neu ddwy o'r gadwyn, e.e. drwy ddefnyddio Cyfarpar Diogelu Personol (PPE) neu drwy olchi dwylo.

Cymhwysedd: Cymhwyso'r wybodaeth, y sgiliau a'r ymddygiad rydych chi wedi'u dysgu yn effeithiol.

Cymryd risg cadarnhaol: Cefnogi pobl i fentro sy'n golygu eu bod yn derbyn gwell ansawdd bywyd.

Cynhwysiant (*Inclusion*): Dull lle mae grwpiau neu unigolion o gefndiroedd gwahanol yn cael eu croesawu, eu derbyn yn ddiwylliannol ac yn gymdeithasol, a'u trin yn gyfartal. Creu perthynas dda ag unigolyn sy'n parchu ac yn derbyn pobl.

Cynllun gofal a chymorth: Cynllun sy'n cael ei baratoi gan weithiwr cymdeithasol ar gyfer unigolyn (a'i deulu neu ei ofalwr) sydd angen cefnogaeth. Mae'r cynllun yn nodi'r hyn sy'n bwysig i'r unigolyn, a beth sy'n helpu'r unigolyn i fod mor annibynnol â phosibl, er mwyn sicrhau ei les, cyflawni ei ddymuniadau a'i obeithion personol a chefnogi ei ddatblygiad.

Cynllun personol: Golwg fanwl i weld pa gymorth sydd ei angen ar unigolyn er mwyn ymateb i'w gofynion personol.

Cynnig Actif (*Active Offer*): Yn syml, mae 'Cynnig Actif' yn golygu darparu gwasanaeth yn y Gymraeg o fewn y Gwasanaeth Iechyd Gwladol (GIG) heb i rywun orfod gofyn amdano. Mae darparu gwasanaeth sy'n canolbwyntio ar y defnyddiwr yn hanfodol i'r 'Cynnig Actif'.

Cysyniadu (*Conceptualise*): Ffurfio syniad neu egwyddor yn eich meddwl.

Chwythu'r chwiban: Datgelu pob gwybodaeth neu weithgaredd sy'n cael ei ystyried yn weithred anghyfreithlon neu weithred arall sy'n niweidiol i'r claf neu'r cleient.

Datgelu camdriniaeth: Pan fydd rhywun yn dweud wrthych bod cam-drin wedi neu'n digwydd.

Dementia: Teulu o symptomau sy'n effeithio ar sut mae person yn meddwl, cofio, datrys problemau, defnyddio iaith a chyfathrebu. Mae'r rhain yn cymryd lle pan fydd celloedd yr ymennydd yn peidio â gweithredu fel y dylen nhw ac mae'r ymennydd yn cael ei niweidio gan yr afiechyd.

Diabetes: Cyflwr iechyd sy'n digwydd pan fydd glwcos (siwgr) sy'n y gwaed yn rhy uchel oherwydd nad ydy'r corff yn gallu ei ddefnyddio'n iawn.

Diagnosis a monitro cyflwr: Mae hyn yn cynnwys edrych ar hanes meddygol yr unigolyn, archwiliad o'r corff, cymryd sgan (CT, MRI, Ultrasound, PET a SPECT) a sgan pelydr X, profion gwaed ac wrin, neu lawdriniaeth fach (cymryd biopsi er enghraifft), monitro amlddisgyblaethol (*multi-disciplinary*) a/neu amlasiantaethol (*multi-agency monitoring*).

Dibynadwyedd (*Reliability*): Y gallu i ymddiried mewn person i gyflawni darn o waith yn gywir gan gydymffurfio'n llawn gyda'r gofynion a osodwyd ar gyfer cyflawni'r gwaith.

Diffyg galluedd: Pan nad ydy person yn gallu gwneud penderfyniad dros ei hun oherwydd anabledd dysgu neu gyflwr, fel dementia neu salwch iechyd meddwl, neu oherwydd ei fod yn anymwybodol.

Diffyg maethol (*Nutritional deficiency*): Mae diffyg maeth yn golygu maethiad gwael. Gan amlaf mae hyn yn cael ei achosi drwy beidio â bwyta digon (diffyg maeth) neu beidio â bwyta digon o'r bwyd iawn i roi'r maetholion sydd eu hangen ar y corff. Dylai deiet cytbwys ddarparu digon o faetholion fel calorïau, protein a fitaminau i gadw'r person yn iach. Heb hyn, efallai na fydd y person yn cael yr holl faetholion sydd eu hangen sy'n gallu arwain at ddiffyg maeth. Gall hyn achosi person i golli pwysau a diffyg fitaminau a mwynau. Mae hyn yn gadael person yn teimlo'n flinedig, yn wan ac yn anabl i wrthsefyll afiechyd.

Diogelu: Amddiffyn iechyd, lles a hawliau dynol fydd yn galluogi unigolyn i fyw yn rhydd o niwed a chamdriniaeth.

Dosbarth gwarchodedig (*protected class*): Grŵp o bobl sy'n cael eu gwarchod dan y ddeddf. Mae'n anghyfreithlon i wahaniaethu pobl ar sail, e.e. oed, rhywedd, anabledd, hil, cefndir ethnig, crefydd neu gred.

Dull amlasiantaethol (*multi-agency working*): Mae gwaith amlddisgyblaethol ac amlasiantaethol yn golygu defnyddio gwybodaeth, sgiliau ac arfer gorau yn briodol o ddisgyblaethau lluosog ac ar draws ffiniau darparwyr gwasanaethau. Maen nhw'n cynnwys grŵp o staff iechyd a gofal sy'n cydweithio.

Dull amlddisgyblaethol (*multi-disciplinary working*): Aelodau o sawl sefydliad a phroffesiwn (e.e.meddygon teulu, gweithwyr cymdeithasol, nyrsys), sy'n cydweithio i wneud penderfyniadau am driniaeth cleifion, cleientiaid ac eraill sy'n defnyddio'r gwasanaethau iechyd a gofal cymdeithasol.

Dulliau cadarnhaol: Dulliau sydd wedi'u seilio ar egwyddorion gofal sy'n gosod yr unigolyn yn y canol. Y nod ydy cefnogi lles y person drwy beidio â defnyddio dulliau negyddol.

Dulliau cyfathrebu: Dulliau gwahanol o ryngweithio gyda'r claf neu'r cleient drwy siarad, cyfathrebu di-eiriau, dulliau gweledol neu ddull arall.

Dulliau gweithio sy'n seiliedig ar hawliau: Gwneud yn siŵr bod hawliau unigolion yn cael eu cynnal yn eu bywydau o ddydd i ddydd.

Dyddiadur myfyriol: Gellir defnyddio dyddiadur myfyriol mewn nifer o ffyrdd; boed hynny mewn practis meddyg teulu, mewn ysbyty, ar raglen profiad gwaith ffurfiol, wrth gyflawni gweithgaredd gwirfoddol neu hyd yn oed trafodaeth anffurfiol gyda gweithiwr gofal iechyd proffesiynol.

Dyletswydd gofal: Cyfrifoldeb y gweithiwr iechyd a gofal cymdeithasol i ofalu am bob unigolyn. Dyletswydd i gadw at ofynion cyfreithiol a moesol er lles yr unigolyn sydd dan eich gofal.

Dyletswydd gonestrwydd: Cyfrifoldeb i fod yn onest a dweud y gwir bob amser mewn perthynas â'r claf neu'r client.

Dysffasia (*Dysphasia*): Nam ar y gallu i siarad neu ddeall lleferydd o ganlyniad i anaf i'r ymennydd, strôc, neu afiechyd.

Egwyddorion gofal: Mae egwyddorion gofal a gwerthoedd craidd yn sail i'r ffordd y mae darparwyr iechyd, gofal cymdeithasol a gofal plant yn gweithio iddyn nhw i sicrhau bod pob defnyddiwr y gwasanaeth yn derbyn y gofal priodol ar eu cyfer. Mae gweithio o fewn egwyddorion gofal yn sicrhau bod pawb yn cael eu trin yn deg a'u bod yn derbyn y gofal gorau posibl o dan y ddeddfwriaeth, y safonau a'r canllawiau sy'n berthnasol i'r lleoliad neu'r gwasanaeth.

Eiriolaeth (*Advocacy*): Gwasanaeth sy'n darparu llais i bob unigolyn i gael 'dweud eu dweud' wrth rywun am y gofal a'r cymorth y maen nhw'n ei dderbyn

Empathi: Gweld pethau o safbwynt rhywun arall er mwyn deall eu sefyllfa a'u teimladau.

Epilepsi: Mae epilepsi yn deillio o weithgaredd annormal yn yr ymennydd. Mae'n gallu effeithio ar unrhyw ran o'r ymennydd.

Esgeulustod, esgeuluso (*neglect*): Methiant eraill i ofalu am anghenion unigolion sy'n arwain at achosi niwed i'r unigolyn. Mae unigolyn hefyd yn gallu achosi niwed iddo'i hun os yw'n methu â gofalu amdano'i hun, fel trwy beidio â chymryd moddion neu drwy beidio â bwyta ac yfed yn iach.

Ffeithlun (*Infographic*): Cynrychiolaeth weledol o wybodaeth neu ddata, e.e. fel siart, diagram neu llif ddiagram.

Galluedd meddyliol: Y gallu i wneud penderfyniad a'r gallu i bwyso a mesur cyn dod i benderfyniad.

Gofal a chymorth person-ganolog: Gofalu fod pob unigolyn yn derbyn y gofal a'r cymorth sy'n ymateb yn llawn i ofynion yr unigolyn hwnnw.

Gofal personol: Mae gofal personol mewn iechyd a gofal cymdeithasol yn golygu cydnabod pobl fel unigolion sydd â chryfderau a theimladau personol o sut yr hoffen nhw dreulio eu bywyd. Gyda gofal personol mae'r unigolyn yn ganolog i'w ofal ac felly mae'n rhaid llunio gwasanaeth sy'n diwallu anghenion, dewisiadau ac amgylchiadau personol pob unigolyn. I gyflawni hyn mae'n rhaid creu partneriaeth gyfartal rhwng yr unigolyn a'r person sy'n gofalu.

Gofal rheng flaen: Mae'r rhain yn cynnwys timau ambiwlans, gweithwyr cefnogi gofal iechyd, gweithwyr gofal, gweithwyr cymdeithasol, meddygaeth, nyrsio, gweithwyr proffesiynol perthynol i iechyd, gweithwyr gweithgareddau, cynorthwywyr personol a gweithwyr adsefydlu.

Gofal urddasol: Gwerthfawrogi dewisiadau/penderfyniadau pob person, gan ystyried sut yr hoffen nhw gael eu trin. Gofyn i drin pobl yn barchus heb danseilio eu hunan-barch neu hunan-werth. Gadael i'r person ddewis beth maen nhw am ei wisgo neu drwy sgwrsio gan ddefnyddio'r ffordd y maen nhw'n dymuno i'r gweithiwr eu cyfarch.

Gofalwr: Person sy'n darparu cymorth i oedolyn neu blentyn anabl. Yn ôl y Ddeddf, dydy person ddim yn ofalwr os ydy'r person hwnnw yn darparu gofal o dan gytundeb neu fel gwaith gwirfoddol.

Gorfodaeth: Y weithred o orfodi ufudd-dod a chydymffurfio â deddfwriaeth, rheoliadau neu ofynion penodol sy'n berthnasol i'r lleoliad neu'r gwasanaeth.

Grymuso (*Empower* neu *Empowerment*): Cefnogi unigolion i ddelio â phroblemau a chymryd cyfrifoldeb dros eu bywydau eu hunain a gwneud eu penderfyniadau eu hunain.

Gwahaniaethu: Triniaeth annheg o unigolyn neu grŵp.

Gwahaniaethu ar sail canfyddiad: Gwahaniaethu yn erbyn rhywun oherwydd canfyddiad anghywir bod ganddo nodwedd sydd wedi'i gwarchod (*protected characteristic*).

Gwahaniaethu ar sail cysylltiad: Cysylltiad unigolyn ag unigolyn arall sy'n perthyn i grŵp gwarchodedig perthnasol fel: oedran, anabledd, ail bennu rhywedd, hil, crefydd neu gred, rhyw a chyfeiriadaeth rhywiol.

Gwaith tîm: Dod â phobl sydd â sgiliau, agweddau a doniau gwahanol at ei gilydd er mwyn darparu'r gofal a'r driniaeth orau posibl i'w cleifion.

Gwasanaethau cefnogi: Mae gwasanaethau cymorth ym maes gofal iechyd yn dasgau sy'n sicrhau bod y sefydliad yn gweithredu'n briodol, gan gynnwys darparu gofal, gwasanaethau clinigol a rheoli refeniw. Mae gwasanaethau cymorth ym maes gofal yn hanfodol ar gyfer gweithrediad priodol ysbytai a chyfleusterau gofal iechyd eraill.

Gwasanaeth Datgelu a Gwahardd (*Disclosure and Barring Service* – *DBS*): Mae'r Gwasanaeth Datgelu a Gwahardd (DBS) yn helpu cyflogwyr i wneud penderfyniadau recriwtio mwy diogel ac atal pobl anaddas rhag gweithio gyda phlant neu oedolion sy'n agored i niwed. Mae Gwiriad DBS yn gwirio os oes cofnod troseddol neu dystiolaeth arall ar gael ar gyfer unigolion sy'n gweithio gyda phlant ac oedolion.

Gweithiwr: Unigolyn sy'n darparu gofal, cymorth neu wasanaeth i glaf neu gleient.

Gweithle: Lleoliad sy'n darparu gofal a chymorth, fel gofal plant preswyl, cartrefi unigolion eu hunain, gofal maeth.

Gweithiwr gofal cartref: Darparu gofal a chymorth i bobl yn eu cartrefi eu hunain.

Gweithiwr Gofal Plant Preswyl: Mae codau ymddygiad ac ymarfer proffesiynol yn darparu canllawiau ymarfer ar gyfer gweithwyr gofal preswyl plant sydd wedi cofrestru gyda Gofal Cymdeithasol Cymru.

Gwerthoedd moesegol (*Ethical values*): Mae moeseg iechyd yn hyrwyddo ystyriaeth o werthoedd wrth flaenoriaethu a chyfiawnhau gweithredoedd gweithwyr iechyd proffesiynol, ymchwilwyr a'r rhai sy'n llunio polisi sy'n gallu effeithio ar iechyd a lles cleifion, teuluoedd a chymunedau.

Gwrando gweithredol: Dull o gyfathrebu sy'n cynnwys deall a dehongli'r hyn sy'n cael ei drosglwyddo trwy siarad neu gyfathrebu di-eiriau.

Gwybodeg iechyd (*Health Informatics*): Gwneud defnydd deallus o wybodaeth a thechnoleg i ddarparu gwell gofal i gleifion.

Gwytnwch: Y gallu i ddelio â phroblem.

Haint aciwt: Mae'r rhain fel arfer yn ymddangos yn ddirybudd neu'n para am gyfnod byr o amser, e.e. ffliw

Haint bacteriol: Haint bacteriol ydy unrhyw salwch neu gyflwr a achosir gan dyfiant bacteriol neu wenwyn (tocsinau). Maen nhw'n cael eu hachosi gan organebau un-gell bach o'r enw bacteria sy'n ymledu i'r corff. Mae gordyfiant o facteria niweidiol yn achosi haint bacteriol. Maen nhw'n gallu effeithio ar unrhyw ran o'r corff, gan gynnwys y croen, y perfedd, yr ysgyfaint, y galon, yr ymennydd a'r gwaed.

Haint cronig: Mae'r heintiau hyn yn gallu para dros fisoedd neu flynyddoedd, e.e. osteomyelitis.

Haint feirol: Heintiau feirol ydy unrhyw salwch a gewch o feirws (germ bach sy'n defnyddio'ch celloedd i atgynhyrchu). Mae salwch feirol cyffredin yn cynnwys annwyd, y ffliw, COVID-19, norofeirws ("ffliw stumog") a'r feirws herpes simplex (crachen annwyd). Mae sawl feirws yn diflannu ar eu pen eu hunain, ond mae rhai yn achosi salwch sy'n peryglu bywyd neu'n arwain at salwch cronig.

Haint ffwngaidd: Mae heintiau ffwngaidd, neu mycosis, yn glefydau a achosir gan ffwng (burum neu lwydni). Mae heintiau ffwngaidd yn fwyaf cyffredin ar eich croen neu ewinedd, ond gall ffyngau hefyd achosi haint yn y geg, gwddf, ysgyfaint a sawl rhan arall o'r corff.

Haint lleol: Mae haint lleol yn cael ei achosi'n bennaf gan facteria neu feirws lle mae'r symptomau wedi'u cyfyngu i un ardal, e.e. clwyf wedi cael ei heintio.

Haint parasitig: Mae haint parasitig yn ymosod ar y corff drwy ddefnyddio lletywr ar gyfer bwyd a lloches. Mae parasitiaid yn organebau sy'n byw oddi ar organebau eraill, neu letywyr, i oroesi. Maen nhw'n gallu bod yn ficrsgopig neu'n ddigon mawr i'w gweld â'r llygad noeth. Maen nhw'n goroesi trwy fwydo ar y lletywr. Dydy rhai parasitiaid ddim yn effeithio ar y lletywr tra bod eraill yn tyfu, yn atgenhedlu neu'n ymosod ar yr organau sy'n arwain at haint parastig.

Haint protosoaidd: Mae heintiau protosoaidd yn glefydau parasitig a achosir gan organebau Protosoa. Mae'r organebau hyn bellach wedi'u dosbarthu yn yr uwch-grwpiau Excavata, Amoebozoa, Harosa (SAR *supergroup*), ac Archaeplastida. Fel arfer, achosir yr haint gan gyswllt â phryfed neu fod person yn cyffwrdd rhywbeth sydd wedi'i heintio.

Haint prion: Protein prion sy'n gallu achosi i'r proteinau sydd i'w cael fel arfer yn yr ymennydd blygu mewn ffordd annormal i achosi clefyd niwroddirwyol (*neurodegenerative*).

Haint sy'n gysylltiedig â gofal iechyd (HCAIs): Mae'r rhain yn gysylltiedig â chyflwyno gwasanaethau gofal iechyd mewn amgylchedd gofal iechyd sydd wedi'u hachosi naill ai gan ymyriadau gofal iechyd fel triniaeth feddygol neu lawfeddyfol neu gysylltiad â lleoliad gofal iechyd.

Haint systemig: Haint sy'n cael ei achosi'n bennaf gan feirws neu facteria sy'n lledaenu drwy systemau'r corff, e.e.Sepsis

Hawliau cyfreithiol: Hawliau cyfreithiol, e.e. hawliau'r claf neu'r cleient a hawliau'r gweithwyr.

Honiad (*allegation*): Pan fo unigolyn neu berson arall yn dweud wrthych chi eu bod yn cael eu cam-drin neu fod camdriniaeth yn cymryd lle.

Hunan-barch: Y gwerth y mae person yn ei roi arno'i hun neu sut mae'r person hwnnw'n teimlo amdanyn nhw eu hunain. Dydy person sydd â hunan-barch isel ddim yn teimlo'n gadarnhaol am ei hunan na'i allu i wneud rhywbeth.

Hunan-fyfyrio: Mae hunan-fyfyrio mewn gofal iechyd yn broses fwriadol sy'n cynnwys meddwl yn glir, yn onest, yn ddwfn ac yn feirniadol am wahanol agweddau ar ymarfer proffesiynol. Mae'n galluogi gweithiwr gofal iechyd proffesiynol i wella eu hymarfer a gwella'r ffordd y mae'r gwasanaeth yn cael ei ddarparu.

Iechyd Cyhoeddus Cymru: Corff sy'n gweithio i amddiffyn a gwella iechyd a lles a lleihau anghydraddoldebau iechyd i bobl Cymru. Gwelliant Cymru yw gwasanaeth Gwella Cymru gyfan GIG Cymru.

Iselder: Cyflwr meddygol sy'n achosi hwyliau isel sy'n effeithio ar y meddwl a'r ysbryd. Mae'n gallu bod am gyfnod byr neu dymor hirach sy'n fwy difrifol. Mae'r cyflwr hwnnw'n effeithio ar fywyd pob dydd y person.

Llesiant: Iechyd da, teimlo'n dda, hapusrwydd a'r gallu i wneud pethau a mwynhau.

Llywodraethu (*Governance*): Proses a ddefnyddir gan y sector iechyd a gofal cymdeithasol i sicrhau bod gwasanaethau o safon uchel a chanlyniadau da o safon yn cael eu cynnig i bawb. Mae Arolygiaeth Gofal Cymru ac Arolygiaeth Gofal Iechyd Cymru yn monitro gwasanaethau er mwyn gwneud yn siŵr bod pawb sy'n defnyddio'r gwasanaeth yn derbyn y gofal gorau posibl.

Maeth: Deiet iach a chytbwys gyda maetholion angenrheidiol.

Magu perthynas: Sefydlu cysylltiad â pherson. Mae hyn fel arfer yn digwydd ar ddechrau perthynas. Mae'n seiliedig ar gyd-ymddiriedaeth ac mae'n cynnwys dod o hyd i dir cyffredin. Mae'n dangos bod gennych ddiddordeb yn y person hwnnw ac yn dangos eich bod yn barod i wrando arnyn nhw a sefydlu perthynas â nhw.

Moeseg (*Ethics*): Mae moeseg iechyd yn hyrwyddo ystyriaeth o werthoedd wrth flaenoriaethu a chyfiawnhau y gwaith sy'n cael ei wneud gan weithwyr iechyd proffesiynol a'r rhai sy'n llunio polisi sy'n gallu effeithio ar iechyd a lles cleifion, teuluoedd a chymunedau.

Mwy na geiriau: Mwy na geiriau ydy fframwaith strategol Llywodraeth Cymru i gryfhau gwasanaethau Cymraeg mewn iechyd a gofal cymdeithasol. Nod y fframwaith ydy cefnogi siaradwyr Cymraeg i dderbyn gwasanaethau yn eu hiaith gyntaf.

Mynediad teg (*Equity of access*): Gwneud yn siŵr bod pawb yn cael cyfle cyfartal sy'n cyd-fynd â'u gofynion nhw. Mae pawb yn wahanol felly mae'n hanfodol fod pob un yn derbyn y gwasanaeth sy'n cyd-fynd â'u gofynion nhw. Bydd angen bod yn hyblyg a chreu rhaglen sydd wedi'i pharatoi yn arbennig i'r person hwnnw er mwyn gwneud yn siŵr bod y person sy'n derbyn y gwasanaeth yn cael mynediad i'r gwasanaeth .

Niwed: Unrhyw fath o gamdriniaeth neu esgeulustod sy'n gallu effeithio'n negyddol ar les y person hwnnw.

Oedolyn sy'n wynebu risg: Mae'r term "oedolyn sy'n wynebu risg" wedi disodli "oedolyn sy'n agored i niwed (*vulnerable*)". Yn ôl Deddf Gofal 2014, oedolyn sy'n wynebu risg ydy rhywun sy'n 18 oed neu'n hŷn. Mae'r oedolion hyn yn aml angen y gwasanaethau gofal cymunedol oherwydd anabledd meddwl neu anabledd arall, eu hoedran, salwch, neu nad ydyn nhw'n gallu gofalu amdanyn nhw eu hunain. Yn aml dydyn nhw ddim yn gallu amddiffyn eu hunain rhag niwed tra bod eraill yn gallu manteisio arnyn nhw.

Parch: Ystyried teimladau, hawliau a dymuniadau pobl eraill.

Pathogen: Mae'r rhain yn cynnwys bacteria, ffyngau, feirysau, protosoa a pharasitiaid.

Plentyn sy'n wynebu risg: Mae 'plentyn sy'n wynebu risg' yn blentyn sy'n cael ei gam-drin neu sy'n wynebu risg o gael ei gam-drin. Mae'n blentyn sy'n cael ei esgeuluso neu'n blentyn sy'n dioddef mathau eraill o niwed. Mae plentyn sy'n wynebu risg yn blentyn sydd ag anghenion penodol o ran derbyn gofal a chymorth.

Polisïau a gweithdrefnau: Polisïau sy'n disgrifio sut mae sefydliad yn bwriadu cyflawni ei wasanaethau. Mae'r gweithdrefnau yn nodi sut mae sefydlaid yn disgwyl i'w gweithwyr roi eu polisïau ar waith.

Proffesiynoldeb (*Professionalism*): Yr angen i ymateb yn bwyllog dan amgylchiadau anodd, e.e. pam fod claf yn herio barn y doctor

Proses heneiddio: Mae heneiddio yn broses o fynd yn hŷn. Ar lefel fiolegol, mae heneiddio yn deillio o effaith amrywiaeth eang o ddifrod moleciwlaidd a difrod i'r celloedd dros amser. Mae hyn yn arwain at ostyngiad graddol mewn gallu corfforol a meddyliol gyda risg cynyddol o afiechyd.

Recriwtio sy'n Seiliedig ar Werth (*Values-Based Recruitment – VBR*): Mae recriwtio ar sail gwerthoedd yn rhoi'r gallu i sefydliadau edrych yn ehangach na'r gronfa arferol o recriwtiaid i ddod o hyd i bobl sydd efallai heb unrhyw brofiad blaenorol mewn gofal ond sydd â'r union fathau o sgiliau, gwerthoedd ac ymddygiad a fyddai'n eu gwneud yn ased i unrhyw sefydliad gofal.

Rhagfarn: Mae rhagfarn mewn gofal iechyd yn cyfeirio at agweddau, ymddygiad neu arferion gwahaniaethol yn seiliedig ar ffactorau fel ethnigrwydd, cyfeiriadedd rhywiol, stereoteipiau rhyw, statws lloches a mudo, a chofnod troseddol. Mae gwahaniaethu hiliol yn broblem sylweddol mewn systemau gofal iechyd, gan arwain at ganlyniadau negyddol i gleifion a gweithwyr gofal iechyd, yn enwedig pobl ddu ac eraill sydd heb fod yn wyn.

Rhaglen adsefydlu (*Rehabilitation*): Mae rhaglen adsefydlu yn broses o asesu, trin a rheoli cyflwr ffisiolegol person. Mae'n gyfle i adennill ei gyflwr corfforol, gwybyddol, cymdeithasol a seicolegol yn ogystal â galluogi'r person i fwynhau bywyd heb y cyflwr ffisiolegol. Mae'n gallu cynnwys paratoi rhaglen ar gyfer adsefydlu cardiaidd, adsefydlu niwrolegol ac adsefydlu symudedd.

Rhagweithiol (*Pro-active*): Y gallu i greu neu reoli sefyllfa yn hytrach na dim ond ymateb iddi ar ôl iddi ddigwydd.

Rheoleiddiwr: Asiantaeth neu sefydliad sy'n goruchwylio sector iechyd a gofal cymdeithasol penodol.

Rôl neu swyddogaeth: Mae rôl yn cyfeirio at safle, pwrpas, neu'r swyddogaeth sydd gan weithiwr iechyd a gofal cymdeithasol mewn swydd benodol, sefydliad, cymdeithas neu mewn perthynas benodol arall.

Safonau: Disgrifiad o'r disgwyliadau o ran gofynion y gwaith. Maen nhw'n egluro'n fanwl y disgwyliadau o ran cyflawni eich gwaith a'r hyn sydd angen ei wneud i sicrhau ansawdd a gweithredu'r ddeddfwriaeth. Maen nhw'n gallu cynnwys codau ymddygiad ac ymarfer yn ogystal â'r rheoliadau.

Safonau Cyngor Proffesiynol Iechyd a Gofal (*The Health and Care Professions Council Standards*): Mae'r Cyngor Proffesiynau Iechyd a Gofal yn sefydliad sy'n rheoleiddio gweithwyr ym maes iechyd, seicoleg a gofal proffesiynol. Maen nhw'n gosod safonau, yn cadw cofrestr, yn sicrhau ansawdd addysg ac yn ymchwilio i gwynion. Mae Safonau Ansawdd Iechyd a Gofal Cymru yn amlinellu'r hyn y gall pobl ei ddisgwyl wrth gael mynediad at wasanaethau iechyd. Mae hefyd yn pwysleisio eu rôl o ran hybu iechyd a lles pobl eu hunain.

Safonau Iechyd a Gofal Cymdeithasol: Yn 2020 fe basiwyd Deddf Iechyd a Gofal Cymdeithasol (Ansawdd ac Ymgysylltu) (Cymru). Roedd sawl nod i'r Ddeddf gan gynnwys cryfhau'r Dyletswydd Ansawdd presennol ar gyrff y GIG; gosod Dyletswydd Gonestrwydd ar ddarparwyr gwasanaethau'r GIG i sicrhau eu bod yn agored ac yn onest gyda chleifion a defnyddwyr gwasanaethau sy'n cael niwed yn ystod eu gofal. Roedd y Ddeddf hefyd yn cryfhau llais dinasyddion drwy Gorff Llais y Dinesydd i Gymru gyfan ar gyfer iechyd a gofal cymdeithasol.

Swydd dan Hyfforddiant (*Traineeship*): Mae Swydd dan Hyfforddiant yn gwrs sy'n cynnwys lleoliad profiad gwaith ac sy'n helpu pobl ifanc i baratoi ar gyfer cyflogaeth neu brentisiaeth.

Swyddogaethau cefnogi: Dyma'r rhai sy'n gweithio o fewn y sector iechyd a gofal cymdeithasol sy'n cyflawni swyddogaethau cefnogi. Mae'r rhain yn cynnwys er enghraifft: gweithwyr sy'n gofalu am yr adeiladau a'r gwasanaethau cysylltiol, gwybodeg iechyd, rheoli a gweinyddu, cyllid, adnoddau dynol, arlwyo, glanhau, porthorion a'r gwasanaethau gwybodaeth.

Stigma: Mae stigma ym maes iechyd a gofal cymdeithasol yn cyfeirio at yr agweddau a'r credoau negyddol hynny sydd gan bobl tuag at eraill ar sail eu cyflyrau iechyd neu eu hamgylchiadau cymdeithasol. Mae hyn yn gallu cynnwys salwch meddwl, anabledd, salwch cronig, neu faterion cymdeithasol fel digartrefedd neu gam-drin sylweddau.

Straen gofalwyr gofal: Mae straen gofalwyr gofal yn gyflwr a nodweddir gan flinder corfforol, meddyliol ac emosiynol. Fel arfer mae'n tarddu o berson yn esgeuluso ei iechyd corfforol ac emosiynol ei hunan oherwydd bod y gofalwr gofal yn canolbwyntio cymaint ar ofalu am berson sy'n sâl, neu sydd wedi ei anafu neu sy'n anabl. Gall gofalwyr sydd dan straen brofi blinder, gorbryder ac iselder. Mae pob gofalwr gofal mewn perygl o straen a blinder beth bynnag fo lefel eu sgiliau, eu hymrwymiad a'u penderfyniad. Mae gofalwyr gofal dan fwy o straen gan amlaf na'r claf y maen nhw'n gofalu amdani neu amdano.

Symptomau: Yr arwyddion mae pobl yn eu cael sy'n dweud bod rhywbeth o'i le ar eu hiechyd. Maen nhw'n arwydd bod rhyw salwch neu rhyw gyflwr sydd angen sylw.

Symudedd (*Mobility*): Symudedd ydy gallu claf i symud a rheoli ei gorff. Mae symudedd corfforol yn gofyn am gryfder ac egni i symud y cyhyrau, ynghyd â chynnal sefydlogrwydd y corff, a chydamseru niwrogyhyrol. Gall unrhyw beth sy'n amharu ar y broses hon ei gwneud hi'n anodd i berson symud neu hyd yn oed i fethu â symud o gwbl.

System cardiofasgwlaidd: Mae'r system cardiofasgwlaidd, a elwir hefyd yn system cylchrediad y gwaed, yn gyfrifol am bwmpio gwaed trwy'r corff. Mae'n cynnwys y galon, pibellau gwaed, a gwaed. Mae'r galon yn anfon gwaed sy'n llawn ocsigen trwy rydwelïau'r corff, tra bod y gwythiennau'n cludo gwaed sy'n brin o ocsigen yn ôl i'r galon.

System dreulio: System dreulio ydy'r system sy'n ymwneud â llyncu, treulio ac amsugno bwyd a gwaredu gwastraff. Mae'n cynnwys y llwybr treulio, sef y gyfres o organau y mae bwyd a hylifau'n mynd trwyddyn nhw a chwarennau ac organau sy'n rhyddhau sudd a gwahanol ensymau (*enzymes*). Mae'r llwybr treulio yn ymestyn o'r geg i'r anws ac mae'n cynnwys y geg, y dannedd, y tafod, y ffaryncs, y stumog a'r coluddion. Mae chwarennau ac organau eraill sy'n rhan o'r system dreulio yn cynnwys y pancreas, yr afu a'r goden fustl (*gallbladder*).

System endrocrin: Mae'r system endocrin yn rhwydwaith o chwarennau sy'n cynhyrchu ac yn secretu hormonau i'r system gylchrediad gwaed, gan reoleiddio gweithrediad yr organeb. Mae'r hormonau yn negeswyr sy'n helpu celloedd i gyfathrebu â'i gilydd a rheoli gweithgaredd metabolig.

System nerfol: Gellir diffinio system nerfol fel grŵp o gelloedd, a elwir yn niwronau, sy'n creu ysgogiad (*impulse*) sy'n anfon neges trwy rwydwaith nerfol i'r safle lle mae'r ymateb i'r ysgogiad yn cymryd lle o fewn y corff.

System resbiradol: Mae'r system resbiradol yn cynnwys y set o organau a meinweoedd sy'n ymwneud â mewnlifiad ocsigen o'r atmosffer a rhyddhau carbon deuocsid a gynhyrchir yn ystod resbiradaeth aerobig. Gelwir y cyfnewid nwy hwn hefyd yn anadlu.

Therapi hel atgofion: Cyfle i gleifion neu gleientiaid i ddwyn i gof atgofion braf o'r gorffennol. Atgofion fydd yn codi eu hysbryd ac yn gwneud iddyn nhw deimlo'n well ynghyd â chreu cyfle i gymdeithasu drwy rannu atgofion gyda ffrindiau.

Therapi Ymddygiad (*Behaviour Therapy*): Mae therapi ymddygiad yn cynnig nifer o fanteision i iechyd meddwl a lles. Mae'n helpu unigolion i reoli eu hemosiynau trwy ddysgu strategaethau ymdopi a thechnegau ymlacio. Gall hefyd wella perthynas pobl â'i gilydd trwy fynd i'r afael ag ymddygiad negyddol sy'n arwain at ryngweithio gwell ag eraill. Mae'r therapi yn canolbwyntio ar annog ymddygiad cadarnhaol a gwella'r berthynas rhwng y person a'i deulu, ffrindiau ac eraill. Mae'r therapi yn gallu bod yn ddefnyddiol ar gyfer trin sawl cyflwr fel anhwylderau bwyta, hunan-niweidio a chamddefnyddio sylweddau.

Therapi Ymddygiad Gwybyddol (*Cognitive Behaviour Therapy – CBT*): Mae therapi ymddygiad gwybyddol yn fath o therapi siarad neu seicotherapi a ddefnyddir i drin amrywiaeth o gyflyrau gyda'r nod o newid y ffordd y mae person yn meddwl neu'n teimlo tuag at bwnc penodol. Mae CBT yn seiliedig ar seicotherapïau ymddygiadol a gwybyddol sy'n herio meddyliau negyddol sy'n cyfrannu at y ffordd y caiff pethau eu gweld, eu teimlo neu eu profi. Trwy gymryd rhan mewn sesiynau tywys (*guided sessions*), gall unigolion ddysgu dadansoddi a chwestiynu eu patrymau meddwl a'u hymddygiad arferol, gan roi dewisiadau eraill mwy pwrpasol ac adeiladol yn eu lle. Mae'r dull hwn yn helpu person i fynd i'r afael â'u pryderon uniongyrchol gan eu harfogi â chasgliad o sgiliau defnyddiol i reoli heriau bywyd mewn ffordd gytbwys sy'n gosod pwyslais ar adfer iechyd.

Tîm amlddisgyblaethol (*Multi-disciplinary team*): Mae tîm gofal iechyd amlddisgyblaethol yn grŵp o weithwyr gofal iechyd proffesiynol o wahanol ddisgyblaethau sy'n cydweithio i ddarparu gofal cyfannol, integredig i glaf. Mae'r timau hyn yn dod â sgiliau ac arbenigedd pob aelod i wella canlyniadau cleifion.

Trallod emosiynol (*Emotional distress*): Mae trallod emosiynol yn gyflwr o boen meddwl sy'n gallu cynnwys amrywiaeth o symptomau. Gall trallod emosiynol ddeillio o broblem iechyd meddwl neu amgylchiadau penodol, fel anawsterau perthynas neu straen ariannol. Mae trallod emosiynol yn derm eang sy'n gallu cynnwys amrywiaeth o anhwylderau iechyd meddwl.

Urddas: Mae hyn yn canolbwyntio ar werth pawb fel unigolyn. Mae'n cynnwys parchu dewisiadau a barn pobl, a pheidio â gwneud penderfyniad dros bobl eraill.

Ymddygiad cadarnhaol (*Positive behavioural support*): Cael ei ddefnyddio i gefnogi unigolyn sy'n dangos ymddygiad heriol.

Ymddygiad camaddasol (*Maladaptive behaviour*): Mae ymddygiad camaddasol yn weithred sy'n atal pobl rhag addasu neu gymryd rhan mewn gwahanol agweddau ar fywyd. Y bwriad ydy helpu pobl i leihau eu poen ac osgoi straen. Mae'n ddull sydd hefyd yn gallu cyfrannu at gynyddu'r gofid a'r pryder dros gyfnod o amser.

Ymddygiad tramgwyddus (*Offensive bahaviour*): Mae anwybyddu ymddygiad tramgwyddus neu ddigroeso tuag at berson arall yn gallu rhoi'r argraff i'r person sy'n cael ei sarhau nad oes neb yn poeni ei fod yn cael ei sarhau. Mae hefyd yn rhoi'r argraff i'r person sy'n sarhau person arall bod hynny'n holllol dderbyniol. Mae ymddygiad o'r fath yn tarfu ar urddas person neu'n creu amgylchedd diraddiol, bychanol, gelyniaethus, bygythiol i'r person.

Ymgysylltiad (*Engagement*): Diffinnir ymgysylltu â chleifion fel y camau y mae pobl yn eu cymryd i gefnogi eu hiechyd a chael budd o ofal iechyd. Mae'n rhoi pwyslais ar osod cyfrifoldeb ar gleifion ac eraill i fwyta yn iach a chadw'n heini a hynny mewn perthynas â'r rhai sy'n cynnig cyngor a gofal. Mae ymgysylltiad yn cael ei gydnabod fwyfwy fel rhan annatod o ofal iechyd a gofal cymdeithasol ac yn elfen hollbwysig yn y gwaith o gynnig gwasanaethau diogel sy'n canolbwyntio ar bobl.

Ymyriad (*Intervention*): Mae ymyriad yn cynnwys unrhyw weithred sy'n cael ei chyflawni gyda'r nod o wella iechyd person. Gall hynny gynnwys atal neu leddfu afiechydon neu drwy weithred feddygol i wella person neu i leihau difrifoldeb neu hyd yr afiechyd. Gall hefyd gynnwys adfer iechyd a gollwyd drwy ddamwain, niwed neu afiechyd.

Mynegai

Hawlfraint lluniau

Fe hoffai'r awduron a'r cyhoeddwyr ddiolch i'r canlynol am eu caniatâd i ddefnyddio'r deunydd hawlfraint yn y llyfr hwn:

tud.1 © Pawel/iStock; tud.2 © Pikovit44/iStock; tud.8 © Pawel/iStock; tud.12 © cones/Shutterstock; tud.14 © cunaplus; tud.14 © frank60/Shutterstock; tud.15 © peterschreiber.media/iStock; tud.16 © Dr Microbe/iStock; tud.16 © smuay/iStock; tud.17 © AndreyPopov/iStock; tud.17 © Sinhyu/iStock; tud.18 © Hayri Er/iStock; tud.21 © Barcin/iStock; tud.24 © Lisovskaya/iStock; tud.26 © ClaudioVentrella/iStock; tud.29 © seb_ra/iStock; tud.30 © zozzzzo/iStock; tud.33 © Rawpixel/iStock; tud.35 © Rasi Bhadramani/iStock; tud.37 © utah778/iStock; tud.39 © SciePro/iStock; tud.40 © vadimguzhva/iStock; tud.41 © RasiBhadramani/iStock; tud.44 © Cecilie_Arcurs/iStock; tud.49 © wutwhanfoto/iStock; tud.50 © gradyreese/iStock; tud.51 © Daisy-Daisy/iStock; tud.52 © imtmphoto/iStock; tud.61 © Daisy-Daisy/iStock; tud.62 © monkeybusinessimages/iStock; tud.65 © DGLimages/iStock; tud.66 © Pixel_Pig/iStock; tud.71 © MartinPrescott/iStock; tud.75 © Rawpixel/iStock; tud.77 © andreswd/iStock; tud.79 © Daisy-Daisy/iStock; tud.82 © wildpixel/iStock; tud.84 © izusek/iStock; tud.87 © kateleho Seisa/iStock; tud.88 © bhupi/iStock; tud.89 © Age Cymru; tud.91 © sturti/iStock; tud.98 © pamelasphotopoetry/iStock; tud.104 © memfound.org; tud.110 © AWelshLad/iStock; tud.110 © MachineHeadz/iStock; tud.111 © MachineHeadz/iStock; tud.117 © alexsl/iStock; tud.120 © SolStock/iStock; tud.122 © Zinkevych/iStock; tud.123 © shapecharge/iStock; tud.126 © Vladimir Vladimirov/iStock; tud.128 © shapecharge/iStock; tud.130 © SDI Productions/iStock; tud.139 © Zinkevych/iStock; tud.143 © SolStock/iStock; tud.147 © FatCamera/iStock; tud.147 © RichLegg/iStock; tud.147 © fizkes/iStock; tud.148 © Ground Picture/iStock; tud.149 © SolStock/iStock; tud.153 © ESB Professional/Shutterstock; tud.153 © Art_Photo/Shutterstock; tud.153 © Pixel-Shot/Shutterstock; tud.153 © SviatlanaLaza/Shutterstock; tud.154 © FilippoBacci/iStock; tud.155 © In Green/iStock; tud.156 © PixieMe/iStock; tud.163 © Punnarong/iStock; tud.164 © SolStock/iStock; tud.169 © SolStock/iStock; tud.172 © g-stockstudio/iStock; tud.178 © onuma Inthapong/iStock; tud.182 © RealPeopleGroup/iStock; tud.185 © antondotsenko/iStock; tud.190 © Dobrila Vignjevic/iStock; tud.193 © farosofa/iStock; tud.194 © DMP/iStock; tud.199 © Serhej Calka/iStock; tud.201 © SolStock/iStock; tud.205 © GMB Union; tud.208 © kateleho Seisa/iStock; tud.210 © FG Trade Latin/iStock; tud.211 © miakievy/iStock; tud.214 © FatCamera/iStock; tud.218 © Andrey_Popov/Shutterstock; tud.221 © FatCamera/iStock; tud.223 © ArtistGNDphotography/iStock; tud.228 © Okrasiuk/Shutterstock; tud.229 © Vladimir Vladimirov/iStock; tud.233 © Egoitz Bengoetxea Iguaran/iStock; tud.235 © Black Salmon/Shutterstock; tud.237 © Cecilie Arcurs/iStock; tud.238 © sturti/iStock; tud.241 © mediaphotos/iStock; tud.244 © sturti/iStock; tud.250 © Yutthana Gaetgeaw/iStock; tud.252 © www.einkpads.com; tud.252 © monkeybusinessimages/iStock; tud.253 © greenleaf123/iStock; tud.253 © sturti/iStock; tud.258 © SDI Productions/iStock.

Mae cofnod catalog ar gyfer y cyhoeddiad hwn ar gael gan Lyfrgell Genedlaethol Cymru a'r Llyfrgell Brydeinig.